FOR PROFESSIONAL ANESTHESIOLOGISTS

麻酔・疼痛管理・集中治療領域における

α_2受容体作動薬

ALPHA2-RECEPTOR AGONIST

編集　秋田大学教授
西川 俊昭

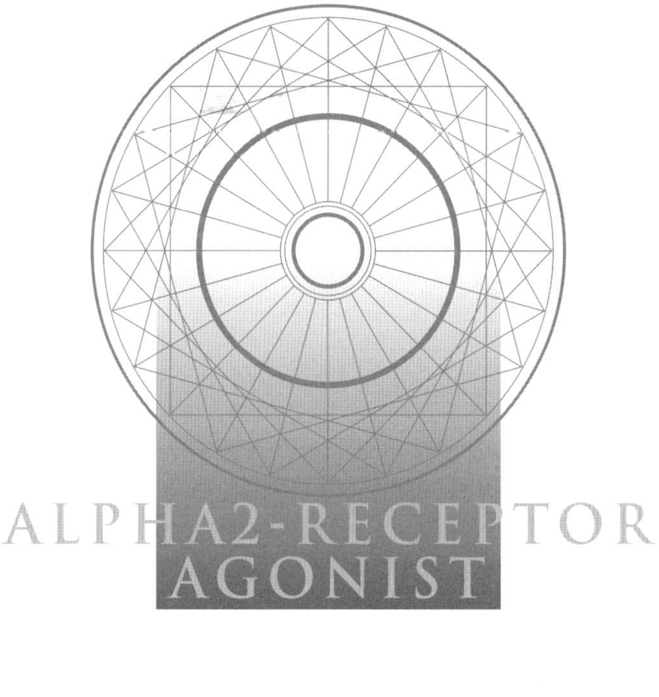

克誠堂出版

執筆者一覧（執筆順）

溝部　俊樹
京都府立医科大学大学院・
医学研究科・麻酔科学

佐藤　正典
大阪大学大学院医学系研究科
生体統御医学講座
麻酔・集中治療医学

林　　行雄
大阪大学大学院医学系研究科
生体統御医学講座
麻酔・集中治療医学

仁科　かほる
神戸大学大学院医学研究科
外科系講座麻酔科学分野

合谷木　徹
秋田大学大学院医学系研究科
麻酔蘇生疼痛管理学講座

猪股　伸一
筑波大学医学医療系臨床医学域
麻酔蘇生学

西川　俊昭
秋田大学大学院医学系研究科
麻酔蘇生疼痛管理学講座

福田　妙子
筑波大学医学医療系臨床医学域
麻酔蘇生学

川股　知之
信州大学医学部麻酔蘇生学講座

田中　克明
大阪市立大学大学院医学研究科
麻酔科学講座

土井　松幸
浜松医科大学医学部附属病院
集中治療部

木村　　哲
秋田大学大学院医学系研究科
麻酔蘇生疼痛管理学講座

谷口　　巧
金沢大学附属病院
集中治療部

はじめに

α_2 受容体作動薬であるクロニジンは約 40 年前に臨床導入されて以来，高血圧症や精神障害に対する治療薬として使用されてきた。同時に，α_2 受容体作動薬であるクロニジンやデクスメデトミジンは鎮静作用，抗不安作用，鎮痛作用，循環安定化作用などを有することから，麻酔科学・疼痛管理学・集中治療医学領域を中心として多くの基礎的および臨床的研究が行われ，最近の 25 年間に α_2 受容体作動薬に関する極めて多くの知見が集積した。これらの研究において国際的に著名な人物は，1991 年に総説「Alpha-2 adrenoceptor agonists：defining the role in clinical anesthesia」を執筆した Professor Mervyn Maze をはじめ，米国麻酔科学会機関誌「Anesthesiology」の編集委員長である Professor James C. Eisenach，Cleveland Clinic の Professor Daniel I. Sessler らである。本邦では，本書籍の執筆者らが海外の研究者に匹敵する国際的に評価の高い研究を行い，この分野において多大な貢献をしてきた。

そこで長年にわたり α_2 受容体作動薬の研究に関わってきた者として，麻酔・疼痛管理・集中治療領域別に α_2 受容体作動薬の有用性と留意点を体系的に詳述した書籍の刊行を企画した。本書籍は，α_2 受容体作動薬の薬理，麻酔前投薬としての有用性，心臓血管作動薬との相互作用，全身麻酔・硬膜外麻酔・脊髄くも膜下麻酔における有用性と留意点，術後急性痛・慢性疼痛治療・伝達麻酔・集中治療・危機的病態における有用性と留意点で構成されている。各分野において第一線で活躍されている医師に執筆を担当していただき，最新かつ充実した内容を心掛けた。

本書籍の執筆原則として，読者によるエビデンス検索および理解が容易となるよう，参考文献数を制限することなく，多数の図表を引用した。このため，最新情報を含め随所にエビデンスに基づいた内容を多数盛り込んでいる。併せて，麻酔・疼痛管理・集中治療領域における α_2 受容体作動薬の投与症例を解説し，研修医はもとより麻酔科専門医のレベルアップを図る内容となっている。ただし，本邦でいまだ承認が得られていない α_2 受容体作動薬の適用外使用法も含まれているので，注意されたい。

α_2 受容体作動薬が登場した当時，α_2 受容体作動薬には単独で全身麻酔薬としての作用が期待された。その後，周術期の循環安定化薬あるいは鎮静・鎮痛薬として，その役割が変遷してきた。多彩な作用を有する α_2 受容体作動薬は「器用貧乏」などと呼ばれたこともあったが，本来，使用薬物の長所を引き出すのは日々臨床現場にいる医師の力量である。本書が日常診療での一助となることを確信している。

2012 年 7 月　梅雨明けした秋田市にて

西川　俊昭

目　次

I

α_2 受容体作動薬の薬理

1 α_2 アドレナリン受容体の薬理学

はじめに

1907年に，哲学的概念として創られた受容体は，受容体理論の確立により，薬理学的概念としてその存在が確証され，分子生物学的手法によって，アドレナリン受容体の9つのサブタイプの存在が証明されるとともに，そのアミノ酸の1次構造，2次構造，そして2000年には3次構造が明らかになった。この100年に満たない受容体学の目を見張るような進歩を，エポックメイキングとなった研究とともに時代順に解説する。

アドレナリン受容体の誕生

“クラーレやニコチンを大量に投与しても直接刺激された筋肉の収縮を阻害できない。したがって，ニコチンやクラーレと反応する筋肉中の物質が，収縮する物質と同一でないことは明らかである。特に，興奮性の高い成分を示す用語があれば便利である。私は，これを receptive substance と呼ぶ。”

Langley は1907年に，イギリス王立協会で以上のように述べた[1)2)]。哲学的概念としての特異的結合部位である受容性物質の誕生の瞬間である。この哲学的概念には，6年後に Ehrlich により受容体（receptor）という美しい名前が与えられた。

1933年，Clark[3)]は，摘出したカエル心筋細胞に対するアセチルコリンの作用を調べている際に，投与されたアセチルコリンは心筋細胞表面積の1/6,000しか覆っていないこと，すなわちアセチルコリンの結合部位は限られていることを実証した。さらに，このリガンドと受容体の結合は，質量作用の法則に従うことを示した。これが，Clark[3)]の受容体説であり，薬理学的概念としての受容体の誕生である。

リガンドであるアドレナリンの血管に対する作用は，1896年に Oliver によって初めて報告された。彼は，近所の肉屋で買ってきた牛の副腎からグリセリン抽出物を作り，それを自分の息子に注射し，彼の橈骨動脈が収縮する，すなわち血圧が上昇することを認めた。その後，アドレナリンが分離され，1913年に Dale が血管収縮と血管拡張の2つの作用があることを報告した。

当時の薬理学会の重鎮である Cannon & Rosenblueth らは，興奮性のリガンドである

sympathin E と抑制性のリガンドである sympathin I とが 2 種類のアドレナリン作用物質として，1 種類の受容体に作用し，さまざまな薬理効果を示すと考えていた。

古典的薬理学による受容体サブタイプの分類

Clark による受容体説発表の 15 年後にあたる 1948 年，Ahlquist[4] は 6 種類のアドレナリン薬物をいくつかの作用に対して力価の順に並べてみた（表 1）。受容体が 1 つであるならこの順序は 1 つで，また相反する作用に対してはその順序は逆となるはずである。しかし，表 1 のように順序が 2 つ存在したことから，表の上段を α，下段を β，とアドレナリン受容体を 2 つに分類した[4]。当時，α 受容体拮抗薬エルゴトキシンはあったが，β 受容体拮抗薬がなかったために，彼の提言が広く受け入れられたのは，1958 年に Powell が β 受容体拮抗薬であるジクロロイソプロテレノールを開発してからであった。

β アドレナリン受容体は，1967 年に Lands ら[5] が，主として心臓に存在し，親和性がアドレナリン（adrenaline : A）とノルアドレナリン（noradrenaline : NA）に等しい（A = NA）β_1 受容体と，主として肺，血管に存在して親和性が A > NA である β_2 受容体とに分類した（図 1，表 2）。

α アドレナリン受容体は，1974 年に Langer[6] が解剖学的にシナプス後に存在するものを α_1 受容体，シナプス前に存在するものを α_2 受容体と分類したが，その後，血小板などのシナプス以外の組織にも α_2 受容体が存在することが分かり，1977 年に Berthelsen ら[7] が α 受容体拮抗薬であるプラゾシンに高い親和性を示す α_1 受容体と，ヨヒンビンに高い親和性を示す α_2 受容体とに分類し直した（表 2，図 1）。

表 1　Ahlquist の実験結果

	強い　　　　>　　　　弱い
血管収縮性 子宮収縮性	l-epi > dl-epi > art > methyl-art > methyl-epi > n-iso
血管拡張性 子宮弛緩性 心筋収縮性	n-iso > l-epi > methyl-epi > dl-epi > methyl-art > art

6 種のアドレナリン作用物質の力価の相対順位を示す．

l-epi : levo epinephrine（左旋型エピネフリン），dl-epi : racemic epinephrine（ラセミ型エピネフリン），art : ethanolamine（エタノールアミン），methyl-art : isopropanolamine（イソプロパノールアミン），methyl-epi : methyl-isopropanolamine（メチルイソプロパノールアミン），n-iso : isopropyl ethanolamine（イソプロピルエタノールアミン）．

（溝部俊樹．α_2 アドレナリン受容体と α_2 アゴニスト．Anesthesia 21 Century 2004；6：1141-8 より改変引用）

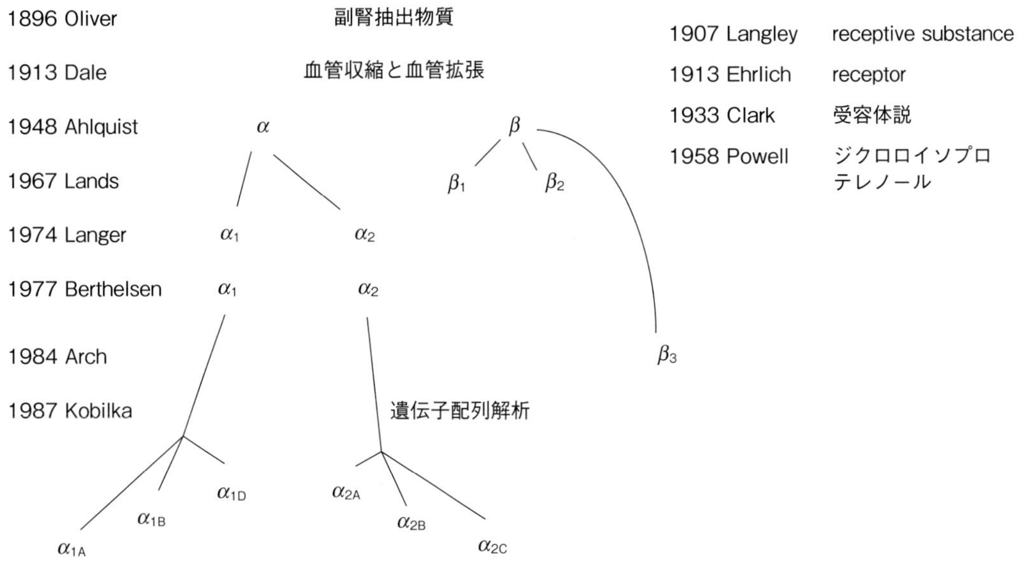

図１　アドレナリン受容体の歴史

〔溝部俊樹．アドレナリン受容体と α_2 作動薬　1）アドレナリン受容体の分子薬理学．麻酔 1997；46：650-7 より改変引用〕

表２　アドレナリン受容体の分類

	α						β		
	A ≧ NA ＞ ISP						ISP ＞ A ＞ NA		
	α_1			α_2			β	β_2	β_3
	A ＝ NA			A ＞ NA			NA ≧ A	A ＞ NA	NA ＝ A
	PRAZ ＞ YOH			YOH ＞ PRAZ					
	α_{1A}	α_{1B}	α_{1D}	α_{2A}	α_{2B}	α_{2C}			
染色体	8	5	20	10	2	4	10	5	8
アミノ酸	466	519	572	450	450	461	477	413	402
G タンパク	Gq			Gi			Gs	Gs（Gi）	Gs（Gi）
効果器	PLC			AC			AC		

A：アドレナリン，NA：ノルアドレナリン，ISP：イソプロテレノール，PRAZ：プラゾシン，YOH：ヨヒンビン，PLC：ホスホリパーゼ C，AC：アデニル酸シクラーゼ．

（溝部俊樹．麻酔領域におけるアドレナリン受容体の研究．麻酔 2008；57：22-38 より改変引用）

さらに β アドレナリン受容体には，1984 年 Arch ら[8)]によって，脂肪組織や消化管に存在して，すべての β 受容体拮抗薬に低親和性を示す β_3 アドレナリン受容体が加わった（図 1）。

分子薬理学による受容体サブタイプの分類

1987年に，Kobilkaら[9][10]がα_2，β_2アドレナリン受容体のクローニングに成功したことから，次々と受容体サブタイプがクローニングされ，1次構造が決定された（図1）。

現在では，表2のようにアドレナリン受容体は9つのサブタイプ（α_{1A}，α_{1B}，α_{1D}，α_{2A}，α_{2B}，α_{2C}，β_1，β_2，β_3）に分類されている[11)〜14)]。α_2とβ受容体サブタイプではイントロンはなく，エクソン1つであるが，α_1受容体サブタイプではイントロンが1つあり，エクソンが2つとなる。

α_2 アドレナリン受容体

α_2受容体拮抗薬であるヨヒンビンに高い親和性を示し，α_{2A}（450アミノ酸），α_{2B}（450アミノ酸），α_{2C}（461アミノ酸）の3種のサブタイプがあり，エクソンが1つでイントロンはない。α_2受容体サブタイプは，その遺伝子の存在する染色体から，α_{2A}をα_{2C10}，α_{2B}をα_{2C2}，α_{2C}をα_{2C4}，と呼ぶこともある。

なお，α_{2D}受容体サブタイプは，ヒトのα_{2A}受容体サブタイプに相当するラットの種差相同体である。

≪α_{1C}受容体サブタイプが存在しない理由≫

α_1受容体は，リガンド結合能およびクロロエチルクロニジン（chloroethylclonidine : CEC）による不活性化の違いから，薬理学的にα_{1A}とα_{1B}受容体サブタイプに分類されていた（Aは不活性化されにくい）。最初にクローニングされたサブタイプは，α_{1B}受容体であった。2番目のクローンはリガンド結合能からα_{1A}と考えられたが，CECによって不活性化されたとの報告から，新しいα_{1C}受容体サブタイプとされた。3番目のクローンは，リガンド結合能からα_{1A}と考えられたが，CECにより不活性化されやすいことから，Aの亜型としてα_{1a}とされた。その後，2番目のクローンであるα_{1C}がα_{1A}であることが判明し，さらにα_{1a}が新たなサブタイプであることが認められ，α_{1D}と分類された[15]。

アドレナリン受容体の2次構造

アドレナリン受容体の2次構造の決定には，以下に述べる3つの実験系が貢献している[12]。

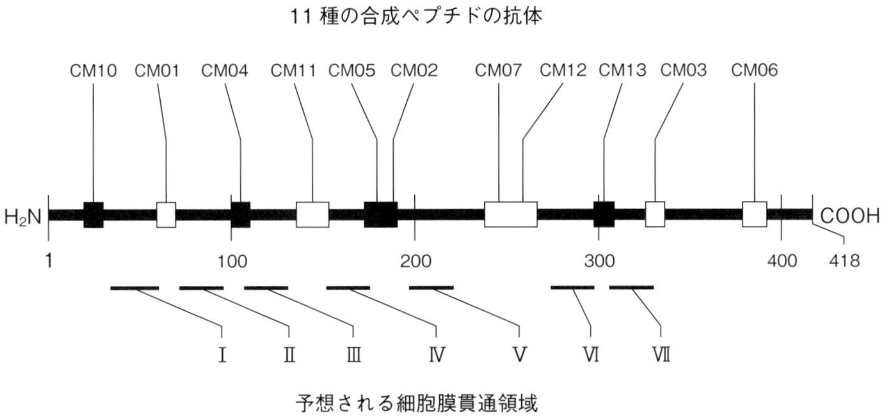

図 2　抗体のプロテアーゼ消化法による免疫学的マッピング
（Wang HY, Lipfert L, Malbon CC, et al. Site-directed anti-peptide antibodies define the topography of the β-adrenergic receptor. J Biol Chem 1989；264：14424-31 より改変引用）

1 プロテアーゼ消化法を用いた免疫学的マッピング

アドレナリン受容体の 1 次構造（アミノ酸配列）が判明したことから，受容体の各部位に対する抗体を簡単に作ることができるようになった。図 2 のように，9 つの抗体を作り 2 種類の免疫染色を行った。

CM10，CM04，CM05-02，CM13 は通常の間接免疫蛍光法により染色されたが，CM01，CM11，CM07-12，そして CM03-06 はプロテアーゼにより細胞膜の透過性を増強させたときのみ染色された。その結果，前者 4 か所は細胞外，後者 4 か所は細胞内に位置する可能性が示唆された。すなわち，この受容体は細胞膜を 7 回貫く部位〔細胞膜貫通領域：transmembrane domain（TMD)〕を有していることになる[16]。

2 Kyte と Doolittle によるハイドロパシー図

タンパク質を構成する 20 種のアミノ酸の個々の相対的極性度は，アミノ酸残基を疎水性溶媒から水に転送する際の自由エネルギーにより表される[17]。これを Kyte and Doolittle のハイドロパシー指標という（表 3）。個々のアミノ酸ではなく，アミノ酸配列領域を判定するには，一般に各アミノ酸の前後につき 19 残基（前 9 個，後ろ 9 個）のアミノ酸のハイドロパシー指標の平均値を各アミノ酸ごとにプロットする。こうしてハイドロパシー指標をアミノ酸残基番号に対してプロットした曲線，ハイドロパシー図を得る。この結果，図 3 のように 22 ～ 25 個のアミノ酸からなる高い疎水性をもつ領域が 7 つ認められ，この領域は細胞において最も疎水性の高いリン脂質からなる細胞膜中に存在していると考えられた[18]。さらに，これら 7 つの領域（TMD Ⅰ～Ⅶ）は，プロテアーゼ消化法による抗体との位置関係による推定上の細胞膜貫通領域（図 2）と一致したのである。

表３　Kyte and Doolittle のハイドロパシー指標

アミノ酸	疎水性尺度	アミノ酸	疎水性尺度
フェニルアラニン	2.8	セリン	− 0.8
メチオニン	1.9	プロリン	− 1.6
イソロイシン	4.5	チロシン	− 1.3
ロイシン	3.8	ヒスチジン	− 3.2
バリン	4.2	グルタミン	− 3.5
システイン	2.5	アスパラギン	− 3.5
トリプトファン	− 0.9	グルタミン酸	− 3.5
アラニン	1.8	リジン	− 3.9
スレオニン	− 0.7	アスパラギン酸	− 3.5
グリシン	− 0.4	アルギニン	− 4.5

（Kyte J, Doolittle RF. A simple method for displaying the hydrophobic character of a protein. J Mol Biol 1982；157：105-32 より改変引用）

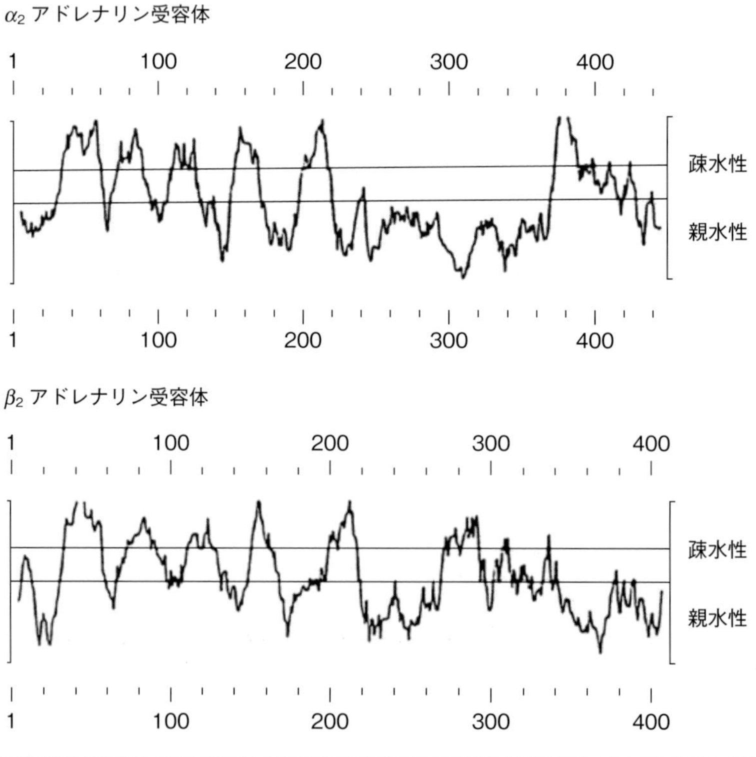

図３　ハイドロパシー指標

22 ～ 25 個のアミノ酸からなる疎水性の高い領域が 7 か所認められる．

（Trumpp-Kallmeyer S, Hoflack J, Bruinvels A, et al. Modeling of G-protein-coupled receptors：Application to dopamine, adrenaline, serotonin, acetylcholine, and mammalian opsin receptors. J Med Chem 1992；35：3448-62 より改変引用）

3 X 線回析法

アドレナリン受容体と同様のハイドロパシー図を有し，同じくＧタンパク共役型受容体（G-protein-coupled receptor : GPCR）である牛ロドプシンを大量の牛網膜より精製・結晶化し，X 線回析法で解析したところ，細胞膜を貫いている領域が７つ認められた（図 4）[19]。

また，この細胞膜貫通領域の直径が１つのアミノ酸が貫いているには大きすぎることも判明した。さて，脂質に囲まれるような疎水性環境では，ペプチドは周囲に水素結合できる水分子がないために，ペプチド内部で最大に水素結合できるようならせん構造，すなわち α ヘリックス構造をとることが知られている。図５のように，α ヘリックス構造ではらせん１周あたり 3.6 個のアミノ酸残基が存在（100 度ごとに１つのアミノ酸）し，１周の厚さは 0.54 nm である。すなわち，アミノ酸残基１つあたりの厚さは 0.15 nm であることから，約 3 nm の厚さのある細胞膜を貫くには少なくとも 20 個のアミノ酸が必要である。これは，ハイドロパシー図で疎水性アミノ酸領域が 22 ～ 25 個のアミノ酸から構成されていたことに合致する。さらに，一般的な α ヘリックスの直径が 1.2 nm であり，これは X 線回析法で見つかった細胞膜貫通領域の直径とほぼ同じであった。

以上の結果[1]，アドレナリン受容体の２次構造が決定された（図 6）[20]。すなわち，アミノ末端（N- 末端）を細胞外にカルボキシル末端（C- 末端）を細胞内にもち，22 ～ 25 個のアミノ酸からなる α ヘリックス構造をした細胞膜貫通領域（TMD）が７つ存在するスネークモデルである。この構造は，すべての GPCR に共通である[21]。

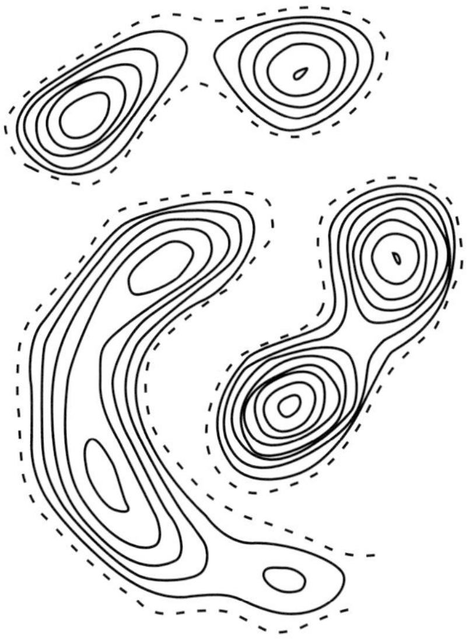

図４　X 線回析法による牛ロドプシンの投影図

（Hoflack J, Trumpp-Kallmeyer S, Hibert AM. Re-evaluation of bacteriorhodopsin as a model for G protein-coupled receptors. TiPS 1994；15：7-9 より改変引用）

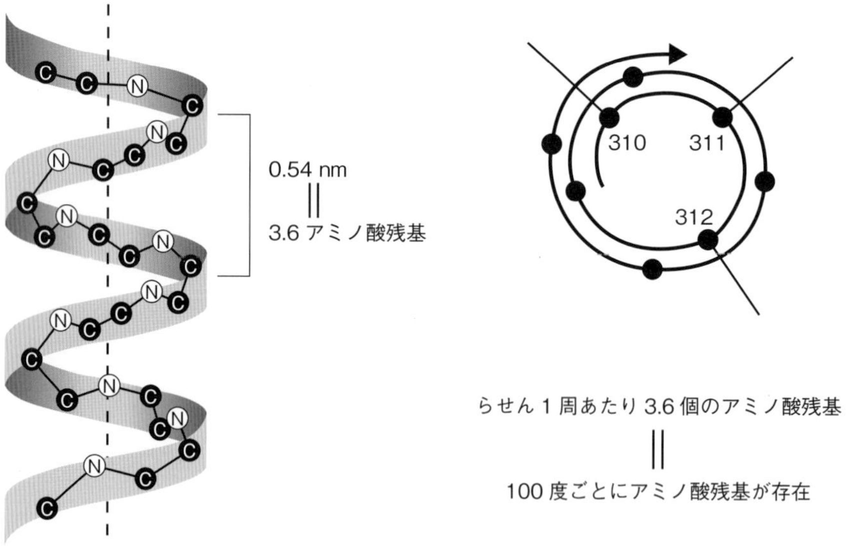

図 5　ペプチドの α ヘリックス構造

アミノ酸残基は 1 つあたり 0.15 nm，細胞膜の厚さは約 3 nm である．少なくとも 20 個のアミノ酸で細胞膜が貫通できる．

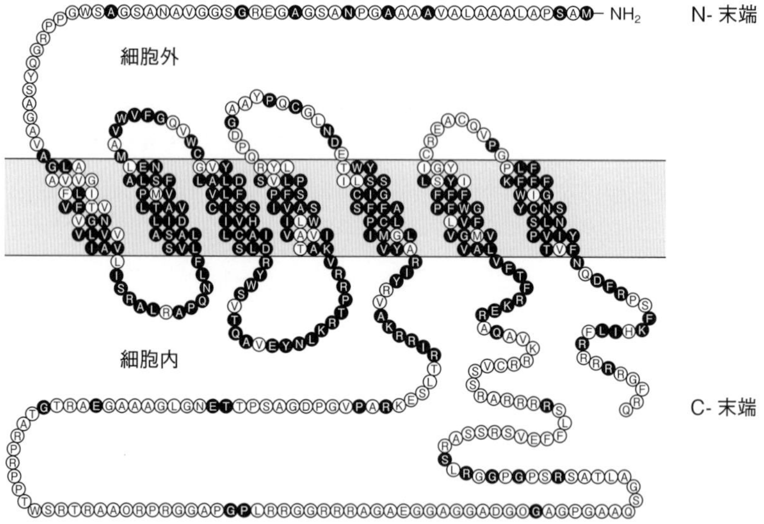

図 6　α_2 アドレナリン受容体の 2 次構造

図は α_{2B} 受容体のアミノ酸配列である．黒丸は α_{2A} 受容体と同じアミノ酸配列を示す．N- 末端：アミノ末端，C- 末端：カルボキシル末端．

（Regan JW, Kobilka TS, Yang-Feng T, et al. Cloning and expression of a human kidney cDNA for an alpha2 adrenergic receptor subtype. Proc Natl Acad Sci USA 1988；85：6301-5 より改変引用）

多くの GPCRs のアミノ酸配列を比べると[11)〜14)]，TMD において最も高い相同性が認められた。例えば，α_2 受容体の 3 つのサブタイプの TMD では，約 75％のアミノ酸配列は同じであった。アドレナリン受容体間でアミノ酸配列を比較すると，全体では 30〜

40％，TMD では 45 ～ 75％の相同性を認める。また逆に，最もアミノ酸配列が多様性を示すのは，N- 末端，C- 末端，そして 3 番目の細胞内ループ（intra-cellular loop：ICL#3：TMD5 と 6 の間）であった。α_2 受容体は長い ICL#3（156 アミノ酸）と短い C- 末端（20 アミノ酸）をもつのに対して，β_2 受容体は短い ICL#3（52 アミノ酸）と長い C- 末端（83 アミノ酸）を有する。

GPCRs は，アミノ酸配列から推察されるより高い分子量をもっていることから，タンパク翻訳後にグリコシル化を受けていると考えられる。ほとんどすべての GPCRs は N- 末端にアスパラギンをもっており，ここがグリコシル化部位と考えられる。グリコシル化は，細胞膜上での受容体の適切な分布を決定していると推察される。

ほとんどすべての GPCRs は 1 番目と 2 番目の細胞外ループにシステインを有しており，この間はジスルフィド結合により連結されている。このジスルフィド結合は，受容体が正しい 3 次元構造を保つのに役立っていると考えられる。

また，ほとんどすべての GPCRs は C- 末端にシステインを有しており，これがパルミチン酸と共有結合することにより受容体と細胞膜とを係留していると考えられている。

α_2 アドレナリン受容体の 2 次構造

α_2 アドレナリン受容体の構造上の特徴は，ICL#3（TMD5 と 6 の間）がとても長い（156 アミノ酸）ことである[20]。これは，β アドレナリン受容体（52 アミノ酸）や，α_1 アドレナリン受容体のそれより 2 ～ 3 倍もある。ムスカリン性コリン作動性受容体と似ており，アデニル酸シクラーゼ（adenylate cyclase：AC）抑制型受容体の特徴ともいえる。しかし，この ICL#3 の α_2 アドレナリン受容体サブタイプ間での相同性はとても低い。ICL#3 にはセリンやスレオニンが多く，リン酸化を受けて脱感作に関与していると考えられる。

N- 末端も α_2 アドレナリン受容体サブタイプ間での相同性が低い。グリコシル化部位と考えられるアスパラギンを 2 つ，α_{2A} と α_{2C} 受容体サブタイプはもっているが，α_{2B} では，N- 末端がアミノ酸 12 個と GPCR 中最も短く，グリコシル化部位ももたない。TMD の類似性は α_2 アドレナリン受容体サブタイプ間では 75％と高い。しかし，α_1 とは 44％，β_1 とは 45％，β_2 とは 39％の相同性である。すべてのアドレナリン受容体中で，α_{2C} 受容体サブタイプの C- 末端にのみシステインがなく，したがって，パルミチン酸との共有結合をしないと考えられる。

アドレナリン受容体の 3 次構造

3 次構造の解明，特に 7 つの TMD 相互の位置関係は，β_2 アドレナリン受容体の TMD#7 のロイシン（310），ロイシン（311），アスパラギン（312）を遺伝子組み換え

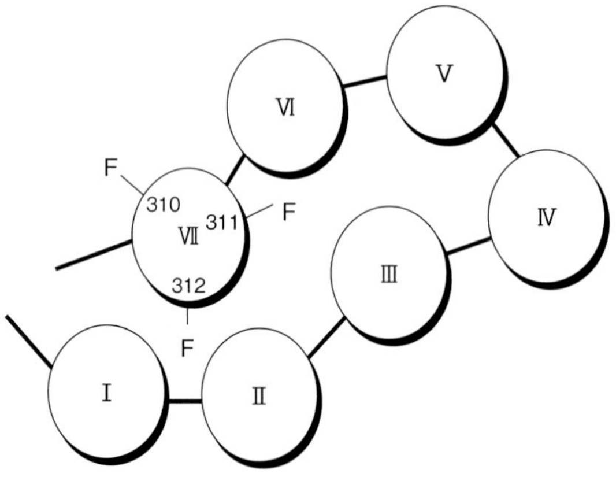

(a)アドレナリン受容体の7つの細胞膜貫通領域(TMD)の配列図
F310はどのTMDの変更も必要としない.
F311置換はTMD ⅢとⅥの相補的変更を必要とする.
F312置換はTMD ⅠとⅡの相補的変更を必要とする.
(Mizobe T, Maze M, Lam V, et al. Arrangement of transmembrane domains in adrenergic receptors：Similarity to bacteriorhodopsin. J Biol Chem 1996；271：2387-9より改変引用)

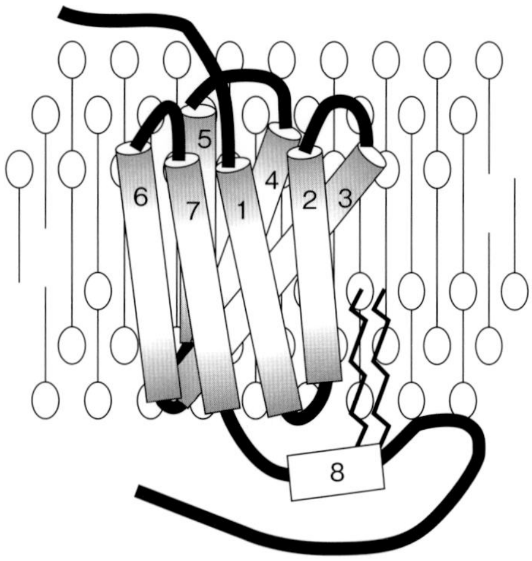

(b) アドレナリン受容体の最新の3次構造
(Palczewski K, Kumasaka T, Hori T, et al. Crystal structure of rhodopsin：A G protein-coupled receptor. Science 2000；289：739-45より改変引用)

図7　アドレナリン受容体の3次構造

細胞外から見ると，7つの細胞膜貫通領域は反時計回りに配列されている.

技術を用いて，それぞれ対応する α_2 アドレナリン受容体のアミノ酸であるフェニルアラニン（410)，フェニルアラニン（411)，フェニルアラニン（412）に置換した点変異受容体を作製することにより決定された[21]。すなわち，β_2 アドレナリン受容体のTMD#7のアスパラギン（312）をまず対応する α_2 アドレナリン受容体のアミノ酸であるフェニルアラニン（F）に置換した変異受容体は無機能であったが，TMD#1と#2を α_2 アドレナリン受容体のTMDに置換したところ，機能が回復した。同様に，ロイシン（311）をフェニルアラニン（F）に置換した変異受容体の機能回復には，TMD#3と#6の置換が必要であった。また，ロイシン（310）をフェニルアラニン（F）に置換しても機能変化は認められなかった。これらより，図7–aのようにアドレナリン受容体の7つのTMDは細胞外より見た場合，反時計回りに配列していると考えられた。

その後，日本の大型放射光施設（Spring-8）で同じくGPCRであるロドプシンを用いて行われた構造解析の結果から，上記の遺伝子組み換え技術を用いて得られたと同様に，7つのGPCRは細胞外から見て反時計回りに配列していることが確認された。さらに，第7 TMDの後ろの細胞内ループと考えられている部位に，両親媒性の第8ヘリックスが存在することが明らかになった[22]。11残基からなる両親媒性のヘリックス8は，細胞内から見て細胞膜内面に貼り付くように，第7 TMDとは90°の角度を作っており，細胞内シグナル伝達の中心的役割を果たしていると考えられる（図7–b)。

アドレナリン受容体の作用構造相関

β 受容体拮抗薬であるカラゾロールを蛍光プローブとして用いた受容体結合実験により，カラゾロールは少なくとも 10.9 Å 細胞膜内に入り込んで β_2 アドレナリン受容体と結合していることが分かり，アドレナリン受容体上のリガンドとの結合部位は細胞膜貫通領域（TMD）によって形成されると考えられた[23]。

Kobilka ら[24]は，1989 年に α_2 と β_2 アドレナリン受容体（α_2AR，β_2AR）からなるキメラ受容体を作り，その機能の変化から逆に本来の機能領域を決定するという方法論を確立した。図 8 上図のように，α_2AR は α_2 リガンドに対して親和性が高く，Gi タンパクを介して AC を抑制する。β_2AR は図 8 下図のように β リガンドと結合し，Gs タンパクと共役し AC を活性化する。図 9 のキメラ受容体を見ると，CR1（αTMD1-4，βTMD5-7）はリガンド親和性において β_2AR と，また CR2（αTMD1-4 and 7，βTMD5, 6）は α_2AR と，同様の特異性を示すことから，アドレナリン受容体のリガンド結合における α_2 と β_2 の特異性を規定しているのは TMD#7 であることが分かる。また図 10 の CR1（αTMD1-4，βTMD5-7）と CR3（αTMD1-5 and ICL#3，βTMD6-7）の AC に対する作用の違いから（G タンパクとの共役は細胞内で行われていることを考慮すると），アドレナリン受容体が G タンパクと共役している部位は，ICL#3（TMD5 と 6 の間）であることが分かる。この実験から，リガンド結合でのサブタイプ特異性は TMD#7 によって規定され，また共役する G タンパクのサブタイプ特異性は第 3 細胞内ループ（ICL#3）であることが分かる。

α_2 アドレナリン受容体とカテコールアミンの結合部位

リガンドであるカテコールアミンの α_{2A} アドレナリン受容体への結合部位は，部位特異的突然変異誘発法の手法により明らかになった[25][26]。TMD#3 上のアスパラギン酸（113）が，カテコールアミンのアミノ基とイオン結合する。また TMD#5 上のシステイン（201）とセリン（204）が，それぞれカテコールアミンのメタ位とパラ位の水酸基と水素結合をする〔β_2 アドレナリン受容体では，対応するのはセリン（204）とセリン（207）である[27][28]〕。さらに，TMD#6 にあるフェニルアラニンの側鎖がカテコール核と反応している可能性も示唆されている。（図 11）[29]。このことは，すべてのアドレナリン受容体は対応する場所にこの 3 つのアミノ酸のうち，少なくとも 2 つをもっており，そうでない場合も機能的には相同体といえるアミノ酸（システインかアラニン）を有しているという事実からも支持される。

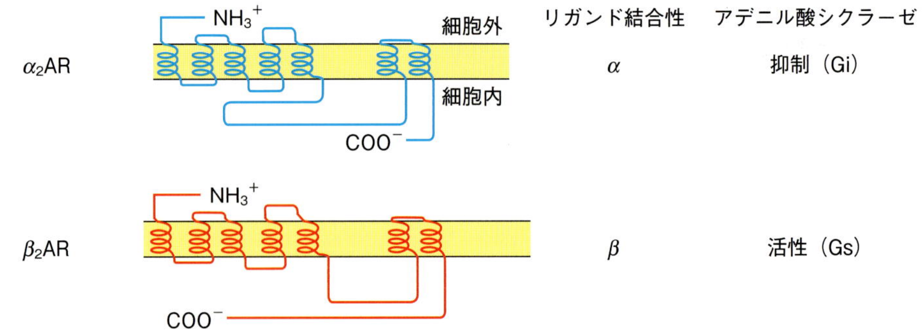

図 8　α_2 と β_2 のアドレナリン受容体の作用構造相関

α_2 受容体は，α リガンドと結合し，Gi タンパクと共役することで，アデニル酸シクラーゼを抑制する．β_2 受容体は，β リガンドと結合し，Gs タンパクと共役することでアデニル酸シクラーゼを活性化する．

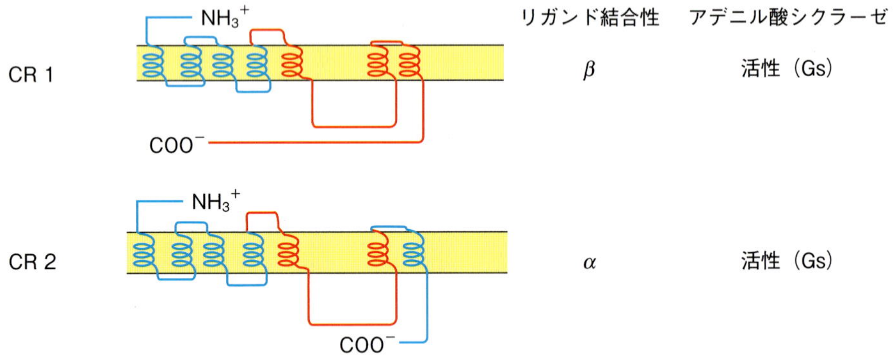

図 9　キメラ受容体（CR）による作用と構造の解明

リガンド特異性は第 7 細胞膜貫通領域（TMD#7）が決定している．

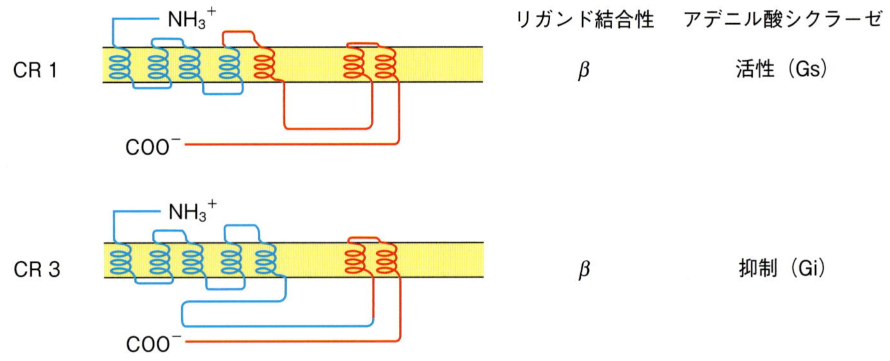

図 10　キメラ受容体（CR）による作用と構造の解明

G タンパクとの共役特異性は第 3 細胞内ループ（ICL#3）が決定している．

（図 8-図 10 は，Seven-spanning G protein-linked receptors. In : Lodish H, Baltimore D, Berk A, et al, editors. Molecular Cell Biology. New York : Scientific Amerian Books ; 1995. p. 869-81, Figures 20-21 in p. 880 より改変引用）

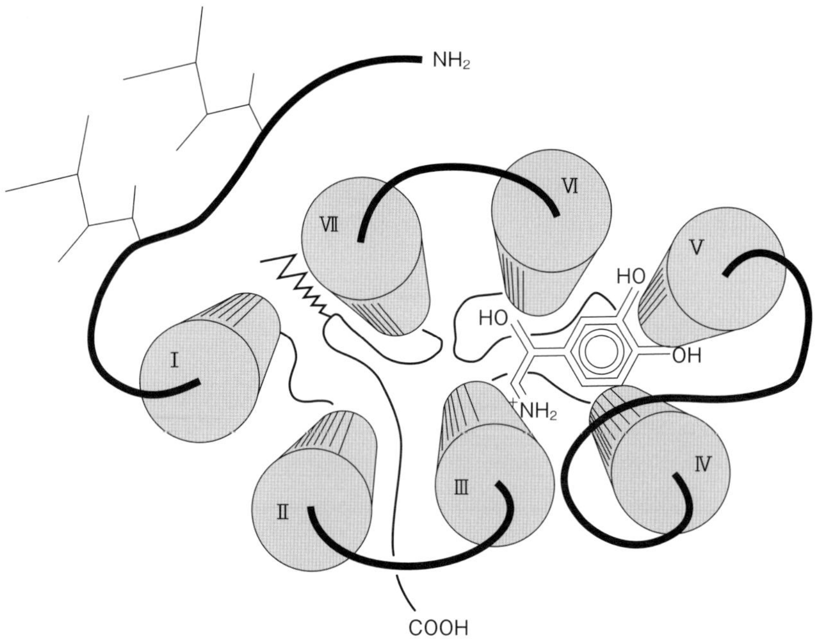

図 11　ヒト α_{2A} アドレナリン受容体サブタイプのアドレナリンとの結合部位
（Ostrowski J, Kjelsberg MA, Caron MG, et al. Mutagenesis of the beta 2-adrenergic receptor：How structure elucidates function. Annu Rev Pharmacol Toxicol 1992；32：167-83 より改変引用）

■参考文献

1）溝部俊樹. α_2 アドレナリン受容体と α_2 アゴニスト. Anesthesia 21 Century 2004；6：1141-8.
2）溝部俊樹. 麻酔領域におけるアドレナリン受容体の研究. 麻酔 2008；57：22-38.
3）Clark AJ. General pharmacology：The mode of drugs on cells. Edward London：Arnold and Co；1933.
4）Ahlquist PR. A study of the adrenotropic receptors. Am J Physiol 1948；153：586-600.
5）Lands AM, Arnold A, McAuliff JP, et al. Differentiation of receptor systems activated by sympathomimetic amines. Nature 1967；214：597-8.
6）Langer SZ. Presynaptic regulation of catecholamine release. Biochem Pharmacol 1974；23：1793-800.
7）Berthelsen S, Pettinger WA. A functional basis for classification of alpha adrenergic receptors. Life Sci 1977；21：595-606.
8）Arch JRS, Ainsworth AT, Cawthorne MA, et al. Atypical beta adrenoceptor on brown adipocytes as target for anti-obesity drugs. Nature 1984；309：163-5.
9）Kobilka BK, Matsui T, Kobilka S, et al. Cloning, sequencing, and expression of the gene coding for the human platelet α_2 adrenergic receptor. Science 1987；238：650-6.
10）Kobilka BK, Dixon RAF, Frielle T, et al. cDNA for the human β_2 adrenergic receptor：A protein with multiple membrane-spanning domains and encoded by a gene whose chromosomal location is shared with that of the receptor for platelet derived growth factor. Proc Natl Acad Sci USA 1987；84：46-50.

11) 溝部俊樹. アドレナリン受容体と α_2 作動薬 1) アドレナリン受容体の分子薬理学. 麻酔 1997；46：650-7.
12) 溝部俊樹. アドレナリン受容体と α_2 作動薬 2) アドレナリン受容体の構造と機能. 麻酔 1997；46：770-6.
13) 溝部俊樹. アドレナリン受容体と α_2 作動薬 3) ノックアウトマウスとノックダウンラットによる受容体サブタイプの機能解析. 麻酔 1997；46：934-41.
14) 溝部俊樹. アドレナリン受容体と α_2 作動薬 4) α_2 作動薬の臨床薬理学. 麻酔 1997；46：1066-70.
15) Hieble JP, Bylund DB, Clarke DE, et al. International Union of Pharmacology X. recommendation for nomenclature of alpha-1 adrenoceptors：Consensus update. Pharmacol Rev 1995；47：267-70.
16) Wang HY, Lipfert L, Malbon CC, et al. Site-directed anti-peptide antibodies define the topography of the β-adrenergic receptor. J Biol Chem 1989；264：14424-31.
17) Kyte J, Doolittle RF. A simple method for displaying the hydrophobic character of a protein. J Mol Biol 1982；157：105-32.
18) Trumpp-Kallmeyer S, Hoflack J, Bruinvels A, et al. Modeling of G-protein-coupled receptors：Application to dopamine, adrenaline, serotonin, acetylcholine, and mammalian opsin receptors. J Med Chem 1992；35：3448-62.
19) Hoflack J, Trumpp-Kallmeyer S, Hibert AM. Re-evaluation of bacteriorhodopsin as a model for G protein-coupled receptors. TiPS 1994；15：7-9.
20) Regan JW, Kobilka TS, Yang-Feng T, et al. Cloning and expression of a human kidney cDNA for an alpha2 adrenergic receptor subtype. Proc Natl Acad Sci USA 1988；85：6301-5.
21) Mizobe T, Maze M, Lam V, et al. Arrangement of transmembrane domains in adrenergic receptors：Similarity to bacteriorhodopsin. J Biol Chem 1996；271：2387-9.
22) Palczewski K, Kumasaka T, Hori T, et al. Crystal structure of rhodopsin：A G protein-coupled receptor. Science 2000；289：739-45.
23) Tota MR, Strader CD. Characterization of the binding domain of the β-adrenergic receptor with the fluorescent antagonist carazolol. J Biol Chem 1990；265：16891-7.
24) Kobilka BK, Kobilka TS, Daniel K, et al. Chimeric α_2-, β_2-adrenergic receptors：delineation of domains involved in effector coupling and ligand binding specificity. Science 1988；240：1310-6.
25) Suryanarayana S, Daunt DA, Von Zastrow M, et al. A point mutation in the seventh hydrophobic domain of the alpha2 adrenergic receptor increases its affinity for a family of beta receptor antagonists. J Biol Chem 1991；266：15488-92.
26) Wang C, Buck MA, Fraser CM. Site-directed mutagenesus of alpha2A adrenergic receptors: identification of amino acids involved in ligand binding and receptor activation by agonists. Mol Pharmacol 1991；40：168-79.
27) Strader CD, Candelore MR, Hill WS, et al. Identification of two serine residues involved in agonist activation of the β-adrenergic receptor. J Biol Chem 1989；264：13572-8.
28) Suryanarayana S, Kobilka BK. Amino acid substitutions at position 312 in the seventh hydrophobic segment of the beta2 adrenergic receptor modify ligand binding specificity. Molecular Pharmacology 1993；44：111-4.
29) Ostrowski J, Kjelsberg MA, Caron MG, et al. Mutagenesis of the beta 2-adrenergic receptor：How structure elucidates function. Annu Rev Pharmacol Toxicol 1992；32：167-83.

（溝部　俊樹）

2 α_2 アドレナリン受容体のシグナル伝達と分布

はじめに

アドレナリン受容体へのリガンド結合により，共役しているGタンパクを通じて情報は増幅されて細胞内シグナル伝達系へと伝えられる。かつては，受容体と細胞内伝達系とは1対1の対応が固定されていると考えられていた。しかし，結合するリガンドの種類により受容体の3次構造の変化に違いがあり，これによって対応する細胞内伝達系が異なったり，細胞環境の変化に伴い対応する細胞内伝達系も変化することが明らかになり，多面性のあるプロテウスアゴニズムの概念が提唱された。

アドレナリン受容体の細胞内シグナル伝達

アドレナリン受容体はGタンパク共役型受容体（G-protein-coupled receptor：GPCR）のスーパーファミリーに属し，このスーパーファミリーにはサブタイプも含めると400以上の受容体が所属する最も大きなグループである。さらにアドレナリン受容体はGPCRスーパーファミリーの中でロドプシンファミリーに属している。系統発生解析によって，アドレナリン受容体の中では，まずβ受容体が分化し，その後α_1受容体が，そしてα_2受容体が最も新しく最後に分化したことが分かる[1)]。

すべてのGPCRsは細胞内伝達系としてGタンパクと共役している（図1）[2)~4)]。Gタンパクは，GTPase活性をもつαサブユニットと，Gタンパク自身を細胞膜に固定していると考えられている$\beta\gamma$サブユニット複合体とからなる。アゴニストと結合した受容体がαサブユニットと共役すると，αサブユニットと結合していたGDPが細胞内のGTPと交換され，αサブユニット-GTP複合体が受容体から遊離しアデニル酸シクラーゼ（AC）やRho-グアニンヌクレオチド交換因子（Rho guanine nucleotide exchange factor：RhoGEF），ホスホリパーゼCβ（PLCβ）やイオンチャネルなどの細胞内タンパクと反応する。遊離したαサブユニットのGTPase活性が増加するため結合しているGTPはGDPへと加水分解され，それによりαサブユニットが$\beta\gamma$サブユニット複合体と再び結合する。βおよびγサブユニットは2，3種類しか同定されていないにもかかわらず，数多くのαサブユニットが知られていることから，個々のGPCRsはこのα

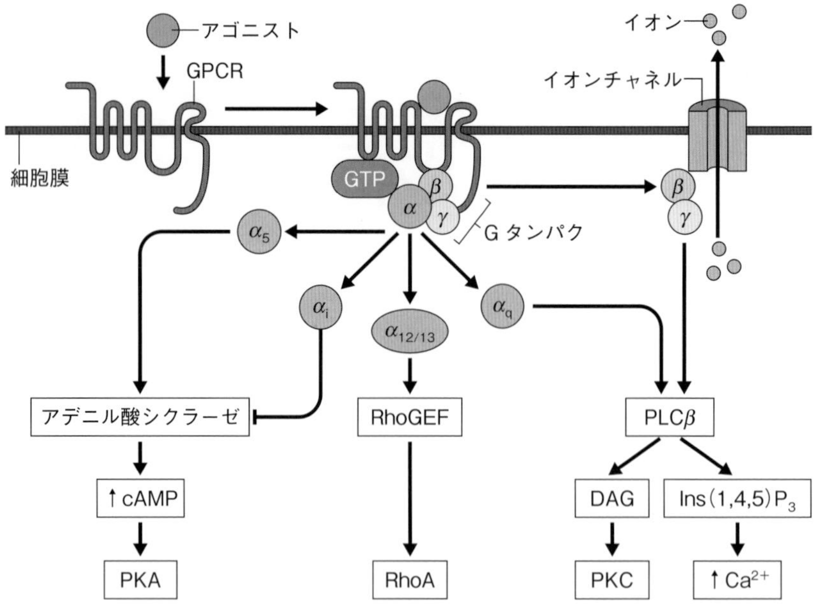

図 1　アドレナリン受容体と G タンパクとの共役

GPCR：G-protein-coupled receptor（G タンパク共役型受容体），PKA：protein kinase A（プロテインキナーゼ A），RhoGEF：Rho guanine nucleotide exchange factor（Rho グアニンヌクレオチド交換因子），PLCβ：phospholipase Cβ（ホスホリパーゼ Cβ），DAG：diacylglycerol（ジアシルグリセロール），Ins(1,4,5)P_3：inocitol-1,4,5-triphosphate（イノシトール 1,4,5- 三リン酸），PKC：protein kinase C（プロテインキナーゼ C）.

（Ritter SL, Hall RA. Fine-tuning of GPCR activity by receptor-interacting proteins. Nat Rev Mol Cell Biol 2009；10：819-30 より改変引用）

サブユニットの違いによりさまざまな反応を引き起こしていると考えられている。

β アドレナリン受容体は主として Gs タンパクを介してアデニル酸シクラーゼ（AC）を活性化させ，また α_1 受容体は主として $G_{q/Gll}$ タンパクを介してイノシトールリン酸経路を刺激する。α_2 受容体は主として $G_{i/o}$ タンパクを介してアデニル酸シクラーゼ（AC）と L-type Ca チャネルを抑制し，K チャネルを活性化する。

1 β_1 受容体

β_1 受容体は Gs と共役し AC を活性化させ生じた cAMP がプロテインキナーゼ（protein kinase：PK）A を活性化する。また，心臓ではカルモジュリンキナーゼⅡ（CaMK Ⅱ）を活性化させる（図 2）[5)〜7)]。

2 β_2 受容体

β_2 受容体は Gs と共役し，AC，PKA と連なる系を活性化させる。また細胞環境によっては Gi とも共役し，G$\beta\gamma$ 依存性にホスファチジルイノシトール三リン酸キナーゼ

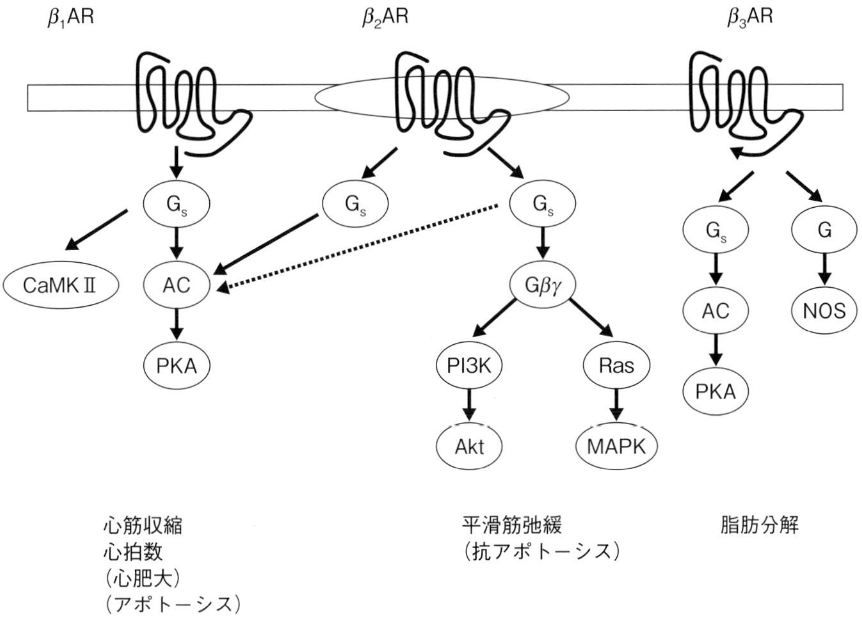

図2　βアドレナリン受容体のシグナル伝達

CaMK II：calmodulin kinase II（カルモジュリンキナーゼII），AC：adenylate cyclase（アデニル酸シクラーゼ），PKA：protein kinase A（プロテインキナーゼA），PI3K：phosphatidylinocitol 1,4,5-triphosphate（ホスファチジルイノシトール 1,4,5-三リン酸キナーゼ），MAPK：mitogen activated protein kinase（MAPキナーゼ），NOS：nitric oxide synthase（NO合成酵素）．

（溝部俊樹．麻酔領域におけるアドレナリン受容体の研究．麻酔 2008；57：22-38 より改変引用）

(phosphatidylinositol-3-kinase：PI3K）やRasを活性化させ，それぞれAktやMAPキナーゼ（mitogen activated protein kinase：MAPK）を活性化させ，抗アポトーシス作用を示すこともある（図2）。

3 β_3 受容体

β_3 受容体はGsと共役し，AC，PKAを活性化し，リパーゼが活性化され貯蔵されている中性脂肪を分解して脂肪酸として放出する。また，心臓ではGiと共役し，NO合成酵素（NOS）を活性化させ，心筋収縮抑制作用を示す（図2）。

4 α_1 受容体

α_1 受容体は $G_{q/11}$ と共役しホスホリパーゼC（PLC）を活性化する。PLCによりホスファチジルイノシトール二リン酸（PIP2）が加水分解され，ジアシルグリセロール（DG）とイノシトール三リン酸（IP3）が生じる。DGはPKCを活性化させ，また，IP3は細胞内Caを動員させる。$G_{12/13}$ とも共役しMAPKを活性化させる（図3）[5)〜7)]。

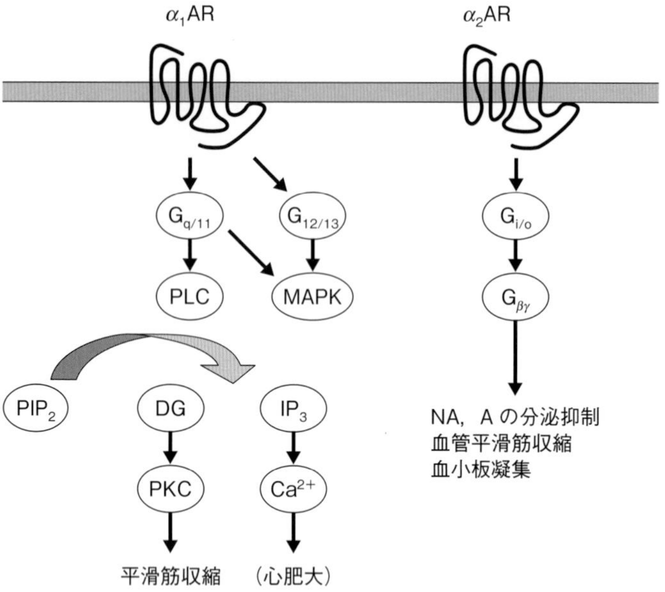

図３ α アドレナリン受容体のシグナル伝達

PLC : phospholipase C (ホスホリパーゼ C), MAPK : mitogen activated protein kinase (MAP キナーゼ), PIP2 : phosphatidylinositol 4,5-diphosphate (ホスファチジルイノシトール 4,5- 二リン酸), DG : diacylglycerol (ジアシルグリセロール), IP3 : inositol 1,4,5-triphosphate (イノシトール 1,4,5- 三リン酸), PKC : protein kinase C (プロテインキナーゼ C).

(溝部俊樹. 麻酔領域におけるアドレナリン受容体の研究. 麻酔 2008 ; 57 : 22-38 より改変引用)

α_2 受容体の細胞内シグナル伝達

α_2 受容体は Gi/o と共役し，アデニル酸シクラーゼ（AC）を抑制，L type Ca チャネルを抑制，また K チャネルを活性化する（図 3）[5)～7)]。

■ α_2 受容体の神経保護作用

神経細胞の発達過程にある新生児や小児において，麻酔薬が神経細胞のアポトーシスを誘導することによって記憶や認知能を傷害する可能性があることが報告されている。これに対して，α_2 アドレナリン受容体作動薬であるデクスメデトミジンが抗アポトーシス作用を示し神経保護作用を有することが分かってきた。この α_2 受容体作動薬による神経保護作用について，図 4 のような機序が提唱されている[8)9)]。すなわち，α_2 受容体刺激によって PI3K，さらに AKT（protein kinase B）が活性化される。これによってリン酸化 ERK（phosphorylated extracellular signal-regulated protein kinase : pERK）経路の Bcl2 associated death promotor がリン酸化され，Bcl2 associated protein と共役できなくなり，結果的にアポトーシスが抑制されて神経細胞の生存率が高くなる。

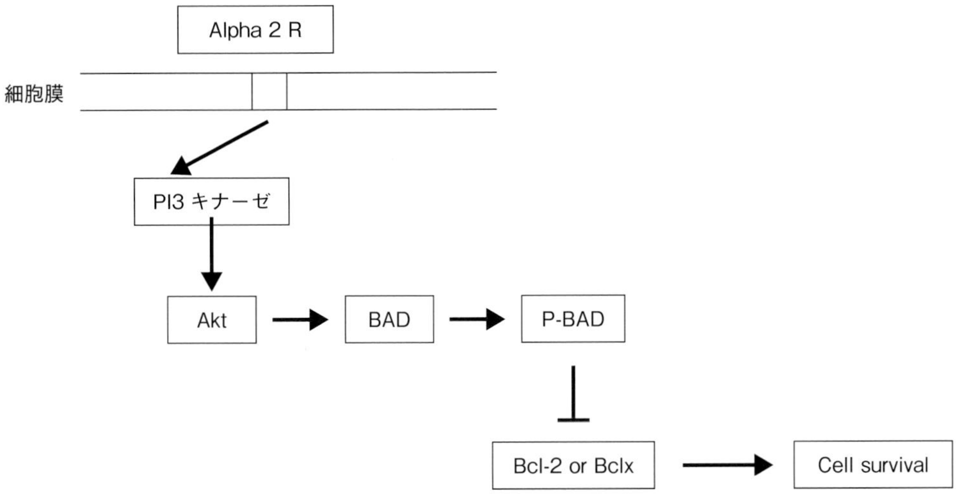

図４　α_2 アドレナリン受容体を介した神経保護作用の機序

Pi3 kinase：phosphatidyl inositol-3 phosphate kinase，Bcl-2：B cell lymphoma-2，BAD：Bcl-2-associated death promoter，P-BAD：phosphorylated BAD，Bclx：Bcl-2-associated X protein.

（Wheeler L，WoldeMussie E，Lai R. Role of alpha-2 agonists in neuroprotection. Surv Ophthalmol 2003；48 suppl 1：S47-51 より改変引用）

アドレナリン受容体のライフサイクル

GPCR のライフサイクルは，β アドレナリン受容体を使って詳細に解明された（図5）[4)10)]。粗面小胞体（rough endoplasmic reticulum：rough ER）において合成された受容体は，細胞表面に運ばれ G タンパクと共役し，リガンドが結合すると G タンパクを介してシグナルを細胞内に伝達する。リガンドが結合した受容体は，G タンパク共役型受容体キナーゼ（G-protein-coupled receptor kinase：GRK）によってリン酸化され，アレスチンと結合すると，もはや G タンパクと共役できなくなる。これを受容体の（急性）脱感作（desensitization）といい，秒～分のオーダーで起きる。アレスチンと結合した受容体は細胞内に陥入し，受容体のダウンレギュレーションが起きる。これを慢性脱感作とも呼び，時間のオーダーで認められる。細胞質内に移動した受容体はエンドゾームにて脱リン酸化され，アレスチンと分離する。細胞環境により受容体は再び細胞表面に運ばれリサイクルされるか，リソゾームに運ばれ分解される。

細胞内シグナルの多様性

それぞれのアドレナリン受容体と共役する個々の G タンパクは基本的には前述の通りであるが，これはあくまでも主要な細胞内シグナル伝達の一つであり，さまざまな因

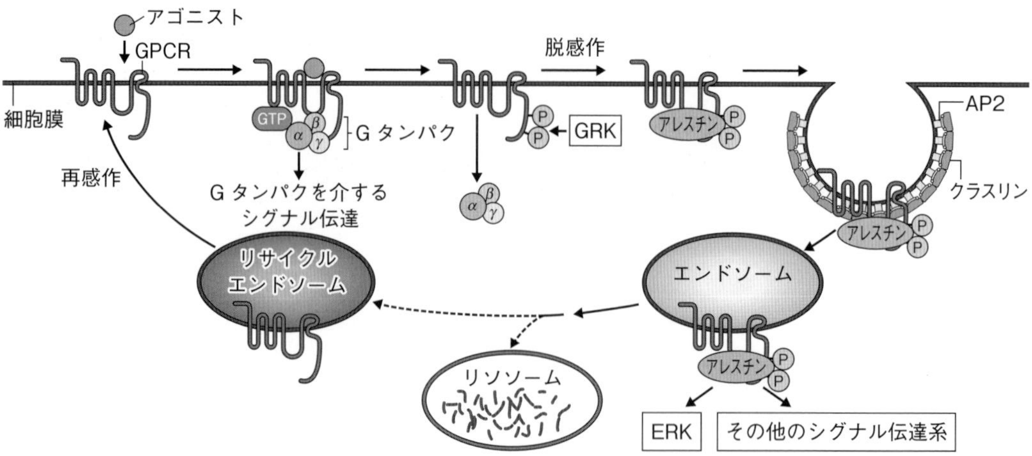

図5 Gタンパク共役型受容体のライフサイクル

GRK：G-protein-coupled receptor kinase, GTP：guanine nucleotide triphosphate, ERK：extracellular signal regulated kinase（= MAP kinase）.

（Ritter SL, Hall RA. Fine-tuning of GPCR activity by receptor-interacting proteins. Nat Rev Mol Cell Biol 2009；10：819-30 より改変引用）

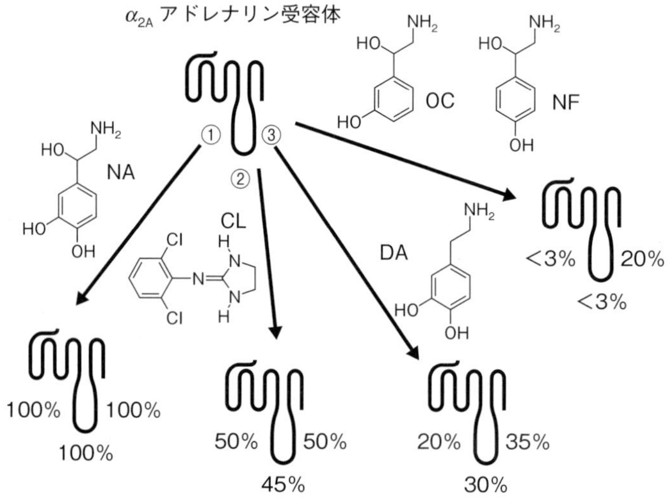

図6 α_{2A} アドレナリン受容体サブタイプの蛍光共鳴エネルギー転移（FRET）

NA：noradrenaline（ノルアドレナリン），DA：dopamine（ドパミン），OC：octopamine（オクトパミン），CL：clonidine（クロニジン），NF：norphenephrine（ノルフェネフリン）.

（Zurn A, Zabel U, Vilardaga JP, et al. Fluorescence resonance energy transfer analysis of alpha2A-adrenergic receptor activation reveals distinct agonist-specific conformational changes. Mol Pharmacol 2009；75：534-41 より改変引用）

子で変わりうることが分かってきた。図6のように，α_{2A} アドレナリン受容体サブタイプのGタンパク共役部位である第3細胞内ループ（ICL#3）の3点（①②③）の蛍光共鳴エネルギー転移（fluorescence resonance energy transfer：FRET）を測定した[11]。その結果，完全アゴニストであるノルアドレナリン（NA）による3点のFRETをそれぞれ100%としてコントロールとすると，強い部分アゴニストであるクロニジン（CL）やドパミン（DA）では，FRETは50～30%が観察された。しかし弱い部分アゴニストであるオクトパミン（OC）やノルフェネフリン（NF）では，ICL#3のN-末端側（①②）ではほとんど変化がなく，C-末端側（③）でのみ弱いFRETを認め，その変化速度も有意に遅かった。これはリガンドが違うと，ICL#3で異なった立体構造の変化が起こり，共役するGタンパクなどの細胞内シグナル伝達系が異なることを意味している。実際に，細胞環境やリガンドの違いによっては，β_2受容体がGiタンパクと共役したり，α_2受容体がGs受容体と共役したり，異なる割合でGsとGiに共役したり，さらには別の細胞内伝達系と共役することも知られている。現在では，受容体がどのような細胞内シグナル伝達系と共役するかは，リガンドの種類，細胞膜の状態（脂質，膜電位，pHなど），受容体のダイマー形成，グリコシル化，リン酸化，アシル化などの受容体の修飾などによってさまざまに変わり[12]，受容体モデルも図7のように，two-stateモデル（a）からmultiple signaling-competent receptor conformations（f）へと変わった。GPCRも取りうる高次構造の数だけ異なる細胞内シグナルと共役し，異なる機能を発揮すると考えられ，多面性を有するギリシャ神話の神，プロテウスにちなんでプロテウスアゴニズム（protean agonism），あるいは機能選択性（functional selectivity）と呼ばれている[13]。

アドレナリン受容体サブタイプの分布

受容体サブタイプの分布（および機能分化）は種差が大きいため，マウスやラットの結果をヒトに当てはめることはできない[6]。また，ほとんどの組織で2つ以上の受容体サブタイプが共存している。たとえば，β_3受容体は褐色脂肪細胞に存在することで有名であるが，β受容体の存在比では$\beta_1:\beta_2:\beta_3$はそれぞれ28%，63%，9%である。

β_1受容体は主に心臓に存在し腎臓の傍糸球体細胞にも存在している。β_2受容体は，血管平滑筋や気管支平滑筋に存在し，また心臓や子宮にも発現している。β_3受容体は脂肪細胞に分布する。

α_1受容体は主にシナプス後部に存在している。心臓には，α_{1B}受容体サブタイプが最も多く発現しており，α_{1A}受容体サブタイプも多く分布しているがα_{1D}受容体サブタイプは少ない。中枢神経系にはすべてのサブタイプが分布しているが，α_{1B}とα_{1D}受容体サブタイプが優勢である。血管にもすべてのサブタイプが分布しているが，大血管にはα_{1D}受容体サブタイプ，臓器血管にはα_{1A}受容体サブタイプが優勢に発現している。

■ α_2 受容体の分布

α_{2A}受容体サブタイプは中枢にも末梢にも広く分布し，特に脳幹や青斑核に豊富に発現している[6]。α_{2B}受容体サブタイプは，中枢では脳幹部の視床，孤束核などに限ってわずかに存在するのみで，主に末梢に存在し，特に腎臓や動脈平滑筋に豊富に発現して

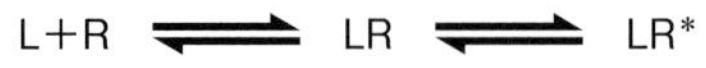

(a) Katz two-state モデル

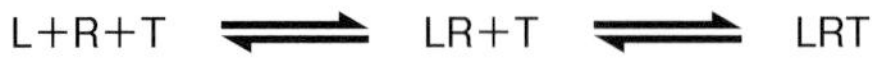

(b) Simple ternary complex モデル

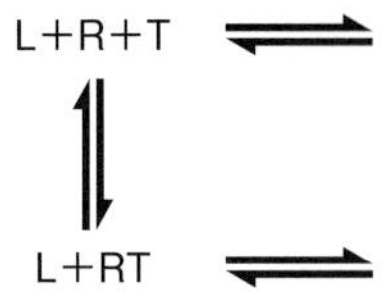

(c) Full ternary complex モデル

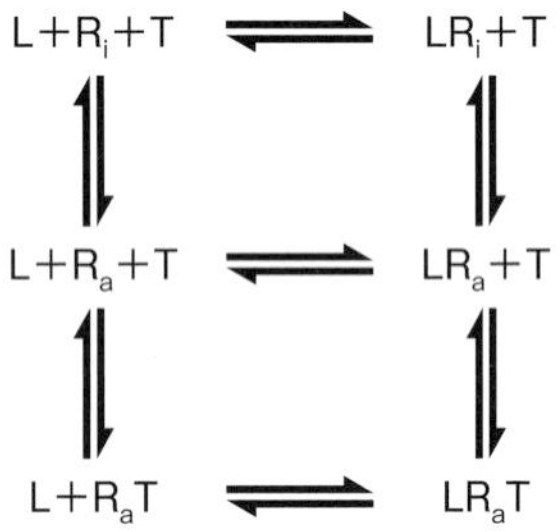

(d) Extended ternary complex モデル

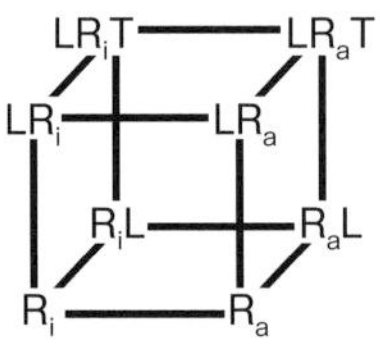

(e) Cubic ternary complex モデル

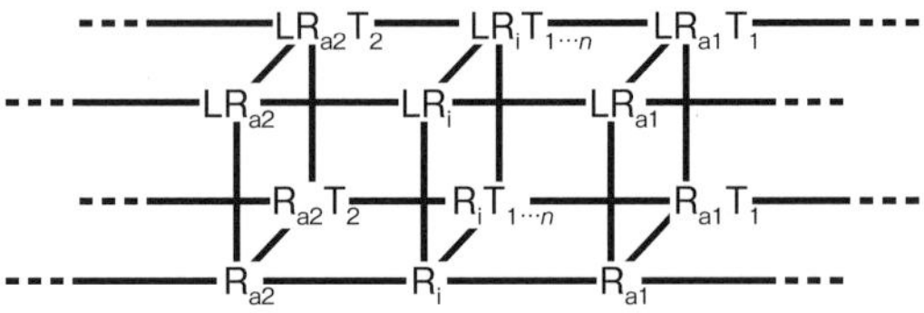

(f) Multiple signalling-competent receptor conformations

図 7 受容体モデルの変遷

リガンド（L）が受容体（R）に結合し，LR 複合体ができると R の構造変化が起きて活性化された受容体（R*）からなる LR*複合体が形成されるという考えが Katz two-state モデル（a）である．このモデルに G タンパク（T）も含めた LRT 三重複合体の概念を加えたのが simple ternary complex モデル（b）である．これに R および RT への L の低親和・高親和状態を考慮したのが full ternary complex モデル（c）である．R は L と結合していなくてもある程度の活性（constitutively active）を示していることが分かり extended ternary complex モデル（d）が作られた．G タンパク（T）と結合していても不活性な RT 複合体の存在を考慮したのが cubic ternary complex モデル（e）である．そして，現在では LR 複合体は，G タンパクだけでなくさまざまな細胞内シグナル伝達系と結合し，それぞれのシグナルを異なった強度で増幅することができると考えられている multiple signalling-competent receptor conformations（f）．

L：ligand（リガンド），R：receptor（受容体），T：transducer〔トランスデューサ（GPCR の場合は G タンパクのことである）〕，LR：リガンド受容体複合体，LRT：リガンド受容体 G タンパク複合体，Ra：活性化受容体，Ri：非活性化受容体．

（Rajagopal S, Rajagopal K, Lefkowitz RJ. Teaching old receptors new tricks：Biasing seven-transmembrane receptors. Nat Rev Drug Discov 2010；9：373-86 より改変引用）

いる。α_{2C} 受容体サブタイプは主に中枢に豊富に存在し海馬，皮質，線条体などに広く分布し，末梢では腎臓，副腎にわずかにあるのみである。

■参考文献

1) Fredriksson R, Lagerström MC, Lundin LG, et al. The G-protein-coupled receptors in the human genome form five main families. Phylogenetic analysis, paralogon groups, and fingerprints. Mol Pharmacol 2003 63：1256-72.
2) Insel PA. Adrenergic receptors-evolving concepts and clinical implications. N Engl J Med 1996；334：580-6.
3) 溝部俊樹. アドレナリン受容体と α_2 作動薬 1）アドレナリン受容体の分子薬理学. 麻酔 1997；46：650-7.
4) Ritter SL, Hall RA. Fine-tuning of GPCR activity by receptor-interacting proteins. Nat Rev Mol Cell Biol 2009；10：819-30.
5) 溝部俊樹. 麻酔領域におけるアドレナリン受容体の研究. 麻酔 2008；57：22-38.
6) Mizobe T, Maze M. Molecular pharmacology of alpha2 adrenoceptors：Relevance to anesthesia. Anesthesiology Clinics of North America. Ann Anesth Pharmacol 1997；1：1-26.
7) Sunaguchi M, Nishi M, Mizobe T, et al. Real-time imaging of green fluorescent protein-tagged beta2 adrenergic receptor distribution in living cells. Brain Res 2003；984：21-32.
8) Wheeler L, WoldeMussie E, Lai R. Role of alpha-2 agonists in neuroprotection. Surv Ophthalmol 2003；48 suppl 1：S47-51.
9) Sanders RD, Xu J, Shu Y, et al. Dexmedetomidine attenuates isoflurane-induced neurocognitive impairment in neonatal rats. Anesthesiology 2009；110：1077-85.
10) Wilkie TM. Treasures throughout the life-cycle of G-protein coupled receptors. TiPS 2001；22：396-7.
11) Zurn A, Zabel U, Vilardaga JP, et al. Fluorescence resonance energy transfer analysis of alpha2A-adrenergic receptor activation reveals distinct agonist-specific conformational changes. Mol Pharmacol 2009；75；534-41.
12) Deupi X, Kobilka BK. Energy landscapes as a tool to integrate GPCR structure, dynamics, and function. Physiology 2010；25：293-303.
13) Rajagopal S, Rajagopal K, Lefkowitz RJ. Teaching old receptors new tricks：Biasing seven-transmembrane receptors. Nat Rev Drug Discov 2010；9：373-86.

（溝部　俊樹）

3 α_2 アドレナリン受容体の機能

はじめに

デクスメデトミジン投与後，α_{2B} 受容体サブタイプを介して一過性の血圧上昇と，α_{2A} 受容体サブタイプを介した持続性の血圧低下が認められる。α_{2A} 受容体サブタイプは，交感神経の前シナプスでのネガティブフィードバックや心拍応答の抑制，青斑核を介した鎮痛鎮静作用などに関わっている。α_{2B} 受容体サブタイプは血管収縮，塩分負荷による高血圧や亜酸化窒素の鎮痛作用に関与している。α_{2C} 受容体サブタイプは，交感神経や副腎の前シナプスでのネガティブフィードバックやイミダゾリン受容体作動薬による鎮痛作用にも関わっている。

アドレナリン受容体の機能

受容体サブタイプの機能解析は，サブタイプ特異選択性のあるリガンドがないために，もっぱらノックアウトマウス（knockout mouse : KO）やトランスジェニックマウス（transgenic mouse : TG）を用いて行われた（表 1）[1)~5)]。前述のように，受容体の分布には種差があるため，この結果をすぐにヒトに当てはめることはできない。

1 β 受容体

β_1 受容体は，心筋収縮力の増大や心拍数増加，房室伝導時間の短縮に関与しレニン分泌作用もある。β_2 受容体は，血管平滑筋や気管支平滑筋の弛緩作用を示す。β_3 受容体は脂肪分解作用を示す[1)2)]。

イソプロテレノールによる心拍数増加は β_1-KO および β_1/β_2-KO（β_1 と β_2 の double KO）で減弱しており，β_1 受容体サブタイプが変時作用に関与している。イソプロテレノールの血圧低下は，β_1-KO と β_2-KO で減弱し，β_1/β_2-KO では大きく減弱しており，血管拡張には β_1 と β_2 受容体サブタイプの両者が関与している。運動負荷による心拍数増加は，β_1-KO と β_1/β_2-KO で減弱していた。β_2-KO では，運動中の血圧上昇，酸素消費量，最大運動能力の増加を認めた。

表 1　アドレナリン受容体ノックアウトマウスの表現型

α_{1A}	安静時の血圧低下
α_{1B}	フェニレフリンに対する昇圧反応減弱，血圧変化なし
α_{1D}	安静時の血圧低下，塩分負荷高血圧を認めない
$\alpha_{1A/1B}$	生後の心臓発育不全
$\alpha_{1A/1B/1D}$	血管収縮反応の増強
α_{2A}	α_2 受容体作動薬の血圧低下なし，安静時頻脈，NA 放出抑制が低下
α_{2B}	α_2 受容体作動薬の血圧上昇なし，塩分負荷高血圧を認めない
α_{2C}	A 分泌増加
$\alpha_{2A/2C}$	血中 NA 濃度が高い，NA 放出抑制をまったく認めない
$\alpha_{2A/2B/2C}$	胎盤の血管発育不全
β_1	ISP の心拍数増加が減弱，血圧低下が減弱，運動時心拍増加が減弱
β_2	ISP の血圧低下が減弱，体脂肪の減少，運動時酸素消費量の増加，最大運動能力の増加
$\beta_{1/2}$	ISP の心拍数増加が減弱，血圧低下が大きく減弱，運動時心拍増加が減弱
β_3	軽度の体重増加，著明な脂肪組織の増加

A：アドレナリン，NA：ノルアドレナリン，ISP：イソプロテレノール．
（溝部俊樹．麻酔領域におけるアドレナリン受容体の研究．麻酔 2008；57：22-38 より改変引用）

2 α_1 受容体

α_1 受容体は，血管平滑筋の収縮，心筋収縮力増強に関与し血圧を上昇させる[3)]。ヒト血管の場合，最も多く発現しているのは α_{1A} 受容体で，最も機能しているのは α_{1B} 受容体であるとする 2 種類の報告がある。ヒト血管の α_1 受容体は加齢に伴い α_{1A} 受容体優位から α_{1B} 受容体優位へと変化するといわれており，高血圧症にはこれら 2 つの受容体サブタイプの発現の変化が関与していると考えられる。ラットを用いた実験では α_{1B} 受容体と心肥大に関する報告が多いが，ヒトでは α_{1A} 受容体が関係している可能性がある。α_{1A} 受容体が前立腺平滑筋収縮に関与しており，排尿障害や前立腺肥大などとの関連が示唆されている。

α_2 受容体の機能

α_2 受容体は，中枢神経や交感神経の終末に存在して神経伝達物質であるノルアドレナリンの放出を抑制性に制御し（ネガティブフィードバック），また交感神経・副腎系の一部として副腎髄質からのアドレナリン（adrenaline：A）の分泌を抑制性に制御し，血管平滑筋の収縮，血小板凝集，インスリン分泌，糸球体濾過，エネルギー代謝などのさまざまな機能に関与している。

1 血圧調節における作用

α_2 受容体作動薬であるデクスメデトミジンの投与により，正常野生型マウス（wild type：WT）では一過性の血圧上昇と，それに引き続く持続性の低血圧が認められる（図 1-a：WT，図 1-b および図 1-c：コントロール）[6]。これは，α_{2C}-KO でも同様であった

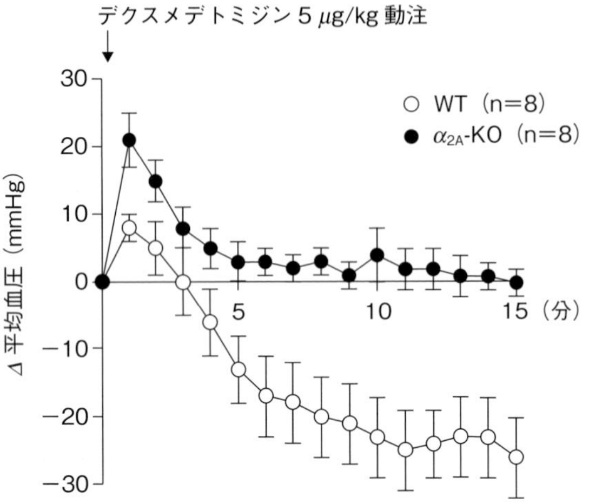

(a) 値は平均 ± 標準誤差.

(Altman JD, Trendelenburg AU, MacMillan LB, et al. Abnormal regulation of the sympathetic nervous system in α2A-adrenergic receptor knockout mice. Mol Pharmacol 1999；56：154-61 より改変引用)

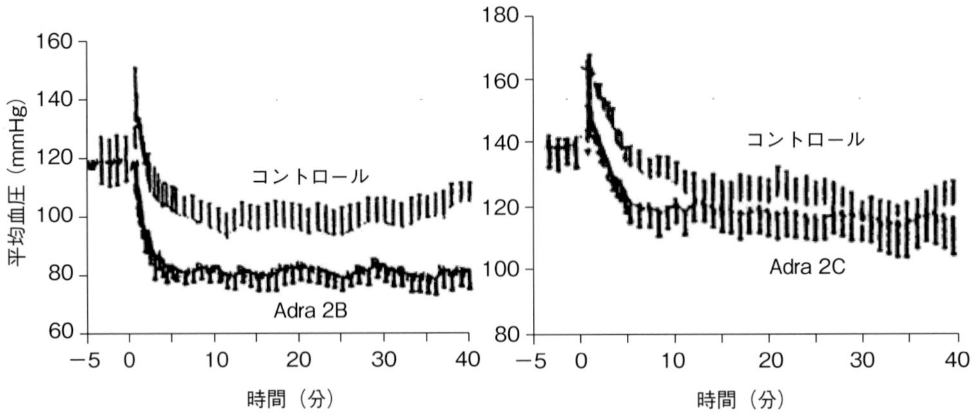

(b)　(c)

(Link RE, Desai K, Hein L, et al. Cardiovascular regulation in mice lacking α2-adrenergic receptor subtypes b and c. Science 1996；273：803-5 より改変引用)

図 1　デクスメデトミジンによる血圧変化

WT：正常マウス，α_{2A}KO：α_{2A} アドレナリン受容体ノックアウトマウス，Adra2C：α_{2C} アドレナリン受容体ノックアウトマウス，Adra2B：α_{2D} アドレナリン受容体ノックアウトマウス，コントロール：正常マウス.

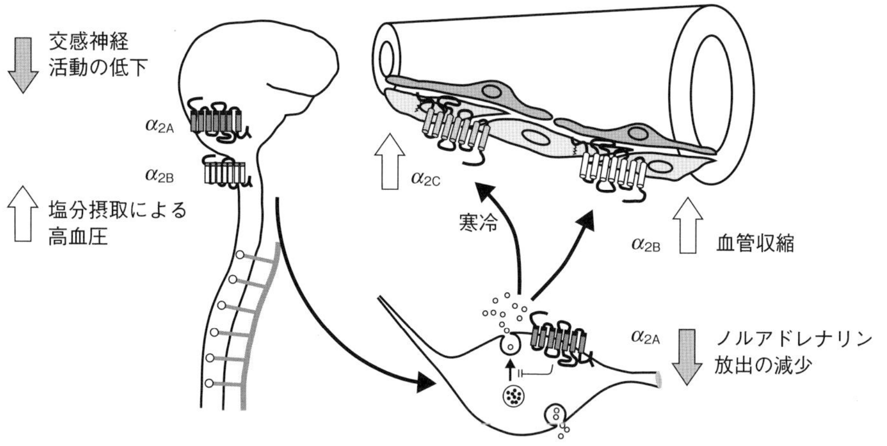

図 2　α_2 アドレナリン受容体サブタイプによる血圧制御

（Philipp M, Brede M, Hein L. Physiological significance of α_2-adrenergic receptor subtype diversity : one is not enough. Am J Physiol 2002；283：R287-95 より改変引用）

(図 1-c：Adra2C)。α_{2B}-KO では，持続する血圧低下は WT と有意差なく認められたが，一過性の血圧上昇は認められなかった（図 1-b：Adra2B)。したがって，α_{2B} アドレナリン受容体サブタイプが末梢性の血管平滑筋収縮に関与していると考えられる。また，α_{2A}-KO では持続する血圧低下が認められないことより（図 1-a)，α_{2A} アドレナリン受容体サブタイプが中枢性に交感神経トーヌスを抑制していると考えられる[7]。したがって，α_2 受容体作動薬を投与すると，まず末梢血管の α_{2B} アドレナリン受容体サブタイプを介した血管収縮により一過性の血圧上昇が認められ，その後，中枢の α_{2A} アドレナリン受容体サブタイプが刺激され交感神経系を抑制し血圧を降下させる。

さらに，α_{2B}-KO では長期塩分負荷による高血圧が認められなかったこと，α_{2C}AR が *in vitro* で寒冷曝露により細胞膜へと再分布することなどが報告され，現在では循環系に対する α_2 アドレナリン受容体の作用は図 2 のように考えられている[8]。α_{2A} アドレナリン受容体サブタイプの活性化は，中枢性交感神経系の抑制（特に弧束核）と，末梢の交感神経からのノルアドレナリン放出の抑制により血圧低下をもたらす。α_{2B} アドレナリン受容体サブタイプは，直接的に末梢血管の収縮をもたらすことで α_{2A} アドレナリン受容体サブタイプの作用に拮抗するとともに，中枢性に塩分負荷による高血圧の形成に関与する。また α_{2C} アドレナリン受容体サブタイプは，レイノー病のような低温曝露に対する血管収縮に関与している。

2 心拍数調節における作用

心臓交感神経終末のシナプス前 α_2 アドレナリン受容体は，交感神経性心拍数調節にもかかわっている[9]。ウサギの心臓交感神経を不規則に電気刺激し（図 3-a，図 3-b の上段)，その刺激に対する心拍数応答（図 3-a，図 3-b の下段）を観察する。α_{2A} 受容体拮抗薬であるヨヒンビンを投与すると，コントロールと比較して，交感神経刺激に対

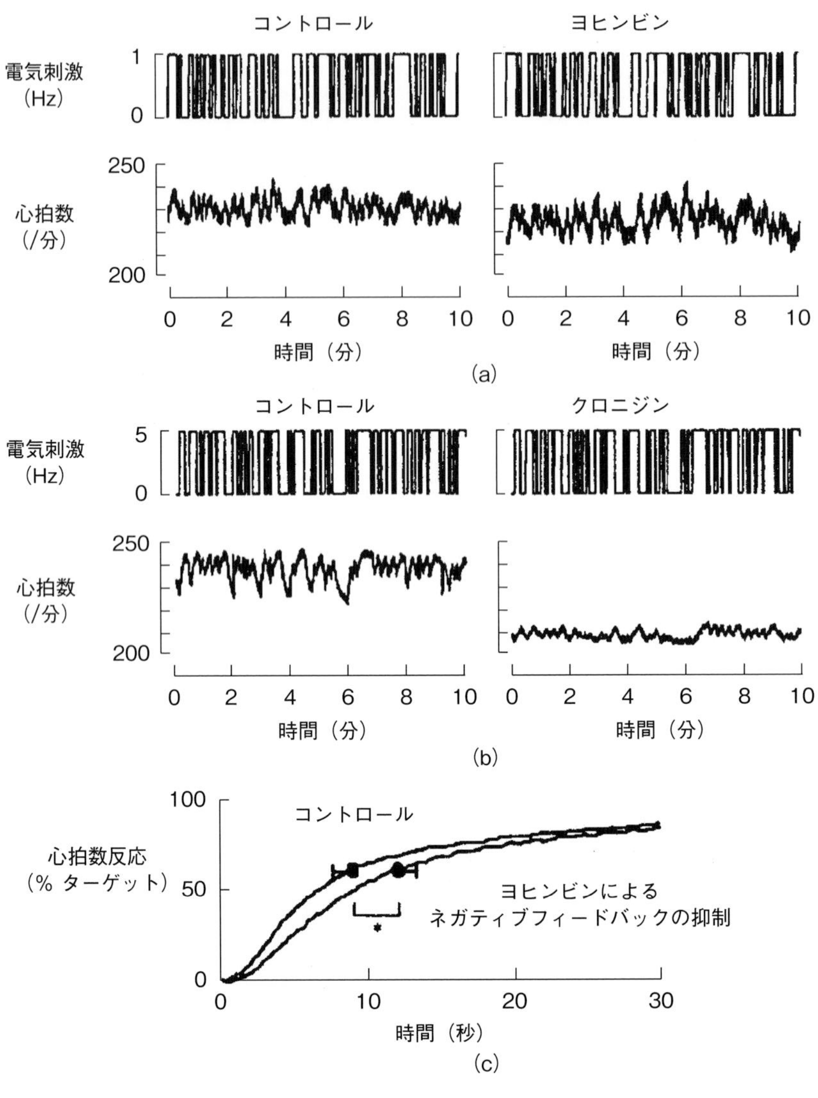

図３　交感神経刺激に対する心拍数応答

（Miyamoto T, Kawada T, Yanagiya Y, et al. Contrasting effects of presynaptic alpha2 adrenergic autoinhibition and pharmacological augmentation of presynaptic inhibition on sympathetic heart rate control. Am J Phyiol 2008；295：H1855-66 より改変引用）

する心拍応答が大きくなり（図 3–a 右），α_{2A} 受容体作動薬であるクロニジンを投与すると，心拍応答は減弱する（図 3–b 右）。さらに，交感神経刺激に対する心拍数のステップ応答を求めると（図 3–c），ヨヒンビンによりネガティブフィードバックを抑制することで交感神経刺激に対する反応時間が有意に遅くなった。したがって，心臓交感神経終末シナプス前 α_2 受容体は，ネガティブフィードバックによるノルアドレナリンの過剰放出の抑制だけでなく，それに伴う心拍数反応の抑制，さらに調節機能の高速化にも関与している。

3 前シナプスでのネガティブフィードバック

0.05 ～ 2 Hz で電気刺激された心房切片から放出されるノルアドレナリンを測定した（図 4–a）[10]。正常野生型マウス（WT）では刺激頻度（ノルアドレナリン濃度）が高くなるほど，ノルアドレナリン放出は抑制されたが，α_{2AC}-KO（α_{2A}AR，α_{2C}AR 両方をKO した double KO）では刺激頻度と関係なくノルアドレナリン放出はまったく抑制されなかった。しかし，α_{2A}-KO では低頻度刺激により，また α_{2C}-KO では高頻度刺激により，それぞれノルアドレナリン放出が抑制された。これにより，α_{2A} アドレナリン受容体サブタイプが高頻度刺激（高濃度ノルアドレナリン）に対して，α_{2C} アドレナリン受容体サブタイプが低頻度刺激（低濃度ノルアドレナリン）に対してそれぞれノルアドレナリン放出を抑制し，この両受容体サブタイプが主に前シナプスに存在し，生理的な前シナプスでのネガティブフィードバックに関与していると考えられる（図 4–b）[8]。ノルアドレナリンへの親和性がより高い α_{2C} アドレナリン受容体サブタイプ（α_{2C}AR：Ki ＝ 650 nM，α_{2A}AR：Ki ＝ 5,800 nM）が低濃度のノルアドレナリンに反応することは，生理的にも合目的的である。

α_{2A}-KO では血中ノルアドレナリンが有意に高く，α_{2C}-KO では血中アドレナリンが有意に高かった。血中ノルアドレナリンのほとんどは交感神経由来であり，また血中ア

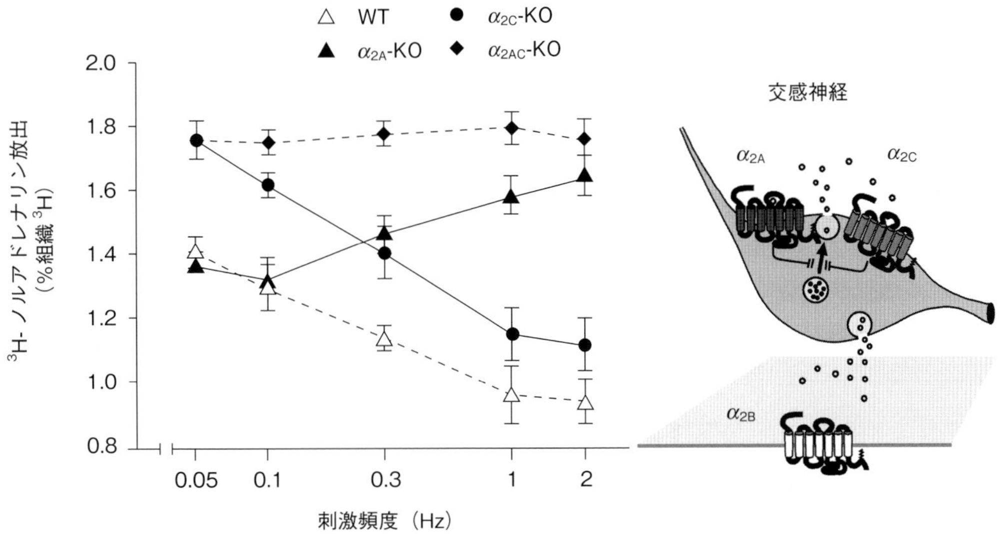

（a）各群 n=8～10，平均 ± 標準誤差.
（Hein L, Altman JD, Kobilka BK. Two functionally distinct α_2-adrenergic receptors regulate sympathetic neurotransmission. Nature 1999；402：181-4 より改変引用）

（b）
（Philipp M, Brede M, Hein L. Physiological significance of α_2-adrenergic receptor subtype diversity：one is not enough. Am J Physiol 2002；283：R287-95 より改変引用）

図 4　α_2 アドレナリン受容体サブタイプのシナプスにおける機能

WT：wild type（正常マウス），α_{2A}-KO：α_{2A} アドレナリン受容体ノックアウトマウス，α_{2C}-KO：α_{2C} アドレナリン受容体ノックアウトマウス，α_{2AC}-KO：α_{2AC} アドレナリン受容体ノックアウトマウス.

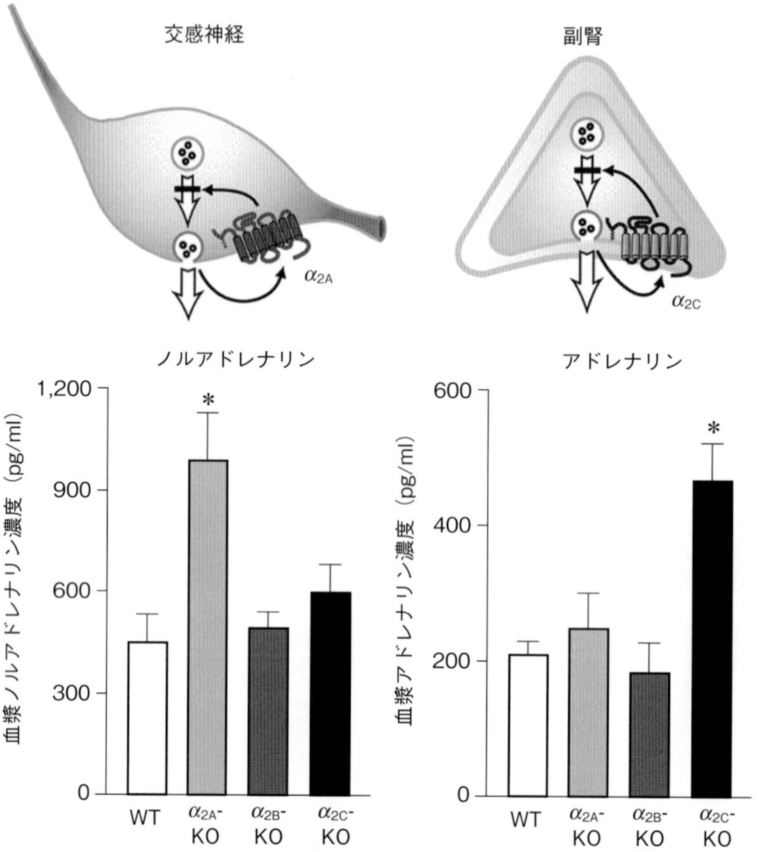

図５　α_2 アドレナリン受容体サブタイプのカテコールアミン制御

各群 n = 13 ～ 25，平均±標準誤差．＊：$P < 0.05$：KO vs. WT.

（Brede M, Nagy G, Philipp M, et al. Differential control of adrenal and sympathetic catecholamine release by α_2-adrenoceptor subtypes. Mol Endocrinol 2003；17：1640-6 より改変引用）

ドレナリンのほとんどは副腎由来であることから，α_{2A} アドレナリン受容体サブタイプは主として交感神経において，また α_{2C} アドレナリン受容体サブタイプは主として副腎において，それぞれ前シナプスでのネガティブフィードバックを行っていると考えられる（図 5）[8)11)]（注：マウスでは α_{2C} 受容体が副腎でのネガティブフィードバックを行っているが，ラット，ヒトでは α_{2A} 受容体である）。

4 鎮静・鎮痛に関する機能

α_{2A}-KO が α_2 受容体作動薬による鎮痛鎮静作用をまったく示さないこと[12)]，アンチセンスデオキシリボ核酸（deoxyribonucleic acid：DNA）の青斑核への投与で鎮静効果が減弱することなどから[13)]，α_{2A} アドレナリン受容体サブタイプが青斑核のノルアドレナリンニューロンを抑制することにより鎮痛鎮静作用を示す。また α_{2A} アドレナリン受容体サブタイプを介した鎮静は，ノンレム睡眠を惹起するのと同じ経路によると考えられ

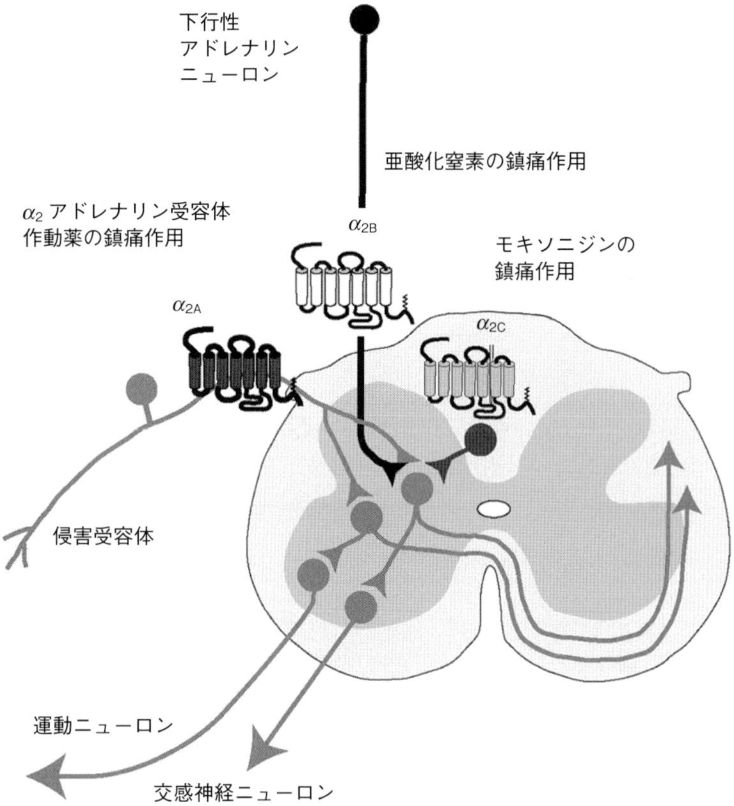

図６　α_2 アドレナリン受容体サブタイプによる疼痛制御
（Philipp M, Brede M, Hein L. Physiological significance of α_2-adrenergic receptor subtype diversity : one is not enough. Am J Physiol 2002 ; 283 : R287-95 より改変引用）

ており，鎮静中の脳波も自然睡眠のそれに近く，自然な睡眠が得られる[14)]。また，α_2 受容体作動薬のクロニジンはノンレム睡眠を増やし，レム睡眠を減少させ，逆に α_2 受容体拮抗薬であるヨヒンビンは，レム睡眠を増やし，ノンレム睡眠を減少させることが知られている。したがって，α_2 受容体は睡眠や覚醒に重要な役割を果たしている。

α_{2B}-KO では亜酸化窒素による鎮痛作用がまったくないことから，脊髄レベルでの亜酸化窒素の鎮痛作用にはオピオイド受容体とともに α_{2B} アドレナリン受容体サブタイプも関与している[8)]。また，イミダゾリン受容体作動薬でもあるモキソニジンに対する鎮痛作用には α_{2C} 受容体サブタイプの存在が必要である（図６）[8)]。

アドレナリン受容体の遺伝子多形

アドレナリン受容体の遺伝子多形については主な変化を表２にまとめた[5)15)]が，人種や対象により結果が異なり，臨床症状に関して一致した結果が得られた研究は少ない。β_3 受容体の Trp64Arg では安静時基礎代謝が健常人に比べ 200 kcal/日低下しており，

表2 アドレナリン受容体の遺伝子多形

	アミノ酸変異	部位	作用
α_{1A}	Arg492Cys	細胞内 C 末端	Ca シグナルの変化
α_{2A}	Asn251Lys	第 3 細胞内ループ	Gi 結合増強
α_{2B}	Del 301-303	第 3 細胞内ループ	脱感作障害，高血圧，心筋梗塞
α_{2C}	Del 322-325	第 3 細胞内ループ	Gi 結合低下，心不全
β_1	Ser49Gly	細胞外 N 末端	AC 活性増強，ダウンレギュレーション促進
	Arg389Gly	細胞内 C 末端	AC 活性増強，心筋収縮力増強
β_2	Arg16Gly	細胞外 N 末端	ダウンレギュレーションの増強，脱感作低下
	Gln27Glu	細胞外 N 末端	ダウンレギュレーションの低下
	Val34Met	第 1 細胞膜貫通領域	特になし
	Thr164Ile	第 4 細胞膜貫通領域	Gs 結合低下，脱感作低下
β_3	Trp64Arg	第 1 細胞内ループ	cAMP 産生低下，基礎代謝低下

AC：adenylate cyclase（アデニル酸シクラーゼ），N 末端：アミノ酸末端，C 末端：カルボキシル末端，Gi：抑制用 G タンパク，Gs：促進性 G タンパク．

（溝部俊樹．麻酔領域におけるアドレナリン受容体の研究．麻酔 2008；57：22-38 より改変引用）

肥満遺伝子としてあるいは飢餓時にも生き残れる節約遺伝子としても考えられている。しかし，食事・運動療法に対する反応が鈍く減量が困難で，メタボリック症候群の一因となる[16)]。

■ α_2 アドレナリン受容体の遺伝子多形

α_2 アドレナリン受容体で報告されている遺伝子多形は，図 7 のようにすべて G タンパクと共役する第 3 細胞内ループである[15)]。α_{2A} 受容体の Asn251Lys では Gi タンパクとの共役反応が増強されることが報告されているが，高血圧との関連は認められていない。α_{2B} 受容体の Del301-303 では脱感作の障害が報告されているが，高血圧との関連は認められていない。しかし，心筋梗塞や心臓突然死との関連があるとの報告[17)]もある。

α_{2C} 受容体の Del322-325 は Gi タンパクとの共役が低下しており，ノルアドレナリン放出増加が予想され，アフリカ系アメリカ人を対象にした検討によると心不全の発症リスクが正常人と比較して 5 倍高くなり，これに β_1 受容体の Arg389Gly が合併していると 10 倍以上となることが分かった[18)]。増加しているノルアドレナリンが持続的に β_1 受容体を刺激することが心不全の発症を増大させたと考えられる。また α_{2C} 受容体の Del322-325 では冷痛覚に対して感受性が高くなっているとの報告[19)]もある。

≪遺伝子多形（polymorphism）と単一塩基変異多形（single nucleotide polymorphism：SNP）≫

遺伝子多形とは，ある塩基の変化が人口 1％以上の頻度で存在しているものをいう。

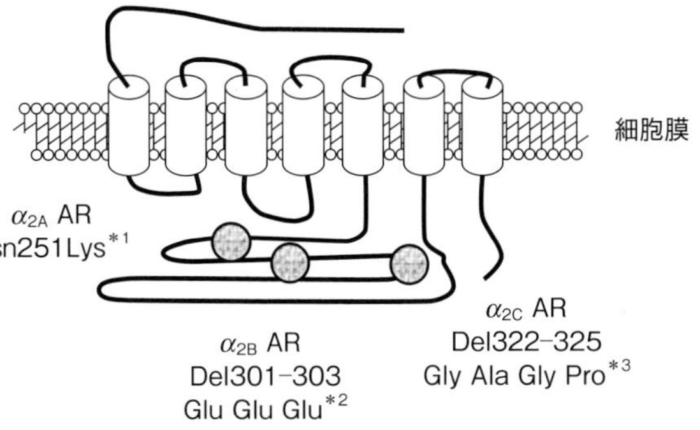

図 7　α_2 アドレナリン受容体サブタイプの遺伝子多形

*1：251 番目のアスパラギンがリシンに置き換わっている.
*2：301 ～ 303 番目にある 3 つのグルタミン酸が欠損している.
*3：322 ～ 325 番目にある 4 つのアミノ酸（グリシン，アラニン，グリシン，プロリン）が欠損している.
AR：アドレナリン受容体.
（Kirstein SL, Insel PA. Autonomic nervous system pharmacogenomics : a progress report. Pharmacol Rev 2004 ; 56 : 31-52 より改変引用）

表 3　ヒト心臓におけるアドレナリン受容体の発現と作用

作用	アドレナリン受容体
心筋細胞増殖	β_1，β_2，α_1
陽性変力作用	β_1，β_2，α_1
陰性変力作用	β_3
陽性変時作用	β_1，β_2
心筋毒性	β_1，β_2
アポトーシス作用	β_1
抗アポトーシス作用	β_2

（溝部俊樹．麻酔領域におけるアドレナリン受容体の研究．麻酔 2008 ; 57 : 22-38 より改変引用）

これに対して SNP はヒトの遺伝子が個人間で同一でないことから認められるおよそ 1,000 塩基あたり 1 個の頻度の変化である。ヒトゲノムは約 30 億あるので，300 万個の SNP があると考えられる。

アドレナリン受容体と心不全

ヒト心臓においては，β_1，β_2，β_3 と α_{1A}，α_{1B}，α_{1D} の 6 つの受容体サブタイプが発現しており，表3のような機能を発揮している[5)20)]。正常心筋での β 受容体：α_1 受容体比は，10：1 で，β 受容体のうち 70 ～ 80％を β_1 受容体が占める。また α_1 受容体では，α_{1B} 受容体サブタイプが最も多く，α_{1A} 受容体がそれに続き，α_{1D} 受容体の発現量は少ない。

α_2 受容体は冠血管には存在するが，心筋には存在しない。

心不全では，循環障害を改善するため交感神経活動を亢進して心収縮力と心拍数を増やして，心拍出量を維持しようとする代償機能が働く。交感神経活動の亢進は，交感神経終末からのノルアドレナリンの過剰な分泌を来し，実際に心不全時の血中ノルアドレナリンレベルは正常時より 2 〜 3 倍高く，尿中ノルアドレナリン排泄量も著明に増加している。

心不全に対する代償機構としての過剰なノルアドレナリンによる β アドレナリン受容体刺激は急性期には効果的であるが，慢性的な過剰刺激は最終的には心筋内ノルアドレナリンの枯渇，β アドレナリン受容体の脱感作を来し，結果的には心収縮力は低下し心不全は一層悪化する。慢性心不全では β_1 受容体が脱感作され，ダウンレギュレーションされるが，β_2 受容体は変化を受けない（あるいはややアップレギュレーションされている）ので相対的に β_2 受容体が増加し，約 40 % を占めるようになる。β_2 受容体は Gs タンパク質のみならず Gi タンパク質とも共役しており，心不全時にはノルアドレナリン刺激に対して正常時とは異なる反応をすると考えられている。相対的に β_2 受容体が量的にも機能的にも増加することから Gi タンパクの活性が高くなり，心筋の cAMP 活性は低下する。また β_1 受容体はアポトーシスに促進的に作用するが，β_2 受容体は抗アポトーシス作用を示すと考えられており，心筋リモデリングに関与している。

β_1 受容体のダウンレギュレーション，β_2 受容体の相対的アップレギュレーションという心不全の受容体動態を考えると，心不全に対する β 受容体遮断薬の作用機序が理解しやすい。β 受容体遮断薬は過剰な交感神経刺激から心筋を保護し，心収縮力と心拍数を低下させ酸素消費量を減らし，細胞内エネルギー代謝を改善し，シグナル伝達を回復させる。cAMP 活性の回復という点では，β_2 選択性遮断薬の方が有効であるように思えるが，抗アポトーシス作用も考えると，心不全時の β_2 受容体の働きが複雑であることから，現時点ではどちらのサブタイプ選択性を有する遮断薬が有効であるかは不明である。

1 α_2 アドレナリン受容体と心不全

心不全に β アドレナリン受容体拮抗薬が有効なことは，交感神経活動亢進の発症への関与を示しているが，α_2 受容体を介するカテコールアミン分泌の阻害を標的とする交感神経遮断薬は心不全にはまったく有効でなかった。以下に述べるような心不全モデルで副腎・アドレナリン受容体のシグナル伝達を調べた結果，これまでの交感神経遮断治療が無効である機序が明らかになり，交感神経活動を低下させる新たな心不全治療の可能性が報告[21]された。

遺伝子操作により心不全を作製したマウス（CSQ-Tg）においても，また手術操作によって心不全を作製したラット（HF）においても，種差なく，血中カテコールアミンの上昇が認められる（図 8–a）。また，副腎肥大や副腎でのチロシンヒドロキシラーゼ（カテコールアミン生合成の律速酵素）の過剰発現が認められ，代償性に副腎交感神経系が刺激されていることが証明された。ところが，副腎でカテコールアミンの前シナプスでのネガティブフィードバックを行う α_2 受容体（マウスでは α_{2C} 受容体，ラットでは α_{2A}

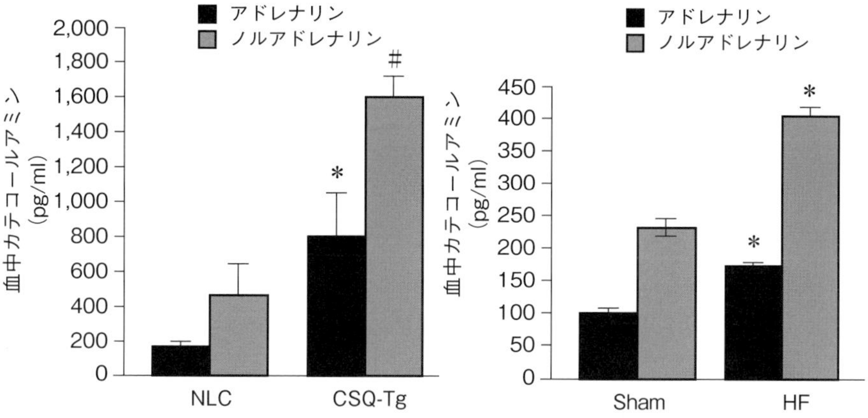

(a) 血中カテコールアミン濃度
(左) *：P<0.05, #：P<0.01 vs. NLC, n=5〜7.
(右) *：P<0.05 vs.Sham, n=5〜6.

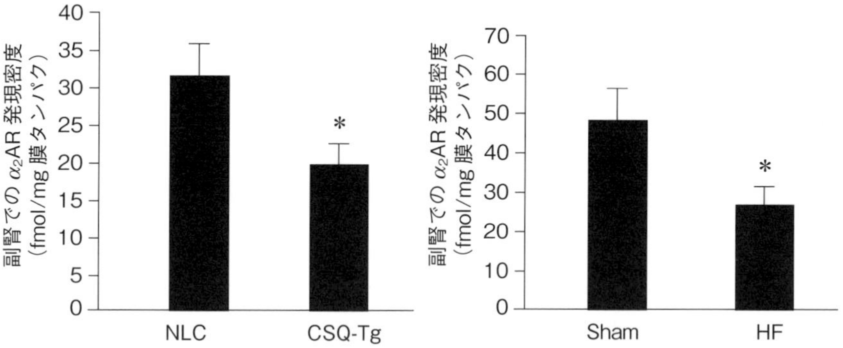

(b) 副腎での α_2 アドレナリン受容体密度
*：P<0.05 vs. NLC または Sham, n=4〜6.

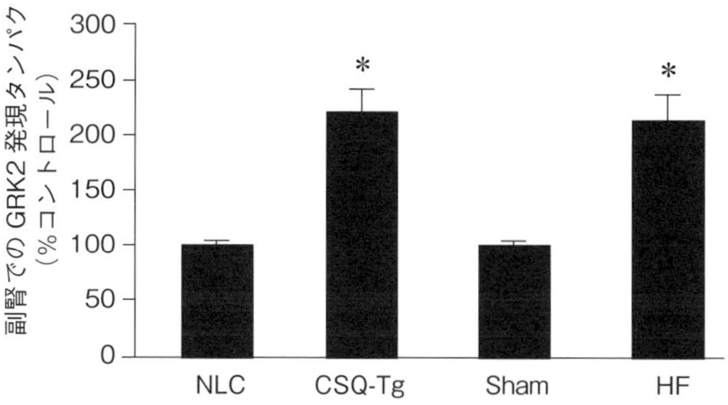

(c) 副腎での G タンパク質共役型受容体キナーゼ 2 (G-protein-coupled receptor kinase 2：GRK2) 密度
*：P<0.05 vs. NLC または Sham, n=3.

図 8　心不全マウスおよびラットでの変化（平均±標準誤差）

CSQ-Tg：Heart failure transgenic mice with cardiac overexpression of the sarcoplasmic reticulum calcium-binding protein calsequestrin（遺伝子操作により心不全を作製したマウス），NLC：control mice（コントロールマウス），HF：heart failure rat of 10-week post-myocardial infarction（手術操作により心不全を作製したマウス），Sham：control rat with sham operation（シャム手術をしたコントロールマウス），α_2AR：α_2 アドレナリン受容体.

（Lymperopoulos A, Rengo G, Funakoshi H, et al. Adrenal GRK2 upregulation mediates sympathetic overdrive in heart failure. Nature Med 2007；13：315-23 より改変引用）

受容体）は，mRNA レベルではまったく変化がなかったものの，受容体密度が心不全群では約 40％も低下しており，著明なダウンレギュレーションが認められた（図 8–b）。GPCR のダウンレギュレーションには，G タンパク質共役型受容体キナーゼ（G-protein-coupled receptor kinase : GRK）によるリン酸化が関与しており，アドレナリン受容体の場合は，GRK2 がリン酸化を行う。心不全のマウス，ラットどちらにおいても，mRNA レベルだけでなくタンパクの発現レベルとしても，GRK2 の増加が認められた（図 8–c）。すなわち，心不全に対する慢性的な交感神経刺激状態（高カテコールアミン血症）により副腎の GRK2 がアップレギュレーションされ，α_2 受容体のダウンレギュレーションが起き，ネガティブフィードバックが行えない状態となっている。

次に，心不全マウスの副腎より分離培養したクロマフィン細胞においては，ニコチンにより誘発されるカテコールアミン分泌が α_2 アドレナリン受容体作動薬である UK14303 で抑制されないことから（図 9–a），心不全マウスにおいては副腎の α_2 受容体が機能不全に陥っていることが分かる。ラットでも同様のデータが得られている。そこで，GRK2 の阻害タンパクである β_{ARKct} を心不全マウスの副腎クロマフィン細胞に前処置したところ，心不全にもかかわらず，UK14303 でカテコールアミン分泌が抑制（α_2 受容体のネガティブフィードバック機能が回復）された（図 9–b）。ラットでも同様のデータがある。

さらに *in vivo* で，β_{ARKct} による GRK2 の阻害が α_2 受容体の脱感作を回復させるか否かを確認するために，心不全ラットの副腎に β_{ARKct} を遺伝子導入し発現させた。その結果，副腎での GRK2 やチロシンヒドロキシラーゼの発現が低下するとともに，7 日後には血中カテコールアミン濃度が有意に低下し，心筋の β 受容体も増加し，心機能（ejection fraction : EF）も有意に改善した（図 9–c）。

すなわち，心不全時には，副腎の α_{2A} 受容体サブタイプの重大な機能不全（脱感作とダウンレギュレーション）が GRK2 の発現増加および活性亢進（アップレギュレーション）によって引き起こされる。副腎特異的な GRK2 阻害は，心不全の際の α_{2A} 受容体サブタイプのネガティブフィードバック機能不全を回復させ，その結果血中カテコールアミン濃度が低下し，心臓での β 受容体シグナル伝達および心機能が改善されたと考えられる。（図 10）。

これに基づいて，GRK2 KO マウスを使った研究を紹介する[22]。慢性心不全では副腎の GRK2 がアップレギュレーションされているために，本来カテコールアミン分泌を抑制すべき副腎の α_{2A} アドレナリン受容体が脱感作とダウンレギュレーションされ，結果的に高カテコールアミン血症を呈している。したがって，副腎の GRK2 を KO したマウスで実験的に心筋梗塞を作成すると，α_{2A} アドレナリン受容体のダウンレギュレーションが起きないために，血中カテコールアミンの上昇も認めず，EF は対照マウスと比較して有意に高く保つことができた。

2 α_2 アドレナリン受容体と心臓リハビリテーション

慢性心不全の本質は交感神経の過剰な持続的亢進にある。心不全患者でも適度な運動

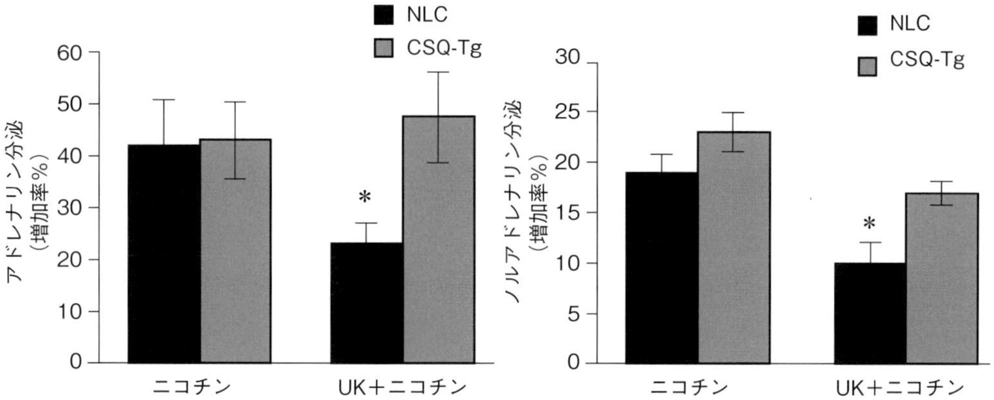

(a) 心不全マウス（CSQ-Tg）とコントロールマウス（NLC）から分離した副腎クロマフィン細胞でのニコチン誘発によるカテコールアミン分泌の比較（＊：P<0.05 vs. ニコチン -NLC, n=9）
UK：UK14303（α_2 受容体作動薬）.

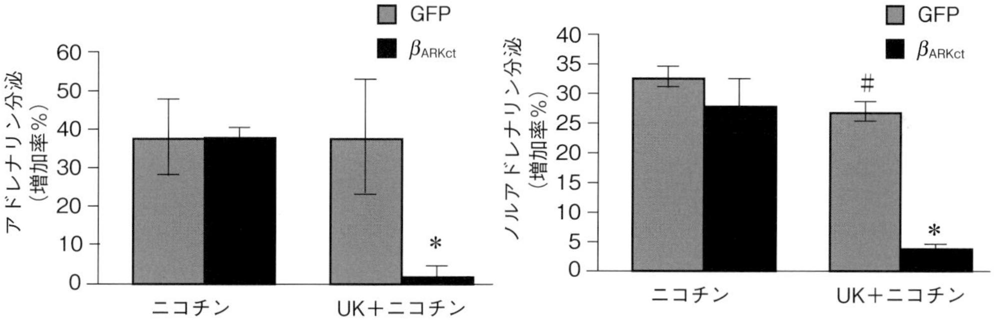

(b) 心不全マウスから分離した副腎クロマフィン細胞（CSQ-Tg）でのニコチン誘発によるカテコールアミン分泌（＊：P<0.01 vs. UK＋ニコチン -GFP またはニコチン -β_{ARKct}, #：P<0.05 vs. ニコチン -GFP, n=9）
β_{ARKct} 群：GRK2 阻害タンパク薬処置群，GFP：緑色蛍光タンパク質（コントロール）.

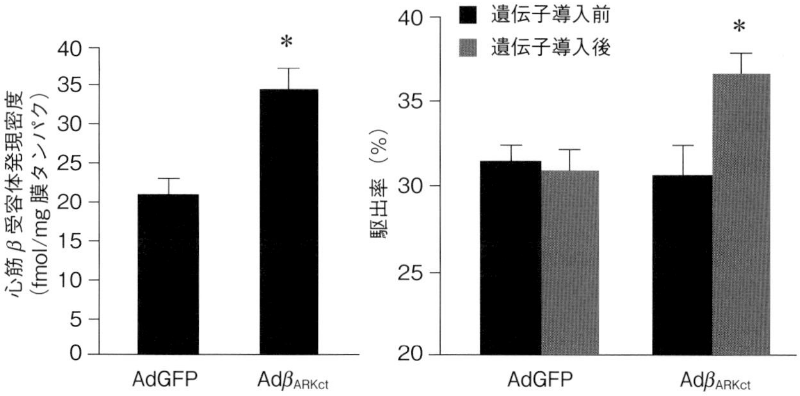

(c) 心不全ラット（HF）で認められる変化
左：心筋での β アドレナリン受容体密度（＊：P<0.05 vs. AdGFP, n=7），右：駆出率（＊：P<0.05 vs. 遺伝子導入前 Adβ_{ARKct}，または遺伝子導入後 AdGFP, n=10）
Adβ_{ARKct} 群：GRK2 の阻害タンパクである β_{ARKct} を副腎に発現させた群，AdGFP 群：コントロール群.

図 9　心不全マウスおよびラットでの変化

（Lymperopoulos A, Rengo G, Funakoshi H, et al. Adrenal GRK2 upregulation mediates sympathetic overdrive in heart failure. Nature Med 2007；13：315-23 より改変引用）

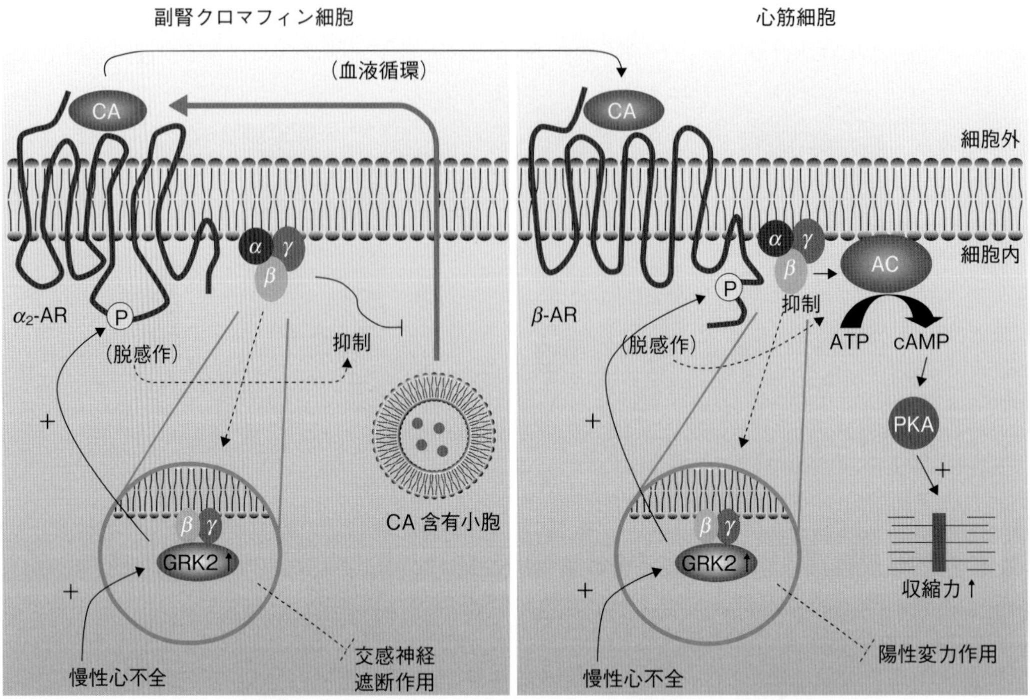

慢性心不全は，心臓でも副腎クロマフィン細胞でも GRK2 のアップレギュレーションを引き起こす．これによりβアドレナリン受容体のリン酸化と脱感作が起こり，Gs タンパク-アデニル酸シクラーゼ（AC）-プロテインキナーゼ A（PKA）を通じたシグナル伝達が減弱し，心筋の収縮力低下が認められるようになる．したがって，心不全の心臓では心筋予備能がなくなり増加したカテコールアミン刺激によっても，心筋収縮力は回復しない．副腎では増加した GRK2 が α_2 アドレナリン受容体のリン酸化と脱感作を引き起こし，カテコールアミン分泌のネガティブフィードバックができなくなり，血中カテコールアミンが上昇する．

したがって，心臓と副腎において同時に GRK2 機能を阻害する治療（dual therapeutic efficacy）ができれば，心不全に陥った心筋を回復することが可能となる．

CA：カテコールアミン，AC：アデニル酸シクラーゼ，ATP：アデノシン三リン酸，cAMP：サイクリック AMP，PKA：プロテインキナーゼ A，GRK2：G タンパク質共役型受容体キナーゼ，α_2-AR：α_2 アドレナリン受容体，β-AR：βアドレナリン受容体．

図 10　心不全における GRK2 が果たす病態と GRK2 阻害による心不全治療の可能性

（Lymperopoulos A, Rengo G, Funakoshi H, et al. Adrenal GRK2 upregulation mediates sympathetic overdrive in heart failure. Nature Med 2007；13：315-23 より改変引用）

療法が交感神経過緊張状態を緩和して心臓リハビリテーションに役立つが，その詳しい機序は分かっていない。

実験的心筋梗塞後，心不全ラットを作成し，その後，運動負荷をかけて循環機能を観察した研究[23]では，運動負荷をかけた群では図 11-a のように血中カテコールアミン濃度の上昇は認められなかったが，運動負荷のない群では高カテコールアミン血症を認めた。運動負荷をかけた群では，副腎の GRK2 発現はコントロールと同じく変化しておらず（図 11-b），その結果副腎の α_{2A} アドレナリン受容体の発現密度もダウンレギュレーションを受けずにコントロールと有意差を認めなかった（図 11-c）。したがって，心臓リハビリテーションとしての運動療法がβ受容体拮抗薬と同じように，心不全を悪化させる交感神経過緊張を改善させるのは，副腎の GRK2 のアップレギュレーションを

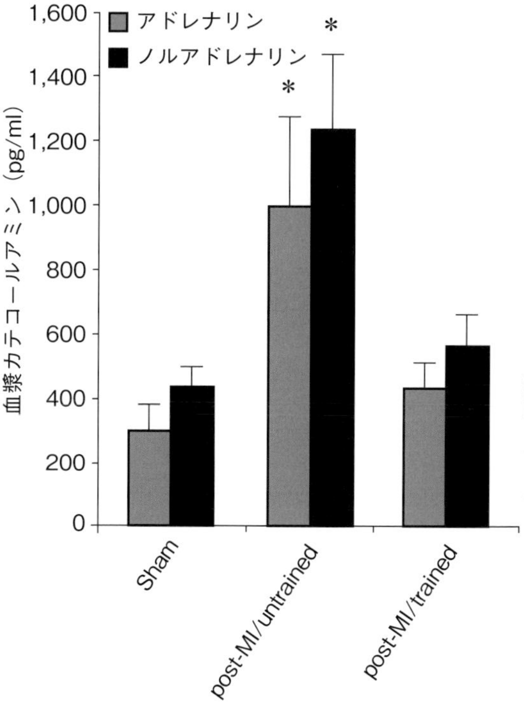

(a) 血漿カテコールアミン濃度（*：P<0.05 vs. Sham または post-MI/trained, n=5）

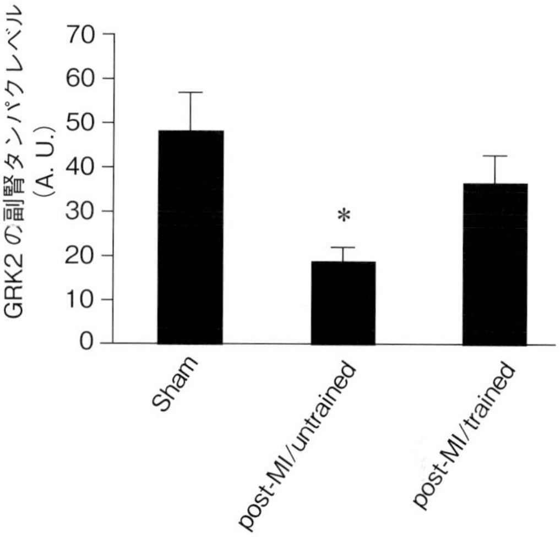

(b) 副腎での GRK2 の発現（*：P<0.05 vs. Sham または post-MI/trained, n=5）

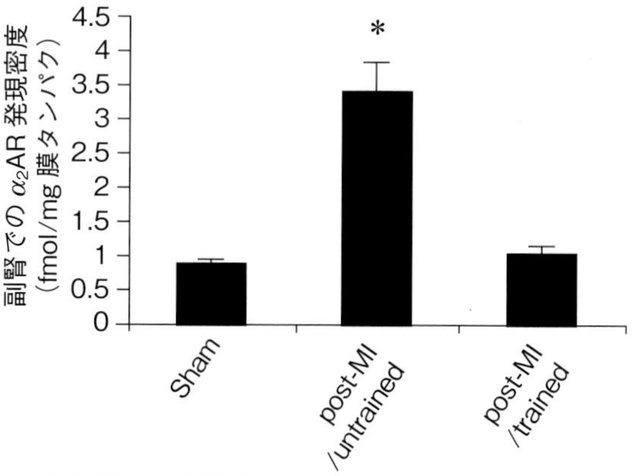

(c) 副腎での α_2 アドレナリン受容体の発現（*：P<0.05 vs. Sham または post-MI/trained, n=8）

図 11　実験的心不全ラットに対する運動療法の効果（平均±標準誤差）

Sham：コントロール，post-MI/untrained：心筋梗塞後の運動療法なし，post-MI/trained：心筋梗塞後の運動療法あり．

（Rengo G, Leosco D, Zincarelli, et al. Adrenal GRK2 lowering is an underlying mechanism for the beneficial sympathetic effects of exercise training in heart failure. Am J Physiol 2010；298：H2032-8 より改変引用）

抑制するためと考えられる。

おわりに

これまでの心不全治療のターゲットは常に心臓であった。しかし今回の研究により，

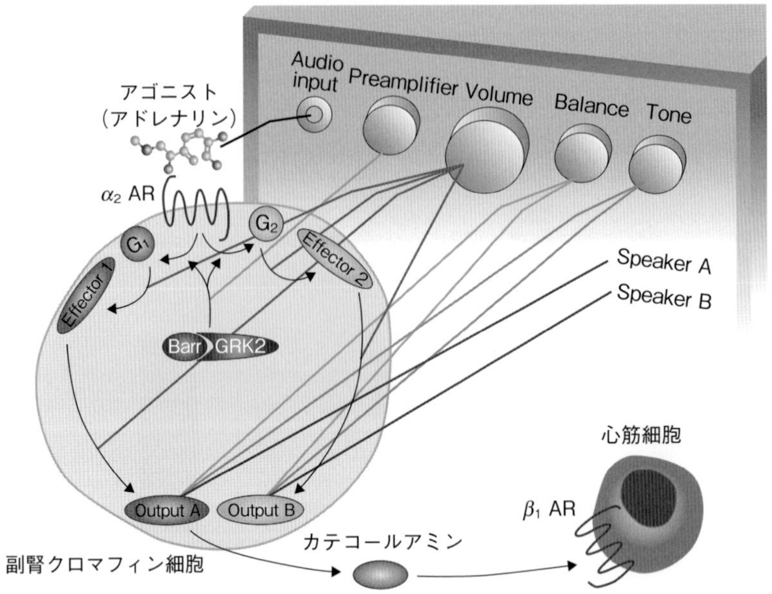

図 12　心不全の遠隔治療（副腎–心臓）の可能性

副腎での GRK2 アップレギュレーションを抑制することで副腎の α_{2A} アドレナリン受容体のダウンレギュレーションを抑制し，カテコールアミン濃度を制御し，高カテコールアミン血症に伴う心臓での β_1 アドレナリン受容体のダウンレギュレーションを防ぐことで，心不全を遠隔治療する．

Barr：β-arrestin（βアレスチン），GRK2：G タンパク質共役型受容体キナーゼ 2，AR：アドレナリン受容体．

（Liggett SB, Long-distance affair with adrenal GRK2 hangs up heart failure. Nature Med 2007；13：246-8 より改変引用）

副腎の GRK2 活性や α_{2A} 受容体サブタイプのネガティブフィードバックが心不全治療の新たな標的となる可能性が示された。すなわち，副腎での GRK2 アップレギュレーションを抑制することで副腎の α_{2A} アドレナリン受容体のダウンレギュレーションを抑制し，その結果カテコールアミン濃度を制御し，高カテコールアミン血症に伴う心臓での β_1 アドレナリン受容体のダウンレギュレーションを防止することで，心不全を遠隔治療（副腎–心臓）しようとするものである（図 12）[24]。

■参考文献

1) 溝部俊樹．アドレナリン受容体とノックアウトマウス　1) βアドレナリン受容体ノックアウトマウス．麻酔 2000；49：1349-57．
2) 溝部俊樹．βアドレナリン受容体ノックアウトマウスと血圧調節．自律神経 2000；37：204-9．
3) 溝部俊樹．アドレナリン受容体とノックアウトマウス　2) αアドレナリン受容体ノックアウトマウス．麻酔 2001；50：12-9．
4) 溝部俊樹．α_2 アドレナリン受容体と α_2 アゴニスト．Anesthesia 21 Century 2004；6：1141-8．
5) 溝部俊樹．麻酔領域におけるアドレナリン受容体の研究．麻酔 2008；57：22-38．
6) Link RE, Desai K, Hein L, et al. Cardiovascular regulation in mice lacking α_2-adrenergic receptor subtypes b and c. Science 1996；273：803-5.

7) Altman JD, Trendelenburg AU, MacMillan LB, et al. Abnormal regulation of the sympathetic nervous system in α_{2A}-adrenergic receptor knockout mice. Mol Pharmacol 1999 ; 56 : 154-61.

8) Philipp M, Brede M, Hein L. Physiological significance of α_2-adrenergic receptor subtype diversity : one is not enough. Am J Physiol 2002 ; 283 : R287-95.

9) Miyamoto T, Kawada T, Yanagiya Y, et al. Contrasting effects of presynaptic alpha2 adrenergic autoinhibition and pharmacological augmentation of presynaptic inhibition on sympathetic heart rate control. Am J Phyiol 2008 ; 295 : H1855-66.

10) Hein L, Altman JD, Kobilka BK. Two functionally distinct α_2-adrenergic receptors regulate sympathetic neurotransmission. Nature 1999 ; 402 : 181-4.

11) Brede M, Nagy G, Philipp M, et al. Differential control of adrenal and sympathetic catecholamine release by α_2-adrenoceptor subtypes. Mol Endocrinol 2003 ; 17 : 1640-6.

12) Hunter JC, Fontana DJ, Hedley LR, et al. Assessment of the role of alpha2 adrenoceptor subtypes in the antinociceptive, sedative and hypothermic action of dexmedetomidine in transgenic mice. Br J Pharmacol 1997 ; 122 : 1339-44.

13) Mizobe T, Maghsoudi K, Sitwala K, et al. Antisense technology reveals the alpha2A adrenoceptor to be the subtype mediating the hypnotic response to the highly selective agonist, dexmedetomidine, in the locus coeruleus of the rat. J Clin Invest 1996 ; 98 : 1076-80.

14) Nelson LE, Lu J, Guo T, et al. The α_2-adrenoceptor agonist dexmedetomidine converges on an endogenous sleep-promoting pathway to exert its sedative effects. Anesthesiology 2003 ; 98 : 428-36.

15) Kirstein SL, Insel PA. Autonomic nervous system pharmacogenomics : a progress report. Pharmacol Rev 2004 ; 56 : 31-52.

16) Yoshida T, Sakane N, Umekawa T, et al. Mutation of beta3 adrenergic receptor gene and response to treatment of obesity. Lancet 1995 ; 346 : 1433-4.

17) Snapir A, Mikkelsson J, Perola M, et al. Variation in the alpha_{2B}-adrenoceptor gene as a risk factor for prehospital fatal myocardial infarction and sudden cardiac death. J Am Coll Cardiol 2003 ; 41 : 190-4.

18) Small KM, Wagoner LE, Levin AM, et al. Synergistic polymorphism of β_1 and α_{2C} adrenergic receptors and the risk of congestive heart failure. N Engl J Med 2002 ; 347 : 1135-42.

19) Kohli U, Muszkat M, Sofowora GG, et al. Effects of variation in the human alpha_{2A}- or alpha_{2C}-adrenoceptor genes on cognitive tasks and pain perception. Eur J Pain 2010 ; 14 : 154-66.

20) Bristow MR. β-adrenergic receptor blockade in chronic heart failure. Circulation 2000 ; 101 : 558-69.

21) Lymperopoulos A, Rengo G, Funakoshi H, et al. Adrenal GRK2 upregulation mediates sympathetic overdrive in heart failure. Nature Med 2007 ; 13 : 315-23.

22) Lymperopoulos A, Rengo G, Gao E, et al. Reduction of sympathetic activity via adrenal-targeted GRK2 gene deletion attenuates heart failure progression and improves cardiac function after myocardial infarction. J Biol Chem 2010 ; 285 : 16378-86.

23) Rengo G, Leosco D, Zincarelli, et al. Adrenal GRK2 lowering is an underlying mechanism for the beneficial sympathetic effects of exercise training in heart failure. Am J Physiol 2010 ; 298 : H2032-8.

24) Liggett SB. Long-distance affair with adrenal GRK2 hangs up heart failure. Nature Med 2007 ; 13 : 246-8.

（溝部　俊樹）

4 α_2 受容体作動薬

はじめに

α_2 受容体作動薬は，文字どおり α_2 受容体を活性化することがこの薬物の作用である。つまり，生体が本来有する α_2 受容体を介するさまざまな生理反応をもたらす。ただ，個々の薬物によりその作用の強さ，作用時間の長短など薬理学的な相違が存在する。これまでにさまざまな α_2 受容体作動薬が開発されてきたが，その根本となる薬物はクロニジンである（図 1）。新しく，かつクロニジンをしのぐ効果を有する α_2 受容体作動薬が開発された中でも，依然として臨床および研究で使用されている。このあたりは，β 遮断薬で最初に臨床応用されたプロプラノロールが，ほぼ半世紀を経た現在でも多くの使用例があることを彷彿させる。本項では，まずクロニジンについて述べ，新たな α_2 受容体作動薬についてはクロニジンを対照として，その特徴を挙げる。

クロニジン

クロニジンは，最も古典的な α_2 受容体作動薬であり，イミダゾリン誘導体の降圧薬

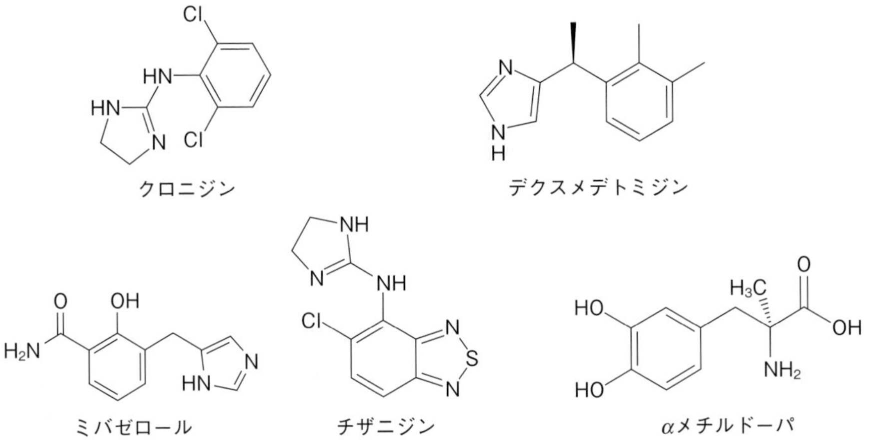

図 1　α_2 受容体作動薬の化学構造式

として臨床応用された[1)]。クロニジンは脳脊髄関門を通過し，中枢神経を含めた全身性に降圧作用のみならずさまざまな作用を有する。もともとクロニジンは降圧薬として各国で臨床応用されたが，その多彩な薬理作用がゆえに，数奇な運命をたどる。その歴史を α_2 受容体作動薬と麻酔関連領域とのかかわりという視点で見ると興味深い。

1 作用機序

α_2 アドレナリン受容体には，α_{2A}，α_{2B}，α_{2C} の 3 つのサブタイプが存在するが，クロニジンは 3 つの α_2 アドレナリン受容体サブタイプすべてに同様に作用し，サブタイプに対する選択性はない[1)]。

2 薬理作用

a. 降圧作用

クロニジンは元来降圧薬であり，橋，延髄に広く分布する α_2 受容体に作用して迷走神経刺激をもたらす，さらには交感神経節の α_2 受容体を刺激するが，それは神経節に抑制的に働きその伝達物質であるノルアドレナリンの分泌を抑制し，相対的に迷走神経優位に導く[1)]。これらの作用は間接的に心臓を抑制し，降圧効果を発揮する。本邦においても 1970 年に上市されたものの，降圧薬としてはほとんど使用されなくなった。その理由は，クロニジンによる鎮静作用で眠気を引き起こすため使用が難しかったことが挙げられる[2)]。

b. 麻酔作用

降圧薬としての市場価値が失われたクロニジンはその後，麻酔領域で再び注目される。α_2 受容体作動薬が最初に麻酔関連で論文に取り上げられたのは，クロニジンが最小肺胞濃度（minimum alveolar concentration：MAC）を下げるというもの[3)]で 1979 年に発表された（図 2）。同様の結果が Bloor ら[4)]により 1982 年に Anesth Analg 誌に報告されたが，この報告によるとより少ないクロニジンの量で MAC の減少が認められるものであった（図 3）。これらの作用は，のちに anesthetic sparing effect（麻酔薬減少作用または麻酔薬節約作用と訳される）と称される。これらの動物実験を基に，後に臨床研究でクロニジンが麻酔補助薬としての有効性が示された[5)~7)]。これらの臨床研究からクロニジンを麻酔前投薬や術中に用いると，麻酔薬の減少のみならず，循環動態の安定が得られることが示され，麻酔科領域でクロニジンは一躍注目を浴びることとなった。

c. 鎮静作用，鎮痛作用

α_2 受容体作動薬の鎮静および鎮痛作用は動物実験ではよく知られた作用で，クロニジンをはじめとする α_2 受容体作動薬のいずれもが有する作用である。ただ，その作用は臨床面からはあまり注目されていなかった。クロニジンが麻酔領域で麻酔薬の減少と

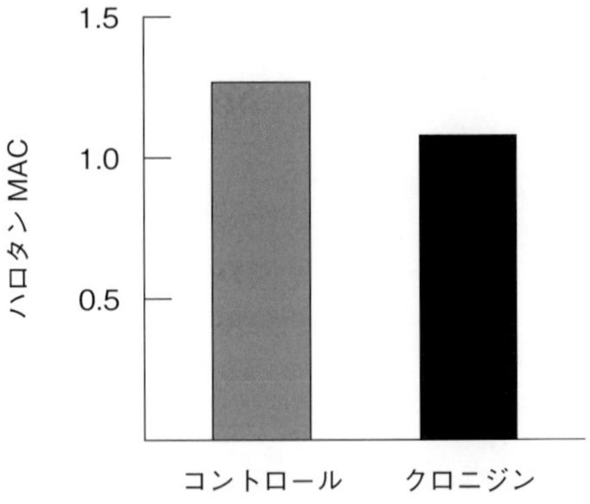

図 2　Kaukine らのクロニジンを用いた研究

ウサギにクロニジン 50 μg/kg を 1 日，3 回，3 日連続で皮下注後，ハロタン MAC の減少が認められた．

（Kaukine S, Pyykko K. The potentiation of halothane anaesthesia by clonidine. Acta Anaesthesiol Scand. 1979；23：107-11 より改変引用）

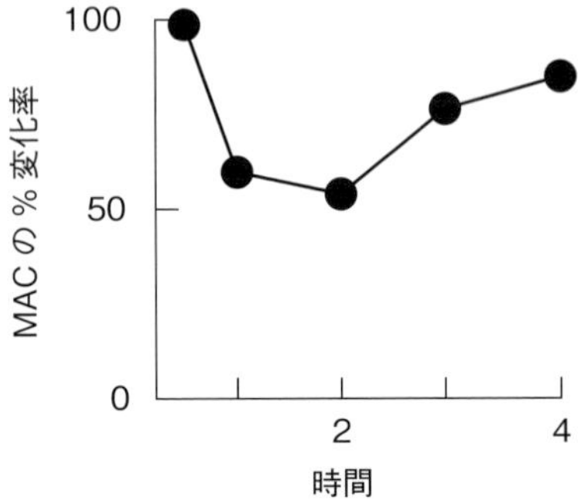

図 3　Bloor らのクロニジンを用いた研究

イヌにクロニジン 5 μg/kg 静注後，MAC の時間的な変化を示す．

Bloor BC, Flacke WE. Reduction in halothane anesthetic requirement by clonidine, an alpha-adrenergic agonist. Anesth Analg 1982；61：741-5 より改変引用

循環の安定をもたらす点で有効とされて，クロニジンの鎮静および鎮痛作用にも注目が集まり，麻酔前投薬，術中の麻酔補助薬，術後の鎮静，鎮痛薬としてさまざまな投与方法で多くの臨床研究が試みられ，おおむね有効な評価が示された[8)]。たとえば，前投薬に使えばベンゾジアゼピンとほぼ相当な鎮静効果が期待できるし，術中の麻薬や麻酔薬の使用を抑えることも可能である。また，脊髄くも膜下麻酔で局所麻酔薬に添加しても全身投与してもその作用を増強できる。局所麻酔薬の作用の増強（硬膜外麻酔における併用など），麻薬に鎮痛作用の増強，α_2 受容体作動薬自身の鎮痛作用等から術後鎮痛にも有効とされた。

また，硬膜外腔に投与により，オピオイド単独ではコントロールできない癌性疼痛の補助薬としての使用[9)]や，麻薬（モルヒネ）に耐性を有する患者への代替え薬としての可能性も示された[10)]。

d. その他の作用

クロニジンは血管平滑筋のα_2受容体を刺激し，血管収縮作用をもたらす。ただし，中枢作用として心臓には抑制的であることから，実際の臨床の循環動態の変化でクロニジンのこの作用が明確に見られるとはかぎらない。次に，クロニジンのこれまでのそのほかの臨床使用の例を挙げるが，いずれもそれほど一般化しているわけではない。術後のシバリングの予防作用[11]，高血圧患者の褐色細胞腫の鑑別診断[12]，血管性偏頭痛の予防薬[13]，月経困難の治療，更年期障害における血管運動症状の治療[14)15]，オピオイド離脱に伴う症状の緩和[16]，ベンゾジアゼピンと併用してアルコール離脱症状の治療[17]，ニコチン依存症の治療[18]，局所的使用により開放隅角緑内障，続発性緑内障や高血圧による出血性緑内障の眼圧低下作用[19]がある。

デクスメデトミジン

フィンランドの古都・トゥルクにあるFarmos社で合成された選択性の高いα_2受容体作動薬[20]である。最初はラセミ体のメデトミジン（medetomidine）として報告され，その後の研究でそのD体には薬理学的な作用が強くL体にはそれが乏しいことが分かり，D体のみのデクスメデトミジン（dextromedetomidine）が世に出された。光学異性体の薬理作用の差異の一例としてラットを用いた研究で，デクストロメデトミジンとレボメデトミジンのハロタンMACへの影響を示したものを図4に示す。D体のデクストロメデトミジンが用量依存性にMACを減少させるのに，L体のレボメデトミジンにはその作用がない[21]。同様の結果は，デクストロメデトミジンによる循環への作用（血圧，脈拍の低下，血管収縮作用や抗不整脈作用）[22)23]や，麻薬に伴う筋の硬直の予防作用[24]においても報告されている。その後，デクストロメデトミジンは少し略されて以後，デクスメデトミジンと呼ばれることが一般的となった。

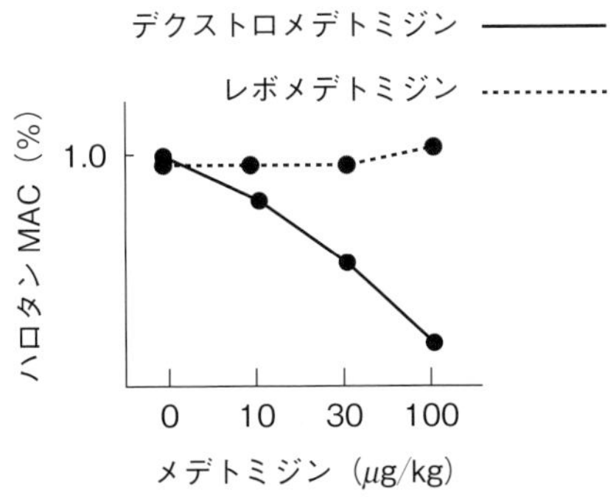

図4　メデトミジンの2つの光学異体がハロタンMACに及ぼす効果

（Segal IS, Vickery RG, Walton JK, et al. Dexmedetomidine diminishes halothane anesthetic requirements in rats through a postsynaptic alpha2 adrenergic receptor. Anesthesiology 1988；69：818-23より改変引用）

1 作用機序

イミダゾール環を有するきわめて選択性の高い α_2 受容体作動薬である。受容体結合実験によると，ヒト α_2 受容体サブタイプへの Ki 値は α_{2A}，α_{2B}，α_{2C} のそれぞれのサブタイプに対して 6.2 nM，4.0 nM，6.0 nM と，いずれのサブタイプに対しても高い親和性が見られた[25]。デクスメデトミジンの一番の特徴の鎮静および鎮痛作用は，中枢性 α_{2A} 受容体サブタイプを介していることである[26]。また，中枢の α_{2A} を介して迷走神経を亢進（降圧および徐脈）血管の α_{2B} を介して血管収縮をもたらす[27]。

2 薬理作用：クロニジンとの比較

クロニジンとデクスメデトミジンは，いずれも α_2 受容体作動薬であるため薬理作用はほぼ同じであるが，デクスメデトミジンが麻酔領域で臨床応用への道を歩んだことにはそれなりの理由がある。表に両薬物の比較を示す。α_2 受容体への親和性は高く，α_1 受容体に比べおよそ 1,300 倍である。この選択性が高いことは重要で，デクスメデトミジンの鎮静作用は中枢性の α_1 受容体刺激で弱められる[28]ため，より α_2 受容体への選択性が高いことは鎮静作用を得るうえでは有利となる。さらに，半減期は 2 時間とクロニジンより短い。最も重要なものが，受容体での内活性（intrinsic activity）効力である。デクスメデトミジンは完全作動薬（full agonist）であり，クロニジンは部分作動薬（partial agonist）である。ここで，完全作動薬と部分作動薬の相違については図 5 に示したように，一般に薬物がその効果を発揮するとき，用量依存性のシグモイド曲線を呈する。その場合に，最大反応の薬理作用を引き起こすことができる作動薬を完全作動薬，用量を上げてもその最大反応に届かない作動薬を部分作動薬と呼ぶ。麻薬では，フェンタニルは完全作動薬であるが，モルヒネは部分作動薬とされている。この相違点をクロニジンとデクスメデトミジンの薬理作用の差で一番明確に示したのは，それぞれの MAC 減少作用である（図 6）[21][29]。デクスメデトミジンはハロタン MAC をほぼ 99％減少させることができるため，理論上ではあるが，デクスメデトミジン単独で麻酔状態を作りうる可能性が示されたといえる[29]。一方，クロニジンはある程度までは MAC を下げるものの，その作用は頭打ちとなり，投与量を増やしてもそれ以上の効果は得られな

表　クロニジンとデクスメデトミジンの比較

	クロニジン	デクスメデトミジン
受容体選択性（α_2：α_1）	200：1	1,300：1
内活性	部分作動薬	完全作動薬
半減期（時間）	9～12 時間	2～3 時間
脂溶性	高い	より高い（約 3 倍）

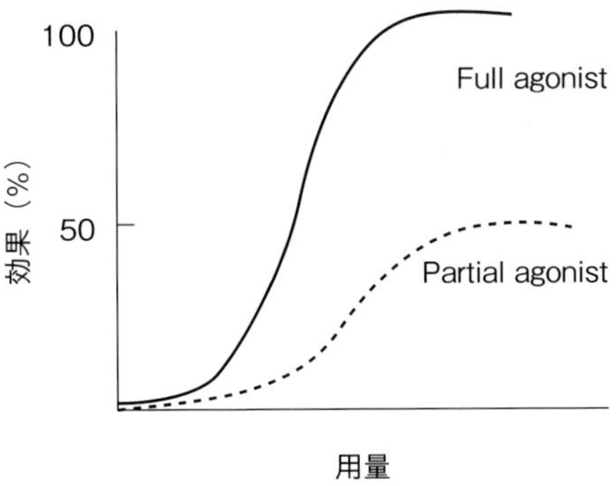

図5　部分作動薬（Partial agonist）と完全作動薬（Full agonist）

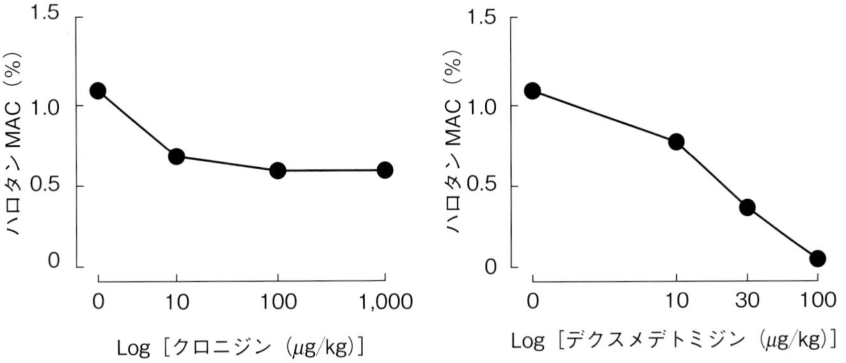

図6　クロニジンとデクスメデトミジンの MAC 減少効果

（Eisenach JC, DuPen S, Dubois M, et al. Epidural clonidine analgesia for intractable cancer pain. The Epidural Clonidine Study Group. Pain 1995；61：391-9 および Hayashi Y, Guo T-Z, Maze M. Hypnotic and analgesic effects of the α_2-adrenergic agonist dexmedetomidine in morphine-tolerant rats. Anesth Analg 1996；83：606-10 より改変引用）

い[21]。このように，デクスメデトミジンは同じ α_2 受容体作動薬でありながら，クロニジンに勝る性質があり，前投薬のみならず，麻酔薬として臨床応用できる可能性が示唆された。

3 デクスメデトミジンの臨床応用

当初，麻酔補助薬として臨床応用に向けた治験がヨーロッパやアメリカ合衆国で行われ，日本もこれに追随したが，諸般の事情によりこの治験は中断され，一時臨床薬としての可能性が一度はなくなった[2]。その後デクスメデトミジンのもつ鎮静作用が従来のベンゾジアゼピンなどの鎮静と異なり，より良質な鎮静が得られることが分かり，術後鎮静薬という新たな分野で臨床薬としての道が開けた[2]。集中治療室（intensive care unit：ICU）での鎮静では適応範囲も広がり，本来この薬物のもつ多彩な作用が多方面での臨床応用につながる期待がもてる薬物である。麻薬と比べて呼吸抑制が少ないこともICUのおける鎮静に有利であった。ただ，呼吸抑制が皆無と考えるのは誤解であり，過量投与は要注意である[8)]。

他の α_2 受容体作動薬

1 ミバゼロール

ミバゼロールは，最近開発された特異的選択的 α_2 アドレナリン受容体作動薬である。イミダゾリン受容体（後述）に比べ α_2 受容体に対する親和性が非常に高く，デクスメデトミジンとは異なり血圧降下作用が少ない[30)]。冠動脈疾患患者の周術期の使用により，冠血管イベントの減少が報告[31)32)]されている。

2 チザニジン

チザニジンは，サブタイプ特異性のない中枢性 α_2 アドレナリン受容体作動薬である。臨床においては，経口薬として短時間作用型の筋緊張緩和薬として使用され，適応疾患は頸肩腕症候群や腰痛症による筋緊張，脳脊髄障害等による痙性麻痺とある[33)]。運動神経のシナプス前抑制により筋緊張を和らげると考えられる[34)]。他の α_2 受容体作動薬と同様に循環動態への影響や鎮静作用は見られ，本薬物の副作用と扱われている[33)]。

3 αメチルドーパ

この薬物は中枢神経や交感神経節においてαメチルドパミンからαメチルノルアドレナリンに代謝されて，これが α_2 受容体作動薬として働くという興味深い特徴がある。この代謝経路を経て，α_2 受容体作動薬として働くため，効果発現が遅い。代謝物であるαメチルアドレナリンは，α_1 に対する α_2 受容体へ10倍の選択性がある[8)]。また，αメチルドーパは交感神経節において取り込まれαメチルノルアドレナリとなり，これが偽神経伝達物質として働き，ノルアドレナリンに比べて α_1 受容体への効力が弱いため，交感神経刺激に伴う血管反応が減弱し，結果として降圧効果につながるとも考えられている。本邦では錠剤が降圧薬として使用されている[35)]。

■参考文献

1) Fairbanks CA, Stone LS, Wilcox GL. Pharmacological profiles of alpha 2 adrenergic receptor agonists identified using genetically altered mice and isobolographic analysis. Pharmacol Ther 2009；123：224-38.
2) 林　行雄. α2アゴニストの基礎―歴史的背景を含めて―. 日臨麻会誌 2007；27：110-6.

3) Kaukine S, Pyykko K. The potentiation of halothane anaesthesia by clonidine. Acta Anaesthesiol Scand 1979 ; 23 : 107-11.
4) Bloor BC, Flacke WE. Reduction in halothane anesthetic requirement by clonidine, an alpha-adrenergic agonist. Anesth Analg 1982 ; 61 : 741-5.
5) Ghignone M, Quintin L, Duke PC, et al. Effects of clonidine on narcotic requirements and hemodynamic response during induction of fentanyl anesthesia and endotracheal intubation. Anesthesiology 1986 ; 64 : 36-42.
6) Ghignone M, Carvillo O, Quintin L. Anesthesia and hypertension : The effect of clonidine on perioperative hemodynamics and isoflurane requirements. Anesthesiology 1987 ; 67 : 3-10.
7) Flack JW, Bloor RC, Flacke WE, et al. Reduced narcotic requirement by clonidine with improved hemodynamic and adrenergic stability in patients undergoing coronary bypass surgery. Anesthesiology 1987 ; 67 : 11-9.
8) Hayashi Y, Maze M. Alpha2 adrenoceptor agonists and anaesthesia. Br J Anaesth 1993 ; 71 : 108-18.
9) Eisenach JC, DuPen S, Dubois M, et al. Epidural clonidine analgesia for intractable cancer pain. The Epidural Clonidine Study Group. Pain 1995 ; 61 : 391-9.
10) Hayashi Y, Guo T-Z, Maze M. Hypnotic and analgesic effects of the α2-adrenergic agonist dexmedetomidine in morphine-tolerant rats. Anesth Analg 1996 ; 83 : 606-10.
11) Horn EP, Werner C, Sessler DI, et al. Late intraoperative clonidine administration prevents postanesthetic shivering after total intravenous or volatile anesthesia. Anesth Analg 1997 ; 84 : 613-7.
12) McHenry CM, Hunter SJ, McCormick MT, et al. Evaluation of the clonidine suppression test in the diagnosis of phaeochromocytoma. J Hum Hypertens 2011 ; 25 : 451-6.
13) Adam EI, Gore SM, Price WH. Double blind trial of clonidine in the treatment of migraine in a general practice. J R Coll Gen Pract 1978 ; 28 : 587-90.
14) Levens LK. Clonidine in treatment of dysmenorrhea, letter. Br Med J 1974 ; 1 : 577.
15) Backon J. Mechanism of analgesic effect of clonidine in the treatment of dysmenorrhea. Med Hypotheses 1991 ; 36 : 223-4.
16) Gold MS, Pottash AG, Sweeney DR, et al. Opiate withdrawal using clonidine. A safe, effective and rapid nonopiate treatment. JAMA 1980 ; 243 : 343-6.
17) Wilkins AJ, Jenkins WJ, Steiner JA. Efficacy of clonidine in treatment of alchol withdrawal state. Psychopharmacology 1983 ; 81 : 78-80.
18) Davison R, Kaplan K, Fintel D, et al. The effect of clonidine on the cessation of cigarette smoking. Clin Pharmacol Ther 1988 ; 44 : 265-7.
19) Hadopp E, Kolker AE, Kass MA, et al. The effect of topical clonidine on intraocular pressure. Arch Ophthalmol 1981 ; 99 : 1209-11.
20) Savola JM, Ruskoaho H, Puurunen J, et al. Evidence for medetomidine as a selective and potent at α2-adrenoceptors. J Auton Pharmac 1986 ; 5 : 275-84.
21) Segal IS, Vickery RG, Walton JK, et al. Dexmedetomidine diminishes halothane anesthetic requirements in rats through a postsynaptic alpha2 adrenergic receptor. Anesthesiology 1988 ; 69 : 818-23.
22) Schmeling WT, Kampine JP, Roerig D, et al. The effect of the stereoisomers of the α2-adrenergic agonist medetomidine on systemic and coronary hemodynamics in conscious dogs. Anesthesiology 1991 ; 75 : 499-511.
23) Hayashi Y, Sumikawa K, Maze M, et al. Dexmedetomidine prevents epinephrine-induced arrhythmias through stimulation of cntral α2 adrenoceptors in halothane-anesthetized dogs. Anesthesiology 1991 ; 75 : 113-7.

24) Weinger MB, Segal IS, Maze M. Dexmedetomidine, acting through central α2 adrenoceptors, prevents opiate-induced muscle rigidity in the rat. Anesthesiology 1989 ; 71 : 242-9.
25) 泰地和子. 集中治療における新しい鎮静薬　塩酸デキスメデトミジン（プレセデクス）の薬理学的特徴と臨床試験成績. 日薬理誌 2004 ; 124 : 171-9.
26) Hunter JC, Fontana DJ, Hedley LR, et al. Assessment of the role of alpha2-adrenoceptor subtypes in the antinociceptive, sedative and hypothermic action of dexmedetomidine in transgenic mice. Br J Pharmacol 1997 ; 122 : 1339-44.
27) Link RE, Desai K, Hein L, et al. Cardiovascular regulation in mice lacking α2-adrenergic receptor subtype b and c. Science 1996 ; 273 : 803-5.
28) Guo TZ, Tinklenberg J, Oliker R, et al. Central α1-adrenocentptor stimulation functionally antagonizes the hypnotic response to dexmedetomidine, and α2-adrenoceptor agonist. Anesthesiology 1991 ; 75 : 252-6.
29) Maze M, Birch B, Vickey RG. Clonidine reduces halothane MAC in rats. Anesthesiology 1987 ; 67 : 868-9.
30) Noyer M, de Laveleye F, Vauquelin G, et al. Mivazerol, a novel compound with high specificity for alpha 2 adrenergic receptors : binding studies on different human and rat membrane preparations. Neurochem Int 1994 ; 24 : 221-9.
31) Oliver MF, Goldman L, Julian DG, et al. Effect of mivazerol on perioperative cardiac complications during non-cardiac surgery in patients with coronary heart disease : The European Mivazerol Trial (EMIT). Anesthesiology 1999 ; 91 : 951-61.
32) The Multicenter Study of Perioperative Ischemia (McSPI) — Europe Research Group. Perioperative sympatholysis. Beneficial effects of the alpha 2-adrenoceptor agonist mivazerol on hemodynamic stability and myocardial ischemia. Anesthesiolog 1997 ; 86 : 346-63.
33) 医薬品インタビューフォーム. チザニジン錠　1 mg「タナベ」.
34) Coward DM. Tizanidine : Neuropharmacology and mechanism of action. Neurology 1994 ; 44 : S6-11.
35) 医薬品インタビューフォーム. アルドメット錠.

（佐藤　正典, 林　　行雄）

5 α_2 受容体拮抗薬

はじめに

もともと α_2 受容体作動薬は獣医学分野で先だって臨床応用され，拮抗薬の開発も進められた。最も注目された α_2 受容体拮抗薬は，ヨヒンビンであった（図 1）。ヨヒンビンは，イヌやネコにおいて α_2 受容体作動薬のクロニジンやキシラジンによる鎮静，鎮痛効果を速やかに拮抗することが示され，獣医学分野において US Food and Drug Administration（FDA）の承認を得ている[1)]。

ヨヒンビンに続いて，さまざまな α_2 受容体拮抗薬は開発されてきたが，その一つの方向性としては α_2 受容体への選択性を高めることであった。さらに，1990 年代に α_2 受容体拮抗薬の性質で注目されたのは，イミダゾリン受容体への親和性の有無であった（後述）。現在，α_2 受容体には α_{2A}，α_{2B}，α_{2C} の 3 つのサブタイプの存在が認められているが，満足すべきサブタイプそれぞれへの選択的な拮抗薬の開発には至っていない。

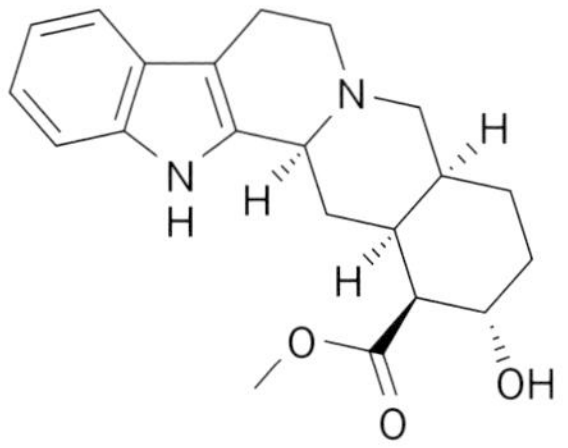

ヨヒンビン（ラワルジン）

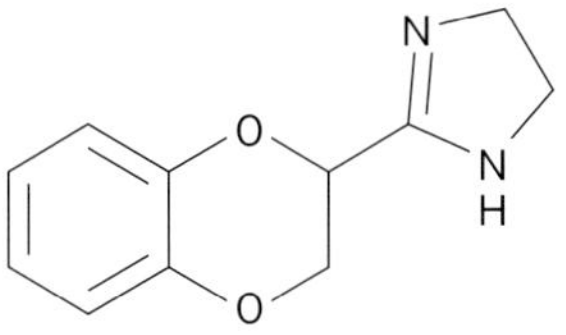

イダゾキサン

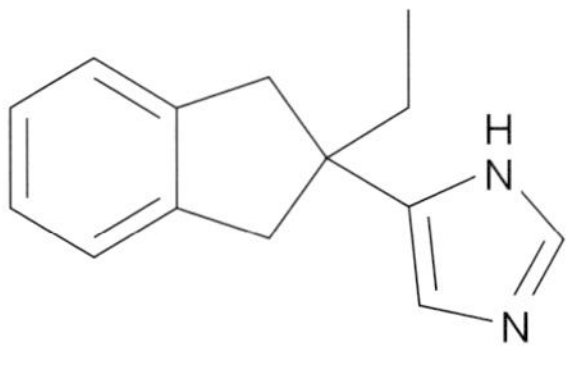

アチパメゾール

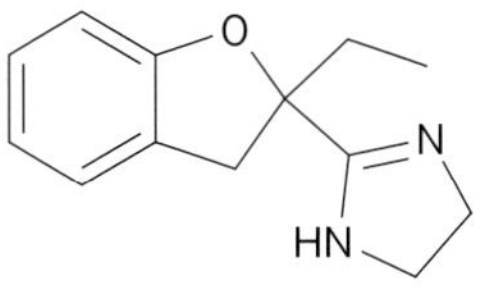

エファロキサン

図 1　α_2 受容体拮抗薬の化学構造式

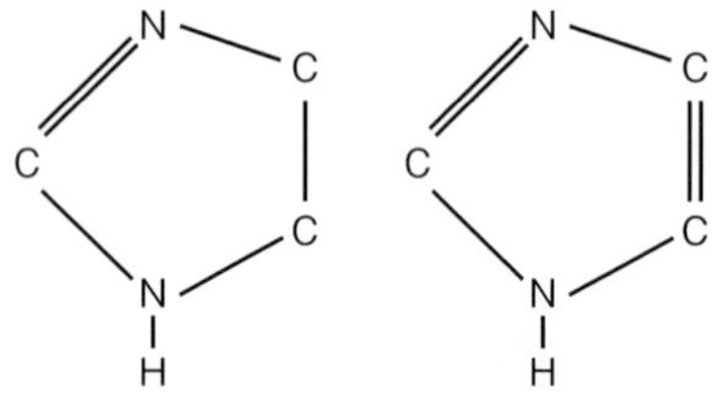

(a) イミダゾリン環　(b) イミダゾール環

図2　イミダゾリン環とイミダゾール環

イミダゾリン受容体

1 イミダゾリン受容体の提唱

1984年にBousquetら[2)]は，外側網様体へのさまざまな薬物の局所投与によりその降圧作用を比較したところ，その化学構造式にカテコールアミンを有する選択的 α_2 受容体作動薬である α-メチルノルアドレナリンは降圧作用を示さなかったが，その化学構造式にイミダゾリン環またはイミダゾール環（図2），およびこれらに類似する構造を有する α_2 受容体作動薬のクロニジンや選択的 α_1 受容体作動薬のシラゾリンやST 587は用量依存性に降圧作用を示すという実験結果を報告した。この結果から彼らはアドレナリン受容体とは異なり，イミダゾリン環やイミダゾール環を有する薬物が結合し，作用する部位として新たに“imidazoline-preferring site”の存在を提唱した。1991年に同じグループからラットで全身投与されたクロニジンの降圧作用が網様体に局所投与されたヨヒンビン（α_2 受容体拮抗薬だが，イミダゾリン構造はない）では拮抗されないが，イダゾキサン（イミダゾリン構造を有する α_2 受容体拮抗薬）では拮抗されたとする結果が報告され，イミダゾリン受容体の存在が現実味を帯びた[3)]。これ以降イミダゾリン受容体に対する関心が高まり，α_2 受容体を介するとされていたさまざまなクロニジンの薬理作用のうち従来どおり α_2 受容体を介するものとイミダゾリン受容体を介するものとの選別が進められた。そのため，同じ α_2 受容体拮抗薬という範疇の薬物であっても，イミダゾリン受容体への作用の有無がそれぞれの拮抗薬の薬理作用を異にすることがある。

2 イミダゾリン受容体か α_2 受容体か

当初，α_2 受容体作動薬の薬理作用のうち，降圧作用はイミダゾリン受容体，鎮静および鎮痛作用は α_2 受容体と選別された[4)]。さらに，デクスメデトミジンの抗不整脈作用でもイミダゾリン受容体の関与が示唆された[5)]。しかし，降圧作用や抗不整脈作用にしても α_2 受容体の関与がないとする証拠もなく，むしろ，2つの受容体刺激が降圧作用を効率的に行っているとの報告[6]もある。残念なことに，いまだイミダゾリン受容体はその存在が確定していない（クローニングされていない）ので，それが α_2 受容体のサブタイプである可能性も否定できない。

現状の知見を集約すると，イミダゾリン受容体のみの刺激では，降圧効果は得られるが α_2 受容体刺激で得られる鎮静，鎮痛作用は得られない，ということになる。それを利用して，中枢性の降圧作用をもちながらクロニジンのような眠気を誘発しない（つまり，降圧薬としてのクロニジンの欠点をクリアしたともいえる）薬物の開発が行われ，イミダゾリン受容体作動薬のリルメニジンやモキソニジンが合成され[7,8]，ヨーロッパでは臨床治験も行われたが[9]，日本ではあまり関心が寄せられていない。

ヨヒンビン

ヨヒンビンは植物アルカロイドの一種で，化学的にレセルピンとよく似たインドールアルキルアミンアルカロイドである。先に述べたように，獣医学分野では早くから臨床応用されている α_2 受容体拮抗薬である。その構造にイミダゾリン環はなく，イミダゾリン受容体への親和性は乏しい[4]。ヨヒンビンは，シナプス前 α_2 受容体に拮抗するので，自律神経系への作用としては交感神経の活性化を招く。また，ヨヒンビンには軽度の抗利尿作用がある。おそらく，視床下部中枢を介した抗利尿ホルモンの分泌によるものと考えられる。ヨヒンビンは，これまで散瞳薬やインポテンツの治療薬としても用いられてきた[10)~12)]。

代謝はおそらく肝臓や腎臓などの血流量の豊富な臓器でなされているが，正確には解明されていない。排出半減期は 36 分とされる[13,14]。

イダゾキサン

α_2 受容体拮抗薬であるが，その構造にイミダゾリン環を有し，イミダゾリン受容体にも拮抗的に作用する[14]。そのため，代表的なイミダゾリン受容体拮抗薬としてよく研究試薬として用いられる。イミダゾリン受容体にもサブタイプが存在し，少なくとも 2 つのサブタイプが想定されているが[4]，イダゾキサンのイミダゾリン 2 受容体への親和性が，イミダゾリン 1 受容体より高いとされている。すでに述べたが，イミダゾリン受容体が広く世に知られるきっかけとなった Tibirica ら[3]の論文では，イミダゾリン受容体および α_2 受容体に結合する拮抗薬（イダゾキサンなど）と α_2 受容体のみの拮抗薬（ヨヒンビンなど）の薬理学的な相違に着目して，イミダゾリン受容体の関与を示した。この研究手法はその後広く応用され，ある薬理作用が α_2 受容体を介するのか，イミダゾリン受容体を介するのかを求める一般的な薬理学的な手法と認識されてきた[15)~17)]。

他の α_2 受容体拮抗薬

1 ラワルシン

ラワルシンは，ヨヒンビンの光学異性体であり，ヨヒンビン同様にイミダゾリン受容体への親和性の乏しい α_2 受容体拮抗薬である[18]。研究薬としては，ヨヒンビン同様に α_2 受容体の関与を薬理学的に示す研究で多用され，薬理作用はヨヒンビンと大差はない。

2 アチパメゾール

アチパメゾールは，ヨヒンビンやイダゾキサンより α_1 受容体に比べて α_2 受容体選択性が 200 ～ 300 倍高いとされる強力な α_2 受容体拮抗薬である[19]。

3 エファロキサン

エファロキサンは，選択的な α_2 受容体拮抗薬であるが，イミダゾリン受容体のタイプ 1 への親和性が高い[20)21)]。そのため，イミダゾリン受容体タイプ 1 への拮抗薬としての研究薬としてよく用いられる。

■参考文献

1) Maze M, Tranquilli W. Alpha-2 adrenoceptor agonists：Defining the role in clinical anesthesia. Anesthesiology 1991；74：581-605.
2) Bousquet P, Feldman J, Schwartz J. Central cardiovascular effects of alpha adrenergic drugs：Differences between catecholamines and imidazolines. J Pharmacol Exp Ther 1984；230：232-6.
3) Tibirica E, Feldman J, Memet C, et al. An imidazoline-specific mechanism for the hypotensive effect of clonidine：A study with yohimbine and idazoxan. J Pharmacol Exp Ther 1991；256：606-13.
4) Michel MC, Ernsberger P. Keeping an eye on the I site：Imidazoline-preferring receptors. Trends Pharmacol Sci 1992；13：369-70.
5) Kamibayashi T, Mammoto T, Hayashi Y, et al. Further characterization of the receptor mechanism involved in the antidysrhythmic effect of dexmedetomidine on halothane-epinephrine-dysrhythmias in dogs. Anesthesiology 1995；83：1082-9.
6) Chan CK, Burke SL, Zhu H, et al. Imidazoline receptors associated with noradrenergic terminals in the rostral ventrolateral medulla mediate the hypotensive responses of moxonidine but not clonidine. Neuroscience 2005；132：991-1007.
7) Feldman J, Tibirica E, Bricca G, et al. Evidence for the involvement of imidazoline receptors in the central hypotensive effect of rilmenidine in the rabbit. Br J Pharmacol 1990；100：600-4.

8) Ernsberger P, Damon TH, Graff LM, et al. Moxonidine, a centrally acting antihypertensive agent, is a selective ligand for I_1-imidazoline sites. J Pharmacol Exp Ther 1993；264：172-82.
9) Swedberg K, Bristow MR, Cohn JN, et al. Effects of sustained-release moxonidine, an imidazoline agonist, on plasma norepinephrine in patients with chronic heart failure. Circulation 2002；105：1797-803.
10) Crenshaw TL, Goldberg JP. Sexual pharmacology：Drugs that affect sexual functioning. New York：WW Norton；1996. p.427-41.
11) Giuliano F, Rampin O. Alpha receptors in the central nervous system and its effects on erection. J Androl 1999；20：683-7.
12) Owen JA, Nakatsu SL, Fenemore J, et al. The pharmacokinetics of yohimbine in man. Eur J Clin Pharmacol 1987；32：577-82.
13) Guthrie SK, Hariharan M, Grunhaus LJ. Yohimbine bioavailability in humans. Eur J Clin Pharmacol 1990；39：409-11.
14) Brown CM, MacKinnon AC, McGrath JC, et al. α2-adrenoceptor subtypes and imizoline-like binding sites in the rat brain. Br J Pharmacol 1990；99：803-9.
15) Urban R, Szabo B, Starke K. Is the sympathoinhibition effect of rilmenidine mediated by alpha-2 adrenoceptors or imidazoline receptors? J Pharmacol Exp Ther 1994；270：572-8.
16) Mammoto T, Kamibayashi T, Hayashi Y, et al. Antiarrhythmic action of rilmenidine on adrenaline-induced arrhythmias via central imidazoline receptors in halothane-anaesthetized dogs. Br J Pharmacol 1996；117：1744-8.
17) Takada T, Hayashi Y, Kamibayashi T, et al. Pertussis toxin-sensitive G proteins are involved in the post receptor mechanism of central I_1-imidazoline receptors. Br J Pharmacol 1997；120：1575-81.
18) Lehmann J, Keonig-Berard E, Vitou P. The imidazoline-preferring receptors. Life Sci 1989；45：1609-15.
19) Virtanen R, Savola JM, Saano V. Highly selective and specific antagonist of central and peripheral alpha 2-adrenoceptors by atipamezole. Arch Int Pharmacodyn 1989；297：190-204.
20) Chan CK, Sannajust F, Head GA. Role of imidazoline receptors in the cardiovascular actions of moxonidine, rilmenidine and clonidine in conscious rabbits. J Pharmacol Exp Ther 1996；276：411-20.
21) Lione LA, Nutt DJ, Hudson AL. Characterization and localization of [^{3}H]2-(2-bensofuranyl)-2-imidazoline binding in rat brain：a selective ligand for imidazoline I_2 receptors. Eur J Pharmacol 1998；353：123-35.

（佐藤　正典，林　　行雄）

II

麻酔前投薬としての有用性

1 抗不安作用，健忘作用

はじめに

α_2 受容体作動薬であるクロニジンは，降圧薬として長く応用されている中で投与開始時の眠気が副作用として問題となっていた。初回投与時には鎮静効果がはっきり現れ，服用を継続するに従い軽減する。術前の鎮静・抗不安薬としての使用がよく行われてきているが，クロニジンは高血圧症の適応しかなく，デクスメデトミジンは集中治療下での鎮静の適用のみであり，術前投与はまだ適用外使用である。

抗不安作用

前投薬としては，ジアゼパムやミダゾラムが最もよく使用されてきた薬物である。特に，小児では作用発現時間の短さからミダゾラムが好んで使用されてきたが，日本では静注薬しかなく，経口投与する場合にはその匂いや苦味が問題となりミダゾラムを小児前投薬として投与するときには，各施設ともロリポップにしたり，酸味のある炭酸飲料とともに摂取させたりなどという色々と工夫をしてきていた。クロニジンは苦味が少なく，ミダゾラムと比較すると飲みやすい薬物である。小児前投薬でミダゾラムを内服させると美味しくないと判断したのは24％であったのに対し，クロニジンでは0％であった[1)]。ジアゼパムは内服薬として用量の小さな錠剤やシロップ，粉末もあり使用しやすいが，その鎮静効果はミダゾラムと比較すると弱いものである。

クロニジンは降圧薬として長く使用されてきた薬物であるが，降圧薬としての使用はほかの薬物に取って代わられた感があるが，現在もさまざまな効果を目的として臨床応用されている。小児の使用においても，注意欠陥・多動性障害の治療[2)]で使用されており，鎮静，落ち着きが得られる効果が利用されてきている。また，小人症の診断薬としても使用されてきている[3)]。内服薬があるため，前投薬としても臨床使用の経験が多く，クロニジンの小児における前投薬の効果は少数の患者を用いた研究が多数報告されており，それらをまとめた総説が出されている[4)〜6)]。クロニジン経口摂取後の血中濃度の変化より，内服してから最大効果を得るまでの時間は60分以上とミダゾラムと比較して長くかかる[7)]。鎮静効果発現までの時間経過を見た報告では，Almenrader ら[1)]は30 〜 45

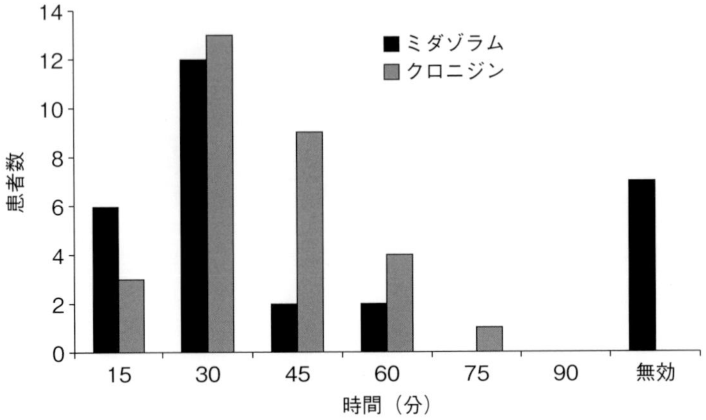

図　投薬から鎮静効果が現れた患者数

ミダゾラム 5 mg/kg またはクロニジン 4 μg/kg 内服．鎮静は 3 ポイントスケールで評価（1：agitated, crying，2：crying, but easily consoled，3：calm or asleep，スコア 2 または 3 を鎮静と評価）．

（Almenrader N, Passariello M, Coccetti B, et al. Premedication in children：A comparison of oral midazolam and oral clonidine. Paediatr Anaesth 2007；17：1143-9 より改変引用）

分で鎮静効果が現れると報告している（図）。また，経口投与以外に，経腸[8)]，点鼻[9)]といった経路での投与も試みられているが，クロニジンを経口と経鼻で同じ投与量で比較した場合には投与経路による効果の違いは見られない[10)]。前投薬として，小児では 4 μg/kg，成人では 5 μg/kg がよく使用されている投与量であり，60 分前には投与することが望ましい。

近年集中治療領域での鎮静によく使用されているデクスメデトミジンは，効果発現時間，半減期ともにクロニジンより短く，麻酔前投薬として臨床使用しやすいことが期待された。現在デクスメデトミジンは静脈内投与の製剤のみであるが，静脈投与以外の投与経路として，経口，経鼻[11)]投与での使用が報告されている。デクスメデトミジンを経鼻，経口投与する場合 100 μg/ml の原液で投与する。小児に投与する場合には，投与量が少なすぎて投与が難しいので，生理食塩液で適宜 0.4 ml 程度まで増量して使用されている。経口投与では，生物学的利用能は 15％と低いが，頬粘膜では 80％と良好な吸収を示し，最高血中濃度に達するには 1.5 時間を要する[12)]。Iirola ら[13)]は，経鼻投与後の生物学的利用能は 65％であり，血中最高濃度は投与後 15 ～ 60 分で得られたと報告している。小児にデクスメデトミジン 1 μg/kg を点鼻投与すると，鎮静効果は投与後 25 分から見られ，効果持続時間は 55 ～ 100 分である[14)]。小児の前投薬としてデクスメデトミジン 2 μg/kg を点鼻で投与すると，投薬後，ミダゾラムと比較して眠っている小児が増えるが，導入時の行動のスコアはミダゾラムと同様であり，いったん鎮静されるが，軽微な刺激で覚醒し，そのときの抗不安の程度は強くないという報告がなされている[15)]。前投薬としての投与量については，まだ検討が必要である。

健忘作用

前投薬における健忘作用があるほうが好ましいと判断するかどうかには，個人差がある。不快な記憶があることは患者の麻酔に対する満足度を減少させるものであるが，ある期間の記憶がなくなっていることに対して，より不快感を感じる患者群もある。前投薬としては，何があったかという記憶は保持しながら，そのときの不安感や痛みのみを取り除くことができるという特性の薬物が好ましい。α_2 受容体作動薬のもたらす鎮静は，自然の睡眠に似た脳内の状況をもたらし，鎮静から容易に覚醒させることができることがその鎮静の特徴である[16)]。さらに，早期アルツハイマー病などの病態においては，記憶を保持するために有効であることから，臨床で処方されている[17)]。一方で，α_2 受容体作動薬には前向性健忘作用があることが動物実験などから知られている。ラットを使用した実験では，タスクを行う1時間前からタスク直後にクロニジンを投与すると，記憶を障害するが，それ以降に投与した場合には記憶障害作用は見られない[18)]。小児にクロニジンを投与すると，麻酔導入時のマスクの記憶のない患者の割合がジアゼパムの前投薬に比較し有意に多かった[19)]。麻酔導入時の不快な記憶を減ずる目的で，気管挿管困難患者に対する覚醒下の挿管の鎮静に使用されている。この場合の投与方法は静脈内投与であり，鎮静深度の調節のために持続投与を併用する。デクスメデトミジン 1 μg/kg を 10 分で投与した後，0.5 ～ 0.6 μg/kg/時で持続投与しながら，患者の鎮静が得られてから操作を開始する。挿管手技を始めるまでの時間は 16 ～ 22 分であった[20)]。患者の苦痛軽減のために，フェンタニルやミダゾラムなどが利用されてきているが，ミダゾラムのみとデクスメデトミジンとミダゾラムを併用した場合では，併用したほうが患者の満足度が高く，合併症が少なかった[21)]。フェンタニル 1 μg/kg とデクスメデトミジン 1 μg/kg の効果を比較した研究では，血行動態変動，および，患者の健忘，満足度はデクスメデトミジンのほうが高かったと報告[22)]している。

ベンゾジアゼピン系の薬物と比較して α_2 受容体作動薬の特徴として，上気道，呼吸への影響が少なく，気道閉塞を起こしにくいことが挙げられる。扁桃肥大などがある場合には，ミダゾラムの投与により病棟から手術室への搬送途中に気道閉塞により酸素飽和度の低下が見られたという報告があるが，クロニジンの前投薬では気道系のトラブルが少ないといわれている。

α_2 受容体作動薬はこれまで使用されてきたベンゾジアゼピンと比較して，劣らない鎮静，抗不安作用をもち，また鎮静以外にも次項に述べられるように，麻酔前投薬として好ましい特徴をもっているために，特定の患者群を対象に使用されている。

■参考文献

1) Almenrader N, Passariello M, Coccetti B, et al. Premedication in children : A comparison of oral midazolam and oral clonidine. Paediatr Anaesth 2007 ; 17 : 1143-9.

2) Rowles BM, Findling RL. Review of pharmacotherapy options for the treatment of attention-deficit/hyperactivity disorder (ADHD) and ADHD-like symptoms in children and adolescents with developmental disorders. Dev Disabil Res Rev 2010 ; 16 : 273-82.

3) Gloria-Bottini F, Amante A, Lucarelli P, et al. Functional aspects of genetic variability in the GH genomic region. J Endocrinol 2007；193：85-92.
4) Dahmani S, Brasher C, Stany I, et al. Premedication with clonidine is superior to benzodiazepines：A meta analysis of published studies. Acta Anaesthesiol Scand 2010；54：397-40.
5) Bergendahl H, Lönnqvist PA, Eksborg S, et al. Clonidine：An alternative to benzodiazepines for premedication in children. Curr Opin Anaesthesiol 2005；18：608-13.
6) Bergendahl H, Lönnqvist PA, Eksborg S, et al. Clonidine in paediatric anaesthesia：Review of the literature and comparison with benzodiazepines for premedication. Acta Anaesthesiol Scand 2006；50：135-43.
7) Larsson P, Nordlinder A, Bergendahl HT, et al. Oral bioavailability of clonidine in children. Paediatr Anaesth 2011；21：335-40.
8) Lönnqvist PA, Bergendahl HT, Eksborg S. Pharmacokinetics of clonidine after rectal administration in children. Anesthesiology 1994；81：1097-101.
9) Almenrader N, Larsson P, Passariello M, et al. Absorption pharmacokinetics of clonidine nasal drops in children. Paediatr Anaesth 2009；19：257-61.
10) Almenrader N, Passariello M, Coccetti B, et al. Steal-induction after clonidine premedication：A comparison of the oral and nasal route. Paediatr Anaesth 2007；17：230-4.
11) Yuen VM, Hui TW, Irwin MG, et al. A comparison of intranasal dexmedetomidine and oral midazolam for premedication in pediatric anesthesia：A double-blinded randomized controlled trial. Anesth Analg 2008；106：1715-21.
12) Anttila M, Penttilä J, Helminen A, et al. Bioavailability of dexmedetomidine after extravascular doses in healthy subjects. Br J Clin Pharmacol 2003；56：691-3.
13) Iirola T, Vilo S, Manner T, et al. Bioavailability of dexmedetomidine after intranasal administration. Eur J Clin Pharmacol 2011；67：825-31.
14) Yuen VM, Hui TW, Irwin MG, et al. Optimal timing for the administration of intranasal dexmedetomidine for premedication in children. Anaesthesia 2010；65：922-9.
15) Talon MD, Woodson LC, Sherwood ER, et al. Intranasal dexmedetomidine premedication is comparable with midazolam in burn children undergoing reconstructive surgery. J Burn Care Res 2009；30：599-605.
16) Hall JE, Uhrich TD, Ebert TJ. Sedative, analgesic, and cognitive effects of clonidine infusions in humans. Br J Anaesth 2001；86：5-11.
17) Dollery DT. Advantages and disadvantages of alpha-2 adrenenoceptor agonists for systemic hypertension. Am J Cardiol 1988；61：1D-5D.
18) Galeotti N, Bartolini A, Ghelardini C. Alpha-2 agonist-induced memory impairment is mediated by the alpha-2A-adrenoceptor subtype. Behav Brain Res 2004；153：409-17.
19) Mikawa K, Maekawa N, Nishina K, et al. Efficacy of oral clonidine premedication in children. Anesthesiology 1993；79：926-31.
20) Abdelmalak B, Makary L, Hoban J, et al. Dexmedetomidine as sole sedative for awake intubation in management of the critical airway. J Clin Anesth 2007；19：370-3.
21) Bergese SD, Bender SP, McSweeney TD, et al. A comparative study of dexmedetomidine with midazolam and midazolam alone for sedation during elective awake fiberoptic intubation. J Clin Anesth 2010；22：35-40.
22) Chu KS, Wang FY, Hsu HT, et al. The effectiveness of dexmedetomidine infusion for sedating oral cancer patients undergoing awake fibreoptic nasal intubation. Eur J Anaesthesiol 2010；27：36-40.

（仁科かほる）

2 鎮痛効果

はじめに

α_2 受容体作動薬であるクロニジンやデクスメデトミジンは鎮痛作用を有するため，麻酔前投薬として投与した場合，術中・術後鎮痛に影響を与える。

鎮痛が有効であった報告

表 1 にクロニジン前投薬による鎮痛効果を示す。Segel ら[1]は，経口および経皮的クロニジンの併用投与による鎮痛効果を検討した結果，術後静注自己調整鎮痛（patient-controlled analgesia：PCA）モルヒネの投与量および術中イソフルラン必要量の減少を認めた。Park ら[2]も，経口クロニジン前投薬の投与によって，術後静注 PCA モルヒネの投与量が 37％減少したと報告している。同時に，経口クロニジン前投薬群では術後の悪心・嘔吐が減少した。

脊髄くも膜下麻酔で子宮摘出術を受けた患者では，経口クロニジン前投薬によって，鎮痛薬投与までの時間が延長した[3]（図 1）。この研究では，クロニジンによるテトラカイン運動麻痺の延長効果も見られている。子宮全摘出術患者を経口クロニジン前投薬 5 μg/kg ＋硬膜外モルヒネ 2 mg，経口クロニジン前投薬 5 μg/kg のみ，および硬膜外モルヒネ 2 mg のみの 3 群に分け，術後静注 PCA モルヒネの投与量と視覚的評価尺度（visual analogue scale：VAS）ペインスコアで検討した研究[4]がある。最初の PCA モルヒネ要求時間は，経口クロニジン前投薬のみの群で平均 2.5 時間と短いが，経口クロニジン前投薬と硬膜外モルヒネの併用群では平均 7.8 時間，硬膜外モルヒネのみの群では平均 8.4 時間で，有意に延長した。6 時間毎のモルヒネの投与量は，硬膜外モルヒネのみの群より，経口クロニジン前投薬と硬膜外モルヒネの併用群で有意に少なかった（図 2）。安静時および体動時 VAS ペインスコアも経口クロニジン前投薬と硬膜外モルヒネの併用群で低値であった。Hidalgo ら[5]の腹式子宮全摘術患者，Sung ら[6]および Singh ら[7]の腹腔鏡下胆嚢摘出術患者を対象とした研究でも同様な効果が認められている。経口クロニジン前投与によって，テトラカイン脊髄くも膜下麻酔の効果が延長する[8,9]ことが知られているが，硬膜外麻酔併用脊髄くも膜下麻酔で行った帝王切開後で

表 1　クロニジン前投薬による鎮痛効果

著者名（年）	クロニジンの投与経路（投与量）	手術	麻酔法（主な麻酔薬）	鎮痛薬と鎮痛の評価法	クロニジンによる鎮痛効果	その他の作用
Segel（1991）	経口（3 ～ 6 μg/kg を前日と当日の 2 回） 経皮（7 ～ 10.5 mm^2 のパッチを貼付）	開腹手術	全身麻酔（イソフルラン，N_2O，アルフェンタニル）	静注 PCA モルヒネ（1 回投与量：2 mg，ロックアウト時間：10 分）の投与量	48 時間のモルヒネ投与量が 38 ～ 50%減少	イソフルランの必要量が減少
Park（1996）	経口（5 μg/kg）	膝関節手術	全身麻酔（イソフルラン，N_2O，フェンタニル）	静注 PCA モルヒネ（1 回投与量：1 ～ 2 mg，ロックアウト時間：10 分）の投与量	モルヒネの投与量が 37%減少	クロニジンで悪心・嘔吐が減少
Goyagi（1996）	経口（5 μg/kg）	子宮摘出術	脊髄くも膜下麻酔（テトラカイン 12 mg ＋モルヒネ 0.2 mg）	無痛時間 鎮痛薬（ペンタゾシン 30 mg 筋注）を投与するまでの時間	無痛時間で群間差なし 鎮痛薬投与までの時間が 41%延長	運動麻痺の持続時間が延長
Goyagi（1999）	経口（5 μg/kg）	子宮摘出術	全身麻酔(プロポフォール，N_2O) 硬膜外麻酔（リドカイン＋モルヒネ 2 mg）	静注 PCA モルヒネ（1 回投与量：2 mg，ロックアウト時間：10 分）の投与量	モルヒネの投与量が減少 安静時と体動時の VAS ペインスコアの低下	
Hidalgo（2005）	経口（100 μg を前夜，1 時間前，24 時間後の 3 回）	子宮摘出術	鎮静（プロポフォール） 硬膜外麻酔(ロピバカイン)	静注 PCA モルヒネ（1 回投与量：2.5 mg，ロックアウト時間：10 分）の投与量	モルヒネの投与量で群間差なし VAS ペインスコアの低下	
Sung（2000）	経口（150 μg）	腹腔鏡下胆嚢摘出術	全身麻酔（イソフルラン）	静注ペチジン（50 mg）の投与回数 鎮痛薬（ペチジン）投与までの時間	ペチジンの投与回数が 32%減少 鎮痛薬投与までの時間が 36%延長	イソフルランの必要量が減少
Singh（2011）	経口（150 μg）	腹腔鏡下胆嚢摘出術	全身麻酔（イソフルラン）	ジクロフェナク（75 mg 静注/回）とメペリジン（0.5 ～ 1 mg/kg 筋注/回）の投与量	ジクロフェナク・メペリジン投与量がおのおの 30%，40%減少	イソフルランの必要量が減少
Yanagidate（2001）	経口（4 μg/kg）	帝王切開	硬膜外麻酔（リドカイン） 脊髄くも膜下麻酔（テトラカイン 8 mg）	静注 PCA モルヒネ（1 回投与量：1 mg，ロックアウト時間：10 分）の投与量	モルヒネの投与量が 40%減少	

N_2O：亜酸化窒素.

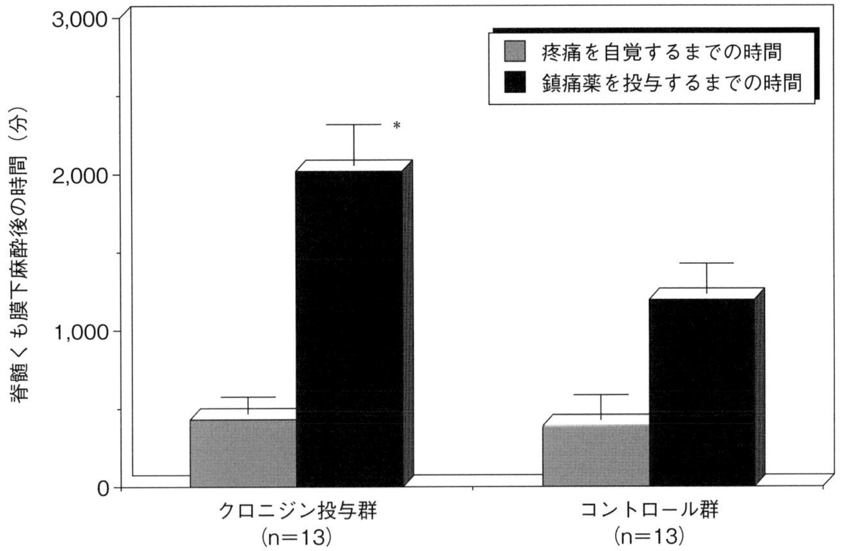

図 1　疼痛なしと鎮痛薬投与までの時間（平均±標準誤差）

経口クロニジン 5 μg/kg 前投薬は鎮痛薬を投与するまでの時間を有意に延長させた（P < 0.05）.

（Goyagi T, Nishikawa T. Oral clonidine premedication enhances the quality of postoperative analgesia by intrathecal morphine. Anesth Analg 1996；82：1192-6 より改変引用）

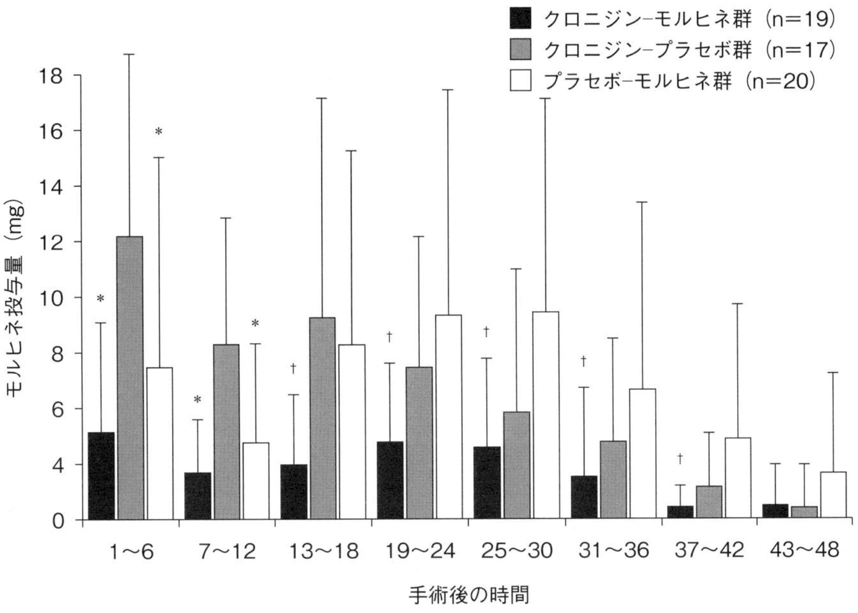

図 2　術後 48 時間の 6 時間ごとの静注 PCA モルヒネの投与量（平均±標準偏差）

*：P < 0.05 vs クロニジン–プラセボ群，†：P < 0.05 vs プラセボ–モルヒネ群.

（Goyagi T, Tanaka M, Nishikawa T. Oral clonidine premedication enhances postoperative analgesia by epidural morphine. Anesth Analg 1999；89：1487-91 より改変引用）

も，クロニジン前投薬によるモルヒネ投与量の減少が報告されている[10)]。

小児における鎮痛効果

小児においても，α_2 受容体作動薬の前投薬による鎮痛効果が認められている（表 2）。経口クロニジン前投薬による術後ジクロフェナク投与量の減少効果[11)]，経口クロニジン前投薬とジクロフェナクあるいはフルルビプロフェン併用投与による術後疼痛の緩和[12)]，クロニジンの経口投与とデクスメデトミジンの経粘膜投与による術後疼痛の軽減[13)]などが報告されている。脳室-腹腔シャント術患者では，術後パラセタモール坐剤投与を受けた患者が経口クロニジン前投薬によって約 1/4 に減少する[14)]。クロニジン前投薬がベンゾジアゼピンよりの有用であったとのメタ解析[15)]によれば，術後鎮痛に関して 3 編の小児の報告を選定して，クロニジンは術後疼痛スコアを減少させる（オッズ比 0.33）としている。

鎮痛が無効であった報告

α_2 受容体作動薬が術後鎮痛効果をもたらす報告が多数見られる一方で，鎮痛効果が認められなかった報告[16)17)]もある。Oofuvong ら[18)]は単純子宮全摘術患者を対象としてクロニジン前投薬の硬膜外モルヒの術後鎮痛効果に与える影響を検討した。その結果，術後静注 PCA モルヒネの投与量はクロニジン前投薬によって減少しなかった。全患者に術後鎮痛薬としてアセトアミノフェンを投与していたため，モルヒネの投与量に差がなかった可能性がある。Owen ら[19)]も，クロニジン経口投与とクロニジンパッチの併用は腹式子宮摘出術後鎮痛のモルヒネ投与量を減少させなかったと報告している。これら α_2 受容体作動薬が無効であった報告と，α_2 受容体作動薬の鎮痛効果が認められたとの報告との差は，対象患者，手術術式，手術中の全身麻酔薬，補助鎮痛薬などが影響していると考えられる。

まとめ

最後に，経口クロニジン前投薬 5.5 μg/kg がプロポフォール注入時の血管痛を減少させたことが報告[20)]されているなど，α_2 受容体作動薬の麻酔前投与によって，麻酔導入時から術後までの長時間にわたる鎮痛効果が期待される。

■参考文献

1) Segal IS, Jarvis DJ, Duncan SR, et al. Clinical efficacy of oral-transdermal clonidine combinations during the perioperative period. Anesthesiology 1991；74：220-5.

表 2　小児における α_2 受容体作動薬前投薬の鎮痛効果

著者名（年）	α_2 受容体作動薬の投与経路（投与量）と併用鎮痛薬	手術	麻酔法（主な麻酔薬）	鎮痛薬と鎮痛の評価法	α_2 受容体作動薬による鎮痛効果
Mikawa（1996）	経口クロニジン（2～4 μg/kg）	頭部・泌尿器手術	全身麻酔（ハロタン，N_2O）	術後 12 時間でジクロフェナク坐剤（12.5～25 mg）を受けた患者数	4 μg/kg でジクロフェナク投与患者数が約 1/3 に減少
Nishina（2000）	経口クロニジン（4 μg/kg） ±ジクロフェナク坐剤 2 mg/kg ±静注フルルビプロフェン 1 mg/kg	眼科手術	全身麻酔（セボフルラン，N_2O）	補助鎮痛薬（アセトアミノフェンなど）を受けた患者数	各薬物単独投与で 40～60%，併用投与で 8%
				痛みなしの患者数	各薬物単独投与で 0%，併用投与で 20～24%
Schmidt（2007）	経口クロニジン（4 μg/kg） 経粘膜デクスメデトミジン（1 μg/kg）	日帰り手術	全身麻酔（セボフルランまたはイソフルラン，N_2O，フェンタニル）±神経ブロック	VAS ペインスコア（痛み：なし～軽度の患者数）	60%以上の患者で痛みの程度がない～軽度（経口ミダゾラム 0.5 mg では 20%未満）
Cao（2009）	経口クロニジン（2～4 μg/kg）	脳室-腹腔シャント術	全身麻酔（イソフルラン，レミフェンタニル）	パラセタモール坐剤（30～40 mg）を受けた患者数の割合（%）	2～4 μg/kg で 20%（経口ミダゾラム 0.5 mg/kg では 80%未満）

N_2O：亜酸化窒素.

2) Park J, Forrest J, Kolesar R, et al. Oral clonidine reduces postoperative PCA morphine requirements. Can J Anaesth 1996；43：900-6.
3) Goyagi T, Nishikawa T. Oral clonidine premedication enhances the quality of postoperative analgesia by intrathecal morphine. Anesth Analg 1996；82：1192-6.
4) Goyagi T, Tanaka M, Nishikawa T. Oral clonidine premedication enhances postoperative analgesia by epidural morphine. Anesth Analg 1999；89：1487-91.
5) Hidalgo MP, Auzani JA, Rumpel LC, et al. The clinical effect of small oral clonidine doses on perioperative outcomes in patients undergoing abdominal hysterectomy. Anesth Analg 2005；100：795-802.
6) Sung CS, Lin SH, Chan KH, et al. Effect of oral clonidine premedication on perioperative hemodynamic response and postoperative analgesic requirement for patients undergoing laparoscopic cholecystectomy. Acta Anaesthesiol Sin 2000；38：23-9.
7) Singh S, Arora K. Effect of oral clonidine premedication on perioperative haemodynamic response and postoperative analgesic requirement for patients undergoing laparoscopic cholecystectomy. Indian J Anaesth 2011；55：26-30.
8) Ota K, Namiki A, Ujiki Y, et al. Prolongation of tetracaine spinal anesthesia by oral clonidine. Anesth Analg 1992；75：262-4.
9) Ota K, Namiki A, Iwasaki H, et al. Dose-related prolongation of tetracaine spinal anesthesia by oral clonidine in humans. Anesth Analg 1994；79：1121-5.
10) Yanagidate F, Hamaya Y, Dohi S. Clonidine premedication reduces maternal requirement for intravenous morphine after cesarean delivery without affecting newborn's outcome. Reg Anesth Pain Med 2001；26：461-7.
11) Mikawa K, Nishina K, Maekawa N, et al. Oral clonidine premedication reduces postoperative pain in children. Anesth Analg 1996；82：225-30.
12) Nishina K, Mikawa K, Shiga M, et al. Diclofenac and flurbiprofen with or without clonidine for postoperative analgesia in children undergoing elective ophthalmological surgery. Paediatr Anaesth 2000；10：645-51.
13) Schmidt A, Valinetti EA, Bandeira D, et al. Effects of preanesthetic administration of midazolam, clonidine, or dexmedetomidine on postoperative pain and anxiety in children. Paediatr Anaesth 2007；17：667-74.
14) Cao J, Shi X, Miao X, et al. Effects of premedication of midazolam or clonidine on perioperative anxiety and pain in children. BioScience Trends 2009；3：115-8.
15) Dahmani S, Brasher C, Golmard SJ, et al. Premedication with clonidine is superior to benzodiazepines：A meta analysis of published studies. Acta Anesthesiol Scand 2010；54：397-402.
16) Benhamou D, Narchi P, Hamza J, et al. Addition of oral clonidine to postoperative patient-controlled analgesia with i.v. morphine. Br J Anaesth 1994；72：537-40.
17) Mayson KV, Gofton EA, Chambers KG. Premedication with low dose oral clonidine does not enhance postoperative analgesia of intrathecal morphine. Can J Anaesth 2000；47：752-7.
18) Oofuvong M, Chanvej L, Thongsuksai P. Single dose oral clonidine premedication does not enhance postoperative, single low dose epidural morphine analgesia in hysterectomy patients. J Med Assoc Thai 2005；88：358-63.
19) Owen MD, Fibuch EE, McQuillan R, et al. Postoperative analgesia using a low-dose, oral-transdermal clonidine combination：Lack of clinical efficacy. J Clin Anesth 1997；9：8-14.
20) Yoshikwa T, Wajima Z, Ogura A, et al. Orally administered clonidine significantly reduces pain during injection of propofol. Br J Anaesth 2001；86：874-6.

（合谷木　徹）

3 気道分泌抑制作用

麻酔導入時の気道・口腔内分泌抑制，徐脈予防のために，長らくアトロピンが使用されてきたが，近年の麻酔導入薬の進歩に伴いアトロピンが使用される頻度は減少してきている。

α_2 受容体作動薬は中枢性に作用して唾液分泌を抑制する。ラットの実験で，ムスカリン作働薬であるピロカルピンの全身投与により唾液分泌は増加するが，外側視床下部に選択的にモキソニジン（イミダゾリン受容体および α_2 受容体作動薬）を投与すると，ピロカルピンの作用に拮抗する。さらに，α_2 受容体拮抗薬を同時投与するとモキソニジンの作用が消失し，ピロカルピンの唾液分泌作用が見られるようになる[1)]。

α_2 受容体作動薬は，興奮抑制・抗不安作用などを利用して，麻薬[2)]，タバコ[3)]からの離脱症状に対する治療や月経前緊張症[4)]などにも利用が試みられてきている。その際に重大ではないが，最も頻度の高い副作用として，口渇が挙げられている。長期使用によりその頻度が減少していくことが示されているが，単回投与ではその影響は大きく，50％以上の患者が口渇を訴える。動物実験では，クロニジンを長期使用すると唾液腺重量が減少することも報告[5)]されている。

クロニジンを単回投与すると，唾液分泌量が減少する。健康成人に 200 μg を経口投与すると 1～2 時間後にはプラセボ群に比べて唾液分泌量が減少し，4 時間後には回復する[6)]。健康成人にデクスメデトミジン 0.67 μg/kg を緩徐に静脈内投与した研究では，投与終了 20 分以内に唾液分泌量が 70％減少し，4 時間後にも前値には戻らない[7)]。デクスメデトミジン 2.5 μg/kg を筋肉内注射すると，60 分後には唾液分泌量は 78～80％減少する。この研究では，時間経過による回復については統計解析を行っていないが，7 時間後にはほぼ前値の分泌量に回復している（図）[8)]。デクスメデトミジン 0.5 μg/kg 静脈内投与でも，15 分で口渇を訴えると報告[9)]されており，鎮静効果と口渇の作用発現時間は同程度である。

分泌抑制の前投薬としてはアトロピンがよく用いられてきたが，小児では，アトロピンは発汗する体温上昇させるため[10)]，発汗抑制による高体温が問題になることがある。α_2 受容体作動薬には，アトロピンと同様に唾液分泌など分泌腺抑制の作用があるが，発汗閾値温度に与える影響はないとする報告[11)12)]と閾値を上昇させるという報告[13)]があり結論はないが，臨床的には小児にクロニジンを前投薬に用いた場合，高体温の合併症の報告はない。

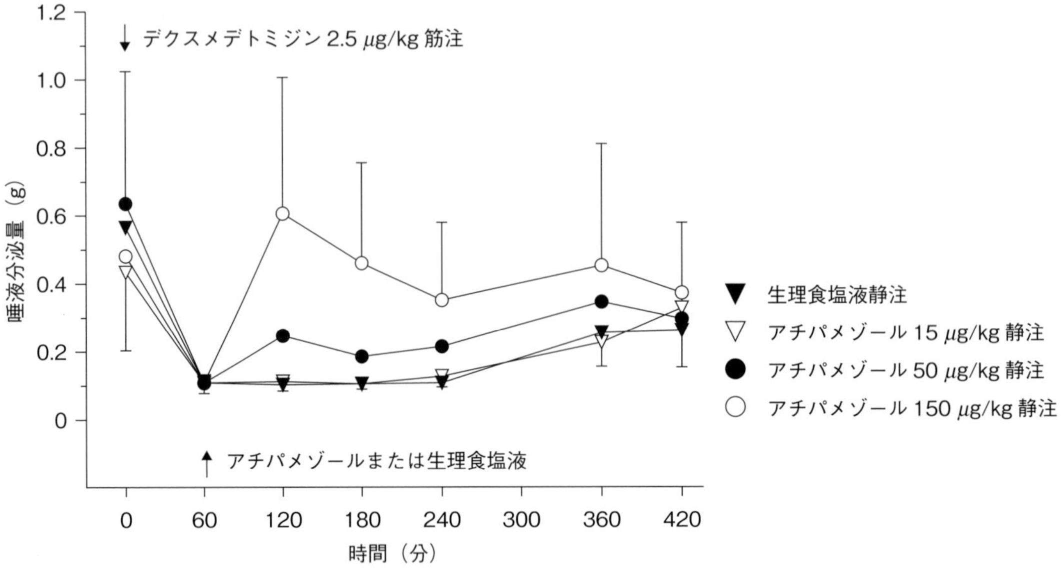

図　デクスメデトミジンの唾液分泌に与える影響（各群 n = 8，平均±標準偏差）

デクスメデトミジンは唾液分泌量を抑制し，その作用は α_2 受容体拮抗薬により拮抗される．

（Scheinin H, Aantaa R, Anttila M, et al. Reversal of the sedative and sympatholytic effects of dexmedetomidine with a specific α2-adrenoceptor antagonist atipamezole：A pharmacodynamic and kinetic study in healthy volunteers. Anesthesiology 1998；89：574-84 より改変引用）

■参考文献

1) Takakura AC, Moreira TS, Colombari D, et al. Activation of α_2-adrenoceptors in the lateral hypothalamus reduces pilocarpine-induced salivation in rats. Neurosci Lett 2009；450：225-8.

2) Lobmaier P, Gossop M, Waal H, et al. The pharmacological treatment of opioid addiction：A clinical perspective. J Eur J Clin Pharmacol 2010；66：537-45.

3) Gourlay SG, Stead LF, Benowitz N. Clonidine for smoking cessation. Cochrane Database Syst Rev 2004；(3)：CD000058.

4) Bunevicius R, Hinderliter AL, Light KC, et al. Lack of beneficial effects of clonidine in the treatment of premenstrual dysphoric disorder：Results of a double-blind, randomized study. Hum Psychopharmacol Clin Exp 2005；20：33-9.

5) Watson GE, Pearson SK, Bowen WH. The effect of chronic clonidine administration on salivary glands and caries in the rat. Caries Res 2000；34：194-200.

6) Macphee GJ, Howie CA, Elliott HL, et al. A comparison of the haemodynamic and behavioural effects of moxonidine and clonidine in normotensive subjects. Br J Clin Pharmacol 1992；33：261-7.

7) Karhuvaara S, Kallio A, Salonen M, et al. Rapid reversal of alpha2-adrenoceptor agonist effects by atipamezole in human volunteers. Br J Clin Pharmacol 1991；31：160-5.

8) Scheinin H, Aantaa R, Anttila M, et al. Reversal of the sedative and sympatholytic effects of dexmedetomidine with specific α2 adrenoceptor antagonist atipazemole. Anesteshiology 1998；89：574-84.

9) Aantaa R, Kanto J, Scheinin M, et al. Dexmedetomdine, an α2-adrenoceptor agonist, reduces anesthetic requirements for patients undergoing minor gynecologic surgery. Anesthesiology 1990；73：230-5.

10) Greif R, Laciny S, Rajek AM, et al. Neither nalbuphine nor atropine possess special anti-shivering activity. Anesth Analg 2001；93：620-7.
11) Talke P, Tayefeh F, Sessler DI, et al. Dexmedetomidine does not alter the sweating threshold, but comparably and linearly decreases the vasoconstriction and shivering thresholds. Anesthesiology 1997；87：835-41.
12) Nicolaou G, Chen AA, Johnston CE, et al. Clonidine decreases vasoconstriction and shivering thresholds, without affecting the sweating threshold. Can J Anaesth 1997；44：636-42.
13) Delaunay L, Herail T, Sessler DI, et al. Clonidine increases the sweating threshold, but does not reduce the gain of sweating. Anesth Analg 1996；83：844-8.

（仁科かほる）

4 麻酔薬必要量の減少作用

はじめに

α_2受容体作動薬の鎮痛および鎮静作用は麻酔薬の必要量に影響するが，動物実験ではα_2受容体作動薬は吸入麻酔薬の最小肺胞内濃度（minimum alveolar concentration：MAC）を低下させる[1]。本項では，ヒトでの研究結果について述べる（表）。

脳波（BIS，SEF など）を麻酔深度の指標として用いた研究

冠動脈バイパス手術患者を対象として，フェンタニルの麻酔導入必要量に及ぼす経口クロニジン前投薬の影響を検討した，1986 年の Ghignone らの研究[2]が最初の報告である。脳波上 0.5 ～ 3 Hz を維持するようフェンタニルを 250 μg ずつ追加投与していく方法で検討した結果，経口クロニジン 5 μg/kg によって，フェンタニルの必要量は約 45％減少した。Entholzner ら[3]は，クロニジン 3 μg/kg 静注が脳波上バーストサプレッション出現までの呼気イソフルラン濃度（66％亜酸化窒素併用）に及ぼす影響を検討した結果，イソフルラン濃度はクロニジンの投与によって 36％減少した。spectral edge frequency（SEF）を指標として術中のフェンタニルとセボフルランの必要量を検討した Frank ら[4]の研究によれば，SEF90 ＝ 10 Hz を維持するフェンタニルの投与量は，クロニジン 4 μg/kg の経口投与によって 20％減少した。De Deyne ら[5]の bispectral index（BIS）値 40 ～ 50 を維持する術中セボフルラン濃度に及ぼす経口クロニジン 3 μg/kg の効果を検討した研究結果では，クロニジンの投与によるセボフルラン濃度節減効果は認められていない。しかし，この研究では腹腔鏡手術で麻酔維持に亜酸化窒素 60％を使用していることが結果に影響を与えた可能性がある。一方，下肢血管手術患者を対象として BIS 値 45 以下を維持する目標制御注入（target controlled infusion：TCI）プロポフォール濃度に及ぼす経口クロニジン 3 μg/kg の影響を検討した Morris ら[6]の研究結果によれば，実測プロポフォール濃度で差はなかったが，TCI 予測値はクロニジン群で有意に低値であった。彼らは，クロニジン前投薬がプロポフォールの分布相に変化を与えた結果，実測値では差がなかったと考察している。

表　α_2 受容体作動薬による全身麻酔薬必要量の減少効果

著者名（年）	α_2 受容体作動薬（投与経路：投与量）	全身麻酔薬必要量の減少効果
Ghignone（1986）	クロニジン（経口：5 μg/kg）	麻酔導入時のフェンタニル投与量が 45%減少
Entholzanner（1997）	クロニジン（経口：3 μg）	麻酔維持時のイソフルラン濃度が 36%減少
Frank（1999）	クロニジン（経口：4 μg/kg）	麻酔維持時のフェンタニル投与量が 20%減少（セボフルラン必要量の減少なし）
DeDevne（2000）	クロニジン（経口：3 μg/kg）	麻酔維持時のセボフルラン濃度減少効果はなし
Morris（2005）	クロニジン（経口：3 μg/kg）	麻酔維持時のプロポフォールの TCI 予測値が 12%減少（実測値では効果なし）
Flacke（1987）	クロニジン（経口：200 ～ 300 μg）	麻酔維持時のスフェンタニル投与量とイソフルラン濃度がともに 40%減少
Ghignone（1987）	クロニジン（経口：5 μg/kg）	麻酔維持時のイソフルラン濃度・フェンタニル投与量がおのおの 40%，75%減少
Ghignone（1988）	クロニジン（経口：5 μg/kg）	麻酔維持時のイソフルラン濃度・フェンタニル投与量がおのおの 30%，59%減少
Woodcock（1988）	クロニジン（経口：600 μg）	麻酔維持時のイソフルラン濃度が 40%減少
Richards（1990）	クロニジン（経口：600 μg）	プロポフォール必要量が減少
Ellis（1994）	クロニジン（経口：300 μg ＋経皮：前夜に 200 μg/日）	麻酔維持時のエンフルラン濃度が 25%減少
Imai（1998）	クロニジン（経口：75 ～ 150 μg）	麻酔維持時のプロポフォール投与量が 15 ～ 42%減少
Sung（2000）	クロニジン（経口：150 μg）	麻酔維持時のイソフルラン濃度が 30%減少
Wajima（2002）	チザニジン（経口：4 mg）	セボフルラン MAC が 18%減少
Aho（1991）	デクスメデトミジン（静注：0.3 ～ 0.6 μg/kg）	麻酔維持時のイソフルラン濃度が 0.6 μg/kg で 26%減少（0.3 μg/kg で変化なし）
Peden（2001）	デクスメデトミジン（持続静注：450 ng/kg/15 分，その後 3 ng/kg/分）	麻酔導入時のプロポフォール ED_{95}：5.7 μg/ml，ED_{50}：1.69 μg/ml は以前の報告と比較して減少
Goyagi（2000）	クロニジン（経口：5 μg/kg）	ラリンジアルマスク挿入時のプロポフォールの必要量が 20%減少
Higuchi（2002）	クロニジン（経口：2.5 ～ 5 μg/kg）	ラリンジアルマスク挿入時のプロポフォール ED_{50} が 11 ～ 33%減少
Nishina（1994）	クロニジン（経口：2 ～ 4 μg/kg）	麻酔導入時のチアミラール投与量が 17 ～ 37%減少
Nishina（1997）	クロニジン（経口：2 ～ 4 μg/kg）	気管挿管のセボフルラン MAC_{TI} が 22 ～ 41%減少
Yaguchi（2002）	クロニジン（経口：2 ～ 4 μg/kg）	咳や体動なく円滑な気管チューブ抜去に必要なセボフルラン濃度が 36 ～ 60%減少

循環動態を麻酔深度の指標として用いた研究

Flacke ら[7]は，冠動脈バイパス術患者でクロニジン 200 ～ 300 μg を麻酔前投薬として経口投与し，5 時間後に同量を胃管より投与し，血行動態の変動幅が基準値の 15％以内に調節した場合の術中スフェンタニルの必要量を検討した。その結果，スフェンタニルの必要量はクロニジンの投与によって 40％減少した。Ghignone ら[8]は，高血圧既往患者で，循環変動が麻酔導入前の 20％以内に管理した場合の術中のフェンタニルとイソフルランの必要量に及ぼすクロニジン 5 μg/kg 経口投与の影響を検討した。その結果，クロニジンの投与によって，イソフルランとフェンタニルの必要量はおのおの 40％，75％減少した。翌年の高齢眼科手術患者で血行動態を導入前値の 30％以内に収まるように調節した場合の術中イソフルランとフェンタニルの必要量に及ぼすクロニジン前投薬の影響を検討した報告[9]によれば，両麻酔薬の必要量は有意に減少した。クロニジン 600 μg の経口投与によって，低血圧維持に必要なイソフルラン濃度は 40％減少し[10]，プロポフォール・アルフェンタニル麻酔では皮膚切開時の体動を起こした患者がなく，プロポフォールの必要量も減少する[11]。Ellis ら[12]は，手術前夜にクロニジンパッチを貼付し，手術当日にクロニジンを経口投与し，術中の血行動態や心筋虚血の発生を検討した。その結果，クロニジンの投与により，術中のエンフルランの必要量は減少し，術中の頻脈や心筋虚血の発生も減少した。

比較的少量のクロニジン投与によっても，麻酔薬の節減効果が認められている。Imai ら[13]は乳癌手術患者で経口クロニジン前投薬が術中プロポフォールの必要量に及ぼす影響を検討した。70％亜酸化窒素吸入下でプロポフォールを 10 mg/kg/時で 10 分間投与後漸減し，血行動態の変動が術前値の 20％以内になるように投与量を調節した結果，プロポフォールの総投与量および平均投与量はクロニジン 150 μg 投与群で有意に減少した（図 1）。Sung ら[14]の腹腔鏡下胆嚢摘出術患者で経口クロニジン 150 μg 前投薬による麻酔薬の節減効果を検討した研究でも，術中血行動態を術前値の 30％以内に収めるイソフルランの必要量は，クロニジンによって 30％減少した。

チザニジンやデクスメデトミジンなどの α_2 受容体作動薬も麻酔薬の必要量に影響を与える。セボフルランの MAC は経口チザニジン 4 mg 投与によって低下し[15]，術中イソフルランの必要量はデクスメデトミジン 0.6 μg/kg の麻酔導入前静注によって減少する[16]。また，デクスメデトミジン持続静注時で意識消失に要するプロポフォールの EC_{50} は 1.69 μg/ml であった。この値はデクスメデトミジン非投与下の値と比較して低下したと報告[17]している。

その他の研究

ラリンジアルマスク挿入に必要なプロポフォールの投与量に及ぼすクロニジン前投薬の影響を検討した研究では[18]，クロニジン 5 μg/kg の経口投与によって，プロポフォー

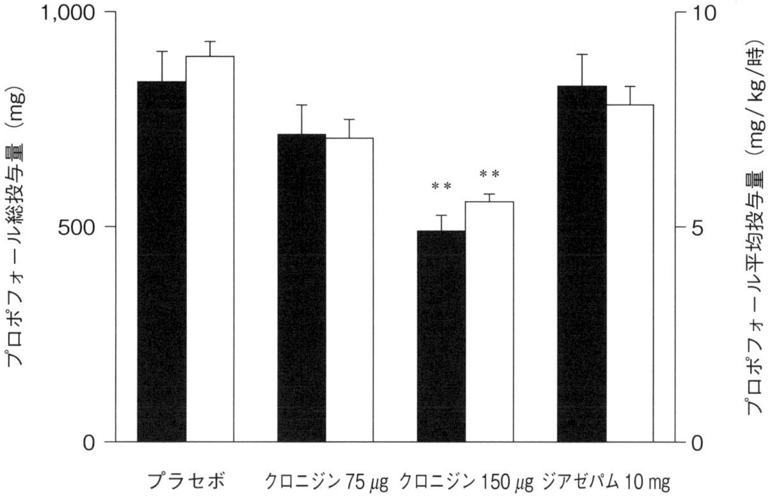

図 1　経口クロニジン前投薬がプロポフォール投与量に及ぼす影響（平均±標準誤差）

■ mg：総投与量，□ mg/kg/時：平均投与量.

クロニジン 150 μg 投与で有意にプラセボより低値になった.

（Imai Y, Mammoto T, Murakami K, et al. The effects of preanesthetic oral clonidine on total requirement of propofol for general anesthesia. J Clin Anesth 1998；10：660-5 より改変引用）

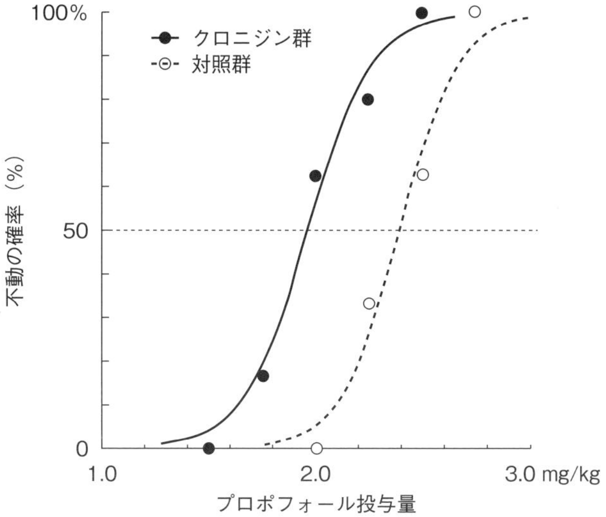

図 2　経口クロニジン 5 μg/kg 前投薬がラリンジアルマスク挿入に必要なプロポフォール投与量に及ぼす影響

クロニジンの投与により，プロポフォールの必要量が有意に減少した.

（Goyagi T, Tanaka M, Nishikawa T. Oral clonidine premedication reduces propofol requirement for laryngeal mask airway insertion. Can J Anesth 2000；47：627-30 より引用改変）

ルの必要量は 20％減少した（図 2）。同様に，TCI を用いてラリンジアルマスク挿入時のプロポフォール必要量を調べた研究結果によれば，プロポフォールの EC_{50} は経口クロニジン 2.5 ～ 5 μg/kg 前投薬群で有意に低下した[19]。このように，経口クロニジン前投薬はラリンジアルマスク挿入時のプロポフォール必要量を減少させる。

小児においても，経口クロニジン前投薬 2 ～ 4 μg/kg によって，全身麻酔導入時のチアミラールの必要量は減少し[20]，気管挿管に必要なセボフルラン濃度（MAC_{TI}）も低下する[21]。また，咳や体動なく円滑な気管チューブ抜去に必要なセボフルラン濃度（MAC_{-EX}）も有意に低下する[22]。

■参考文献

1) Bloor BC, Flacke WE. Reduction in halothane anesthetic requirement by clonidine, an alpha-adrenergic agonist. Anesth Analg 1982 ; 61 : 741-5.
2) Ghignone M, Quintin L, Duke PC, et al. Effects of clonidine on narcotic requirements and hemodynamic response during induction of fentanyl anesthesia and endotracheal intubation. Anesthesiology 1986 ; 64 : 36-42.
3) Entholzner EK, Mielke LL, Hargasser SR, et al. Intravenous clonidine decreases minimum end-tidal isoflurane for induction of electroencephalographic burst suppression. Anesth Analg 1997 ; 85 : 193-8.
4) Frank T, Thieme V, Olthoff D. Preoperative clonidine comedication within the scope of balanced inhalation anesthesia with sevoflurane in oral surgery procedures. Anaesthesiol Reanim 1999 ; 24 : 65-70.
5) De Deyne C, Struys M, Heylen R, et al. Influence of intravenous clonidine pretreatment on anesthetic requirements during bispectral EEG-guided sevoflurane anesthesia. J Clin Anesth 2000 ; 12 : 52-7.
6) Morris J, Acheson M, Reeves M, et al. Effect of clonidine pre-medication on propofol requirements during lower extremity vascular surgery : A randomized controlled trial. Br J Anaesth 2005 ; 95 : 183-8.
7) Flacke JW, Bloor BC, Flacke WE, et al. Reduced narcotic requirement by clonidine with improved hemodynamic and adrenergic stability in patients undergoing coronary bypass surgery. Anesthesiology 1987 ; 67 : 11-9.
8) Ghignone M, Calvillo O, Quintin L. Anesthesia and hypertension : The effect of clonidine on perioperative hemodynamics and isoflurane requirements. Anesthesiology 1987 ; 67 : 3-10.
9) Ghignone M, Noe C, Calvillo O, et al. Anesthesia for ophthalmic surgery in the elderly : The effects of clonidine on intraocular pressure, perioperative hemodynamics, and anesthetic requirement. Anesthesiology 1988 ; 68 : 707-16.
10) Woodcock TE, Millard RK, Dixon J, et al. Clonidine premedication for isoflurane-induced hypotension : Sympathoadrenal responses and a computer-controlled assessment of the vapour requirement. Br J Anaesth 1988 ; 60 : 388-94.
11) Richards MJ, Skues MA, Jarvis AP, et al. Total i.v. anaesthesia with propofol and alfentanil : Dose requirements for propofol and the effect of premedication with clonidine. Br J Anaesth 1990 ; 65 : 157-63.
12) Ellis JE, Drijvers G, Pedlow S, et al. Premedication with oral and transdermal clonidine provides safe and efficacious postoperative sympatholysis. Anesth Analg 1994 ; 79 : 1133-40.
13) Imai Y, Mammoto T, Murakami K, et al. The effects of preanesthetic oral clonidine on total requirement of propofol for general anesthesia. J Clin Anesth 1998 ; 10 : 660-5.
14) Sung CS, Lin SH, Chan KH, et al. Effect of oral clonidine premedication on perioperative hemodynamic response and postoperative analgesic requirement for patients undergoing laparoscopic cholecystectomy. Acta Anaesthesiol Sin 2000 ; 38 : 23-9.

15) Wajima Z, Yoshikawa T, Ogura A, et al. Oral tizanidine, an alpha2-adrenoceptor agonist, reduces the minimum alveolar concentration of sevoflurane in human adults. Anesth Analg 2002 ; 95 : 393-6.
16) Aho M, Lehtinen AM, Erkola O, et al. The effect of intravenously administered dexmedetomidine on perioperative hemodynamics and isoflurane requirements in patients undergoing abdominal hysterectomy. Anesthesiology 1991 ; 74 : 997-1002.
17) Peden CJ, Cloote AH, Stratford N, et al. The effect of intravenous dexmedetomidine premedication on the dose requirement of propofol to induce loss of consciousness in patients receiving alfentanil. Anaesthesia 2001 ; 56 : 408-13.
18) Goyagi T, Tanaka M, Nishikawa T. Oral clonidine premedication reduces propofol requirement for laryngeal mask airway insertion. Can J Anaesth 2000 ; 47 : 627-30.
19) Higuchi H, Adachi Y, Dahan A, et al. The interaction between propofol and clonidine for loss of consciousness. Anesth Analg 2002 ; 94 : 886-91.
20) Nishina K, Mikawa K, Maekawa N, et al. Clonidine decreases the dose of thiamylal required to induce anesthesia in children. Anesth Analg 1994 ; 79 : 766-8.
21) Nishina K, Mikawa K, Shiga M, et al. Oral clonidine premedication reduces minimum alveolar concentration of sevoflurane for tracheal intubation in children. Anesthesiology 1997 ; 87 : 1324-7.
22) Yaguchi Y, Inomata S, Kihara S, et al. The reduction in minimum alveolar concentration for tracheal extubation after clonidine premedication in children. Anesth Analg 2002 ; 94 : 863-6.

（合谷木　徹）

5 円滑な麻酔導入効果

はじめに

マスクによる緩徐導入を行うことが多い小児麻酔において，麻酔導入時の鎮静は愛護的な麻酔導入のために重要である。患者に精神的悪影響を与え，術後に幼児化や暗がりを怖がるなどの反応が見られることがあり，また複数回の麻酔を必要とする場合には，次回の麻酔導入時に一層の問題を引き起こすこととなる。

クロニジン

手術室入室の際に親と離れるときと，手術台でマスクを当てるときの二つのタイミングが児にとって最もストレスとなる。このときに，患者が眠っている，あるいは不安が少なく説明に納得して従えるような状態を目指して前投薬が投与される。Mikawa ら[1]は，親から離れるとき，マスクを当てるとき，ジアゼパム 0.4 mg/kg と比較してクロニジン 2 μg/kg は同程度，クロニジン 4 μg/kg では優れた鎮静をもたらすことを示した（図）。Cao ら[2]は，同様にミダゾラム 0.5 mg/kg とクロニジン 2 または 4 μg/kg を比較した。親から離れるときの不安，マスクを当てるときの態度を評価すると，ミダゾラムよりクロニジンのほうが好ましい結果であり，クロニジン群間では低用量と高用量で差はなかった。

麻酔導入時に吸入麻酔薬を使用した場合には，興奮期が現れる。この作用に対しても，クロニジンをはじめとする鎮静薬は有効である。クロニジンを投与されている患者では，吸入麻酔薬による麻酔導入時に興奮期がはっきり分からない症例が多くなる。前投薬が投与され鎮静が十分に得られている場合は，マスクを顔の上にかざして吸入麻酔薬を投与しているうちに，眠っているような状態になり，マスクを密着させても反応せず，そのまま麻酔深度を深くすることができる。Almenrader ら[3]は，ミダゾラム 0.5 mg/kg とクロニジン 4 μg/kg とを比較した。麻酔導入時に満足できる鎮静度であった小児の割合は両群とも 80％以上と高かったが，さらに眠ったまま麻酔導入ができる小児の割合は，クロニジンでは 66％あったのに対しミダゾラムでは 0％であった。

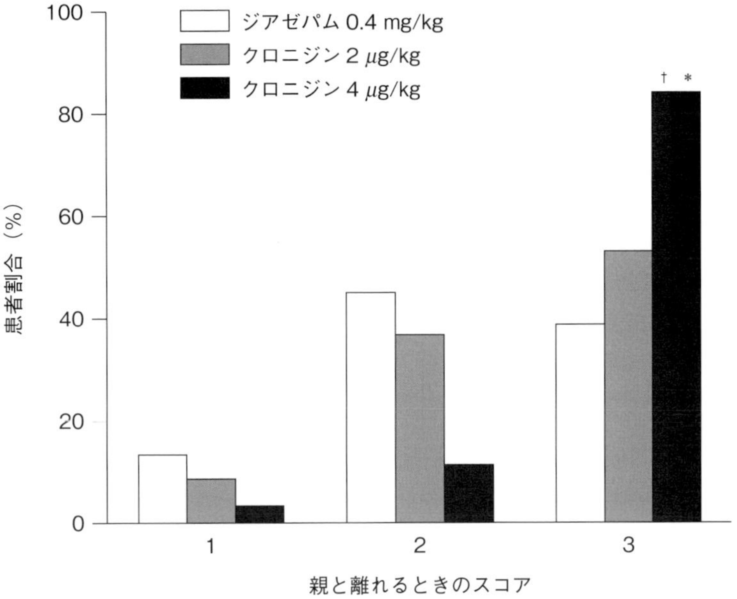

図　ジアゼパムまたはクロニジン前投薬後，手術室入室時の患児の態度

スコア 1：poor（anxious/combative），2：good（anxious/easily reassured），3：excellent（sleeping/calm）.

＊：$P < 0.05$ vs ジアゼパム 0.4 mg/kg，†：$P < 0.05$ vs クロニジン 2 μg/kg.

（Mikawa K, Maekawa N, Nishina K, et al. Efficacy of oral clonidine premedication in children. Anesthesiology 1993；79：926-31 より改変引用）

デクスメデトミジン

Yuen ら[4)]は，デクスメデトミジンとミダゾラムの前投薬を比較している。ミダゾラム 0.5 mg/kg 経口投与とデクスメデトミジン 0.5 μg/kg，1 μg/kg の経鼻投与を比較すると，親から離れるときの鎮静度の満足度は 21.9%，59.4%，75%とミダゾラムよりデクスメデトミジンのほうが高い。しかし，前室では鎮静されているように見える児のうち，麻酔導入の刺激で不安と判断される態度を示した児の割合はミダゾラムが 0%であるのに対し，デクスメデトミジン高用量では18.8%であり，デクスメデトミジンはいったん鎮静されても刺激により容易に覚醒し，不安を感じると報告している。この報告の中で，年齢によるサブグループによる検討をさらに行い，2～6 歳の児では導入時にも鎮静されたままであったが，7 歳以上の児では導入時に起きてしまう症例が多かったことを示している。年齢により，必要な投与量が違うのかもしれない。しかし，年長児では，刺激しても起きないほどの鎮静は必要なく，言い聞かせながらマスクを受け入れさせることができる程度の鎮静を好む麻酔科医も多い。

静脈麻酔薬で麻酔導入を行う場合は，麻酔導入の円滑さが問題になることは少ないが，麻酔を導入する前に不快感を伴う処置が必要となる場合には，α_2 受容体作動薬の作用が有効である。覚醒下気管挿管時には疼痛のために循環動態の変動が見られるが，デクスメデトミジンの前投薬が循環への影響を減らすことに加えて，健忘作用や唾液分泌抑制作用があり，気管挿管のしやすさ，および患者の満足度から有効であることが報告[5]されている。

■参考文献

1) Mikawa K, Maekawa N, Nishina K, et al. Efficacy of oral clonidine premedication in children. Anesthesiology 1993；79：926-31.
2) Cao J, Shi W, Miao X, et al. Effects of premedication of midazolam or clonidine on perioperative anxiety and pain in children. BioScience Trends 2009；3：115-8.
3) Almenrader N, Passariello M, Coccetti B, et al. Premedication in children：A comparison of oral midazolam and oral clonidine. Paediatr Anaesth 2007；17：1143-9.
4) Yuen VM, Hui TW, Irwin MG, et al. A comparison of intranasal dexmedetomidine and oral midazolam for premedication in pediatric anesthesia：A double-blinded randomized controlled trial. Anesth Analg 2008；106：1715-21.
5) Abdelmalak B, Makary L, Hoban J, et al. Dexmedetomidine as sole sedative for awake intubation in management of the critical airway. J Clin Anesth 2007；19：370-3.

（仁科かほる）

6 循環安定化作用

はじめに

麻酔前投薬の処方には，手術・麻酔に関する不安の軽減や麻酔の導入を円滑にする効果がある。患者の不安を減らすジアゼパムやミダゾラム，気道内分泌物を減らすアトロピンなどの作用を単剤で網羅するのがクロニジン（カタプレス®）である（本章1，3参照）。

一方，麻酔前投薬などに広く臨床で用いられている薬物の代表に，ジアゼパムとミダゾラムがある。注意すべきは，日本人では肝のP450（CYP）2C19における遺伝子変異の割合が欧米と比較して有意に高く，変異群ではジアゼパムの代謝能が低いため全身麻酔からの覚醒が遅れる点である[1)]。遺伝学的に鎮静作用に大きな個人差が存在することになり，予想外の覚醒遅延など副作用が生じる可能性が危惧される。またミダゾラムは麻薬性鎮痛薬の呼吸抑制を増強するため，酸素投与を必要とする患者が増加する[2)]が，クロニジンは呼吸を抑制せず，麻薬性鎮痛薬の呼吸抑制も増強しない。近年の臨床麻酔では，麻薬性鎮痛薬を併用する機会が多いため，麻酔前投薬の選択には細心の注意が必要である。クロニジン4.5 μg/kg経口投与後の麻酔導入直後における動脈血中クロニジン濃度は1.5 ± 0.2 ng/mlと個人差がきわめて小さく[3)]，血中濃度の観点から一様な効果が期待できる。本邦におけるクロニジンの剤形は，75 μgまたは150 μgの錠剤である。錠剤を2分割することで，37.5 μgが最小投与単位となる。

本項では，麻酔導入・気管挿管，維持，抜管および術後に分け，クロニジンの麻酔前投薬として優れた効果の一つ，循環安定化作用と注意点について概説する。

麻酔導入・気管挿管

1 循環を安定させる薬物投与量と呼吸法

a. 薬物投与量

麻酔前投薬としてクロニジンを使用する場合には，麻酔導入時の薬物投与量に留意することにより，著明な低血圧や徐脈を回避できる[4)]。そのためには，麻酔導入に使用する個々の薬物の節減効果を理解しておくことが重要である[5)～8)]。過度な血圧低下や徐脈が生じないようクロニジンの投与量により麻酔導入時の薬物投与量を減量する必要がある。

b. 導入時の呼吸法

患者の協力を得て自発的な深呼吸を利用し吸入麻酔薬を用いる麻酔導入法が，vital capacity rapid inhalational induction である[9)]。気道刺激性が低く，血液/ガス分配係数の小さいセボフルランを利用した方法が円滑かつ迅速であり[3)10)]，その中でもクロニジン 4.5 μg/kg 経口投与を麻酔前投与し，5％セボフルランを用いた 3 回深呼吸麻酔導入法が最も迅速である[3)10)]。就眠までの所要時間は平均 27 秒であり，循環変動の原因となる咳などの合併症はない。迅速な導入を目的に高濃度の揮発性吸入麻酔薬を用いる場合，循環抑制が危惧されるが，深呼吸という運動の効果により麻酔導入前の心拍数が気管挿管前まで維持され，徐脈を来さない[10)]。

2 マスク換気

吸入イソフルラン濃度を急激に上昇させると，血圧上昇と頻脈が誘発される。成人患者を対象に吸入イソフルラン濃度を 1％から 4％まで段階的に増加させ，マスク換気時における血行動態の変化をクロニジン（3 ～ 4 μg/kg 経口投与）群とリドカイン（4％，2 ml の鼻腔内投与または 0.4 mg/kg ＋ 30 μg/kg/時の持続静注）群で比較した報告では，クロニジン群およびリドカイン鼻腔内投与群において血圧と心拍数の上昇が抑制され，血中アドレナリン濃度は低く推移する（図 1）[11)]。

3 気管挿管

喉頭鏡や気管支鏡操作に伴う循環変動により，10 ～ 18％の患者で心電図上 ST 変化が生じる[12)13)]。微細喉頭手術を受ける米国麻酔科学会クラスⅠ～Ⅲの成人患者を対象とし，クロニジン 4 ～ 4.5 μg/kg 経口投与の血圧および心拍数に及ぼす効果を検討した報告[14)]では，対照群と比較して低く安定した状態に維持される。クロニジンは小児においても気管挿管時の循環変動を抑制し，その有用性が報告[15)]されている（図 2）。小児患者

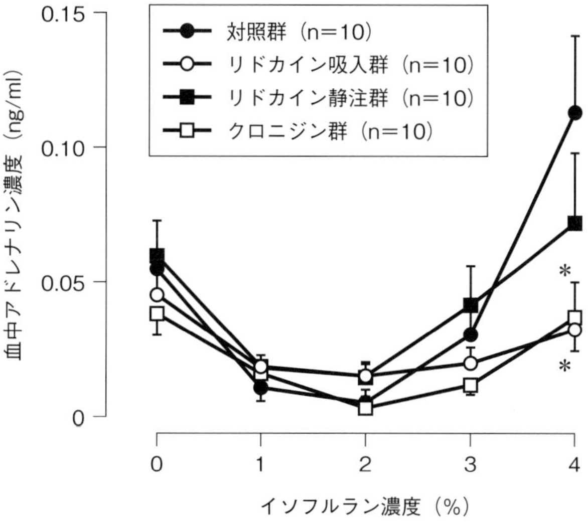

図1　イソフルラン吸入中の血中アドレナリン濃度の変化（平均±標準偏差）

＊は対照群と比較して有意差あり（P＜0.05）.

リドカイン静注群とクロニジン群では，イソフルラン吸入濃度の上昇に伴う血中アドレナリン濃度の増加が抑制された.

（Tanaka S, Tsuchida H, Namba H, et al. Clonidine and lidocaine inhibition of isoflurane-induced tachycardia in humans. Anesthesiology 1994；81：1341-9 より改変引用）

で筋弛緩薬を使用せずにセボフルランを用いて気管挿管する際の，50％の患者で咳や体動なしに気管挿管できる呼気終末セボフルラン濃度（MAC_{EI}）は，クロニジン 0，2，4 μg/kg の経口投与により，それぞれ 2.9％，2.5％，1.9％とクロニジンの投与量増加に伴って減少するため，気管挿管は容易になる[16]。MAC_{EI}/MAC の比は 1.4 が維持され，徐脈や血圧低下は見られない[16]。気管挿管の刺激で交感神経が刺激され，その結果として血中ニューロペプチド Y が上昇する可能性はあるが，小児でクロニジン 2.5 μg/kg を経直腸投与すると，ニューロペプチド Y の上昇は見られない[17]。

麻酔維持

1 麻酔関連

副鼻腔手術を受ける成人患者にクロニジン 5 μg/kg を麻酔前経口投与することにより，対照群と比較して，術中の吸入麻酔薬濃度（イソフルランまたはセボフルラン）は約 30％少なく済むにもかかわらず，心拍数は約 20％低値で安定し，出血量も半減する[18]。鼓室形成術においても同様の報告があり，クロニジン 300 μg の経口投与によって，術野の出血量は少なく良好な視野が得られ（図3），術中の血圧と心拍数は対照群より低く

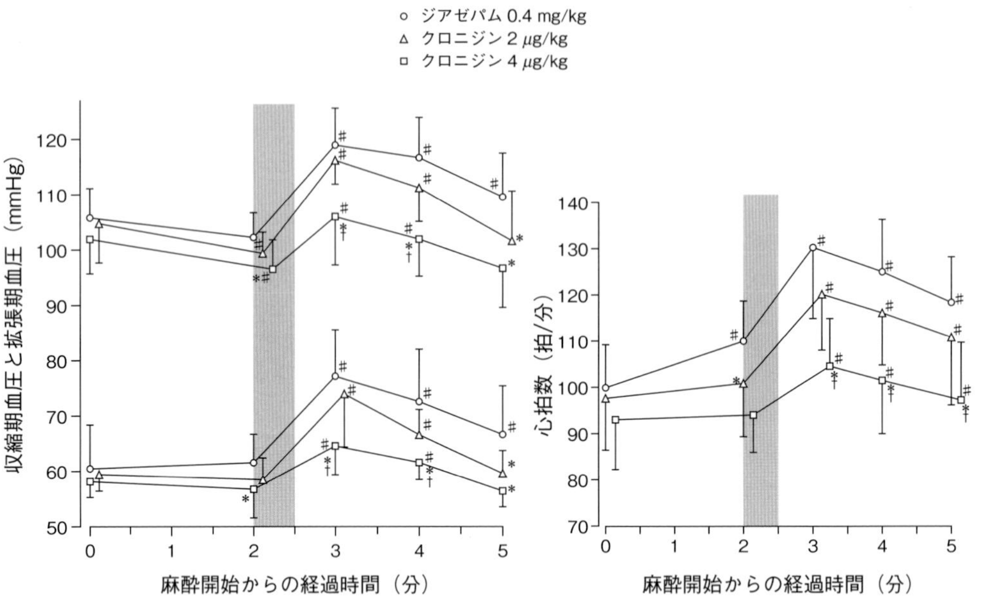

図 2　麻酔前投薬と気管挿管前後の循環変動（各群 n = 35，平均±標準偏差）

小児患者でジアゼパム 0.4 mg/kg，クロニジン 2 μg/kg または 4 μg/kg を経口投与し，気管挿管前後の循環変動を観察した．

＊はジアゼパム群と比較し，†はクロニジン群間において，# は開始時（時間 0）と比較し，有意差（P ＜ 0.05）を認めた．クロニジン 4 μg/kg 群で最も循環変動が小さかった．縦の帯線は喉頭展開と気管挿管．

（Mikawa K, Maekawa N, Nishina K, et al. Efficacy of oral clonidine premedication in children. Anesthesiology 1993；79：926-31 より改変引用）

安定する[19)]。

2 手術操作

a. 脳外科のピンヘッド・ホルダー

頭蓋内圧亢進など血圧上昇を回避したい患者にも，クロニジンが有用である。プロポフォール目標制御注入（TCI）下でフェンタニル 4 μg/kg とリドカイン 1.5 mg/kg を静脈内投与後，テマゼパム群とクロニジン 3 μg/kg 群間に麻酔導入後の平均血圧に差はなかったが，ピン刺入後の血圧はクロニジン群で低く抑えられる（図 4）[20)]。

b. 腹腔鏡下手術における気腹

腹腔鏡下胆嚢摘出術を受ける患者を対象とし，交感神経系および視床下部–下垂体–副腎皮質系の反応に及ぼす経口クロニジン 4 μg/kg の影響を調べた報告[21)]がある。イソフルラン麻酔では，対照群と比較して血中ノルアドレン濃度は低値となったが，コルチゾール，副腎皮質刺激ホルモン（ACTH），アドレナリンおよびドパミン濃度に群間差は見られず，クロニジンは気腹中の交感神経反応を抑制するが，視床下部–下垂体–副腎皮質系の反応は抑制しない[21)]。

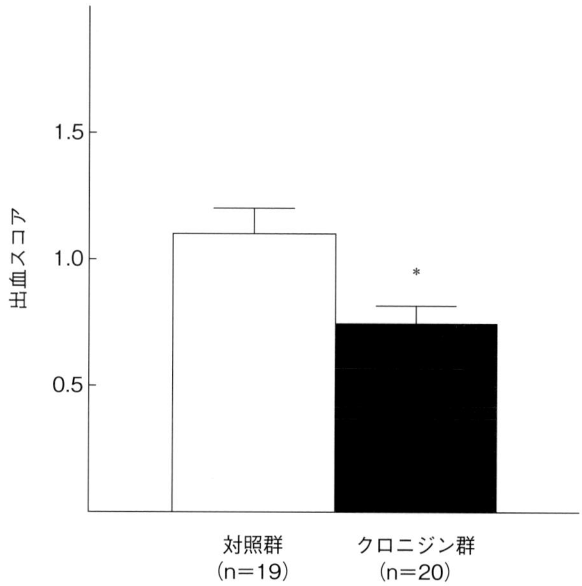

図３　経口クロニジン 300 μg 前投薬が鼓室形成術中の出血に及ぼす効果（平均±標準誤差）

顕微鏡下手術中の術野の状態を出血スコアで判定した．クロニジンはドライな術野を提供した．出血スコア 0：出血なし（非常に良い術野），1：最小限の出血（時々吸引），2：持続的に出血（持続吸引）．＊：$P < 0.05$ vs. 対照群．

（Marchal JM, Gómez-Luque A, Martos-Crespo F, et al. Clonidine decreases intraoperative bleeding in middle ear microsurgery. Acta Anaesthesiol Scand 2001；45：627-33 より改変引用）

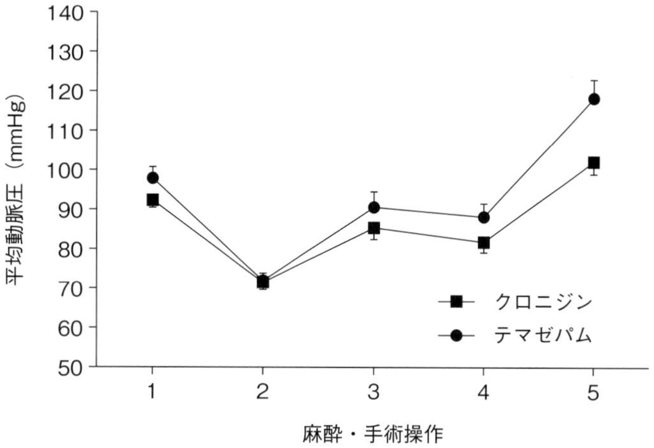

図４　脳外科のピンヘッド・ホルダー刺入時の血圧変動に及ぼすクロニジン前投薬の効果（各群 n = 25，平均±標準誤差）

テマゼパムと比較した場合，クロニジン 3 μg/kg 群では，麻酔導入後の平均血圧に差はなかったが，ピン刺入後の血圧上昇は抑制された．

1：麻酔導入前，2：気管挿管前，3：気管挿管後，4：ピン刺入前，5：ピン刺入後．

（Costello TG, Cormack JR. Clonidine premedication decreases hemodynamic responses to pin head-holder application during craniotomy. Anesth Analg 1998 ; 86 : 1001-4 より改変引用）

抜　管

小児で経口クロニジン 2 または 4 μg/kg を麻酔前投与し，手術終了後の気管チューブ抜管時の反応を観察した報告[22]によると，循環動態の変動はなく，円滑な抜管が容易となる。

術　後

α_2 受容体作動薬は，循環安定化作用と酸素消費量の減少効果を有し，周術期における心筋虚血の発生頻度を減少させることが期待される。心臓疾患を有する患者におけるデクスメデトミジンの効果に関してはメタ解析が行われ[23]，周術期における心臓関連のイベントを減少させることはよく知られている。冠動脈疾患を有する米国麻酔科学会クラスⅢの患者を対象としたホルター心電図モニターおいて，術前は両群ともに約 30％の患者が心筋虚血を示すが，術後に関しては対照群の 40％の患者で心筋虚血を示すのに対し，経口クロニジン 3 μg/kg の麻酔前投与によって 17％に低下する[24]。

まとめ

麻酔導入時の呼吸法から術後状態までを分割し，クロニジンの麻酔前投薬として循環安定化作用関連の優れた効果と注意点について，簡潔に述べた。本邦では，α_2 受容体作動薬としてクロニジン経口薬が臨床の場で広く使用され，多くの臨床研究データが蓄積されてきた。薬理学的作用が多岐にわたり，多くの優れた効果が期待できる。投与量と副作用を理解し，その効果を十分に引き出すことが重要である。

■参考文献

1) Inomata S, Nagashima A, Itagaki F, et al. CYP2C19 genotype affects diazepam pharmacokinetics and emergence from general anesthesia. Clin Pharmacol Ther 2005；78：647-55.
2) Bergendahl H, Lönnqvist PA, Eksborg S. Clonidine in paediatric anaesthesia：Review of the literature and comparison with benzodiazepines for premedication. Acta Anaesthesiol Scand 2006；50：135-43.
3) Inomata S, Yaguchi Y, Toyooka H. The effects of clonidine premedication on sevoflurane requirements and anesthetic induction time. Anesth Analg 1999；89：204-8.
4) Nishina K, Mikawa K, Maekawa N, et al. Clonidine decreases the dose of thiamylal required to induce anesthesia in children.　Anesth Analg 1994；79：766-8.
5) Wright PM, Carabine UA, McClune S, et al. Preanaesthetic medication with clonidine. Br J Anaesth 1990；65：628-32.
6) Orko R, Pouttu J, Ghignone M, et al. Effect of clonidine on haemodynamic responses to endotracheal intubation and on gastric acidity. Acta Anaesthesiol Scand 1987；31：325-9.

7) Kimura T, Nishikawa T, Sato K, et al. Oral clonidine reduces thiamylal requirement for induction of anesthesia in adult patients. J Anesth 1996；10：1-4.
8) Inomata S, Kihara S, Miyabe M, et al. The hypnotic and analgesic effects of oral clonidine during sevoflurane anesthesia in children：A dose-response study. Anesth Analg 2002；94：1479-83.
9) Ruffle JM, Snider MT, Rosenberger JL, et al. Rapid induction of halothane anaesthesia in man. Br J Anaesth 1985；57：607-11.
10) 矢口裕一，猪股伸一，山下創一郎ほか．5％セボフルランを用いた3回深呼吸麻酔導入法．日臨麻会誌 1998；18：265-70.
11) Tanaka S, Tsuchida H, Namba H, et al. Clonidine and lidocaine inhibition of isoflurane-induced tachycardia in humans. Anesthesiology 1994；81：1341-9.
12) Wark KJ, Lyons J, Feneck RO. The haemodynamic effects of bronchoscopy：Effect of pretreatment with fentanyl and alfentanil. Anaesthesia 1986；41：162-7.
13) Hill AJ, Feneck RO, Underwood SM, et al. The haemodynamic effects of bronchoscopy. Comparison of propofol and thiopentone with and without alfentanil pretreatment. Anaesthesia 1991；46：266-70.
14) Matot I, Sichel JY, Yofe V, et al. The effect of clonidine premedication on hemodynamic responses to microlaryngoscopy and rigid bronchoscopy. Anesth Analg 2000；91：828-33.
15) Mikawa K, Maekawa N, Nishina K, et al. Efficacy of oral clonidine premedication in children. Anesthesiology 1993；79：926-31.
16) Inomata S, Kihara S, Yaguchi Y, et al. Reduction in standard MAC and MAC for intubation after clonidine premedication in children. Br J Anaesth 2000；85：700-4.
17) Bergendahl HT, Eksborg S, Kogner P, et al. Neuropeptide Y response to tracheal intubation in anaesthetized children：Effects of clonidine vs midazolam as premedication. Br J Anaesth 1999；82：391-4.
18) Okuyama K, Inomata S, Toyooka H. The effects of prostaglandin E_1 or oral clonidine premedication on blood loss during paranasal sinus surgery. Can J Anaesth 2005；52：546-7.
19) Marchal JM, Gómez-Luque A, Martos-Crespo F, et al. Clonidine decreases intraoperative bleeding in middle ear microsurgery. Acta Anaesthesiol Scand 2001；45：627-33.
20) Costello TG, Cormack JR. Clonidine premedication decreases hemodynamic responses to pin head-holder application during craniotomy. Anesth Analg 1998；86：1001-4.
21) Yotsui T. Clonidine premedication prevents sympathetic hyperactivity but does not prevent hypothalamo-pituitary-adrenocortical responses in patients undergoing laparoscopic cholecystectomy. J Anesth 2001；15：78-82.
22) Yaguchi Y, Inomata S, Kihara S, et al. The reduction in minimum alveolar concentration for tracheal extubation after clonidine premedication in children. Anesth Analg 2002；94：863-6.
23) Aantaa R, Jalonen J. Perioperative use of alpha2-adrenoceptor agonists and the cardiac patient. Eur J Anaesthesiol 2006；23：361-72.
24) Yin YC, Chow LH, Tsao CM, et al. Oral clonidine reduces myocardial ischemia in patients with coronary artery disease undergoing noncardiac surgery. Acta Anaesthesiol Sin 2002；40：197-203.

(猪股　伸一)

7 胃内容量・pHおよび下部食道括約筋に及ぼす作用

はじめに

麻酔導入時の胃内容量の増加，pHの低下は，麻酔導入時の誤嚥性肺炎のリスクとして重要である。胃内容環境は，胃液・胃酸の分泌と胃内容の腸への排泄について分けて考えられる。

胃液分泌・胃内容排泄

1990年代にはげっ歯類で，α_2受容体作動薬が胃内容の停滞，腸管運動の低下をもたらすことが報告されていた。その後，動物およびヒトで消化管運動に与える影響について研究がなされているが，一定の結果を見ていない。Kwiatekら[1]はクロニジンを健康成人に静脈内投与し，500 mlの10％糖液を摂取したときの胃内容変化をMRIで調べた。糖液摂取後は胃液分泌のため胃内容が増加し，ついで，胃の収縮運動と前庭の蠕動により，腸へと内容物が排泄されていく。クロニジンは，胃液分泌を抑制し最初の胃内容量の増加を減じ，胃の弛緩が抑制され胃内圧が保たれるため，胃内容排泄は促進される（図1）。Asaiら[2]は，ラットを用いた実験でアイソトープを含んだ生理食塩液を胃内へ注入し，胃からの排泄の割合，小腸での移動を調査した。クロニジン，デクスメデトミジンともに胃内容排泄を抑制する効果があったが，その程度は弱かった。モルヒネでは鎮静に有効な範囲で胃内容排泄を50％抑制する濃度（ED_{50}）を求めることができたが，α_2受容体作動薬では鎮静濃度よりはるかに高い濃度が必要であった。Nishinaら[3]は，小児の麻酔前投薬としてクロニジン4 μg/kgを経口投与して，麻酔導入後に胃管チューブを挿入して回収した胃液の量とpHを測定した。プラセボ群と比較して，胃液の量，pHともに差はなく，クロニジンには胃内容環境を改善する効果は見られなかった。

Memisら[4]は，集中治療室の患者で，プロポフォール2 mg/kg/時とデクスメデトミジン0.2 μg/kg/時の胃内容量に与える影響を調べている。経胃栄養を投与しながら鎮静薬の投与前後で胃内容量を調べており，投与終了時の胃内容量はプロポフォール群で多かったが，胃内容排泄時間，胃液pHにはプロポフォールとデクスメデトミジンで差がなかった。Iirolaら[5]は，健常者で1 μg/kg静脈内投与後，0.7 μg/kg/時のデクスメ

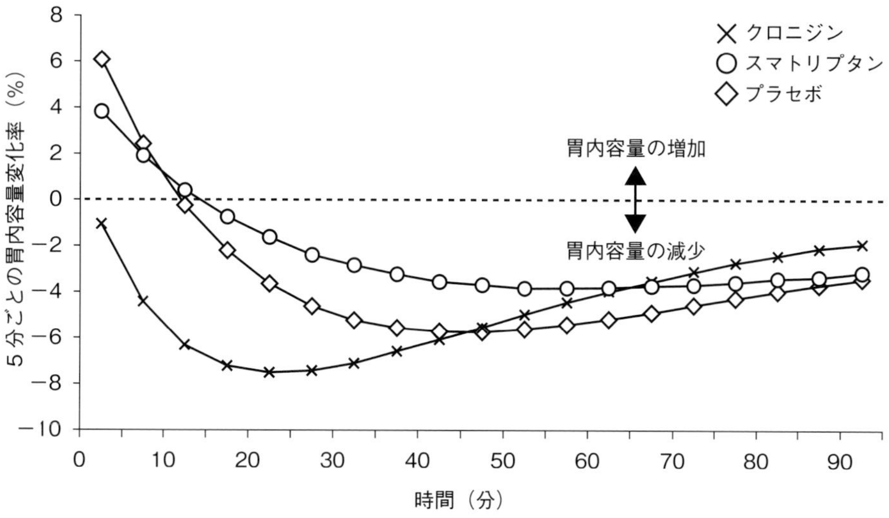

図1　クロニジンの胃内容量変化に与える影響（各群 n＝9）

クロニジン投与群では 500 ml の糖液を摂取後も胃内容量の増加が見られず，早期の胃内容排泄も速やかである.

（Kwiatek MA, Fox MR, Steingoetter A, et al. Effects of clonidine and sumatriptan on postprandial gastric volume response, antral contraction waves and emptying：An MRI study. Neurogastroenterol Motil 2009；21：928-e71 より改変引用）

デトミジンを投与し，デクスメデトミジンの胃内容排泄時間延長に与える影響がモルヒネ 0.1 mg/kg 静脈内投与よりも大きいことを報告している。この結果は，デクスメデトミジンが胃内容排泄に影響を与えないとする Memis ら[4]の報告とは異なるものであるが，その一つの理由として，対象も異なるが，血中濃度が違うことが原因である可能性について触れている。

Cheng ら[6]は，クロニジンが胃酸分泌に抑制と促進の 2 相性の効果があることを示している。少量のクロニジンは，副交感神経節後線維の α_2 受容体に作用し胃酸分泌を抑制するが，投与量が増えるに伴って胃酸分泌促進作用を示すようになる。

下部食道括約筋

下部食道括約筋の弛緩は胃内容逆流の危険性を増大させる心配がある。多くの鎮静薬は，その作用は弱いものの下部食道括約筋を弛緩させる作用がある。デクスメデトミジンを健康成人に投与すると，血中目標濃度 0.6 ng/ml では下部食道括約筋には変化なく，2.4 ng/ml で有意に低下する（図2）。しかし，胃食道圧較差に与える影響には，鎮静濃度では臨床的な意義はないと結論している（図3）[7]。

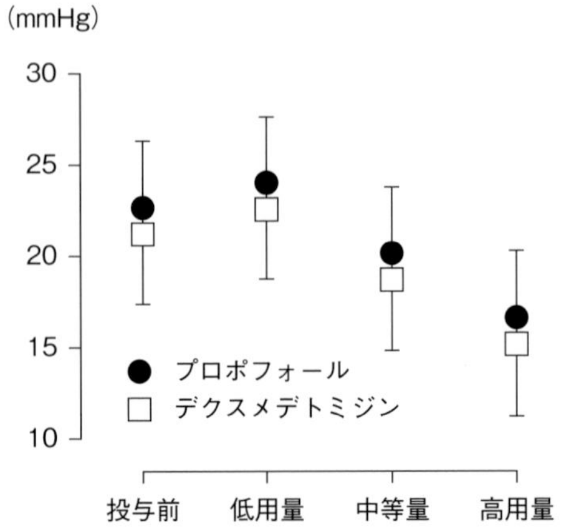

図２　デクスメデトミジンとプロポフォールによる下部食道括約筋圧の変化（各用量 n ＝ 11，平均±95％信頼区間）

低用量，中等量，高用量は，デクスメデトミジンでは 0.6，1.2，2.4 ng/ml，プロポフォールでは 1，2，4 μg/ml の血中濃度を目標として投与した．

（Turan A, Wo J, Kasuya Y, et al. Effects of dexmedetomidine and propofol on lower esophageal sphincter and gastroesophageal pressure gradient in healthy volunteers. Anesthesiology 2010；112：19-24 より改変引用）

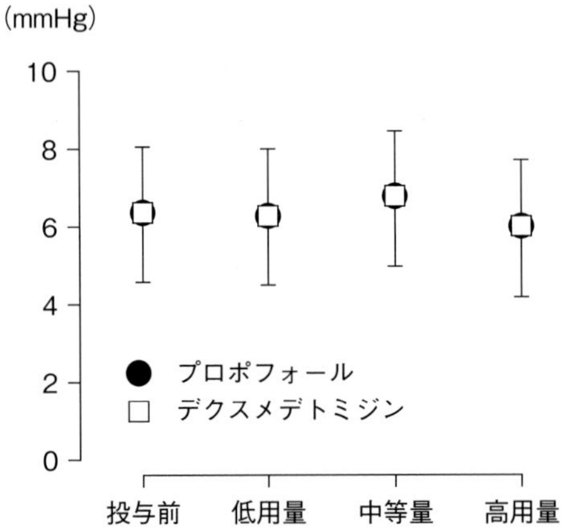

図３　デクスメデトミジンとプロポフォールが胃食道圧較差に及ぼす影響（各用量 n ＝ 11，平均±95％信頼区間）

低用量，中等量，高用量はデクスメデトミジンでは 0.6，1.2，2.4 ng/ml，プロポフォールでは 1，2，4 μg/ml の血中濃度を目標として投与した．

（Turan A, Wo J, Kasuya Y, et al. Effects of dexmedetomidine and propofol on lower esophageal sphincter and gastroesophageal pressure gradient in healthy volunteers. Anesthesiology 2010；112：19-24 より改変引用）

■参考文献

1) Kwiatek MA, Fox MR, Steingoetter A, et al. Effects of clonidine and sumatriptan on postprandial gastric volume response, antral contraction waves and emptying : An MRI study. Neurogastroenterol Motil 2009 ; 21 : 928-e71.
2) Asai T, Mapleson WW, Power I. Differential effects of clonidine and dexmedetomidine on gastric emptying and gastrointestinal transit in the rat. Br J Anaesth 1997 ; 78 : 301-7.
3) Nishina K, Mikawa K, Maekawa N, et al. Oral clonidine premedication does not affect preoperative gastric fluid pH and volume in children. Anesth Analg 1995 ; 80 : 1065-6.
4) Memis D, Dökmeci D, Karamanlioglu B, et al. A comparison of the effect on gastric emptying of propofol or dexmedetomidine in critically ill patients : Preliminary study. Eur J Anaesth 2006 ; 23 : 700-4.
5) Iirola T, Vilo S, Aantaa R, et al. Dexmedetomidine inhibits gastric emptying and oro-caecal transit in healthy volunteers. Br J Anaesth 2011 ; 106 : 522-7.
6) Cheng HC, Gleason EM, Nathan BA, et al. Effects of clonidine on gastric acid secretion in the rat. J Pharmacol Exp Ther 1981 ; 217 : 121-6.
7) Turan A, Wo J, Kasuya Y, et al. Effects of dexmedetomidine and propofol on lower esophageal sphincter and gastroesophageal pressure gradient in healthy volunteers. Anesthesiology 2010 ; 112 : 19-24.

（仁科かほる）

8 術後悪心・嘔吐，シバリングの防止効果

術後悪心・嘔吐（PONV）の防止効果

術後悪心・嘔吐（postoperative nausea and vomiting：PONV）は，頻度が高く，特に日帰り手術の場合には術後退院を遅らせる原因として重要な麻酔合併症である。小児，特に斜視手術ではPONVが多く，さまざまな予防，治療法が試みられている[1]。経口クロニジン4 μg/kgの前投薬は，術後の嘔吐の頻度37％を11％に減少させた[2]という報告と，効果がなかった[3]とする報告もある。女性ではPONVの頻度が高く，乳房切除の術後のPONV発生率は60～80％であるが，クロニジン2 μg/kgの導入時の静脈内投与でPONVの発生率は約半分に減少する[4]。クロニジン150 μgの経口前投薬では腹腔鏡下胆嚢摘出術後の成人女性のPONVは約半数に減少した[5]。

α_2受容体作動薬がPONVに効果がある機序としては，カテコールアミンの産生を抑制することで，カテコールアミンにより誘発される嘔吐を抑制する可能性や，疼痛管理に使用される麻薬が減少することによる影響などもその機序として推察されている[6]。

シバリングの防止効果

麻酔後のシバリングの頻度は手術の種類などにより大きな開きがあるが，小児で3.5％に[7]，成人では6.3～66％[8]に見られると報告されている。筋収縮による酸素消費量の増加，心電図などのモニタリングができないこと，患者の不快感などから予防対策として保温などが行われてきている。しかし，必ずしも低体温を伴わないシバリングがあるため，薬物治療が行われている。

α_2受容体作動薬は，血管収縮やシバリングを起こす体温を低下させることが知られており[9][10]，ヨーロッパでは麻酔後のシバリングの治療に最もよく使用されている薬物の一つである。硬膜外麻酔によるシバリングの発生頻度が前投薬なしでは55％であるのに対し，クロニジン150 μgを静脈内投与すると5％に減少した[11]。2～8歳のV-Pシャント手術を受ける小児にミダゾラムまたはクロニジンを投与すると，ミダゾラム群では40％にシバリングが見られたが，クロニジン群では2 μg/kg，4 μg/kgいずれの投与量でもシバリングは起こらなかった[12]。

シバリングが起こった後の治療としても，α_2 受容体作動薬はよく使用されている[13)]。クロニジン 150 μg とメペリジン 25 mg の静脈内投与では同程度の効果が見られ，追加投与を行うことによりすべての患者のシバリングを停止することができた[14)]。日帰りの小手術の小児にセボフルラン，フェンタニルによる全身麻酔を行い，術後にシバリングが起こった小児にデクスメデトミジンを 0.5 μg/kg を緩徐に静脈内投与すると，5 分以内にシバリングが停止したと報告されている[15)]。

術後の作用を目的とした前投薬

前投薬に用いた薬物の血中濃度の変化を考慮すると，短時間手術でないと術後の効果を期待することは難しいため，確実な PONV，シバリング抑制の作用を期待する場合には手術終了時間より計算して α_2 受容体作動薬を投与することが望ましいと考える。

■参考文献

1) Fujii Y. Clinical management of postoperative vomiting after strabismus surgery in children. Cur Drug Saf 2010；5：132-48.
2) Mikawa K, Nishina K, Maekawa N, et al. Oral clonidine premedication reduces vomiting in children after strabismus surgery. Can J Anaesth 1995；42：977-81.
3) Gulhas N, Turkoz A, Durmus M, et al. Oral clonidine premedication does not reduce postoperative vomiting in children undergoing strabismus surgery. Acta Anaesthesiol Scand 2003；47：90-3.
4) Oddby-Muhrbeck E, Eksborg S, Bergendahl HT, et al. Effects of clonidine on postoperative nausea and vomiting in breast cancer surgery. Anesthesiolgy 2002；96：1109-14.
5) 小林則之，石井　奏．クロニジンの術後嘔気・嘔吐に対する効果：クロニジンの硬膜外投与と経口投与の比較．麻酔 1997；46：538-42.
6) Fujii Y. Prophylaxis of postoperative nausea and vomiting in patients scheduled for breast surgery. Clin Drug Investig 2006；26：427-37.
7) Akin A, Esmaoglu A, Boyaci A. Postoperative shivering in children and causative factors. Paediatr Anaesth 2005；15：1089-93.
8) Alfonsi P. Postanaethetic shivering：Epidemiology, pathophysiology, and approaches to prevention and management. Drug 2001；61：2193-205.
9) Nicolaou G, Chen AA, Johnston CE, et al. Clonidine decreases vasoconstriction and shivering thresholds, without affecting the sweating threshold. Can J Anaesth 1997；44：636-42.
10) Talke P, Tayefeh F, Sessler DI, et al. Dexmedetromidine does not alter the sweating threshold, but comparably and linearly decreases the vasoconstriction and shivering thresholds. Anesthesiology 1997；87：835-41.
11) Yang CH, Yu CC, Seah YS, et al. Effect of intravenous clonidine on prevention of postepidural shivering. Ma Zui Xue Za Zhi 1993；31：121-6.
12) Cao J, Shi W, Miao X, et al. Effects of premedication of midazolam or clonidine on perioperative anxiety and pain in children. BioScience Trends 2009；3：115-8.
13) Kranke P, Eberhart LH, Roewer N, et al. Pharmacological treatment of postoperative shivering：A quantitative systematic review of randomized controlled trials. Anesth Analg 2002；94：453-60.

14) Schwarzkopf KR, Hoff H, Hartmann M, et al. A comparison between meperidine, clonidine and urapidil in the treatment of postanesthetic shivering. Anesth Analg 2001；92：257-60.
15) Brain Easley R, Brandy KM, Tobias JD. Dexmedetomidine for the treatment of post-anesthesia shivering in children. Paediatr Anaesth 2007；17：341-6.

（仁科かほる）

III

全身麻酔における有用性と留意点

1 麻酔補助効果
— 鎮静・鎮痛作用 —

はじめに

実験的には1970年代から，クロニジンの麻酔補助効果について研究されていた。たとえば，クロニジン50 μg/kgを1日3回，3日間皮下注すると，ウサギのハロタン最小肺胞濃度は約16％減少することが分かっていた[1]。2000年，Kitaら[2]のラットの実験で，このハロタン最小肺胞濃度減少作用を発揮するクロニジンの作用点は，中脳より上位中枢と下部脳幹であることが明らかにされた。

経口クロニジンの麻酔補助効果（表1）

臨床的には，麻酔前の経口クロニジン2.5～5 μg/kg投与によって，成人での麻酔導入に必要なバルビツレートの投与量は15～23％減少し[3)～5)]，意識消失に要するプロポフォール効果部位濃度（ED_{50}）は51～66％減少する[6]（図1）。成人におけるセボフルラン最小肺胞濃度は経口クロニジン5 μg/kg投与によって約17％減少する[7]。また，経口クロニジン麻酔前投薬は，麻酔維持に必要な吸入麻酔薬（イソフルラン，エンフルラン，ハロタン）や静脈麻酔薬（フェンタニル，スフェンタニル，アルフェンタニル，プロポフォール，ミダゾラム）の投与量を10～76％減少させる[8)～17)]。さらに，クロニジン前投薬は，ラリンジアルマスク挿入に必要なプロポフォールの効果部位濃度を減少したり（図2）[18]，低血圧麻酔における揮発性吸入麻酔薬や麻薬，および血管拡張薬の必要量を減少させる[19)～21)]。

小児において経口クロニジン2～4 μg/kg前投薬は，用量依存性にチアミラールの全身麻酔導入必要量，気管挿管に必要な最小肺胞濃度，および皮膚切開に必要な最小肺胞濃度を，おのおの17～37％，14～35％，22～44％減少させる[22)～24)]（図3）。また，5～11歳の小児で経口クロニジン4 μg/kg前投薬によって，循環動態安定に要するハロタン濃度が約45％低下することが認められている[25]。

表 1　クロニジンの全身投与が全身麻酔薬および麻酔関連薬の必要量に及ぼす影響

著者名（年）	クロニジンの投与経路（投与量）	対象者の年齢	手術術式等	全身麻酔薬および麻酔関連薬の必要量
Orko R（1987）	経口（225～375 μg）	平均 41～46 歳	N/A	麻酔導入時のチオペントン投与量が 17%減少
Wright（1990）	経口（300 μg）	平均 29～31 歳	腹腔鏡手術	麻酔導入時のメトヘキシトン投与量が 15%減少
Kimura T（1996）	経口（2.5 μg/kg）	14～78 歳	N/A	麻酔導入時のチアミラール投与量が 18%減少
	経口（5 μg/kg）	14～78 歳	N/A	麻酔導入時のチアミラール投与量が 23%減少
Myles（1999）	経口（5 μg/kg）	平均 65 歳	冠動脈バイパス術	麻酔導入時のプロポフォール投与量が 32%減少，フェンタニル必要量が 14%減少
Higuchi（2002）	経口（2.5 μg/kg）	21～52 歳	N/A	意識消失に必要な血清プロポフォール濃度（EC_{50}）が 51%減少
	経口（5 μg/kg）	18～48 歳		意識消失に必要な血清プロポフォール濃度（EC_{50}）が 66%減少
Higuchi（2002）	経口（2.5 μg/kg）	19～38 歳	整形外科手術	ラリンジアルマスク挿入に必要な TCI プロポフォール効果部位濃度（EC_{50}）が 11%減少
	経口（5 μg/kg）	20～35 歳		ラリンジアルマスク挿入に必要な TCI プロポフォール効果部位濃度（EC_{50}）が 33%減少
Katoh（1997）	経口（5 μg/kg）	平均 36～38 歳	口腔・鼻手術	セボフルラン MAC が 17%減少
Ghignone（1986）	経口（5 μg/kg）	44～70 歳	冠動脈バイパス術	フェンタニル必要量が 45%減少
Flacke（1987）	経口（200～300 μg × 2：手術 90 分前，人工心肺前）	平均 58～65 歳	冠動脈バイパス術	麻酔導入前のジアゼパム必要量は 1/8，スフェンタニル必要量が 40%減少
Ghignone（1987）	経口（5 μg/kg）	29～65 歳	腹部・頭頸部・整形外科手術	イソフルラン必要量が 40%減少，フェンタニル必要量が 76%減少
Ghignone（1988）	経口（5 μg/kg）	平均 65～69 歳	眼科手術	イソフルラン必要量が 30%減少，フェンタニル必要量が 59%減少
Thomson（1998）	経口（5 μg/kg）	平均 62～65 歳	冠動脈バイパス術	イソフルラン必要量が 29～55%減少
Marchal（2001）	経口（300 μg）	平均 38～42 歳	顕微鏡下中耳手術	イソフルラン必要量が 38%減少，フェンタニル必要量が 28%減少
Ellis（1994）	経口（300 μg）+経皮（200 μg/日：前夜）	平均 68 歳	大動脈・大腿動脈・整形外科手術など	エンフルラン必要量が 25%減少
Richard（1990）	経口（600 μg）	平均 40～44 歳	ヘルニア修復術，下肢静脈瘤手術	プロポフォール必要量が減少
Woodcock（1988）	経口（600 μg）	18～60 歳	中耳・鼻手術	平均血圧 50 mmHg の維持に必要なイソフルラン濃度が 40%減少
Hackmann（2000）	経口（5 μg/kg × 2）：前夜，手術 90 分前	10～16 歳	口腔・上顎・顔面手術	平均血圧 60 mmHg の維持に必要なイソフルラン濃度が 25%減少
Nishina（1994）	経口（2 μg/kg）	7～12 歳	N/A	麻酔導入時のチアミラール投与量が 17%減少
	経口（4 μg/kg）	7～12 歳		麻酔導入時のチアミラール投与量が 37%減少
Nishina（1997）	経口（2 μg/kg）	3～11 歳	N/A	気管挿管のセボフルラン MAC が 22%減少
	経口（4 μg/kg）	3～11 歳		気管挿管のセボフルラン MAC が 41%減少
Inomata（2000）	経口（2 μg/kg）	2～8 歳	鼠径ヘルニア修復術	気管挿管および皮膚切開のセボフルラン MAC がおのおの 14%，22%減少
	経口（4 μg/kg）	2～8 歳		気管挿管および皮膚切開のセボフルラン MAC がおのおの 35%，44%減少
				（気管挿管と皮膚切開に必要な MAC の比は，クロニジンによって影響なし）
Nishina（1996）	経口（2 μg/kg）	5～11 歳	斜視矯正手術など	ハロタンの必要量が 10%減少
	経口（4 μg/kg）	5～11 歳		ハロタンの必要量が 45%減少

表 1　クロニジンの全身投与が全身麻酔薬および麻酔関連薬の必要量に及ぼす影響（つづき）

著者名（年）	クロニジンの投与経路（投与量）	対象者の年齢	手術術式等	全身麻酔薬および麻酔関連薬の必要量
Hackmann（2003）	経口（5μg/kg × 2）：前夜，手術 90 分前	10 ～ 16 歳	口腔・上顎手術	平均血圧 60 mmHg の維持に必要なイソフルラン濃度とフェンタニルの必要量が 26%減少
				ラベタロールを必要とした患者数が約 1/4 に減少
Quintin（1996）	経口(6μg/kg) + 静注(3μg/kg)：大動脈遮断解除後 1 時間で投与	平均 64 ～ 68 歳	大血管手術	イソフルラン・アルフェンタニル・ミダゾラムの必要量がおのおの 38%，42%，41%減少
Ma（2003）	経口または静注（≦ 500 ～ 500–1,000 ～> 1,000μg）	平均 37 ～ 40 歳	超急速麻薬解毒療法	静注クロニジン 1,000μg を超える患者ではそれ以下の患者と比べ，プロポフォールの必要量が 23%減少
Carabine（1991）	静注（0.625 μg/kg）	平均 34 ～ 36 歳	N/A	麻酔導入時のチオペントン投与量が 15%減少
	静注（1.25 μg/kg）			麻酔導入時のチオペントン投与量が 28%減少
Leslie（1992）	静注（2.5 μg/kg）	平均 28 ～ 31 歳	N/A	麻酔導入時のチオペンタール投与量が 25%減少
	静注（5 μg/kg）			麻酔導入時のチオペンタール投与量が 37%減少
Marinangell（2000）	静注（3 μg/kg）	平均 56 ～ 62 歳	整形外科・婦人科・眼科手術	麻酔導入時のチオペンタール投与量が 35%減少
				麻酔導入時のプロポフォール投与量が 24%減少
Altan（2005）	静注（3 μg/kg）→持続静注（2 μg/kg/時）	平均 40 ～ 45 歳	脊柱手術	麻酔導入時のプロポフォール投与量が 27%減少，麻酔維持時のプロポフォール投与量が 38 ～ 49%減少，フェンタニルの必要量が減少
Gabriel（1995）	静注（5 μg/kg）	N/A	椎間板ヘルニア手術	イソフルランの必要量が 40%減少
	静注（10 μg/kg）			イソフルランの必要量が 48%減少
Entholzner（1997）	静注（3 μg/kg）	20 ～ 68 歳	整形外科手術	脳波上バーストサプレッションを誘導する呼気終末イソフルラン濃度が 36%低下
Fehr（2001）	静注（4 μg/kg）	18 ～ 70 歳	体表手術	麻酔維持時のプロポフォール TCI 濃度が 19%減少
				（麻酔深度は BIS 値でモニタ。クロニジン投与後，BIS 値は 45 から 40 に低下）
Kulka（1995）	静注（2 ～ 6 μg/kg）	平均 60 ～ 64 歳	冠動脈バイパス術	静注クロニジン 4 ～ 6 μg/kg の投与で，エトミデートとフェンタニルの追加投与患者数と回数が減少
Gorgias（2001）	静注（1 μg/kg）	平均 47 歳	局所静脈麻酔時の駆血帯疼痛	フェンタニルの必要量が 37%減少
Bloor（1986）	静注（1 ～ 15 μg/kg）：雑種犬での実験	N/A	N/A	クロニジンの投与量増加に伴い，人為的低血圧でのニトロプルシドの必要量が減少
Samsó（1996）	筋注（300 μg）	平均 46 歳	腹式子宮全摘術	イソフルランの必要量が 85%減少

N/A：記載なし，あるいは測定値なし

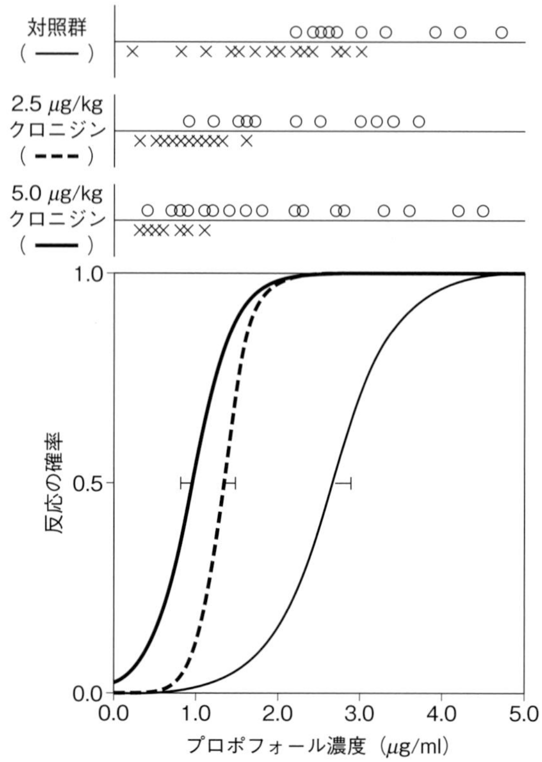

図 1　対照群(細い実線)，経口クロニジン 2.5 μg/kg 群(破線)，および経口クロニジン 5.0 μg/kg 群(太い実線) におけるプロポフォール濃度と命令に対する反応の関係

上図では，反応がなかった患者は○，反応があった患者は×で示してある．下図の濃度-効果曲線はロジステック解析で求めた．水平直線は ED_{50} の標準誤差を示す．

(Higuchi H, Adachi Y, Dahan A, et al. The interaction between propofol and clonidine for loss of consciousness. Anesth Analg 2002；94：886-91 より改変引用)

静注クロニジンの麻酔補助効果 (表 1)

クロニジン静注（15 分間で 4 ～ 6 μg/kg，または 1 ～ 2 分間で 3 μg/kg）後に鎮静効果が認められ[26)27)]，クロニジン静注 1.5 ～ 3 μg/kg 後に α 波の減少，徐波成分の増加などの脳波上の変化が発現する[28)29)] (図 4)。1 ～ 4 μg/kg/時の速度で 1 時間クロニジンを持続静注すると，経時的な鎮静効果の増強とともに bispectral index（BIS）値の低下が認められる[30)]。この薬理作用によって，静注クロニジン 5 μg/kg はイソフルランの必要量を約半分に減少させる[31)]。また, 静注クロニジン 3 μg/kg によって, 脳波上バーストサプレッションを誘導する呼気終末イソフルラン濃度は 36％低下する[32)]。

クロニジンは鎮静効果，鎮痛効果および直接的循環作用を有するため，実際，クロニジンの全身麻酔深度に及ぼす影響を評価することは容易ではない。そこで，目標制御注入（target controlled infusion：TCI）プロポフォール麻酔中の BIS 値からクロニジンによる麻酔必要量の減少効果を検討した研究結果によれば，クロニジン投与（4 μg/kg

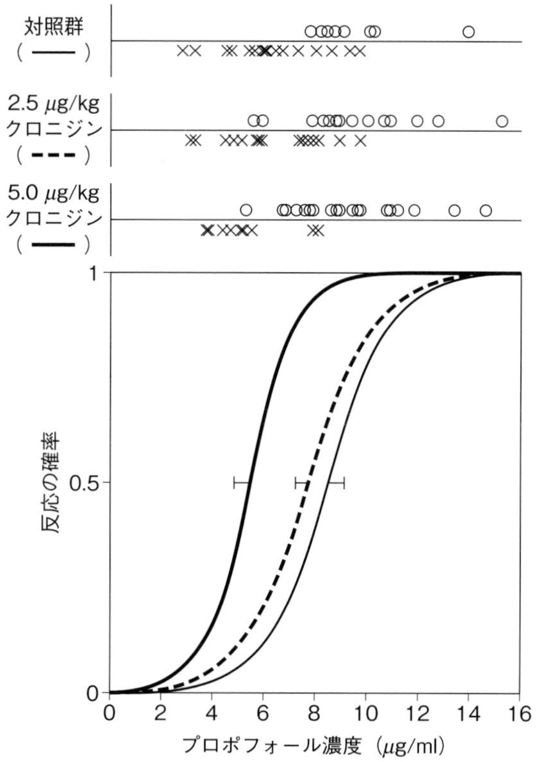

図 2　対照群(細い実線)，経口クロニジン 2.5 μg/kg 群(破線)，および経口クロニジン 5.0 μg/kg 群（太い実線）におけるプロポフォール濃度とラリンジアルマスク挿入時反応の関係

上図では，反応があった患者は○，反応がなかった患者は×で示してある．下図の濃度-効果曲線はロジステック解析で求めた．水平直線は ED_{50} の標準誤差を示す．

(Higuchi H, Adachi Y, Arimura S, et al. Oral clonidine premedication reduces the ED_{50} of propofol concentration for laryngeal mask airway insertion in male patients. Acta Anaesthesiol Scand 2002；46：372-7 より改変引用)

を 10 分で静注）よって，BIS 値は 45 から 40 に低下したため，結果として同一の麻酔深度維持のための TCI プロポフォール濃度は 3.3 から 2.7 μg/ml まで減少した[33]。また，全身麻酔導入前のクロニジンの持続投与（3 μg/kg 静注後，2 μg/kg/時の持続静注）によって，全身麻酔導入時間は約 35％短縮し，プロポフォール麻酔導入必要量は約 27％減少し，プロポフォール麻酔維持量は 38 ～ 49％減少する[34]。クロニジン単回静注（1 ～ 2 分間で 3 μg/kg）後にも同様の現象が見られる[27]。局所静脈麻酔下で行う上肢手術では，0.5％リドカイン 40 ml にクロニジン 1 μg/kg を加えることにより，術中投与したフェンタニル量約 37％の減少が認められている[35]。なお，米国では超急速麻薬解毒法における離脱症状である胃腸障害に対するクロニジン静注の効果を検討した結果によれば，1,000 μg 以上静注した患者では麻酔維持に必要なプロポフォールの投与量が減少したことが報告[36]されている。成人での全身麻酔導入薬については，静注クロニジン 0.6 ～ 5 μg/kg によって，バルビツレートの投与量は 15 ～ 37％減少し[27,37,38] (図 5)，プロポフォールの投与量は 24％減少する。

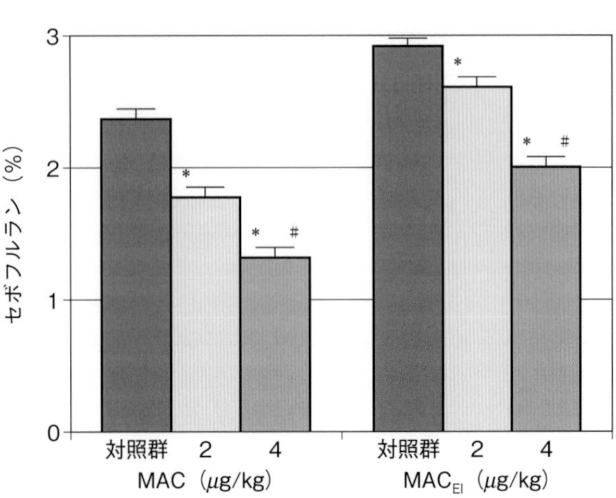

図３　セボフルランの最小肺胞濃度に及ぼす経口クロニジン前投薬の影響（各群 n = 15，平均±標準偏差）

小児において経口クロニジン２～４μg/kg 前投薬は用量依存性に皮膚切開に必要なセボフルランの最小肺胞濃度（MAC）および気管挿管に必要なセボフルランの最小肺胞濃度（MAC_{EI}）を減少させる．MAC_{EI}/MAC 比はすべての群で 1.4 であった．

＊：P < 0.05 vs. 対照群，＃：P < 0.05 vs. クロニジン２μg/kg 群．

（Inomata S, Kihara S, Yaguchi Y, et al. Reduction in standard MAC and MAC for intubation after clonidine premedication in children. Br J Anaesth 2000；85：700-4 より改変引用）

筋注および硬膜外クロニジンの麻酔補助効果（表 1）

クロニジン 300 μg の筋注によって，イソフルランの必要量は 85％も減少する[39]。また，持続硬膜外クロニジン投与（20 分間で 4 μg/kg 投与後，2 μg/kg/時の速度で持続投与）によって，同量を静脈内投与した群より効果的に術中の麻薬（アルフェンタニル）の必要量は減少する[40]。

デクスメデトミジンの麻酔補助効果（表 2）

デクスメデトミジンの鎮静作用は強力である[41]ため，血漿デクスメデトミジン濃度の上昇（0.6 ～ 2.4 ng/ml）に伴い，BIS 値は低下する[42]が，健康若年者において TCI によるデクスメデトミジン持続静注（効果部位予測濃度 0.5 ～ 3.2 ng/ml）を行った場合，脳波上で第二期ノンレム睡眠時波形に類似した波形が観察される（図 6）[43]。このため，麻酔導入に必要なバルビツレートの投与量は，静注デクスメデトミジン 0.6 μg/kg によって，23 ～ 36％[44][45]減少する。開心術患者では，術前デクスメデトミジンの投与（全身麻酔導入前に 10 分間で 1 μg/kg 静注後，手術開始前まで 0.4 μg/kg/時の持続静注）

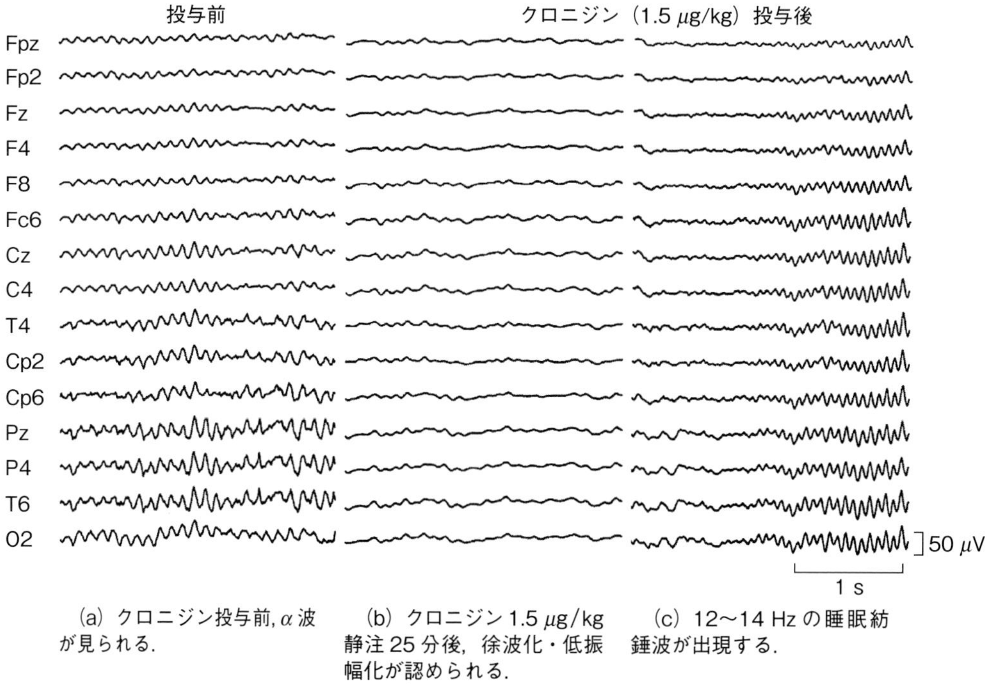

図 4　脳波 26 チャネルから選択した 15 チャネルのオリジナル波形

（Bischoff P, Scharein E, Schmidt GN, et al. Topography of clonidine-induced electroencephalographic changes evaluated by principal component analysis. Anesthesiology 2000；72：1545-52 より改変引用）

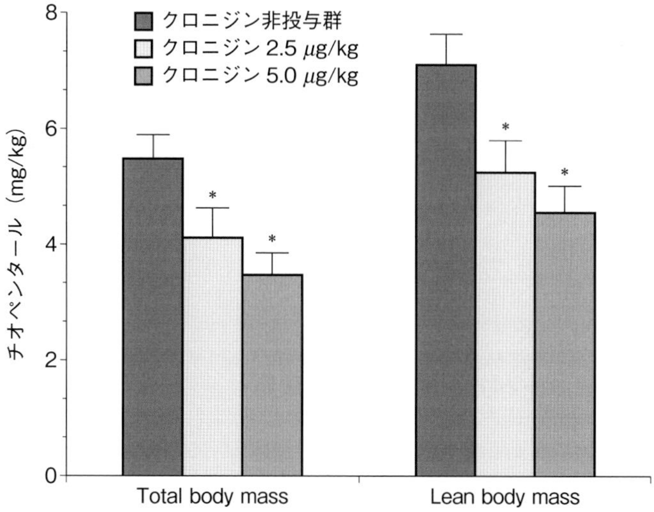

図 5　クロニジン非投与群（n = 55），クロニジン 2.5 μg/kg 静注群（n = 55），およびクロニジン 5 μg/kg 静注群（n = 51）におけるチオペンタール麻酔導入必要量（平均±標準誤差）

Total body mass と lean body mass から算出．＊：$P < 0.05$ vs. クロニジン非投与群．

（Leslie K, MooneyPH, Silbert BS. Effect of intravenous clonidine on the dose of thiopental required to induce anesthesia. Anesth Analg 1992；75：530-5 より改変引用）

表２　デクスメデトミジンの全身投与が全身麻酔薬および麻酔関連薬の必要量に及ぼす影響

著者名（年）	デクスメデトミジンの投与経路（投与量）	対象者の年齢	手術術式など	全身麻酔薬および麻酔関連薬の必要量
Scheinin (1992)	静注（0.6 μg/kg）	19～52歳	乳房・開腹・肛門手術	麻酔導入時のチオペントン投与量が37%減少 フェンタニルの必要量が83%減少
Jaakola (1992)	静注（0.6 μg/kg）	18～65歳	白内障手術	麻酔導入時のチオペントン投与量が23%減少 イソフルランの必要患者数・吸入時間・吸入濃度が減少
But (2006)	静注（1 μg/kg） →持続静注（0.4 μg/kg/時）	平均38～40歳	僧房弁置換術	フェンタニル追加投与量が48%減少
Bekker (2008)	静注（1 μg/kg） →持続静注（0.5 μg/kg/時）	18～65歳	開頭手術	レミフェンタニルの必要量が30%減少
Tufanogullari (2008)	持続静注 （0.2～0.8 μg/kg/時）	18～65歳	腹腔鏡下消化管バイパス手術	デスフルランの必要量が19～22%減少
Patel (2008)	静注（2 μg/kg） →持続静注（0.7 μg/kg/時）	2～10歳	口蓋扁桃摘出術，アデノイド摘出術	フェンタニルの追加投与を要した患者の割合が約1/4に減少 セボフルランの必要量が減少
Erkola (1994)	筋注（2.5 μg/kg）	30～65歳	腹式子宮全摘術	イソフルランの必要量が30%減少
Jaakola (1994)	筋注（2.5 μg/kg）	38～53歳	腹式子宮全摘術	フェンタニルの必要量が57%減少

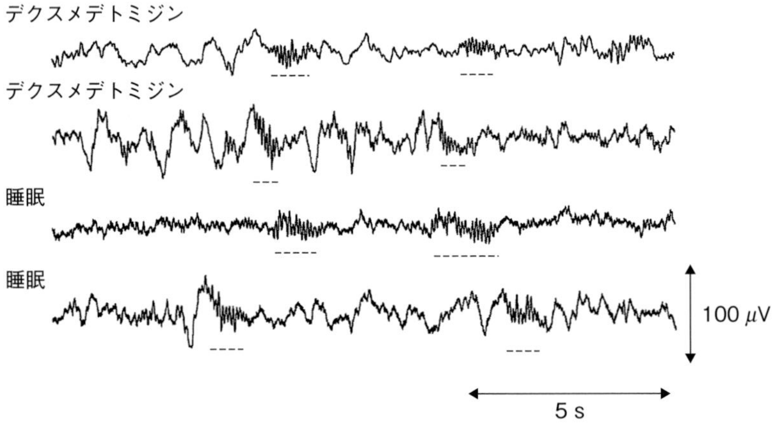

図６　デクスメデトミジン鎮静中および正常睡眠時の脳波記録

水平波線部分は睡眠紡錘波を示す．デクスメデトミジン鎮静中では，脳波上で第二期ノンレム睡眠時波形に類似した波形が観察される．

（Huupponen E, Maksimow A, Lapinlampi P, et al. Electroencephalogram spindle activity during dexmedetomidine sedation and physiological sleep. Acta Anaesthesiol Scand 2008；52：289-94 より改変引用）

によって，フェンタニルの必要量は約半分まで減少する[46]。

一方，筋注デクスメデトミジン 2.5 μg/kg によって，イソフルラン・フェンタニルの必要量はおのおの 30%，57%減少する[47,48]。静注デクスメデトミジン 0.6 μg/kg 投与下では，フェンタニルの必要量は 83%も減少する[44,49]。また，デクスメデトミジンの持続静注によって，レミフェンタニルやデスフルランの必要量はおのおの 30%，20%減少する[50]。口蓋扁桃・アデノイド摘出術小児患者では，麻酔導入後の静注デクスメデトミジンによって，フェンタニルの追加投与を必要とした患者の割合が約1/4に減少し，セボフルランの必要量も減少したとの報告[51)]がある。

α_2 受容体作動薬による麻酔補助効果の機序

このような α_2 受容体作動薬によるバルビツレート必要量の減少はバルビツレートの分布容量の減少が一因[52)]であるが，α_2 受容体作動薬による吸入麻酔薬の最小肺胞濃度低下には，中枢神経の α_2 受容体の関与[53)54)]が示唆されている。すなわち，Vulliemozら[55)]の実験結果によれば，鎮静作用を有する用量のクロニジンやデクスメデトミジンはマウスの大脳皮質，海馬，尾状核および小脳など脳内サイクリックグアノシン 3',5'-一リン酸（cyclic guanosine 3',5'-monophosphate：cGMP）を減少させる（おのおののED$_{50}$ は 100 μg/kg，50 μg/kg）が，この作用は α_2 受容体拮抗薬（ヨヒンビンやアチパメゾール）によって抑制される。一方，クロニジンやデクスメデトミジンによる脳内cGMPの減少作用は，一酸化窒素合成酵素阻害薬の前処置によって消失する。つまり，α_2 受容体作動薬による鎮静効果は一酸化窒素-cGMP経路を介することが実証されている[55)]。さらに，クロニジンの鎮静作用が特異的神経性一酸化窒素合成酵素拮抗薬（7-nitro indazole）や非特異的一酸化窒素合成酵素阻害薬（L-NAME）によって抑制されたラットの実験結果からも，α_2 受容体作動薬の鎮静作用において一酸化窒素依存経路の関与が示唆されている[56)]。

デクスメデトミジンの臨床適応

最近では小児の磁気共鳴画像（magnetic resonance imaging：MRI）やコンピュータ断層撮影（CT）検査，心臓カテーテル検査・治療，脳波検査，および脳腫瘍の放射線治療や意識下開頭術における鎮静手段としてのデクスメデトミジンの有用性が多数報告[57)~71)]されている。たとえば，MRI検査を受ける小児においてデクスメデトミジン投与（10分間で1 μg/kg投与後，0.5 μg/kg/時で持続静注）群では，ミダゾラム投与（10分間で0.2 mg/kg投与後，6 μg/kg/時で持続静注）群と比較して，鎮静効果の発現が速く，鎮静薬の追加投与回数は少なく，良好な鎮静効果が認められる[58)]。プロポフォール鎮静下では酸素飽和度低下が起こりうるが，デクスメデトミジン投与では起こらない[61)]。また，閉塞性無呼吸症候群の小児においては，デクスメデトミジン鎮静下ではプロポフォール鎮静と比較して，エアウェイ挿入の必要性が減少する[69)]。さらには，プロポフォール鎮静よりデクスメデトミジン鎮静は，脳波検査における周波数や振幅に及ぼす影響が少ない[71)]ものの，癲癇小児患者のデクスメデトミジン鎮静（10分間で2 μg/kg静注後，1 μg/kg/時で持続静注）では，第二期ノンレム睡眠に類似した脳波波形が見られ，θ 波，α 波，β 波およびスパイクが増加する[72)]。当然のことながら，デクスメデトミジンの投与量が多いほど，十分な鎮静効果が得られる[66)]が，1歳未満の小児では静脈内投与後の持続投与中に血圧上昇が起こることがある[73]。

成人患者においては，気管支ファイバースコープと表面麻酔を併用した意識下気管挿管時におけるデクスメデトミジン投与の有用性が報告[74)75]されている。たとえば，プロポフォールのTCI（最初3 μg/mlに設定し，患者の鎮静状態によって設定濃度を調節する）による鎮静法と比較して，デクスメデトミジン（10分間で1 μg/kg静注）による鎮静下での意識下気管挿管では，患者の苦痛，気道刺激による咳や心拍数増加が少ない[74]。また成人患者では，デクスメデトミジン鎮静は，意識下開頭術[76)77]，パーキンソン病患者での深部脳刺激装置の植え込み術[78]，体外衝撃波砕石術[79]，および小手術[80]などにも用いられている。

なお，まれな事例とは思われるが，パーキンソン病患者での深部脳刺激装置の植え込み術中の患者において，プロポフォール麻酔（25 μg/kg/分）によって発生したジスキネジーがデクスメデトミジン投与（20分で1.5 μg/kg）後に消失した症例報告[81]がある。パーキンソン病患者に起こるジスキネジーの原因は，線条体における間歇的なドパミン濃度の上昇であるとされ，α_2アドレナリン受容体作動薬であるデクスメデトミジンはこの線条体でのドパミン上昇を抑制し，ジスキネジーを改善したと推測されている。

■参考文献

1) Kaukinen S, Pyykkö K. The potentiation of halothane anaesthesia by clonidine. Acta Anaesthesiol Scand 1979；23：107-11.

2) Kita T, Kagawa K, Mammoto T, et al. Supraspinal, not spinal, α_2 adrenoceptors are involved in the anesthetic-sparing and hemodynamic-stabilizing effects of systemic clonidine in rats. Anesth Analg 2000；90：722-6.

3) Orko R, Pouttu J, Ghignone M, et al. Effec of clonidine on haemodynamic responses to endotracheal intubation and on gatric acidity. Acta Anaesthesiol Scand 1987；31：325-9.

4) Wright PMC, Carabine UA, McClune S, et al. Preanaesthetic medication with clonidine. Br J Anaesth 1990；65：628-32.

5) Kimura T, Nishikawa T, Sato K, et al. Oral clonidine reduces thiamylal requirement for induction of anesthesia in adult patients. J Anesth 1996；10：1-4.

6) Higuchi H, Adachi Y, Dahan A, et al. The interaction between propofol and clonidine for loss of consciousness. Anesth Analg 2002；94：886-91.

7) Katoh T, Ikeda K. The effect of clonidine on sevoflurane requirements for anaesthesia and hypnosis. Anaesthesia 1997；52：377-81.

8) Flacke JW, Bloor BC, Flacke WE, et al. Reduced narcotic requirement by clonidine with improved hemodynamic and adrenergic stability in patients undergoing coronary bypass surgery. Anesthesiology 1987；67：11-9.

9) Ghignone M, Calvillo O, Quintin L. Anesthesia and hypertension：The effect of clonidine on perioperative hemodynamics and isoflurane requirements. Anesthesiology 1987；67：3-10.

10) Ghignone M, Noe C, Calvillo O, et al. Anesthesia for ophthalmic surgery in the elderly：The effects of clonidine on intraocular pressure, perioperative hemodynamics, and anesthetic requirement. Anesthesiology 1988；68：707-16.

11) Ghignone M, Quintin L, Duke PC, et al. Effects of clonidine on narcotic requirements and hemodynamic response during induction of fentanyl anesthesia and endotracheal intubation. Anesthesiology 1986；64：36-42.

12) Richards MJ, Skues MA, Jarvis AP, et al. Total i.v. anaesthesia with propofol and alfentanil : Dose requirements for profopol and the effect of premedication with clonidine. Br J Anaesth 1990 ; 65 : 157-63.
13) Ellis JE, Drijvers G, Pedlow S, et al. Premedication with oral and transdermal clonidine provides safe and efficacious postoperative sympatholysis. Anesth Analg 1994 ; 79 : 1133-40.
14) Marchal JM, Gomez-Luque A, Martos-Crespo F, et al. Clonidine decreases intraoperative bleeding in middle ear microsurgery. Acta Anaesthesiol Scand 2001 ; 45 : 627-33.
15) Quintin L, Bouilloc X, Butin E, et al. Clonidine for major vascular surgery in hypertensive patients : A double-blind, controlled, randomized study. Anesth Analg 1996 ; 83 : 687-95.
16) Myles PS, Hunt JO, Holdgaard HO, et al. Clonidine and cardiac surgery : Haemodynamic and metabolic effects, myocardial ischaemia and recovery. Anaesth Intensive Care 1999 ; 27 : 137-47.
17) Thomson IR, Peterson MD, Hudson RJ. A comparison of clonidine with conventional preanesthetic medication in patients undergoing coronary artery bypass surgery. Anesth Analg 1998 ; 87 : 292-9.
18) Higuchi H, Adachi Y, Arimura S, et al. Oral clonidine premedication reduces the ED_{50} of propofol concentration for laryngeal mask airway insertion in male patients. Acta Anaesthesiol Scand 2002 ; 46 : 372-7.
19) Bloor BC, Finander LS, Flacke WE, et al. Effect of clonidine on sympathoadrenal response during sodium nitroprusside hypotension. Anesth Analg 1986 ; 65 : 469-74.
20) Woodcock TE, Millard RK, Dixon J, et al. Clonidine premedication for isoflurane-induced hypotension. Br J Anaesth 1988 ; 60 : 388-94.
21) Hackmann T, Friesen M, Allen S, et al. Clonidine facilitates controlled hypotension in adolescent children. Anesth Analg 2003 ; 96 : 976-81.
22) Nishina K, Mikawa K, Maekawa N, et al. Clonidine decreases the dose of thiamylal required to induce anesthesia in children. Anesth Analg 1994 ; 79 : 766-8.
23) Nishina K, Mikawa K, Shiga M, et al. Oral clonidine premedication reduces minimum alveolar concentration of sevoflurane for tracheal intubation in children. Anesthesiology 1997 ; 87 : 1324-7.
24) Inomata S, Kihara S, Yaguchi Y, et al. Reduction in standard MAC and MAC for intubation after clonidine premedication in children. Br J Anaesth 2000 ; 85 : 700-4.
25) Nishina K, Mikawa K, Maekawa N, et al. The efficacy of clonidine for reducing perioperative haemadynamic changes and volatile anaesthetic requirements in children. Acta Anaesthesiol Scand 1996 ; 40 : 746-51.
26) Kulka PJ, Tryba M, Zenz M. Dose-response effects of intravenous clonidine on stress response during induction of anesthesia in coronary artery bypass graft surgery. Anesth Analg 1995 ; 80 : 263-8.
27) Marinangeli F, Cocco C, Ciccozzi A, et al. Haemodynamic effects of intravenous clonidine on propofol or thiopental induction. Acta Anaesthesiol Scand 2000 ; 44 : 150-6.
28) Bischoff P, Mahlstedt D, Blanc I, et al. Quantitative topographical electroencephalographic analysis after intravenous clonidine in healthy male volunteers. Anesth Analg 1998 ; 86 : 202-7.
29) Bischoff P, Scharein E, Schmidt GN, et al. Topography of clonidine-induced electroencephalographic changes evaluated by principal component analysis. Anesthesiology 2000 ; 72 : 1545-52.
30) Hall JE, Uhrich TD, Ebert TJ. Sedative, analgesic and cognitive effects of clonidine infusions in humans. Br J Anaesth 2001 ; 86 : 5-11.

31) Gabriel AH, Faryniak B, Sojka G, et al. Clonidine：An adjunct in isoflurane N_2O/O_2 relaxant anaesthesia：Effects on EEG power spectra, somatosensory and auditory evoked potentials. Anaesthesia 1995；50：290-6.
32) Entholzner EK, Mielke LL, Hargasser SR, et al. Intravenous clonidine decreases minimum end-tidal isoflurane for induction of electroencephalographic burst suppression. Anesth Analg 1997；85：193-8.
33) Fehr SB, Zalunardo MP, Seifert B, et al. Clonidine decreases propofol requirements during anaesthesia：Effect on bispectral index. Br J Anaesth 2001；86：627-32.
34) Atlan A, Turgut N, Yildiz F, et al. Effects of magnesium sulfate and clonidine on propofol consumption, haemodynamics and postoperative recovery. Br J Anaesth 2005；94：438-41.
35) Gorgias NK, Maidatsi PG, Kyriakidis AM, et al. Clonidine versus ketamine to prevent tourniquet pain during intravenous regional anesthesia with lidocaine. Reg Anesth Pain Med 2001；26：512-7.
36) Ma H, Tang J, White PF, et al. The effect of clonidine on gastrointestinal side effects associated with ultra-rapid opioid detoxification. Anesth Analg 2003；96：1409-12.
37) Leslie K, MooneyPH, Silbert BS. Effect of intravenous clonidine on the dose of thiopental required to induce anesthesia. Anesth Analg 1992；75：530-5.
38) Carabine UA, Wright PMC, Howe JP, et al. Cardiovascular effects of intravenous clonidine：Partial attenuation of the pressor response to intubation by clonidine. Anaesthesia 1991；46：634-7.
39) Samsó E, Vallés J, Pol O, et al. Comparative assessment of the anaesthetic and analgesic effects of intramuscular and epidural clonidine in humans. Can J Anaesth 1996；43：1195-202.
40) De Kock M, Crochet B, Morimont C, et al. Intravenous or epidural clonidine for intra- and postoperative analgesia. Anesthesiology 1993；79：525-31.
41) ElcIcek K, TekIm M, KatI I. The effects of intravenous dexmedetomidine on spinal hyperbaric ropivacaine anesthesia. J Anesth 2010；24：544-8.
42) Kasuya Y, Govinda R, Rauch S, et al. The correlation between bispectral index and observational sedation scale in volunteers sedated with dexmedetomidine and propofol. Anesth Analg 2009；109：1811-5.
43) Huupponen E, Maksimow A, Lapinlampi P, et al. Electroencephalogram spindle activity during dexmedetomidine sedation and physiological sleep. Acta Anaesthesiol Scand 2008；52：289-94.
44) Scheinin B, Lindgren L, Randell T, et al. Dexmedetomidine attenuates sympathoadrenal responses to tracheal intubation and reduces the need for thiopentone and peroperative fentanyl. Br J Anaesth 1992；68：126-31.
45) Jaakola M-L, Ali-Melkkila T, Kanto J, et al. Dexmedetomidine reduces intraocular pressure, intubation responses and anaesthetic requirements in patients undergoing ophthalmic surgery. Br J Anaesth 1992；68：570-5.
46) But AK, Ozgul U, Erdil F, et al. The effects of pre-operaive dexmedetomidine infusion on hemodynamics in patients with pulmonary hypertension undergoing mitral valve replacement surgery. Acta Anaesthesiol Scand 2006；50：1207-12.
47) Erkola O, Korttila K, Aho M, et al. Comparison of intramuscular dexmedetomidine and midazolam premedication for elective abdominal hysterectomy. Anesth Analg 1994；79：646-53.
48) Jaakola M-L, Kanto J, Scheinin H, et al. Intramuscular dexmedetomidine premedication：An alternative to midazolam–fentanyl-combination in elective hysterectomy? Acta Anaesthesiol Scand 1994；38：238-43.

49) Bekker A, Sturaitis M, Bloom M, et al. The effect of dexmedetomidine on perioperative hemodynamics in patients undergoing craniotomy. Anesth Analg 2008；107：1340-7.

50) Tufanogullari B, White PF, Peixoto MP, et al. Dexmedetomdine infusion during laparoscopic bariatric surgery：The effect on recovery outcome variables. Anesth Analg 2008；106：1741-8.

51) Patel A, Davidson M, Tran MCJ, et al. Dexmedetomidine infusion for analgesia and prevention of emergence agitation in children with obstructive sleep apnea syndrome undergoing tonsillectomy and adenoidectomy. Anesth Analg 2010；111：1004-10.

52) Bührer M, Mapppes A, Lauber R, et al. Dexmedetomidine decreases thiopental dose requirement and alters distribution pharmacokinetics. Anesthesiology 1994；80：1216-27.

53) Bloor BC, Flacke WE. Reduction in halothane anesthetic requirement by clonidine, and alpha-adrenergic agonist. Anesth Analg 1982；61：741-5.

54) Segal IS, Vickery RG, Walton JK, et al. Dexmedetomidine diminishes halothane anesthetic requirements in rats through a postsynaptic alpha 2 adrenergic receptor. Anesthesiology 1988；69：818-23.

55) Vulliemoz Y, Shen H, Virag L. Alpha-2 adrenoceptor agonists decrease cyclic guanosine 3',5'-monophosphate in the mouse brain. Anesthesiology 1996；85：544-50.

56) DeMoura RS, Rios AAS, DeOliveira LF, et al. The effects of nitric oxide synthase inhibitors on the sedative effects of clonidine. Anesth Analg 2001；93：1217-21.

57) Nichols DP, Berkenbosch JW, Tobias JD. Rescue sedation with dexmedetomidine for diagnostic imaging：A preliminary report. Paediatr Anaesth 2005；15：199-203.

58) Koroglu A, Demirbilek S, Teksan H, et al. Sedative, haemodynamic and respiratory effects of dexmedetomidine in children undergoing magnetic resonance imaging examination：Preliminary results. Br J Anaesth 2005；94：821-4.

59) Shukry MD, Ramadhyani U. Dexmedetomidine as the primary sedative agent for brain radiation therapy in a 21-month old child. Paediatr Anaesth 2005；15：241-2.

60) Young ET. Dexmedetomidine sedation in pediatric cardiac patient scheduled for MRI. Can J Anesth 2005；52：730-2.

61) Koroglu A, Teksan H, Sagir O, et al. A comparison of the sedative, hemodynamic, and respiratory effects of dexmedetomidine and propofol in children undergoing magnetic resonance imaging. Anesth Analg 2006；103：63-7.

62) Rosen DA, Daume JT. Short duration large dose dexmedetomidine in a pediatric patient during procedural sedation. Anesth Analg 2006；103：68-9.

63) Mason KP, Zgleszewski SE, Dearden JL, et al. Dexmedetomidine for pediatric sedation for computed tomography imaging studies. Anesth Analg 2006；103：57-62.

64) Everett LL, Van Rooyen IF, Warner MH, et al. Use of dexmedetomidine in awake craniotomy in adolescents：Report of two cases. Paediatr Anaesth 2006；16：338-42.

65) Munro HM, Tirotta CF, Felix DE, et al. Initial experience with dexmedetomidine for diagnostic and interventional cardiac catheterization in children. Paediatr Anaesth 2007；17：109-12.

66) Mason KP, Zurakowski D, Zgleszewski SE, et al. High dose dexmedetomidine as the sole sedative for pediatric MRI. Paediatr Anaesth 2008；18：403-11.

67) Heard C, Burrows F, Johnson K, et al. A comparison of dexmedetomidine-midazolam with propofol for maintenance of anesthesia in children undergoing magnetic resonance imaging. Anesth Analg 2008；107：1832-9.

68) Mason KP, Zgleszewski SE, Prescilla R, et al. Hemodynamic effects of dexmedetomidine sedation for CT imaging studies. Paediatr Anaesth 2008；18：393-402.

69) Mahmoud M, Gunter J, Donnelly LF, et al. A comparison of dexmedetomidine with propofol for magnetic resonance imaging sleep studies in children. Anesth Analg 2009；109：745-53.
70) Siddappa R, Riggins J, Kariyanna S, et al. High-dose dexmedetomidine sedation for pediatric MRI. Paediatr Anaesth 2011；21：153-8.
71) Aksu R, Kumandas S, Akin A, et al. The comparison of the effects of dexmedetomidine and midazolam sedation on electroencephalography in pediatric patients with febrile convulsion. Paediatr Anaesth 2011；21：373-8.
72) Mason KP, O'Mahony E, Zurakowski D, et al. Effects of dexmedetomidine sedation on the EEG in children. Paediatr Anaesth 2009；19：1175-83.
73) Mason KP, Zurakowski D, Zgleszewski S, et al. Incidence and predictors of hypertension during high-dose dexmedetomidine sedation for pediatric MRI. Paediatr Anaesth 2010；20：516-23.
74) Tsai CJ, Chu KS, Chen TI, et al. A comparison of the effectiveness of dexmedetomidine versus propofol target-controlled infusion for sedation during fiberoptic nasotracheal intubation. Anaesthesia 2010；65：254-9.
75) Sriganesh K, Ramesh VJ, Veena S, et al. Dexmedetomidine for awake fiberoptic intubation and awake self-positioning in a patient with a critically located cervical lesion for surgical removal of infra-tentorial tumor. Anaesthesia 2010；65：949-51.
76) Bekker AY, Kaufman B, Samir H, et al. The use of dexmedetomidine infusion for awake craniotomy. Anesth Analg 2001；92：1251-3.
77) Moore TA, Markert JM, Knowlton RC. Dexmedetomidine as rescue drug during awake craniotomy for cortical motor mapping and tumor resection. Anesth Analg 2006；102：1556-8.
78) Rozet I, Muangman S, Vavilala MS, et al. Clinical experience with dexmedetomidine for implantation of deep brain stimulators in Parkinson's disease. Anesth Analg 2006；103：1224-8.
79) Kaygusuz K, Gokce G, Gursoy S, et al. A comparison of sedation with dexmedetomidine or propofol during shockwave lithotripsy：A randomized controlled trial. Anesth Analg 2008；106：114-9.
80) Candiotti KA, Bergese SD, Bokesch PM, et al. Monitored anesthesia care with dexmedetomidine：A prospective, randomized, double-blind, multicenter trial. Anesth Analg 2010；110：47-56.
81) Deogaonkar A, Deogaonkar M, Lee JYK, et al. Propofol-induced dyskinesias controlled with dexmedetomidine during deep brain stimulation surgery. Anesthesiology 2006；104：1337-9.

（西川　俊昭）

2 循環安定化作用

経口クロニジン麻酔前投薬はバルビツレートによる全身麻酔導入時に著明な徐脈や低血圧を来すことはない[1)2)]。一方，経口クロニジンの麻酔前単独投与やジアゼパムなど，ほかの鎮静薬との併用投与[3)~15)]，静注クロニジン[16)~20)]，あるいは静注および筋注デクスメデトミジン[21)~26)]によって，喉頭展開・気管挿管操作，頭部固定器ピン打ち込み時，長時間の駆血帯圧迫，気管支鏡検査，あるいは気管チューブ抜去時に伴う血圧上昇および頻脈が軽減される。

たとえば，経口クロニジン（5 μg/kg あるいは 300 μg）の麻酔前投与によって，喉頭展開・気管挿管操作や気管支鏡検査に伴う血圧上昇は約 35％軽減し[12)]，異常高血圧[12)27)]，頻脈[27)]，不整脈[3)27)]，および心筋虚血[27)]の発生頻度は有意に抑制されるが，長時間に及ぶ喉頭展開操作（45 秒間）に伴う血圧上昇は抑制されない[13)]。

また，経口クロニジンおよび筋注デクスメデトミジンの麻酔前投与には，ケタミン静注時[24)28)~30)]やイソフルラン・デスフルランなどの吸入麻酔薬濃度上昇（図 1）[14)17)31)~35)]に伴う血圧上昇・心拍数増加・散瞳を抑制するなどの利点が多い。小児先天性心疾患手術においても，デクスメデトミジンの投与（10 分間で 0.5 μg/kg 静注後，0.5 μg/kg/時の持続静注）によって，胸骨縦切開や人工心肺に伴う循環変動が抑制される[36)]。また，不安定な血圧や発作的高血圧を特徴とする家族性自律神経障害乳児においては，循環安定化作用を有するデクスメデトミジンの持続投与（0.7 μg/kg/時）によって，安全に管理し得た症例が報告[37)]されている。さらに，デクスメデトミジン（1 μg/kg を 10 分間で静注）は，痙攣持続時間や麻酔からの回復時間に影響することなく，プロポフォール・スキサメトニウム全身麻酔下の電気痙攣療法に伴う血圧や心拍数の上昇を抑制することができる[38)]。

このように，クロニジンやデクスメデトミジンなどの α_2 受容体作動薬の投与は周術期における循環動態を安定化させる作用を有する[6)7)25)39)]。この作用の一因として，周術期に見られる圧受容体反射の感受性および心拍変動の低下が，α_2 受容体作動薬の投与によって抑制されるためである（図 2）[40)~43)]。実際，α_2 受容体作動薬の投与を受けた患者では，血圧や心拍数の変動係数が約 1/2 に減少し[6)7)44)45)]，高血圧や頻脈の発生頻度が有意に低下する[7)41)45)~49)]。特に，高血圧患者や冠動脈疾患患者の全身麻酔からの覚醒においては，この α_2 受容体作動薬による循環制御作用は有用であり，これらの薬物が血管運動中枢に作用することは実験的に証明されている[50)]。ただし，デクスメデトミジンの血管収縮作用は，血管内皮由来の一酸化窒素合成酵素の働きによって部分的に

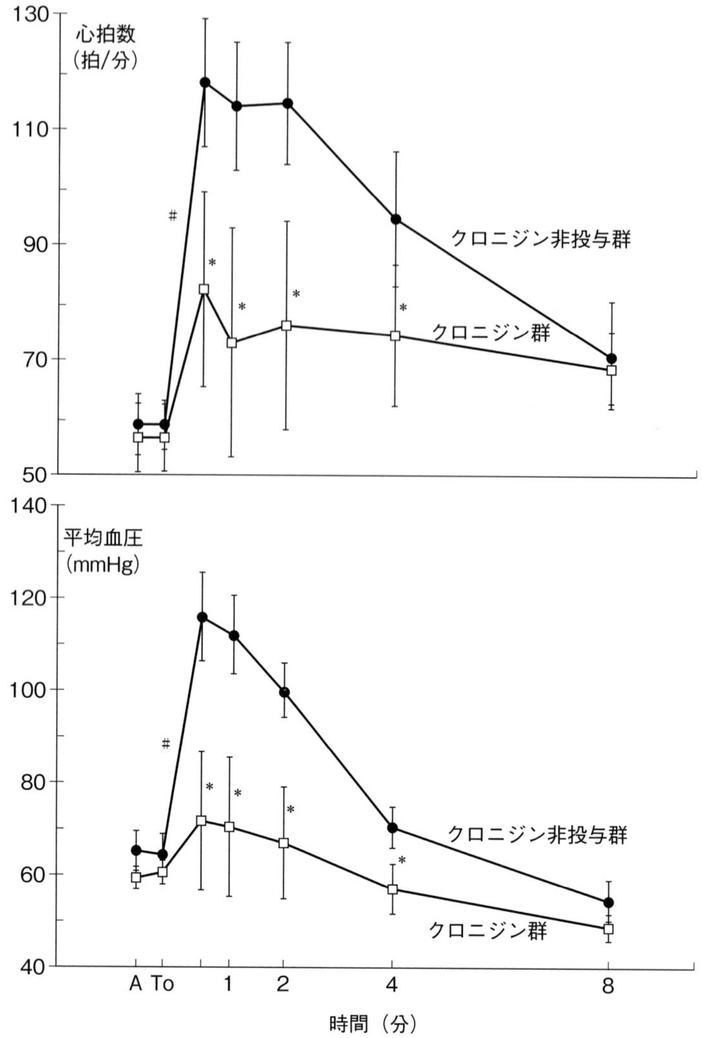

図 1 経口クロニジン 4.3 μg/kg 投与が呼気終末デスフルラン濃度 4%から 8%の急上昇に伴う心拍数と平均血圧の上昇に及ぼす影響（各群 n ＝ 5，平均±標準誤差）

A：0.55 MAC デスフルラン吸入後 32 分値，To：デスフルラン吸入濃度上昇させた後の初回吸入時．＃：P ＜ 0.05，4%デスフルラン吸入 32 分値 vs. 8%デスフルラン吸入後の最高値，＊：P ＜ 0.05 vs. クロニジン非投与群．

（Weiskopf RB, Eger EI II, Noorani M, et al. Fentanyl, esmolol, and clonidine blunt the transient cardiovascular stimulation induced by desflurane in humans. Anesthesiology 1994；81：1350-5 より改変引用）

拮抗され制御下にあるため，血管内皮障害を合併する糖尿病や動脈硬化症患者では，デクスメデトミジン投与後の過剰な血管収縮による異常高血圧の発生に留意する必要がある[51]。

先天性心疾患術後の心房性・房室性頻脈性不整脈を合併した小児では，デクスメデトミジン（平均 1.1 μg/kg 初期投与後，0.9 μg/kg/時の持続投与）によって，心拍数の減少あるいは正常洞律動への回復が認められている[52]。なお，小児心臓手術後にデクスメデトミジン 1 ～ 4 μg/kg 静注後に一過性血圧上昇が認められるため，この血圧上昇を

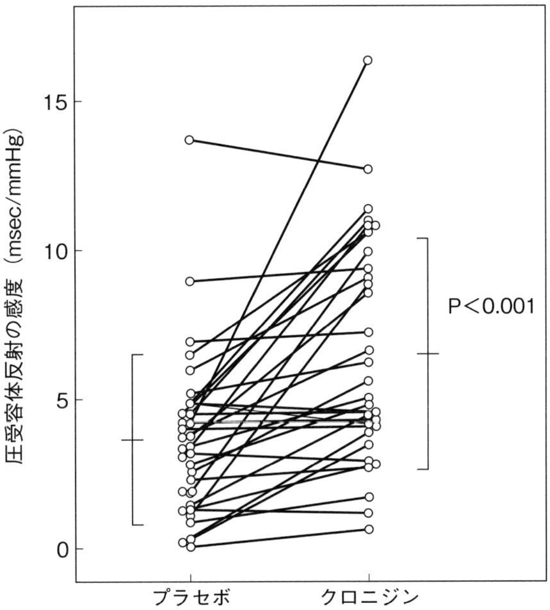

図 2　本態性高血圧患者における長期経口クロニジン治療中とプラセボ投与中の圧受容体反射の感度

高血圧患者においてクロニジン投与は低下した圧受容体の感度を回復させる．各患者の値の両脇に平均値と標準偏差を示す．

（Guthrie GP Jr, Kotchen TA. Effects of oral clonidine on baroreflex function in patients with essential hypertension. Chest 1983；83：327-8 より改変引用）

防止するには初回静注量を 0.5 μg/kg に減量し，その後持続投与を行うことが推奨されている[53]。

■参考文献

1) Kimura T, Nishikawa T, Sato K, et al. Oral clonidine reduces thiamylal requirement for induction of anesthesia in adult patients. J Anesth 1996；10：1-4.
2) Nishina K, Mikawa K, Maekawa N, et al. Clonidine decreases the dose of thiamylal required to induce anesthesia in children. Anesth Analg 1994；79：766-8.
3) Orko R, Pouttu J, Ghignone M, et al. Effec of clonidine on haemodynamic responses to endotracheal intubation and on gatric acidity. Acta Anaesthesiol Scand 1987；31：325-9.
4) Wright PMC, Carabine UA, McClune S, et al. Preanaesthetic medication with clonidine. Br J Anaesth 1990；65：628-32.
5) Flacke JW, Bloor BC, Flacke WE, et al. Reduced narcotic requirement by clonidine with improved hemodynamic and adrenergic stability in patients undergoing coronary bypass surgery. Anesthesiology 1987；67：11-9.
6) Ghignone M, Calvillo O, Quintin L. Anesthesia and hypertension：The effect of clonidine on perioperative hemodynamics and isoflurane requirements. Anesthesiology 1987；67：3-10.
7) Ghignone M, Noe C, Calvillo O, et al. Anesthesia for ophthalmic surgery in the elderly：The effects of clonidine on intraocular pressure, perioperative hemodynamics, and anesthetic requirement. Anesthesiology 1988；68：707-16.

8) Ghignone M, Quintin L, Duke PC, et al. Effects of clonidine on narcotic requirements and hemodynamic response during induction of fentanyl anesthesia and endotracheal intubation. Anesthesiology 1986 ; 64 : 36-42.
9) Marchal JM, Gomez-Luque A, Martos-Crespo F, et al. Clonidine decreases intraoperative bleeding in middle ear microsurgery. Acta Anaesthesiol Scand 2001 ; 45 : 627-33.
10) Quintin L, Bouilloc X, Butin E, et al. Clonidine for major vascular surgery in hypertensive patients : A double-blind, controlled, randomized study. Anesth Analg 1996 ; 83 : 687-95.
11) Mikawa K, Maekawa N, Nishina K, et al. Efficacy of oral clonidine premedication in children. Anesthesiology 1993 ; 79 : 926-31.
12) 西川俊昭, 田口雅一, 木村　哲ほか. 前投薬クロニジンの急速導入および気管内挿管時の循環変動に対する効果. 麻酔 1991 ; 40 : 1083-8.
13) Laurito CE, Baughman VL, Becker GL, et al. Oral clonidine blunts the hemodynamic responses to brief but not prolonged laryngoscopy. J Clin Anesth 1993 ; 5 : 54-7.
14) Pouttu J, Scheinin B, Rosenberg PH, et al. Oral premedication with clonidine : Effects on stress responses during general anaesthesia. Acta Anaesthesiol Scand 1987 ; 31 : 730-4.
15) Matot I, Kuras Y, Kramer MR. Effect of clonidine premedication on haemodynamic responses to fibreoptic bronchoscopy. Anaesthesia 2000 ; 55 : 269-74.
16) Carabine UA, Wright PMC, Howe JP, et al. Cardiovascular effects of intravenous clonidine : Partial attenuation of the pressor response to intubation by clonidine. Anaesthesia 1991 ; 46 : 634-7.
17) Kulla PJ, Tryba M, Zenz M. Dose-response effects of intravenous clonidine on stress response during induction of anesthesia in coronary artery bypass graft patients. Anesth Analg 1995 ; 80 : 263-8.
18) Costello TG, Cormack JR. Clonidine premedication decreases hemodynamic responses to pin head-holder application during craniotomy. Anesth Analg 1998 ; 86 : 1001-4.
19) Zalunardo M, Zollinger A, Spahn DR, et al. Effects of intravenous and oral clonidine on hemodynamic and plasma-catecholamine response due to endotracheal intubation. J Clin Anesth 1997 ; 9 : 143-7.
20) Zalunardo MP, Serafino D, Szelloe P, et al. Preoperative clonidine blunts hyperadrenergic and hyperdynamic responses to prolonged tourniquet pressure during general anesthesia. Anesth Analg 2002 ; 94 : 615-8.
21) Scheinin B, Lindgren L, Randell T, et al. Dexmedetomidine attenuates sympathoadrenal responses to tracheal intubation and reduces the need for thiopentone and peroperative fentanyl. Br J Anaesth 1992 ; 68 : 126-31.
22) Jaakola M-L, Ali-Melkkila T, Kanto J, et al. Dexmedetomidine reduces intraocular pressure, intubation responses and anaesthetic requirements in patients undergoing ophthalmic surgery. Br J Anaesth 1992 ; 68 : 570-5.
23) Erkola O, Korttila K, Aho M, et al. Comparison of intramuscular dexmedetomidine and midazolam premedication for elective abdominal hysterectomy. Anesth Analg 1994 ; 79 : 646-53.
24) Levanen J, Makela M-L, Scheinin H. Dexmedetomidine premedication attenuates ketamine-induced cardiovascular effects and postanesthetic delirium. Anesthesiology 1995 ; 82 : 1117-25.
25) Tanskanen PE, Kyttä JV, Randall TT, et al. Dexmedetomidine as an anaesthetic adjuvant in patients undergoing intracranial tumor surgery : A double-blind, randomized and placebo-controlled study. Br J Anaesth 2006 ; 97 : 658-65.

26) Mowafi HA, Aldossary N, Ismail SA, et al. Effect of dexmedetomidine premedication on the intraocular pressure changes after succinylcholine and intubation. Br J Anaesth 2008 ; 100 : 485-9.
27) Matot I, Sichel JY, Yofe V, et al. The effect of clonidine premedication on hemodynamic responses to microlaryngoscopy and rigid bronchoscopy. Anesth Analg 2000 ; 91 : 828-33.
28) Doak GJ, Duke PC. Oral clonidine premedication attenuates the haemodynamic effects associated with ketamine anaesthetic induction in humans. Can J Anaesth 1993 ; 40 : 612-8.
29) Muro HM, Sleigh JW, Paxton LD. The cardiovascular response to ketamine : The effects of clonidine and lignocaine. Acta Anaesthesiol Scand 1993 ; 37 : 75-8.
30) Tanaka M, Nishikawa T. Oral clonidine premedication attenuates the hypertensive response to ketamine. Br J Anaesth 1994 ; 73 : 758-62.
31) Tanaka S, Tsuchida H, Namba H, et al. Clonidine and lidocaine inhibition of isoflurane induced tachycardia in humans. Anesthesiology 1994 ; 81 : 1341-9.
32) Weiskopf RB, Eger EI II, Noorani M, et al. Fentanyl, esmolol, and clonidine blunt the transient cardiovascular stimulation induced by desflurane in humans. Anesthesiology 1994 ; 81 : 1350-5.
33) Devcic A, Muzi M, Ebert TJ. The effects of clonidine on desflurane-mediated sympatho-excitation in humans. Anesth Analg 1995 ; 80 : 773-9.
34) Nishikawa T, Satsumae T, Uemura A, et al. Oral clonidine medication partially suppresses transient pressor response to a rapid increase in isoflurane concentration. Circ Cont 1995 ; 16 : 212-7.
35) Daniel M, Larson MD, Eger EI II, et al. Fentanyl, clonidine, and repeated increases in desflurane concentration, but not nitrous oxide or esmolol, block the transient mydriasis caused by rapid increases in desflurane concentration. Anesth Analg 1995 ; 81 : 372-8.
36) Mukhtar AM, Obayah EM, Hassona AM. The use of dexmedetomidine in pediatric cardiac surgery. Anesth Analg 2006 ; 103 : 52-6.
37) Abulhasan Y, Buu N, Frigon C. Perioperative use of dexmedetomidine in an infant with familial dysautonomia. Br J Anaesth 2009 ; 103 : 413-5.
38) Begec Z, Toprak HI, Demirbilek S, et al. Dexmedetomidine blunts acute hyperdynamic responoses to electroconvulsive therapy without altering seizure duration. Acta Anaesthesiol Scand 2008 ; 52 : 302-6.
39) Myles PS, Hunt JO, Holdgaard HO, et al. Clonidine and cardiac surgery : Haemodynamic and metabolic effects, myocardial ischaemia and recovery. Anaesth Intensive Care 1999 ; 27 : 137-47.
40) Guthrie GP Jr, Kotchen TA. Effects of oral clonidine on baroreflex function in patients with essential hypertension. Chest 1983 ; 83 : 327-8.
41) Parlow JL, Bégou G, Sagnard P, et al. Cardiac baroreflex during the postoperative period in patients with hypertension. Anesthesiology 1999 ; 90 : 681-92.
42) Ikeda Y, Nishikawa K, Ohashi K, et al. Epidural clonidine suppresses the baroreceptor-sympathetic response depending on isoflurane concentrations in cats. Anesth Analg 2003 ; 97 : 748-54.
43) Yu H-P, Hseu S-S, Yien H-W, et al. Oral clonidine premedication preserves heart rate variability for patients undergoing laparoscopic cholecystectomy. Acta Anaesthesiol Scand 2003 ; 47 : 185-90.
44) Nishina K, Mikawa K, Maekawa N, et al. The efficacy of clonidine for reducing perioperative haemodynamic changes and volatile anaesthetic requirements in children. Acta Anaesthesiol Scand 1996 ; 40 : 746-51.

45) Kumar A, Bose S, Bhattacharya A, et al. Oral clonidine premedication for elderly patients undergoing intraocular surgery. Acta Anaesthesiol Scand 1992；36：159-64.
46) Bekker A, Sturaitis M, Bloom M, et al. The effect of dexmedetomidine on perioperative hemodynamics in patients undergoing craniotomy. Anesth Analg 2008；107：1340-7.
47) Engelman E, Lipszyc M, Gilbart E, et al. Effects of clonidine on anesthetic drug requirements and hemodynamic response during aortic surgery. Anesthesiology 1989；71：178-87.
48) Hidalgo MPL, Auzani JAS, Rumpel LC, et al. The clinical effect of small oral clonidine doeses on perioperative outcomes in patients undergoing abdominal hysterectomy. Anesth Analg 2005；100：795-802.
49) McCutcheon CA, Orme RM, Scott DA, et al. A comparison of dexmedetomidine versus conventional therapy for sedation and hemodynamic control during carotid endarterectomy performed under regional anesthesia. Anesth Analg 2006；102：668-75.
50) Bruandet N, Rentero N, Debeer L, et al. Catecholamine activation in the vasomotor center on emergence from anesthesia：The effects of α_2 agonists. Anesth Analg 1998；86：240-5.
51) Snapir A, Talke P, Posti J, et al. Effects of nitric oxide synthase inhibition on dexmedetomidine-induced vasoconstriction in healthy human volunteers. Br J Anaesth 2009；102：38-46.
52) Chrysostomou C, Beerman L, Shilderly D, et al. Dexmedetomidine：A novel drug for the treatment of atrial and junctional tachyarrhythmias during the perioperative period for congenital cardiac surgery：A preliminary study. Anesth Analg 2008；107：1514-22.
53) Potts AL, Anderson BJ, Holford NHG, et al. Dexmedetomidine hemodynamics in children after cardiac surgery. Paediatr Anaesth 2010；20：425-33.

（西川　俊昭）

3 虚血性心疾患における利点

雑種犬を用いた冠状動脈狭窄モデル実験では，クロニジン 5 μg/kg 静注後の血圧低下に伴い，冠血流量は減少し，虚血部位の心筋収縮力は低下するため，クロニジンの投与は心筋虚血状態を悪化させる可能性があった[1]。しかし，イヌ冠動脈狭窄モデルを用い α_2 受容体作動薬ミバゼロールの作用を検討した結果によれば，ミバゼロールは非虚血心筋や心外膜側の心筋血流量を減少させるが，虚血心筋中層と心内膜側の血流量を維持するとともに，心筋酸素需要を減少させ，虚血心筋の酸素欠乏を改善するなど，有益な作用を発揮する（図 1）[2]。一方，クロニジンは血圧と心拍数を低下させる結果，心仕事量を減少させ，さらに冠状動脈拡張作用を有する[3]。このため臨床では，虚血性心疾患患者に対する α_2 受容体作動薬投与の利点として，周術期における心筋虚血の発生減少[4)~8)]がある。たとえば，非心臓手術患者において，クロニジンの投与（手術前夜と当

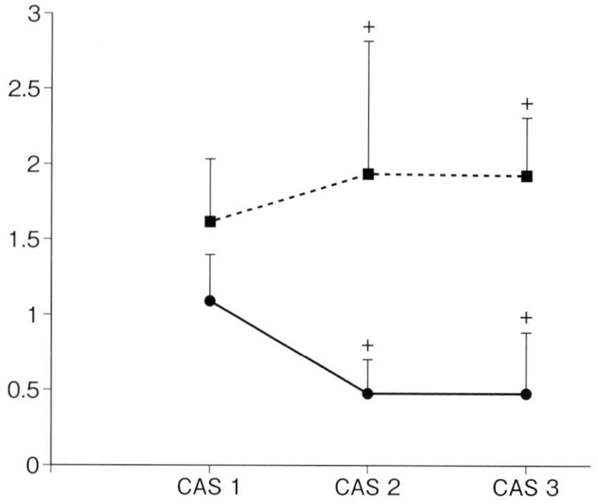

図 1　ミバゼロール群（n = 8, 実線）とプラセボ群（n = 8, 破線）における心筋酸素欠乏（μmol/分/g）の変化（平均±標準誤差）

CAS：冠動脈狭窄．CAS 1，2，3：1，2，3 回目の冠動脈狭窄，＋：2 群間に有意差あり．

ミバゼロールの投与量は CAS 1-CAS 2 の間で TCI 値 1 ng/ml，CAS 2-CAS 3 の間で TCI 値 2 ng/ml.

（Roekaerts PMHJ, Prinzen FW, Willigers HMM, et al. The effects of α_2-adrenergic stimulation with mivazerol on myocardial blood flow and function during coronary artery stenosis in anesthetized dogs. Anesth Analg 1996；82：702-11 より改変引用）

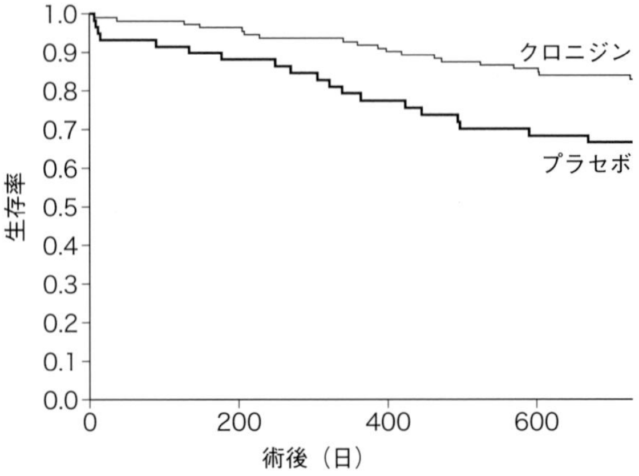

図2　クロニジン投与患者（125名）とプラセボ投与患者（65名）における生存率

クロニジンは死亡率を低下させる（P = 0.01）.

（Wallace AW, Galindez D, Salahieh A, et al. Effect of clonidine on cardiovascular morbidity and mortality after noncardiac surgery. Anesthesiology 2004；101：284-93 より改変引用）

日朝に 200 μg ずつ 2 回経口投与，およびクロニジンが 200 μg/日吸収されるクロニジンパッチを術後 4 日間貼布）によって，術中・術後における心筋虚血の頻度および 2 年間の死亡率はプラセボ群と比較して約半分に減少する（図2）[9]。また，経口クロニジン前投薬によって，冠状動脈バイパス術後では人工心肺離脱後の心拍出量の増加[10]が認められ，頻脈性心房細動患者では経口クロニジン投与が少量（75 ～ 150 μg）でも心拍数は減少し，その有効性が認められている[11]。

健常人でデクスメデトミジンの循環への影響を検討した研究結果[12]によれば，低用量デクスメデトミジン（血中濃度 0.5 ng/ml）投与下では体血圧，肺動脈圧，中心静脈圧，心拍数および心筋血流量はすべて低下し，冠動脈血管抵抗は上昇するが，同時に心筋酸素消費量は心筋血流量の減少と同程度減少する。しかし，高用量デクスメデトミジン（血中濃度 5 ng/ml）投与下では体血圧，肺動脈圧，中心静脈圧および体血管抵抗は上昇するが，心拍数，心拍出量および静脈血酸素飽和度は低下する。高用量デクスメデトミジンでは，心筋血流量は低用量デクスメデトミジン投与下の値にとどまるが，冠動脈血管抵抗はさらに上昇する（図3～図5）。つまり，低用量デクスメデトミジン投与中は交感神経遮断によって心臓収縮機能は低下するが，高用量デクスメデトミジン投与下では交感神経遮断とともに後負荷の増大によって心臓収縮機能はさらに低下する。だが，デクスメデトミジンの投与が心筋虚血を誘発することはなく，周術期におけるデクスメデトミジン投与に関しても，2008 年のメタ分析で，その有効性，つまりデクスメデトミジン投与群における死亡率・心筋梗塞・心筋虚血の減少傾向が認められている[13]。

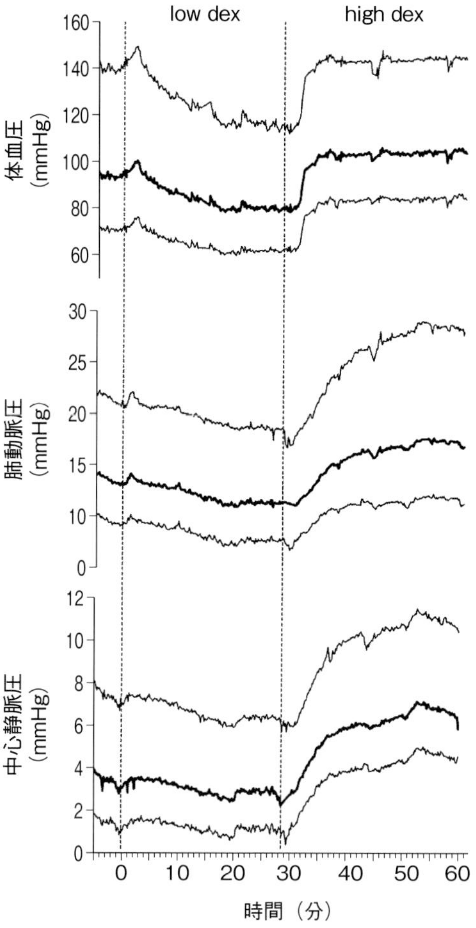

図3　血漿デクスメデトミジン低濃度（low dex，平均 0.5 ng/ml）と高濃度（high dex，平均 5 ng/ml）が体血圧，肺動脈圧，および中心静脈圧に及ぼす影響

上部と下部の細線は，おのおの収縮期圧と拡張期圧，中央の太線は平均圧（[収縮期圧－拡張期圧/3]＋拡張期圧）を示す．値は平均値（体血圧は 12 名，肺動脈と中心静脈圧は 11 名の平均値）を示す．

（Snapir A, Posti J, Kentala E, et al. Effects of low and high plasma concentrations of dexmedetomidine on myocardial perfusion and cardiac function in healthy male subjects. Anesthesiology 2006；105：902-10 より改変引用）

■参考文献

1) Kono M, Morita S, Hayashi T, et al. The effects of intravenous clonidine on regional myocardial function in a canine model of regional myocardial ischemia. Anesth Analg 1994；78：1047-52.

2) Roekaerts PMHJ, Prinzen FW, Willigers HMM, et al. The effects of α_2-adrenergic stimulation with mivazerol on myocardial blood flow and function during coronary artery stenosis in anesthetized dogs. Anesth Analg 1996；82：702-11.

3) Brest AN. Hemodynamic and cardiac effects of clonidine. J Cardiovasc Pharmacol 1980；2：S39-46.

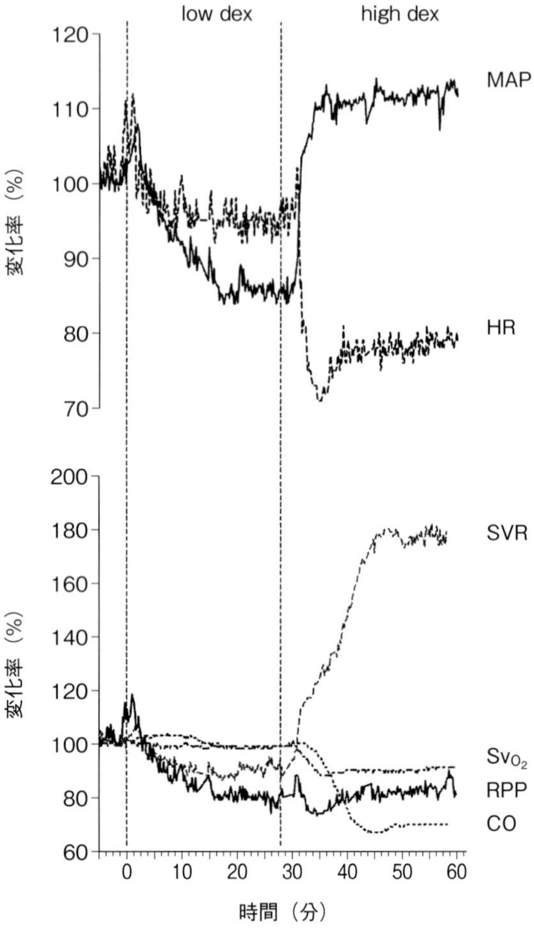

図4　血漿デクスメデトミジン低濃度（low dex，平均 0.5 ng/ml）と高濃度（high dex，平均 5 ng/ml）が平均血圧（MAP），心拍数（HR），体血管抵抗（SVR），混合静脈血酸素飽和度（SvO_2），rate-pressure product（RPP），および心拍出量（CO）に及ぼす影響

値は投与前値からの%変化率で示してある．

（Snapir A, Posti J, Kentala E, et al. Effects of low and high plasma concentrations of dexmedetomidine on myocardial perfusion and cardiac function in healthy male subjects. Anesthesiology 2006；105：902-10 より改変引用）

4) Ellis JE, Drijvers G, Pedlow S, et al. Premedication with oral and transdermal clonidine provides safe and efficacious postoperative sympatholysis. Anesth Analg 1994；79：1133-40.

5) Weiskopf RB, Eger EI II, Noorani M, et al. Fentanyl, esmolol, and clonidine blunt the transient cardiovascular stimulation induced by desflurane in humans. Anesthesiology 1994；81：1350-5.

6) Quintin L, Cicala R, Kent M, et al. Effect of clonidine on myocardial ischaemia：A double-blind pilot trial. Can J Anaesth 1993；40：85-6.

7) Stühmeier K-D, Mainzer B, Cierpka J, et al. Small, oral dose of clonidine reduces the incidence of intraoperative myocardial ischemia in patients having vascular surgery. Anesthesiology 1996；85：706-12.

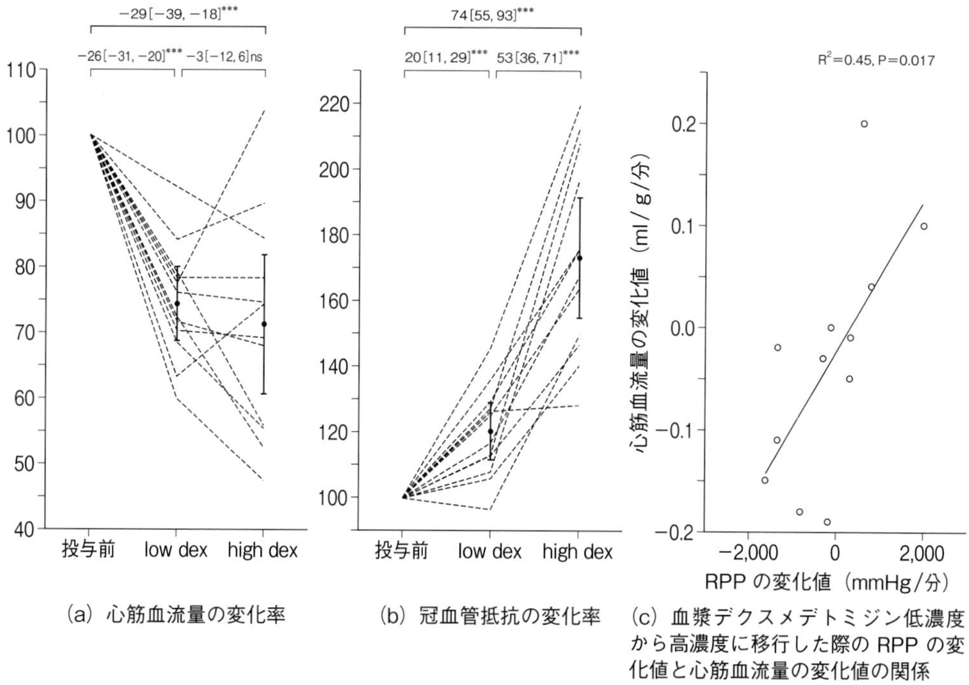

図5 血漿デクスメデトミジン低濃度（low dex，平均 0.5 ng/ml）と高濃度（high dex，平均 5 ng/ml）が心筋血流量と冠血管抵抗に及ぼす影響，および血漿デクスメデトミジン低濃度から高濃度に移行した際の RPP 変化値と心筋血流量の変化値の関係

（a）と（b）における値は，個々の投与前値からの%変化率，平均値，および 95%信頼区間を示す．（C）では両者の回帰直線，回帰係数（R^2）および P 値を示す．

***：P < 0.001，ns：有意差なし．

（Snapir A, Posti J, Kentala E, et al. Effects of low and high plasma concentrations of dexmedetomidine on myocardial perfusion and cardiac function in healthy male subjects. Anesthesiology 2006；105：902-10 より改変引用）

8) Nishina K, Mikawa K, Uesugi T, et al. Efficacy of clonidine for prevention of perioperative myocardial ischemia：A critical appraisal and mata-analysis of the literature. Anesthesiology 2002；96：323-9.

9) Wallace AW, Galindez D, Salahieh A, et al. Effect of clonidine on cardiovascular morbidity and mortality after noncardiac surgery. Anesthesiology 2004；101：284-93.

10) Flacke JW, Bloor BC, Flacke WE, et al. Reduced narcotic requirement by clonidine with improved hemodynamic and adrenergic stability in patients undergoing coronary bypass surgery. Anesthesiology 1987；67：11-9.

11) Roth A, Kaluski E, Felner S, et al. Clonidine for patients with rapid atrial fibrillation. Ann Intern Med 1992；116：388-90.

12) Snapir A, Posti J, Kentala E, et al. Effects of low and high plasma concentrations of dexmedetomidine on myocardial perfusion and cardiac function in healthy male subjects. Anesthesiology 2006；105：902-10.

13) Biccard BM, Goga S, de Beurs J. Dexmedetomidine and cardiac protection for non-cardiac surgery：A meta-analysis of randomised controlled trials. Anaesthesia 2008；63：4-14.

（西川　俊昭）

4 うっ血性心不全における利点

実験的には，クロニジンは内因性心筋収縮力を低下させることなく，左心室の後負荷を軽減する[1]ことが示されており，うっ血性心不全患者では経口クロニジン 200 ～ 400 μg の投与は心拍出量を減少させることなく，前負荷および後負荷を低下させるなどの有用性が認められている[2]。小児患者においても，ミダゾラム 50 ～ 100 μg/kg/時の持続投与下において，クロニジン 0.1 ～ 2 μg/kg/時の持続投与による心拍数，血圧および心係数等に変化は見られない[3]。

肺高血圧症を合併した僧帽弁置換術患者では，術前デクスメデトミジンの投与（全身麻酔導入前に 10 分間で 1 μg/kg 静注後，手術開始前まで 0.4 μg/kg/時の持続静注）によって，肺動脈圧や肺動脈楔入圧が低下し，胸骨縦切開後の肺血管抵抗や体血管抵抗の上昇が抑制される[4]。肺高血圧症の増悪因子として，低酸素血症，高二酸化炭素血症，代謝性アシドーシス，低体温，疼痛および気道操作による交感神経刺激などがあるが，慢性肺疾患に肺高血圧を合併した 16 歳の患者において，肺炎による呼吸不全と心不全が切迫していたことから，気管挿管と陽圧呼吸を回避するため，48 時間にわたるデクスメデトミジン持続投与（0.5 μg/kg を 20 分間で静注後, 0.5 μg/kg/時で持続静注）で，血行動態とガス交換が改善した症例が報告[5]されている。また本邦においては，先天性心疾患による高度肺高血圧症を有する 21 歳の鼠径ヘルニア修復術患者において，デクスメデトミジン持続静注（0.5 μg/kg/時）と腸骨鼠径神経・腸骨下腹神経ブロックにて麻酔管理を行った症例報告がある[6]。

■参考文献

1）Motz W, Ippisch R, Strauer BE. The role of clonidine in hypertensive heart disease：Influence on myocardial contractility and left ventricular afterload. Chest 1983；83：433-5.
2）Magorien RD, Hermiller JB, Unverferth DV, et al. Regional hemodynamic effects of clonidine in congestive heart failure. J Cardiovasc Pharmacol 1985；7：91-6.
3）Ambrose C, Sale S, Howells R, et al. Intravenous clonidine infusion in critically ill children：Dose-dependent sedative effects and cardiovascular stability. Br J Anaesth 2000；84：794-6.
4）But AK, Ozgul U, Erdil F, et al. The effects of pre-operaive dexmedetomidine infusion on hemodynamics in patients with pulmonary hypertension undergoing mitral valve replacement surgery. Acta Anaesthesiol Scand 2006；50：1207-12.
5）Nathan AT, Marino BS, Hanna B, et al. Novel use of dexmedetomidine in a patient with pulmonary hypertension. Paediatr Anaesth 2008；18：782-4.

6) Shinohara H, Hirota K, Sato M, et al. Monitored anesthesia care with dexmedetomidine of a patient with severe pulmonary arterial hypertension for inguinal hernioplasty. J Anesth 2010；24：611-3.

（西川　俊昭）

5 呼吸への影響

健康成人または小児において，経口クロニジン 3.5 ～ 5 μg/kg の投与は，分時換気量，1 回換気量，呼吸回数および二酸化炭素ガスに対する換気応答にほとんど影響せず[1)～4)]，麻薬（モルヒネ，アルフェンタニル）による呼吸抑制も増強しない[2)3)]。同様に健常成人において，クロニジンの持続静注（1 ～ 4 μg/kg/時の速度で 1 時間投与）は，呼吸回数，呼気終末二酸化炭素濃度および酸素飽和度に影響しない[5)]。健常人を対象としたデクスメデトミジン目標制御注入（TCI）においても，血漿デクスメデトミジン濃度の上昇（0.6 ～ 2.4 ng/ml）にかかわらず，呼気終末二酸化炭素分圧は上昇しないことから，健常人では高用量デクスメデトミジン投与下でも呼吸抑制はほとんどない[6)]。ところが，クロニジン 3 μg/kg 静注後に二酸化炭素に対する換気応答が低下し（図 1）[7)]，経口投与後でも低酸素性換気応答（分時換気量の増加）が抑制され（図 2）[8)]，酸素飽和度低下を伴う上気道閉塞を来すことがある[1)]ので注意を要する。

病的肥満患者の麻酔においては，麻薬投与による中枢性呼吸抑制，睡眠時無呼吸，低酸素症および高二酸化炭素症などが麻酔中および麻酔後の問題となる。このような患者では，呼吸抑制作用が少なく，鎮痛作用と鎮静作用を合わせもつデクスメデトミジンが

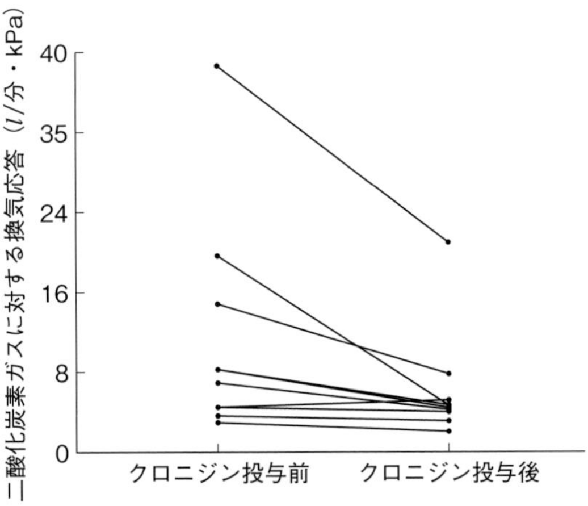

図 1　クロニジン 3 μg/kg 静注前後の二酸化炭素に対する換気応答

クロニジン投与後，換気応答の低下が見られる．

（Ooi R, Pattison J, Feldman SA. The effects of intravenous clonidine on ventilation. Anaesthesia 1991；46：632-3 より改変引用）

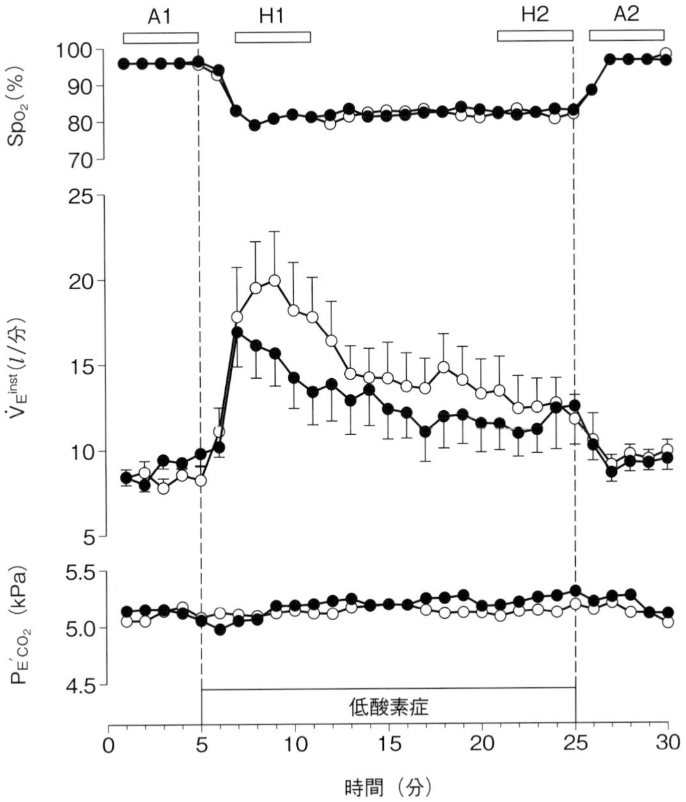

図2 対照群（○）とクロニジン群（●）における低酸素曝露時の酸素飽和度（Sp_{O_2}），瞬時分時換気量（V_E^{inst}），および呼気終末二酸化炭素分圧の変化（各群 n = 10）

A1：低酸素症曝露前の正常酸素化状態，H1：早期低酸素症，H2：晩期低酸素症，A2：正常酸素化状態の回復．各円印は 1 分間の平均値を示し，明瞭な表示のため瞬時分時換気量値にのみに標準誤差を付してある．

クロニジン約 3.5 μg/kg 経口投与群では，低酸素性換気応答（分時換気量の増加）が抑制される．

（Foo IT, Warren PM, Drummond GB. Influence of oral clonidine on the ventilatory response to acute and sustained isocapnic hypoxia in human males. Br J Anaesth 1996；76：214-20 より改変引用）

有用である。年齢 42 歳，身長 198 cm，体重 433 kg，体型指数（BMI）110 kg/m^2 の胃バイパス術患者において，麻薬を投与せず，デクスメデトミジン（1.4 μg/kg を 10 分間で静注後，0.7 μg/kg/時の持続静注を術後 1 日まで継続）と，イソフルラン 0.9％で麻酔管理を行い，良好に経過した症例が報告[9]されている。他方，全身麻酔〔フェンタニル 100 μg，プロポフォール 120 mg，ロクロニウム 35 mg，モルヒネ 7.5 mg，イソフルラン 0～1％，亜酸化窒素で麻酔導入・維持，イソフルラン投与中止後にデクスメデトミジン投与（30 分で 60 μg 静注後，0.5 μg/kg/時の持続静注）〕下で腟式子宮全摘術・膀胱瘤と腸管瘤の修復術を受けた 69 歳，153 cm，64 kg の女性患者において，術後に中枢性無呼吸を来したこと[10]が報告されている。個体差が大きな要因と思われるが，麻薬などの呼吸抑制作用を有する薬物と併用する症例では要注意である。

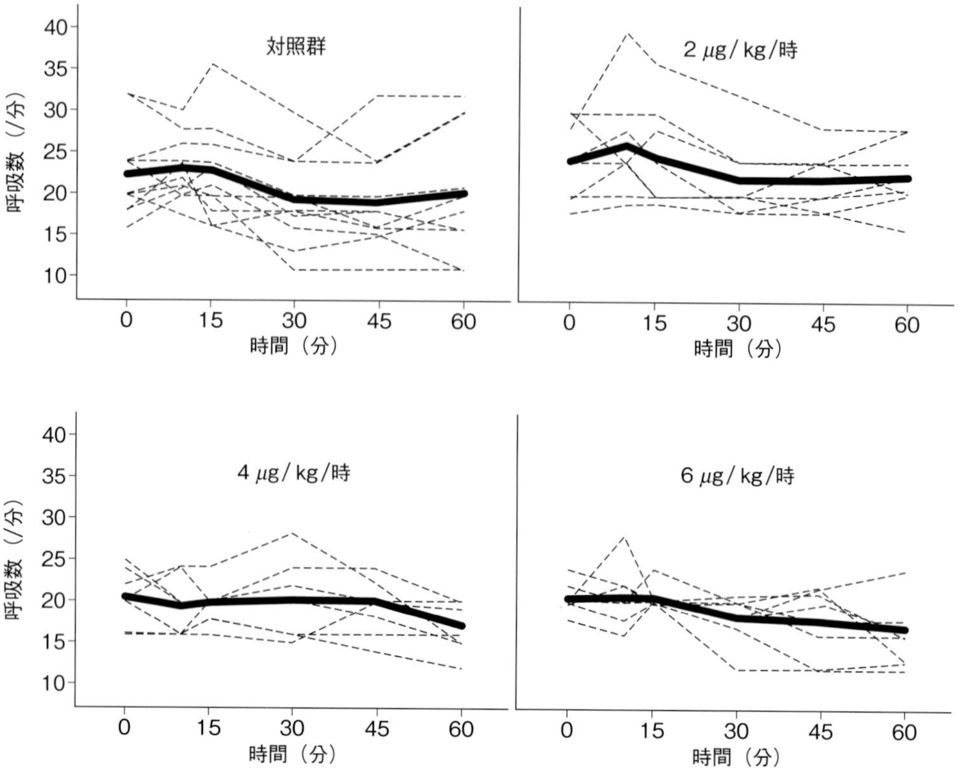

図3　デクスメデトミジン10分間持続静注（対照群では0，2，4，6 μg/kg/時の4群）後の1時間にわたる呼吸数の変化（デクスメデトミジンの総投与量は0.33，0.66，1.0 μg/kgに相当）

太線は平均値で，細線は個々人の値．呼吸数の有意な変化はなし．

（Petroz GC, Sikich N, James M, et al. A phase I, two-center study of the pharmacokinetics and pharmacodynamics of dexmedetomidine in children. Anesthesiology 2006；105：1098-110 より改変引用）

セボフルランあるいはデスフルラン全身麻酔下の小児においては，デクスメデトミジン5分間で0.5 μg/kg静脈内投与は呼気二酸化炭素分圧に影響しないため，呼吸への影響は少ないとされている[11]。睡眠時無呼吸症候群のない正常小児では，高用量のデクスメデトミジン1～3 μg/kg/時投与でも上気道の解剖学的変形はわずかである[12]。また，デクスメデトミジン2～6 μg/kg/時の持続投与中の小児においては，平均呼吸数や酸素飽和度の低下は少ない（図3，図4）が，一過性に酸素飽和度の低下（Sa_{O_2}94％）を認めた症例がある[13]。口蓋扁桃・アデノイド摘出術小児患者では，全身麻酔中のデクスメデトミジン投与（2 μg/kg静注後，0.7 μg/kg/時の持続静注）によって，酸素飽和度の低下を示した患者数は減少したが，これはデクスメデトミジン投与によってフェンタニルの投与量が減少したためと推論されている[14]。

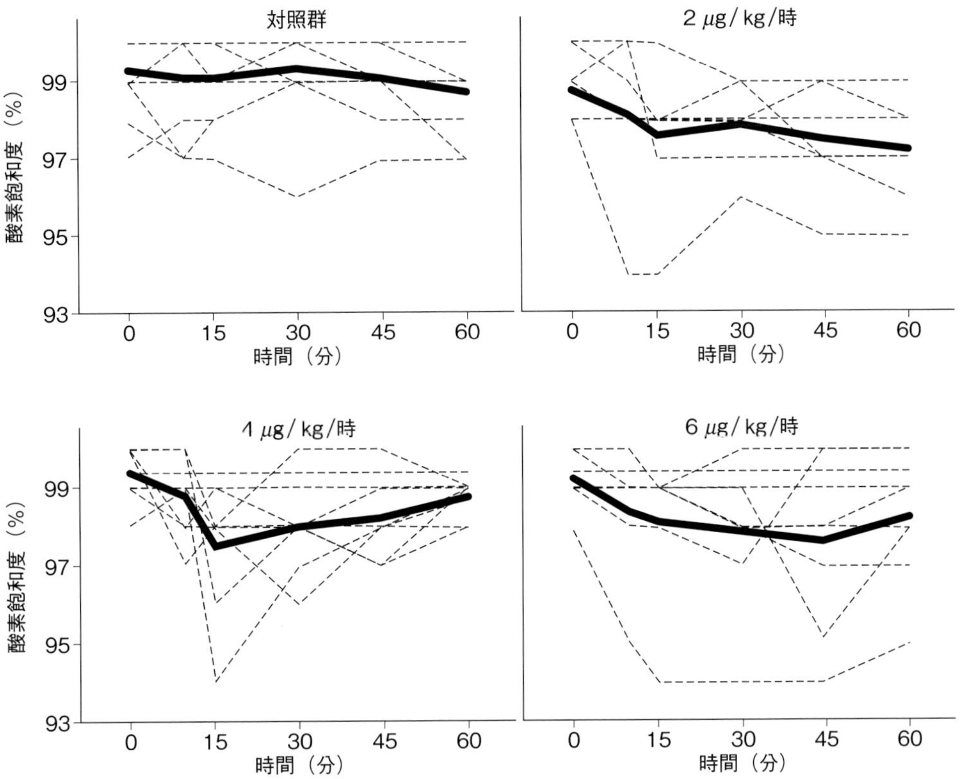

図4 デクスメデトミジン10分間持続静注（対照群では0，2，4，6 μg/kg/時の4群）後の1時間にわたるヘモグロビン酸素飽和度の変化（デクスメデトミジンの総投与量は0.33，0.66，1.0 μg/kg に相当）

太線は平均値，細線は個々人の値を示す．平均酸素飽和度の有意な変化はなかったが，36名中3名において94%まで一過性に低下した．

（Petroz GC, Sikich N, James M,et al. A phase I, two-center study of the pharmacokinetics and pharmacodynamics of dexmedetomidine in children. Anesthesiology 2006；105：1098-110 より改変引用）

■参考文献

1) Benhamou D, Veillette Y, Natrick P, et al. Ventilatory effects of premedication with clonidine. Anesth Analg 1991；73：799-803.
2) Jarvis DA, Duncan SR, Segal IS, et al. Ventilatory effects of clonidine alone and in the presence of alfentanil, in human volunteers. Anesthesiology 1992；76：899-905.
3) Bailey PL, Sperry RJ, Johnson GK, et al. Respiratory effects of clonidine alone and combined with morphine, in humans. Anesthesiology 1991；74：43-8.
4) Nishina K, Mikawa K, Uesugi T, et al. Oral clonidine does not change ventilatory response to carbon dioxide in sevoflurane-anesthetized children. Paediatr Anaesth 2004；14：1001-4.
5) Hall JE, Uhrich TD, Ebert TJ. Sedative, analgesic and cognitive effects of clonidine infusions in humans. Br J Anaesth 2001；86：5-11.
6) Kasuya Y, Govinda R, Rauch S, et al. The correlation between bispectral index and observational sedation scale in volunteers sedated with dexmedetomidine and propofol. Anesth Analg 2009；109：1811-5.

7) Ooi R, Pattison J, Feldman SA. The effects of intravenous clonidine on ventilation. Anaesthesia 1991 ; 46 : 632-3.
8) Foo IT, Warren PM, Drummond GB. Influence of oral clonidine on the ventilatory response to acute and sustained isocapnic hypoxia in human males. Br J Anaesth 1996 ; 76 : 214-20.
9) Hofer RE, Sprung J, Sarr MG, et al. Anesthesia for a patient with morbid obesity using dexmedetomidine without narcotics. Can J Anesth 2005 ; 52 : 176-80.
10) Ho AMH, Chen S, Karmakar MK. Central apnoea after balanced general anaesthesia that included dexmedetomidine. Br J Anaesth 2005 ; 95 : 773-5.
11) Deutsch E, Tobias JD. Hemodynamic and respiratory changes following dexmedetomidine administration during general anesthesia : Sevoflurane vs desflurane. Paediatr Anaesth 2007 ; 17 : 438-44.
12) Mahmoud M, Radhakrishman R, Gunter J, et al. Effect of increasing depth of dexmedetomidine anesthesia on upper airway morphology in children. Paediatr Anaesth 2010 ; 20 : 506-15.
13) Petroz GC, Sikich N, James M, et al. A phase I, two-center study of the pharmacokinetics and pharmacodynamics of dexmedetomidine in children. Anesthesiology 2006 ; 105 : 1098-110.
14) Patel A, Davidson M, Tran MCJ, et al. Dexmedetomidine infusion for analgesia and prevention of emergence agitation in children with obstructive sleep apnea syndrome undergoing tonsillectomy and adenoidectomy. Anesth Analg 2010 ; 111 : 1004-10.

（西川　俊昭）

6 内分泌への影響

α_2受容体作動薬の最も重要な内分泌作用は血漿ノルアドレナリン濃度の抑制[1)~12)]（図）であり，高血圧患者ではクロニジンの投与後に脳脊髄液中ノルアドレナリン濃度は低下する[13)]。クロニジンの投与によって，麻酔・手術[14)~25)]低血糖[9)26)]，低血圧[27)28)]や運動[29)]に伴う血漿カテコールアミン濃度の上昇が抑制される。なお，α_2受容体作動薬による血漿カテコールアミン上昇の抑制は，周術期における低血圧発生時の生体反応が抑制または欠如するため，低血圧の増悪が危惧される。しかし，一症例報告ではあるが，手術前夜の経口クロニジン 200 μg およびクロニジンパッチ 10.3 cm^2，手術当日朝の経口クロニジン 300 μg 投与後でも敗血症性低血圧時にカテコールアミン濃度上昇が認められている[30)]。

α_2受容体作動薬は同時に手術に伴うコルチゾール分泌増加を抑制する[10)25)31)]。プロラクチンはストレス反応の鋭敏なマーカーであるが，クロニジン 300 μg の筋注は気管挿管操作に伴う血漿プロラクチン濃度上昇を抑制することが認めれれている[32)]。また，クロニジンがインスリン分泌を抑制し血糖上昇を来す[10)33)]との報告はあるが，脳外科手術患者を対象とした研究では，クロニジン投与を受けた患者において血糖はむしろ低値を示す[34)]。また，糖尿病を有する眼科手術患者においては，経口クロニジン投与によって，周術期の血糖値は低く，インスリンの必要量も半減したことが報告[24)]されている。

ヒトでのクロニジン利尿作用における抗利尿ホルモンの関与は否定的であるが，クロニジンの投与は血漿抗利尿ホルモン濃度や血漿レニン活性を低下させる[1)9)21)35)~37)]。経皮的腎砕石術患者でのデクスメデトミジンの投与（10 分間で 1 μg/kg 静注後，1 μg/kg/時の持続静注）においても，血漿レニン濃度の低下が認められている[38)]。

■参考文献

1) Quintin L, Bouilloc X, Butin E, et al. Clonidine for major vascular surgery in hypertensive patients : A double-blind, controlled, randomized study. Anesth Analg 1996 ; 83 : 687-95.
2) Kulka PJ, Tryba M, Zenz M. Dose-response effects of intravenous clonidine on stress response during induction of anesthesia in coronary artery bypass graft surgery. Anesth Analg 1995 ; 80 : 263-8.
3) Kono M, Morita S, Hayashi T, et al. The effects of intravenous clonidine on regional myocardial function in a canine model of regional myocardial ischemia. Anesth Analg 1994 ; 78 : 1047-52.

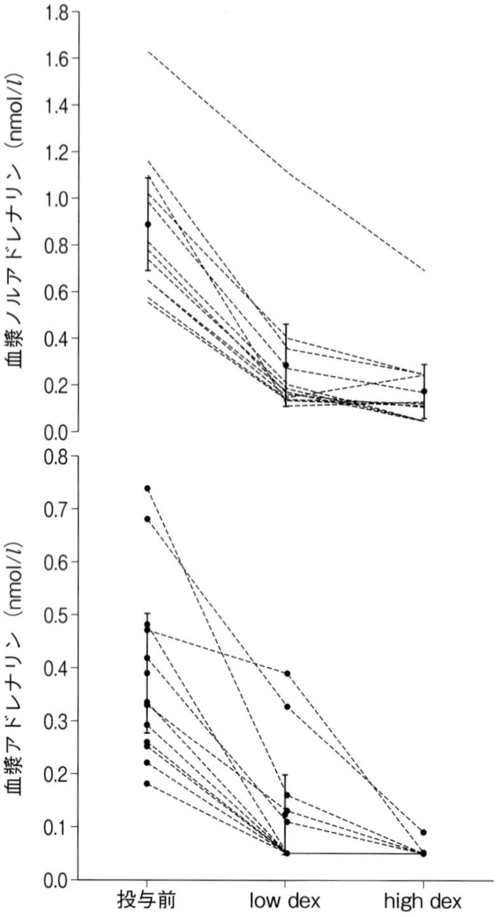

図　血漿デクスメデトミジン低濃度（low dex，平均 0.5 ng/ml）と高濃度（high dex，平均 5 ng/ml）が血漿ノルアドレナリンおよびアドレナリン濃度に及ぼす影響

低濃度デクスメデトミジンで血漿ノルアドレナリンとアドレナリンは約 70%低下するが，高濃度デクスメデトミジンでの血漿カテコールアミン濃度のさらなる低下はごくわずかである．個別の値を表示しているが，太線上の点と太線はおのおの平均値と標準偏差を示す．

（Snapir A, Posti J, Kentala E, et al. Effects of low and high plasma concentrations of dexmedetomidine on myocardial perfusion and cardiac function in healthy male subjects. Anesthesiology 2006；105：902-10 より改変引用）

4）Snapir A, Posti J, Kentala E, et al. Effects of low and high plasma concentrations of dexmedetomidine on myocardial perfusion and cardiac function in healthy male subjects. Anesthesiology 2006；105：902-10.

5）Metz SA, Halter JB, Porte D Jr, et al. Suppression of plasma catecholamines and flushing by clonidine in man. J Clin Endocrinol Metab 1978；46：83-90.

6）Veith RC, Best JD, Halter JB. Dose-dependent suppression of norepinephrine appearance rate in plasma by clonidine in man. J Clin Endocrinol Metab 1984；59：151-5.

7）Lechin F, van der Dijs B, Jakubowicz D, et al. Effects of clonidine on blood pressure, norepinephrine, cortisol, growth hormone, and prolactin plasma levels in high and low intestinal tone subjects. Neuroendocrinology 1985；40：253-61.

8) Flacke JW, Flacke WE, Bloor BC, et al. Effects of fentanyl, naloxone, and clonidine on hemodynamics and plasma catecholamine levels in dogs. Anesth Analg 1983；62：305-13.
9) Hokfelt B, Hedeland H, Hansson B-G. The effect of clonidine and penbutolol, respectively on catecholamines in blood and urine, plasma renin activity and urinary aldosterone in hypertensive patients. Arch Int Pharmacodyn 1975；213：307-21.
10) Lattermann R, Schricker T, Georgief M, et al. Low dose clonidine premedication accentuates the hyperglycemic response to surgery. Can J Anesth 2001；48：755-9.
11) Talke P, Tayefeh F, Sessler DI, et al. Dexmedetomidine does not alter the sweating threshold, but comparably and linearly decreases the vasoconstriction and shivering thresholds. Anesthesiology 1997；87：835-41.
12) Ellis JE, Pedlow S, Bains J. Premedication with clonidine does not attenuate suppression of certain lymphocyte subsets after surgery. Anesth Analg 1998；87：1426-30.
13) Cubeddu LX, Hoffman IS, Davila J, et al. Clonidine reduces elevated cerebrospinal fluid catecholamine levels in patients with essential hypertension. Life Sci 1984；35：1365-71.
14) Flacke JW, Bloor BC, Flacke WE, et al. Reduced narcotic requirement by clonidine with improved hemodynamic and adrenergic stability in patients undergoing coronary bypass surgery. Anesthesiology 1987；67：11-9.
15) Ellis JE, Drijvers G, Pedlow S, et al. Premedication with oral and transdermal clonidine provides safe and efficacious postoperative sympatholysis. Anesth Analg 1994；79：1133-40.
16) Pouttu J, Scheinin B, Rosenberg PH, et al. Oral premedication with clonidine：Effects on stress responses during general anaesthesia. Acta Anaesthesiol Scand 1987；31：730-4.
17) Zalunardo MP, Zollinger A, Spahn DR, et al. Effects of intravenous and oral clonidine on hemodynamic and plasma-catecholamine response due to endotracheal intubation. J Clin Anesth 1997；9：143-7.
18) Zalunardo MP, Serafino D, Szelloe P, et al. Preoperative clonidine blunts hyperadrenergic and hyperdynamic responses to prolonged tourniquet pressure during general anesthesia. Anesth Analg 2002；94：615-8.
19) Ikeda Y, Nishikawa K, Ohashi K, et al. Epidural clonidine suppresses the baroreceptor-sympathetic response depending on isoflurane concentrations in cats. Anesth Analg 2003；97：748-54.
20) Engelman E, Lipszyc M, Gilbart E, et al. Effects of clonidine on anesthetic drug requirements and hemodynamic response during aortic surgery. Anesthesiology 1989；71：178-87.
21) Quintin L, Roudot F, Roux C, et al. Effect of clonidine on the circulatory and vasoactive hormones after aortic surgery. Br J Anaesth 1991；66：108-15.
22) Kulka PJ, Tryba M, Zenz M. Preoperative α_2-adrenergic receptor agonists prevent the deterioration of renal function after cardiac surgery：Results of a randomized, controlled trial. Crit Care Med 1996；24：947-52.
23) Taittonen MT, Kirvelä OA, Aantaa R, et al. The effect of clonidine or midazolam premedication on perioperative responses during ketamine anesthesia. Anesth Analg 1998；87：161-7.
24) Belhoula M, Ciébiéra JP, De La Chapelle A, et al. Clonidine premedication improves metabolic control in type 2 diabetic patients during ophthalmic surgery. Br J Anaesth 2002；90：434-9.
25) Schneemilch CE, Bachmann H, Ulrich A, et al. Clonidine decreases stress response in patients undergoing carotid endarterectomy under regional anesthesia：A prospective, randomized, double-blinded, placebo-controlled study. Anesth Analg 2006；103：297-302.

26) Metz SA, Halter JB. Effects of clonidine on hormone and substrate responses to hypoglycemia. Clin Pharmacol Ther 1980；28：441-8.
27) Bloor BC, Finander LS, Flacke WE, et al. Effect of clonidine on sympathoadrenal response during sodium nitroprusside hypotension. Anesth Analg 1986；65：469-74.
28) Woodcock TE, Millard RK, Dixon J, et al. Clonidine premedication for isoflurane-induced hypotension. Br J Anaesth 1988；60：388-94.
29) Joffe BI, Haitas B, Edelstein D, et al. Clonidine and hormonal responses to graded exercise in healthy subjects. Hormone Res 1986；23：136-41.
30) Dodd-o JM, Breslow MJ, Dorman T, et al. Preserved sympathetic response to hypotension despite perioperative α_2 agonist administration. Anesth Analg 1997；84：1208-10.
31) Myles PS, Hunt JO, Holdgaard HO, et al. Clonidine and cardiac surgery：Haemodynamic and metabolic effects, myocardial ischaemia and recovery. Anaesth Intensive Care 1999；27：137-47.
32) Samsó E, Vallés J, Pol O, et al. Comparative assessment of the anaesthetic and analgesic effects of intramuscular and epidural clonidine in humans. Can J Anaesth 1996；43：1195-202.
33) Metz SA, Halter JB, Robertson RP. Induction of defective insulin secretion and impaired glucose tolerance by clonidine：Selective stimulation of metabolic alpha-adrenergic pathways. Diabetes 1978；27：554-62.
34) Gaumann DM, Tassonyi E, Rivest RW, et al. Cardiovascular and endocrine effects of clonidine premedication in neurosurgical patients. Can J Anaesth 1991；38：837-43.
35) Peskind ER, Raskind MA, Leake RD, et al. Clonidine decreases plasma and cerebrospinal fluid arginine vasopressin by not oxytocin in humans. Neuroendocrinology 1987；46：395-400.
36) Brown GM, Mazurek M, Allen D, et al. Dose-response profiles of plasma growth hormone and vasopressin after clonidine challenge in man. Psychiatry Res 1990；31：311-20.
37) Weber MA, Drayer JIM, Laragh JH. The effects of clonidine and propranolol, separately and in combination, on blood pressure and plasma renin activity in essential hypertension. J Clin Pharmacol 1978；18：233-40.
38) Bayram A, Esmaoglu A, Akin A, et al. The effects of intraoperative infusion of dexmedetomidine on early renal function after percutaneous nephrolithotomy. Acta Anaesthesiol Scand 2011；55：539-44.

（西川　俊昭）

7 代謝・消化管運動への影響

クロニジンの投与によって，術中・術後の酸素消費量[1)〜3)]（図 1），およびタンパク異化（図 2）[4)]が抑制される。たとえば，ケタミン麻酔では交感神経刺激に伴い酸素消費量は増加するが，麻酔前クロニジン筋注（2 μg/kg）はこれを抑制することが知られている[5)]。

α_2 受容体作動薬による消化管運動抑制は，Asai ら[6)7)]および Herbert ら[8)]の動物実験で示されている。クロニジンおよびデクスメデトミジンはともに濃度依存性に腸管蠕動運動を抑制するが，クロニジンによる消化管運動の抑制はヨヒンビン，ナロキソンおよびアパミンで拮抗されるが，デクスメデトミジンによる消化管運動の抑制はヨヒンビンにのみ拮抗される。これらの結果から，これらの薬物による消化管運動の抑制は α_2 受容体を介するほか，クロニジンによる抑制では麻薬受容体経路およびカルシウム活性化 K チャネルの関与が示唆されている[8)]（図 3 〜図 5）。健常人においても，デクスメデト

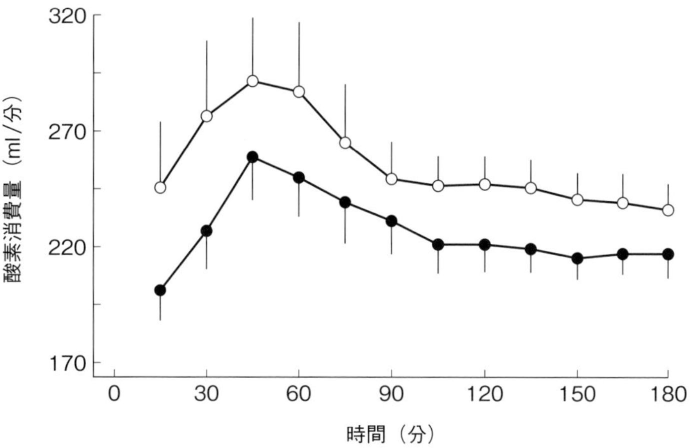

図 1　クロニジン群と対照群における開腹術後 3 時間人工呼吸中の酸素消費量の変化（平均±標準誤差）

酸素消費量は質量分析計で 2 分間隔で測定し，データは 15 分間の平均値で示してある，P＝0.004：2 群間.

クロニジン群（●：手術開始後 3 時間でクロニジン 5 μg/kg 静注，n＝14），対照群（○：手術開始後 3 時間生理食塩水投与，n＝14).

（Quintin L, Viale JP, Annat G, et al. Oxygen uptake after major abdominal surgery：Effect of clonidine. Anesthesiology 1991；74：236-41 より改変引用）

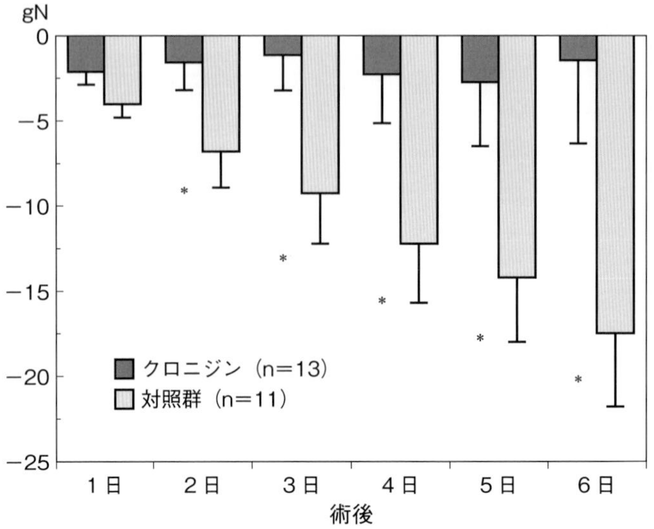

図2　クロニジン持続静注群（術後4日まで投与：平均1.27〜1.69 mg/日）と対照群における累積窒素バランス（平均±標準誤差）

＊：P＜0.05：2群間.

（Mertes N, Goeters C, Kuhmann M, et al. Postoperative α_2-adrenergic stimulation attenuates protein catabolism. Anesth Analg 1996；82：258-63より改変引用）

ミジンの投与（20分間で1 μg/kg静注後，190分間0.7 μg/kg/時の持続静注）は，胃腸通過時間を延長するなど著明に消化管運動を抑制する[9]。動物実験では，デクスメデトミジンとモルヒネによる胃腸通過抑制効果は相乗的である[7]ため，術後に鎮痛薬とともにデクスメデトミジンの投与を受ける患者を想定して，消化管運動を抑制するこれら薬物の相互作用を今後検討する必要がある。

多くの麻酔薬は下部食道括約筋圧を低下させるため，胃食道圧較差が減少し，胃食道逆流による誤嚥性肺炎を来しうる。しかし，健常人においてデクスメデトミジン（予測血中濃度0.6〜2.4 ng/ml）の影響を検討した結果[10]によれば，高濃度デクスメデトミジンで下部食道括約筋圧は軽度低下するものの，胃腸障害のない健常人ではデクスメデトミジンによる鎮静下において胃食道逆流を来す危険は少ない。

■参考文献

1) Belhoula M, Ciébiéra JP, De La Chapelle A, et al. Clonidine premedication improves matabolic control in type 2 diabetic patients during ophthalmic surgery. Br J Anaesth 2002；90：434-9.
2) Quintin L, Viale JP, Annat G, et al. Oxygen uptake after major abdominal surgery：Effect of clonidine. Anesthesiology 1991；74：236-41.
3) Bernard JM, Hommeril JL, Passuti N, et al. Postoperative analgesia by intravenous clonidine. Anesthesiology 1991；75：577-82.

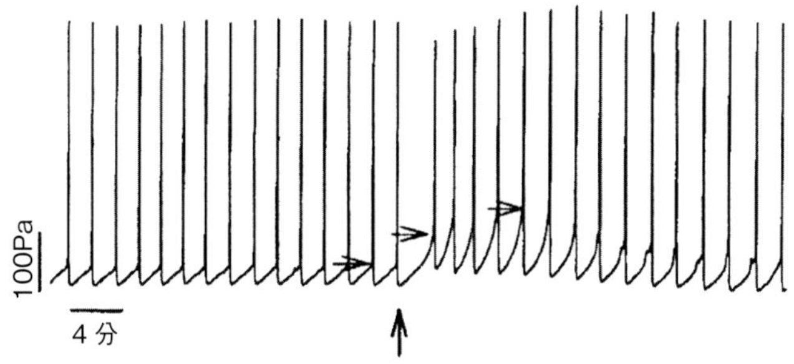

(a) クロニジン 10 μM を添加すると，蠕動圧閾値は上昇し，約 20 分後に添加前値に戻る.

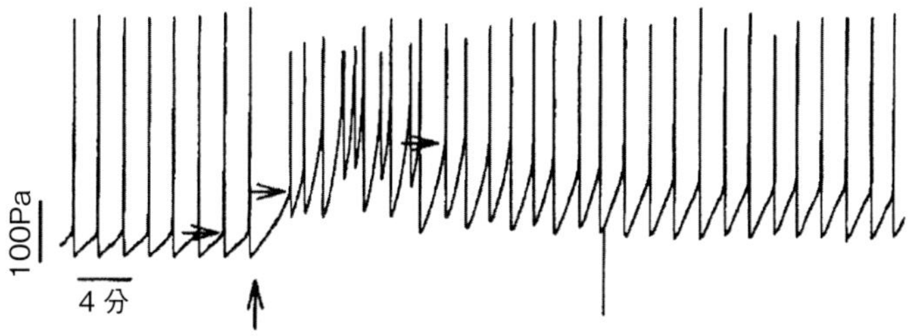

(b) クロニジン 30 μM を添加すると，蠕動圧閾値はさらに上昇する.

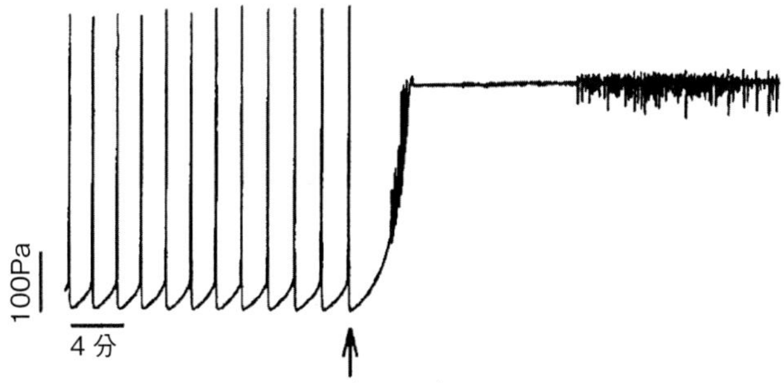

(c) クロニジン 100 μM 添加後には，内腔圧が 400 Pa に達するも蠕動運動は完全に消失する.

図 3　クロニジン（10 ～ 100 μM）がモルモット摘出空腸の蠕動運動に及ぼす影響

定常状態では，摘出腸管内腔の灌流によって誘発される蠕動運動は一定である．腸管内腔圧が矢印で示した蠕動圧閾値に達すると，蠕動波が誘発され，スパイク状の急峻な内腔圧上昇が見られる.

（Herbert MK, Roth-Goldbrunner S, Holzer P, et al. Clonidine and dexmedetomidine potently inhibit peristalsis in the guinea pig ileum in vitro. Anesthesiology 2002；97：1491-9 より改変引用）

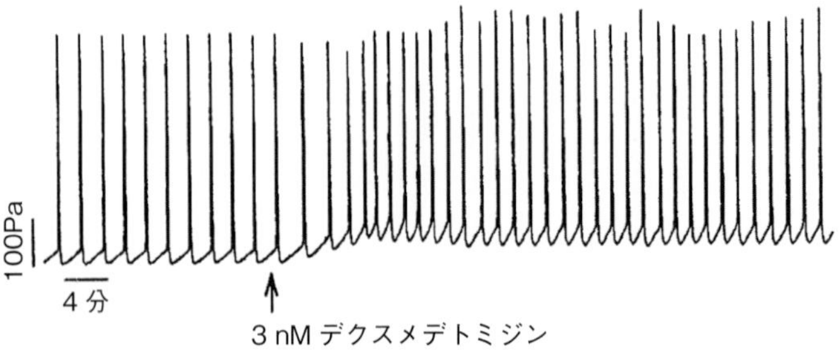

(a) デクスメデトミジン 3 nM の添加後，蠕動圧閾値は一過性に上昇する.

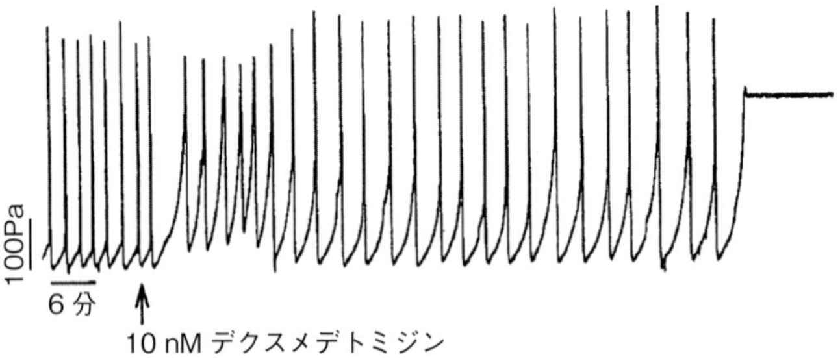

(b) クロニジン 10 μM の添加後，蠕動圧閾値はさらに上昇し，約 60 分後に蠕動運動は完全に停止する.

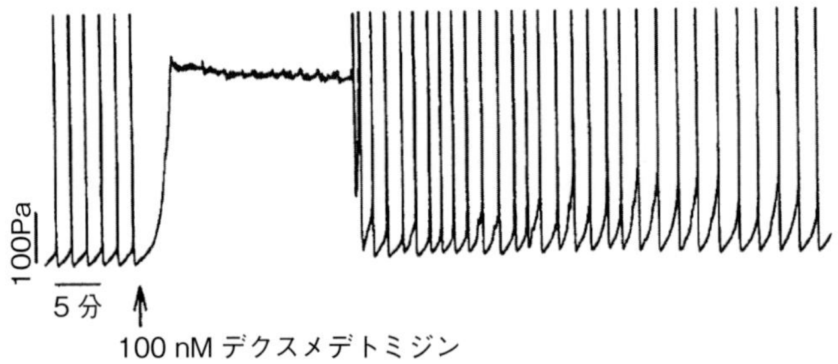

(c) デクスメデトミジン 100 nM 添加直後には蠕動運動は即座に停止し，この状態が 34 分間持続した後，蠕動圧閾値は高く不安定であるものの，再び蠕動運動が出現する.

図4 デクスメデトミジン（3～100 nM）がモルモット摘出空腸の蠕動運動に及ぼす影響

定常状態において摘出腸管内腔の灌流によって誘発される蠕動運動は一定である.

（Herbert MK, Roth-Goldbrunner S, Holzer P, et al. Clonidine and dexmedetomidine potently inhibit peristalsis in the guinea pig ileum in vitro. Anesthesiology 2002；97：1491-9 より改変引用）

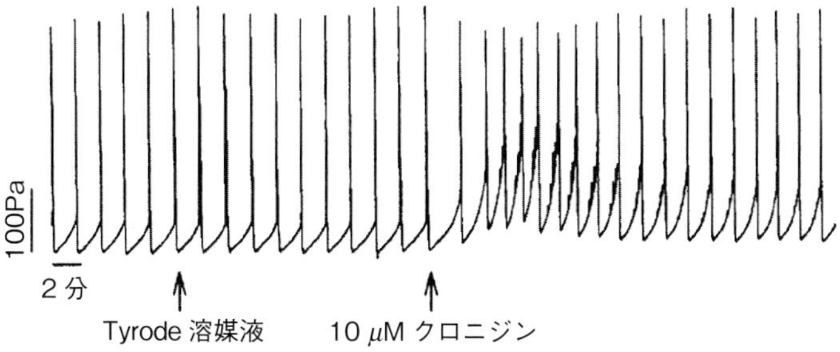

(a) Tyrode 溶媒液の前処置後，クロニジン 10 μM を添加すると，蠕動圧閾値は上昇する.

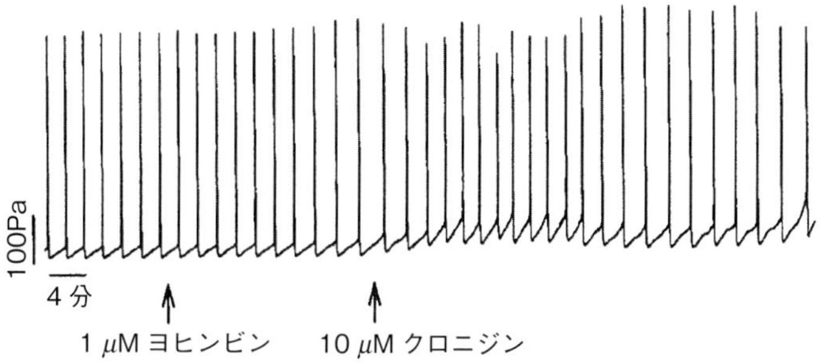

(b) α_2 受容体拮抗薬であるヨヒンビン 1 μM の前処置後，クロニジン 10 μM の添加による蠕動圧閾値の上昇は抑制される.

図 5　クロニジンによる腸管蠕動運動抑制効果における α_2 受容体の関与

(Herbert MK, Roth-Goldbrunner S, Holzer P, et al. Clonidine and dexmedetomidine potently inhibit peristalsis in the guinea pig ileum in vitro. Anesthesiology 2002；97：1491-9 より改変引用)

4) Mertes N, Goeters C, Kuhmann M, et al. Postoperative α_2-adrenergic stimulation attenuates protein catabolism. Anesth Analg 1996；82：258-63.
5) Taittonen MT, Kirvelä OA, Aantaa R, et al. The effect of clonidine or midazolam premedication on perioperative responses during ketamine anesthesia. Anesth Analg 1998；87：161-7.
6) Asai T, Mapleson WW, Power I. Defferential effects of clonidine and dexmedetomidine on gastric empting and gastrointestinal transit in the rat. Br J Anaesth 1997；78：301-7.
7) Asai T, Mapleson WW, Power I. Interactive effect of morphine and dexmedetomidine on gastric empting and gastrointestinal transit in the rat. Br J Anaesth 1998；80：63-7.
8) Herbert MK, Roth-Goldbrunner S, Holzer P, et al. Clonidine and dexmedetomidine potently inhibit peristalsis in the guinea pig ileum in vitro. Anesthesiology 2002；97：1491-9.
9) Iirola T, Villo S, Aantaa R, et al. Dexmedetomidine inhibits gastric empting and oro-caecal transit in healthy volunteers. Br J Anaesth 2011；106：522-7.
10) Turan A, Wo J, Kasuya Y, et al. Effects of dexmedetomidine and propofol on lower esophageal sphincter and gastroesophageal pressure gradient in healthy volunteers. Anesthesiology 2010；112：19-24.

（西川　俊昭）

8 脳循環・頭蓋内圧・眼内圧への影響

デクスメデトミジン（3～6μg/kg/時の速度で10分間投与後，0.2～0.4μg/kg/時の速度で60分間投与）によって，脳血流量は減少すると同時に脳循環の自己調節能は抑制されるため，一過性血圧低下時の脳血流量低下が懸念される[1)]。また従来から，デクスメデトミジンは脳血流量を減少させるが，脳代謝量に影響しないため，脳酸素欠乏状態を惹起することが危惧されてきた。しかし，健常人を対象とした研究結果によれば，デクスメデトミジン（血中濃度0.6～1.2ng/ml）投与下では脳血流量および脳代謝量は用量依存性に低下するが，両者のカップリングは正常換気および過換気状態で維持されるものの，脳障害患者でのこれらに関するデータはないため，脳酸素化監視装置の必要性がある[2)]。ところが，内頸動脈内膜剝離術患者において，デクスメデトミジンの投与（0.5μg/kg静注後，0.1～0.5μg/kg/時で持続静注）を併用した局所麻酔下で，術中動脈シャント作製の必要頻度は増加しなかった結果から，デクスメデトミジン投与後に脳血流量は低下するが同時に脳代謝量も低下するため，脳虚血を増悪させる可能性は少ない[3)4)]。

一方，健常人においてクロニジン6～10μg/kg/時の持続投与は，ノンレム睡眠に類似した脳波波形を伴う鎮静効果とともに脳血流量の減少を来す[5)]。動物実験ではクロニジンはα受容体およびアデノシン三リン酸（ATP）感受性カリウムチャネルの活性化を介して濃度依存性に脳血管を収縮し[6)]，頭蓋内圧を低下させる。しかし，頭部外傷患者ではクロニジン2.5μg/kg静注後に，12名中3名において血圧低下時に一過性の頭蓋内圧上昇が認められていることから，クロニジンによる血圧低下作用に伴う脳血管拡張（脳血管容量の増加）が脳圧上昇の原因と推測されている[7)]（図）。

デクスメデトミジンの投与は，喉頭展開・気管挿管操作時に伴う眼圧上昇を軽減する[8)～10)]。また，全身麻酔導入前のデクスメデトミジン投与（0.6μg/kg静注）はスキサメトニウム投与後の眼内圧上昇を抑制するため，開放性眼外傷では有益である[10)]。

■参考文献

1) Ogawa Y, Iwasaki K, Aoki K, et al. Dexmedetomidine weakens dynamic cerebral autoregulation as assessed by transfer function analysis and the thigh cuff method. Anesthesiology 2008；109：642-50.

2) Drummond JC, Dao AV, Roth DM, et al. Effect of dexmedetomidine on cerebral blood flow velocity, cerebral metabolic rate, and carbon dioxide response in normal humans. Anesthesiology 2008；108：225-32.

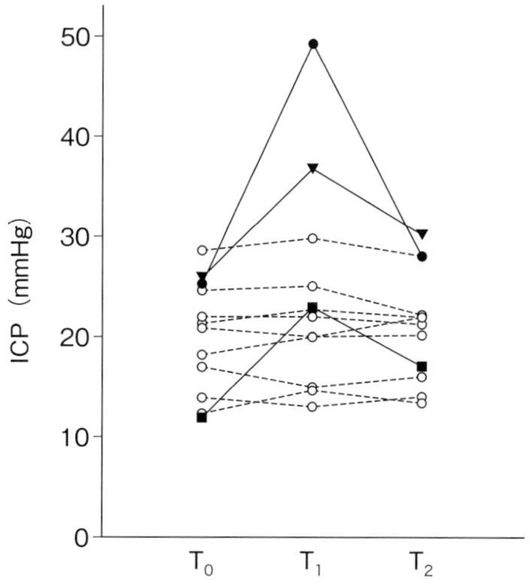

図　クロニジン 2.5 μg/kg 静注が頭蓋内圧（ICP）に及ぼす影響

T_0：クロニジン投与前，T_1：クロニジン投与後，T_2：クロニジン投与 30 分後
頭部外傷患者 12 名中 3 名において血圧低下時に一過性の頭蓋内圧上昇が認められる．

（Minassian AT, Beydon L, Decq P, et al. Changes in cerebral hemodynamics after a single dose of clonidine in severely head-injured patients. Anesth Analg 1997；84：127-32 より改変引用）

3) McCutcheon CA, Orme RM, Scott DA, et al. A comparison of dexmedetomidine versus conventional therapy for sedation and hemodynamic control during carotid endarterectomy performed under regional anesthesia. Anesth Analg 2006；102：668-75.

4) Bekker A, Gold M, Ahmed R, et al. Dexmedetomidine does not increase the incidence of intracarotid shunting in patients undergoing awake carotid endarterectomy. Anesth Analg 2006；103：955-8.

5) Bonhomme V, Maquet P, Phillips C, et al. The effect of clonidine on distribution of regional cerebral blood flow in volunteers. Anesth Analg 2008；106：899-909.

6) Ishiyama T, Dohi S, Iida H. The vascular effects of topical and intravenous α_2-adrenoceptor agonist clonidine on canine pial microcirculation. Anesth Analg 1998；86：766-72.

7) Minassian AT, Beydon L, Decq P, et al. Changes in cerebral hemodynamics after a single dose of clonidine in severely head-injured patients. Anesth Analg 1997；84：127-32.

8) Ghignone M, Noe C, Calvillo O, et al. Anesthesia for ophthalmic surgery in the elderly：The effects of clonidine on intraocular pressure, perioperative hemodynamics, and anesthetic requirement. Anesthesiology 1988；68：707-16.

9) Jaakola M-L, Ali-Melkkila T, Kanto J, et al. Dexmedetomidine reduces intraocular pressure, intubation responses and anaesthetic requirements in patients undergoing ophthalmic surgery. Br J Anaesth 1992；68：570-5.

10) Mowafi HA, Aldossary N, Ismail SA, et al. Effect of dexmedetomidine premedication on the intraocular pressure changes after succinylcholine and intubation. Br J Anaesth 2008；100：485-9.

（西川　俊昭）

9 利尿作用

小手術を受けるイソフルラン・亜酸化窒素全身麻酔下の患者において，クロニジン 5 μg/kg あるいは 2.5 μg/kg の経口投与は用量依存性に尿量および尿中電解質排泄を増加させる[1]（図 1，図 2）。クロニジンはニカルジピンによる低血圧麻酔時にも同様な利尿効果をもたらす[2]が，プロスタグランジン E_1 による低血圧麻酔ではクロニジンによる利尿作用は認められていない[3]。これらの研究では，麻酔・手術操作に伴う血漿抗利尿ホルモン濃度[1)2)]や心房性ナトリウム利尿ホルモン[1]の上昇が認められないか，あるいはクロニジン投与患者において血漿抗利尿ホルモン濃度上昇の部分的な抑制しか認められない[3]。したがって，α_2 受容体作動薬による利尿作用において，抗利尿ホルモン[4)〜8)]や心房性ナトリウム利尿ホルモン[9)10)]の関与が示されている動物実験結果とは異なり，ヒトでのクロニジンの利尿作用には血漿抗利尿ホルモンの分泌やその作用の抑制より，むしろクロニジンによる糸球体濾過率上昇[11)12)]の関与が推測されている[1]。

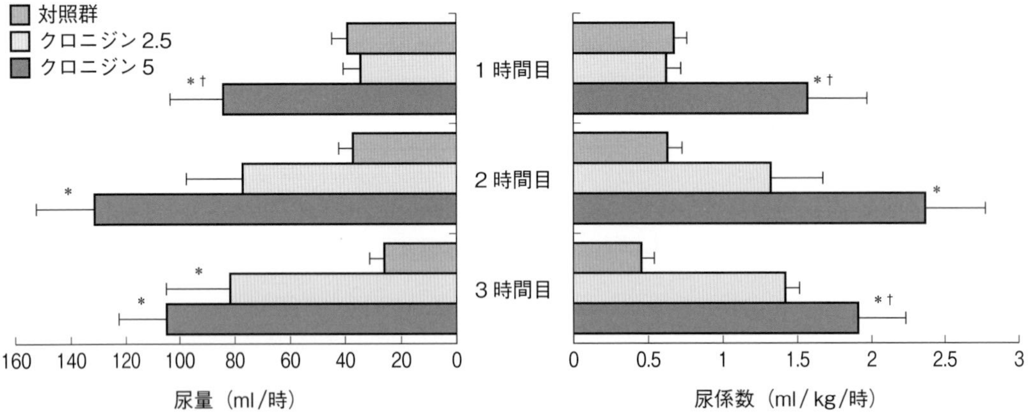

図 1　対照群，クロニジン 10 群およびクロニジン 5 群における全身麻酔中の尿量（ml/時）と尿係数（ml/kg/時）（各群 n = 19，平均±標準誤差）

対照群：麻酔前投薬ファモチジン 20 mg 経口投与のみ，クロニジン 2.5 群：麻酔前投薬クロニジン 2.5 μg/kg ＋ファモチジン 20 mg を全身麻酔導入 90 分前に経口投与，クロニジン 5 群：麻酔前投薬クロニジン 5 μg/kg ＋ファモチジン 20 mg を全身麻酔導入 90 分前に経口投与，1 時間目：全身麻酔導入後から 1 時間まで，2 時間目：全身麻酔導入 1 時間後から 2 時間後まで，3 時間目：全身麻酔導入 2 時間後から 3 時間後まで．

＊：P ＜ 0.05 vs. 対照群，†：P ＜ 0.05 vs. クロニジン 2.5 群．

（Hamaya Y, Nishikawa T, Dohi S. Diuretic effects of clonidine during isoflurane, nitrous oxide and oxygen anesthesia. Anesthesiology 1994；81：811-9 より改変引用）

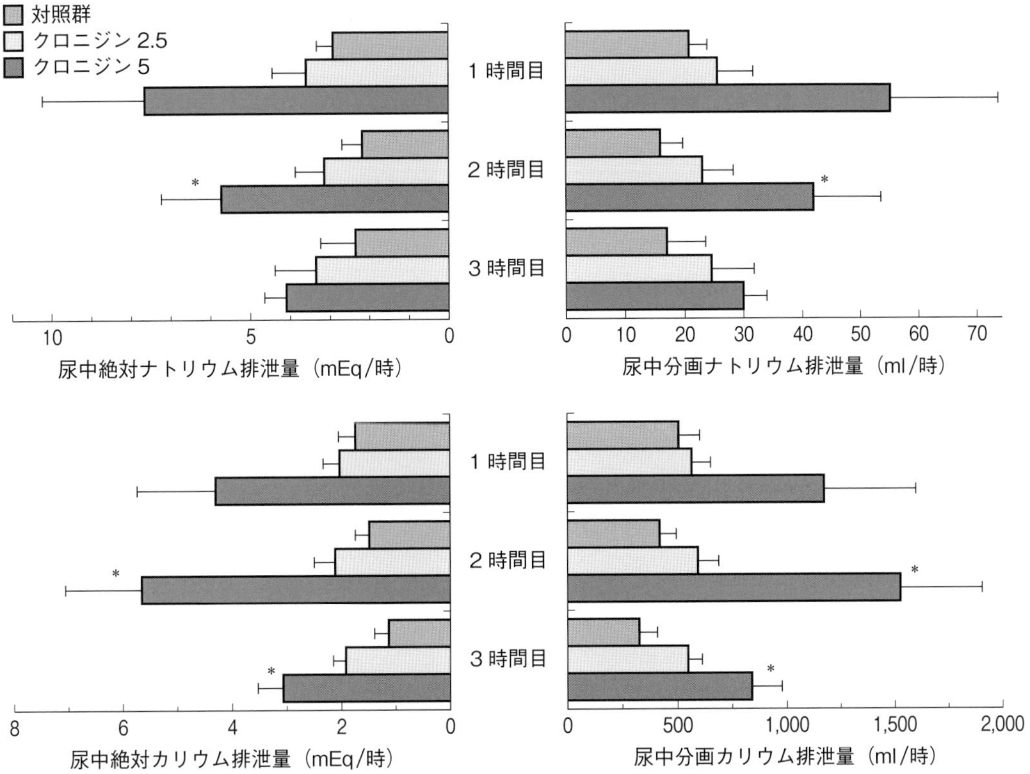

図 2　対照群，クロニジン 10 群およびクロニジン 5 群における全身麻酔中のナトリウムとカリウムの尿中絶対排泄量（mEq/時）と尿中分画排泄量（ml/時）（各群 n ＝ 19，平均±標準誤差）

対照群：麻酔前投薬ファモチジン 20 mg 経口投与のみ，クロニジン 2.5 群：麻酔前投薬クロニジン 2.5 μg/kg ＋ファモチジン 20 mg を全身麻酔導入 90 分前に経口投与，クロニジン 5 群：麻酔前投薬クロニジン 5 μg/kg ＋ファモチジン 20 mg を全身麻酔導入 90 分前に経口投与，1 時間目：全身麻酔導入後から 1 時間まで，2 時間目：全身麻酔導入 1 時間後から 2 時間後まで，3 時間目：全身麻酔導入 2 時間後から 3 時間後まで．

＊：P ＜ 0.05 vs. 対照群．

（Hamaya Y, Nishikawa T, Dohi S. Diuretic effects of clonidine during isoflurane, nitrous oxide and oxygen anesthesia. Anesthesiology 1994；81：811-9 より改変引用）

人工心肺下冠動脈バイパス術患者においても，クロニジン（全身麻酔導入 1 時間前に 15 分間で 4 μg/kg 静注）前投薬の投与によって，プラセボ群で見られたクレアチニンクリアランスの低下が防止された結果が報告されている。また従来の研究と同様に，クロニジンによる血漿抗利尿ホルモン濃度に変化はなく，周術期における血漿カテコールアミン濃度上昇の抑制のみが認められ，クロニジンによるクレアチニンクリアランスの低下防止効果はクロニジンによる交感神経抑制のためでないかと推測されている[13]。

■参考文献

1）Hamaya Y, Nishikawa T, Dohi S. Diuretic effects of clonidine during isoflurane, nitrous oxide and oxygen anesthesia. Anesthesiology 1994；81：811-9.

2）Kudo R, Horiguchi T, Nishikawa T. Diuretic effect of oral clonidine premedication during hypotensive anesthesia. Circ Cont 2011；32：172-80.

3) Tajima K, Nishikawa T. The effects of oral clonidine on plasma ADH level and urine output during prostaglandin E_1 induced hypotensive anesthesia. Anesthesiology 1995；83：A61.
4) Roman RJ, Cowley AW Jr, Lechene C. Water diuretic and natriuretic effect of clonidine in the rat. J Pharmacol Exp Ther 1979；211：385-93.
5) Ribeiro CP, Ribeiro-Neto F, Feild JB, et al. Prevention of α_2-adrenergic inhibition on ADH action by pertussis toxin in rabbit CCT. Am J Physiol 1987；253：C105-12.
6) Gellai M, Edwards RM. Mechanism of alpha 2-adrenoceptor agonist-induced diuresis. Am J Physiol 1988；255：F317-23.
7) Edwards RM, Gellai M. Inhibition of vasopressin-stimulated cyclic AMP accumulation by alpha-2 adrenoceptor agonists in isolated papillary collecting ducts. J Pharmacol Exp Ther 1988；244：526-30.
8) Reid IA, Nolan PL, Wolf JA, et al. Suppression of vasopressin secretion by clonidine：Effect of alpha-adrenoceptor antagonists. Endocrinology 1979；104：1403-6.
9) Baranowska B, Gutkowska J, Cantin M, et al. Plasma immunoreactive atrial natriuretic factor (IR-ANF) increases markedly after α_2-adrenergic stimulation with clonidine in normally-hydrated rats. Biochem Biophys Res Comm 1987；143：159-63.
10) Feng Q, Hedner T, Hedner J, et al. Blunted renal response to atrial natriuretic peptide in congestive heart failure rats is reversed by the α_2-adrenergic agonist clonidine. J Cardiovasc Pharmacol 1990；16：776-82.
11) Myles PS, Hunt JO, Holdgaard HO, et al. Clonidine and cardiac surgery：Haemodynamic and metabolic effects, myocardial ischaemia and recovery. Anaesth Intensive Care 1999；27：137-47.
12) Esler M, Dudley F, Jennings G, et al. Increased sympathetic nervous activity and the effects of its inhibition with clonidine in alcoholic cirrhosis. Ann Intern Med 1992；116：446-55.
13) Kulka PJ, Tryba M, Zenz M. Preoperative α_2-adrenergic receptor agonists prevent the deterioration of renal function after cardiac surgery：Results of a randomized controlled trial. Crit Care Med 1996；24：947-52.

（西川　俊昭）

10 薬物代謝への影響

腰部硬膜外麻酔とフェンタニル・亜酸化窒素麻酔下の正常肝機能患者を対象とした研究では，経口クロニジン 5 μg/kg 前投与はベクロニウムの筋弛緩作用を増強しないことが観察されている[1)]。しかし，α_2 受容体作動薬は肝臓チトクローム P-450 を阻害し[2)]，肝血流減少を来す[3)~5)]ため，血漿中の麻酔薬濃度を上昇させる[6)7)]との報告がある。さらに，デクスメデトミジン投与中に血漿ロクロニウム濃度が上昇することから，デクスメデトミジンによるロクロニウム筋弛緩効果の増強においては，ロクロニウムの薬物代謝がデクスメデトミジンによって阻害されている可能性がある[8)]。他方，クロニジン 150 μg の少量投与では肝血流は影響されない[9)]との結果もあるため，今後は肝機能異常患者における α_2 受容体作動薬と非脱分極性筋弛緩薬との相互作用，特に H_2 受容体遮断薬は薬物代謝を阻害する[10)]ため，それら薬物併用時の相互作用に関する臨床研究が必要である。

■参考文献

1) Takahashi H, Nishikawa T. Oral clonidine does not alter vecuronium neuromuscular blockade in anaesthetized patients. Can J Anaesth 1995；42：511-5.
2) Kharasch ED, Hill HF, Eddy AC. Influence of dexmedetomidine and clonidine on human liver microsomal alfentanil metabolism. Anesthesiology 1991；75：520-4.
3) Roulot D, Birallon A, Baudin C, et al. Mechanism of a clonidine induced decrease in portal pressure in normal and cirrhotic conscious rats. Hepatology 1989；10：477-81.
4) Feely J, Wilkinson GR, Wood AJJ. Reduction of liver blood flow and propronolol metabolism by cimetidine. N Engl J Med 1981；304：692-5.
5) Ben-Zvi Z, Hurwitz A. Clonidine effects on disposition of xenobiotics in the rats：Inhibited elimination of flow-limited but not extraction-limited agents. Br J Pharmacol 1988；94：97-102.
6) Segal IS, Jarvis DA, Duncan SR, et al. Clinical efficacy of oral-trasdermal clonidine combination during the perioperative period. Anesthesiology 1991；74：220-5.
7) Bruguerolle B, Attolini L, Lorec AM, et al. Kinetics of bupivacaine after clonidine pretreatment in mice. Can J Anaesth 1995；42：434-7.
8) Talke PO, Caldwell JE, Richardson CA, et al. The effects of dexmedetomidine on neuromuscular blockade in human volunteers. Anesth Analg 1999；88：633-9.
9) Moreau R, Lee SS, Hadengue A, et al. Hemodynamic effects of a clonidine-induced decrease in sympathetic tone in patients with cirrhosis. Hepatology 1987；7：149-54.
10) Klotz U, Reimann I. Delayed clearance of diazepam due to cimetidine. N Engl J Med 1980；302：1012-4.

（西川　俊昭）

11 筋弛緩効果への影響

α_2受容体作動薬が非脱分極性筋弛緩薬の筋弛緩効果に及ぼす影響に関しては，一致した結果はない。たとえば，経口クロニジン4～5.5 μg/kgの投与は，イソフルラン・亜酸化窒素・フェンタニル麻酔下のヒトにおいて，ベクロニウム筋弛緩効果を増強する（筋弛緩状態からの回復時間延長）との報告[1)]がある一方で，影響しない[2)]との結果もある。ラット横隔膜標本を用いた研究では，デクスメデトミジンおよびクロニジンは，ともに臨床使用濃度ではロクロニウムの筋弛緩効果には影響しない[3)]ほか，ラットでは高用量デクスメデトミジン投与下でもベクロニウムの筋弛緩効果は影響されない[4)]。一方，ヒトにおいてはデクスメデトミジンはロクロニウムの筋弛緩効果を増強する[5)]が，デクスメデトミジン投与中に血漿ロクロニウム濃度が上昇することから，デクスメデトミジンがロクロニウムの薬物代謝に影響する結果，ロクロニウムの筋弛緩効果を増強すると推測されている[5)]。

■参考文献

1) 中原俊之，赤澤多賀子，木下　康ほか．クロニジンのベクロニウム神経筋遮断効果に及ぼす影響．麻酔 1995；44：1458-63.
2) Takahashi H, Nishikawa T. Oral clonidine does not alter vecuronium neuromuscular blockade in anaesthetized patients. Can J Anaesth 1995；42：511-5.
3) Narimatsu E, Niiya T, Kawamata M, et al. Lack in effects of therapeutic concentrations of dexmedetomidine and clonidine on the neuromuscular blocking action of rocuronium in isolated rat diaphragms. Anesth Analg 2007；104：1116-20.
4) Weinger MB, Partridge BL, Henry AF. Dexmedetomidine does not modify the neuromuscular blocking action of vecuronium in the anaesthetized rat. Br J Anaesth 1995；74：445-7.
5) Talke PO, Caldwell JE, Richardson CA, et al. The effects of dexmedetomidine on neuromuscular blockade in human volunteers. Anesth Analg 1999；88：633-9.

（西川　俊昭）

12 麻酔覚醒への影響

クロニジンは長時間にわたる強力な鎮静作用を有する[1)〜11)]ため，またクロニジンは揮発性吸入麻酔薬の覚醒時最小肺胞濃度や静脈麻酔薬の覚醒時血中濃度を低下させる[12)〜14)]ため，これを麻酔前投与した際に麻酔からの覚醒遅延が危惧される。しかし，局所麻酔による眼科手術患者では，経口クロニジン前投薬により麻酔後に良好な回復が得られ[5)7)]，クロニジン（約 2.5 〜 6 μg/kg）の経口投与，あるいは手術終了直前のデクスメデトミジン 0.5 μg/kg 静脈内投与では覚醒遅延を来さない[15)〜18)]。筋注や静注デクスメデトミジン投与でも同様の結果が認めらており[19)20)]，ケタミン投与に伴う不快な夢や幻覚を軽減する[20)]。一方，静注デクスメデトミジンを受けた患者では，むしろ全身麻

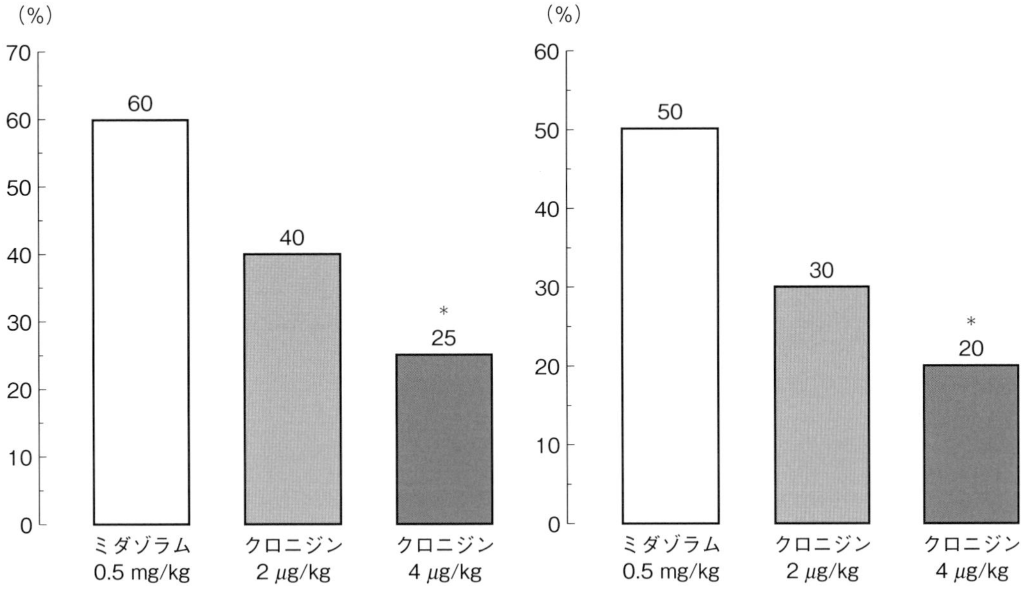

(a) 全身麻酔後に回復室 1 時間の在室中に興奮状態となった小児の割合
＊：P=0.025 vs. ミダゾラム.

(b) 回復室在室中に 15 分間以上興奮状態となった小児の割合
＊：P=0.047 vs. ミダゾラム.

図 麻酔前投薬として，経口ミダゾラム 0.5 mg/kg（n = 20，最大：15 mg），経口クロニジン 2 μg/kg（n = 21），および 4 μg/kg（n = 19）の投与を受けた小児において，回復室在室中に興奮状態となった小児の割合

（Tazeroualti N, De Groote F, De Hert S, et al. Oral clonidine vs. midazolam in the prevention of sevoflurane-induced agitation in children. A prospective, randomized, controlled trial. Br J Anaesth 2007；98：667-71 より改変引用）

表　α_2 受容体作動薬の投与が全身麻酔覚醒時の譫妄・興奮に及ぼす影響

著者名（年）	α_2 受容体作動薬（投与量）	投与時期	対照薬物	対象者の年齢	麻酔	手術術式等	全身麻酔覚醒時の譫妄・興奮に及ぼす効果
Constant (2004)	経口クロニジン（4 μg/kg）	麻酔導入1時間前	直腸内ミダゾラム（0.4 mg/kg，麻酔導入30分前）	2～10歳	セボフルラン，亜酸化窒素	口蓋扁桃摘出術	譫妄・興奮状態となった患者の割合が低値（25% vs. 60%）
Tazeroualti (2007)	経口クロニジン（2～4 μg/kg）	麻酔導入30分前	経口ミダゾラム（0.5 mg/kg，麻酔導入30分前）	1～6歳	セボフルラン，亜酸化窒素（陰茎ブロック，直腸内パラセタモール）	環状切除術	クロニジン4 μg/kg群で譫妄・興奮の発生頻度が減少（25% vs. 60%） クロニジン4 μg/kg群で遷延する譫妄・興奮の発生頻度が減少（20% vs. 50%）
Kulka (2001)	静注クロニジン（1 μg/kg）	手術開始5分後	プラセボ（生食，手術開始5分後）	2～7歳	セボフルラン，亜酸化窒素	環状切除術	譫妄・興奮状態となった患者の割合が低値（10% vs. 80%） 重度な譫妄・興奮（0% vs. 30%）
Tesoro (2005)	静注クロニジン（2 μg/kg）	手術開始直前	プラセボ（生食，手術開始直前）	平均3.2歳	セボフルラン，局所麻酔	鼠径ヘルニア修復術 睾丸固定術など	譫妄・興奮の発生頻度が57%減少 重度な譫妄・興奮は67%減少
Malviya (2006)	静注クロニジン（2 μg/kg）	麻酔導入直後	プラセボ（生食，麻酔導入直後）	2～10歳	セボフルラン（→イソフルラン），亜酸化窒素（アセトアミノフェン，ケトロラック）	耳手術 レーザー手術	中等～重度の譫妄・興奮の発生頻度が減少（22% vs. 41%）
Bock (2002)	仙骨硬膜外または静注クロニジン（1～3 μg/kg）	仙骨硬膜外施行時	プラセボ（生食，麻酔導入後）	3～8歳	セボフルラン，亜酸化窒素 仙骨硬膜外麻酔（0.175%ブピバカイン1 ml/kg）	環状切除術 鼠径ヘルニア修復術	硬膜外または静注クロニジン3 μg/kg群で譫妄・興奮の発生頻度が減少（0%, 5% vs. 39%） 譫妄・興奮スコアも低値（硬膜外クロニジン1 μg/kgは無効）
Bergendahl (2004)	直腸内クロニジン（5 μg/kg）	麻酔導入30～60分前	直腸内ミダゾラム（0.3 mg/kg，麻酔導入30～60分前）	1～11歳	セボフルラン，亜酸化窒素 フェンタニル（2 μg/kg）	口蓋扁桃摘出術 アデノイド摘出術	5歳未満の患児で興奮スコアが低値（5歳以上の患児では差はなし）
Özcengiz (2011)	経口デクスメデトミジン（2.5 μg/kg）	麻酔導入40～45分前	プラセボ（経口生食，麻酔導入40～45分前）	3～9歳	セボフルラン，亜酸化窒素	食道拡張術	麻酔終了15分後までの譫妄・興奮スコアが低値（4段階の譫妄・興奮スコアで評価） 譫妄・興奮スコア≧3の患者の割合が低値（8% vs. 32%）
Guler (2005)	静注デクスメデトミジン（0.5 μg/kg）	手術終了5分前	プラセボ（生食，手術終了5分前）	3～7歳	セボフルラン，亜酸化窒素	口蓋扁桃摘出術 アデノイド摘出術	重度の譫妄・興奮の発生頻度が減少（17% vs. 57%）
Patel (2010)	静注デクスメデトミジン（2 μg/kg）その後，持続静注（0.7 μg/kg/時）	麻酔導入後	静注フェンタニル（1 μg/kg，麻酔導入後）	2～10歳	セボフルラン，亜酸化窒素 フェンタニル（0.5～1 μg/kg）	口蓋扁桃摘出術 アデノイド摘出術	重度の譫妄・興奮の発生頻度が減少（18% vs. 46%） 重度の譫妄・興奮の持続時間が短縮（平均6分 vs. 11分）
Shukry (2005)	持続静注デクスメデトミジン（0.2 μg/kg/時）	気道確保後から回復室入室15分まで	プラセボ（生食，気道確保後）	1～10歳	セボフルラン，フェンタニル	耳鼻科・眼科・整形外科手術など	譫妄・興奮の発生頻度が減少（26% vs. 61%）

酔からの覚醒が速い[21]。このように，α_2受容体作動薬の投与によって，麻酔からの覚醒は影響されないとの報告[22)~25)]，あるいは覚醒時間や気管チューブ抜去時間の短縮，回復室からの退室時間や術後人工呼吸時間が短縮するとの報告[15)26)~31)]がある。一方，覚醒時間が延長し，回復室からの退室が遅くなることもあり[32)~35)]，特に全静脈麻酔の中でプロポフォールとの併用時には覚醒が遅れる可能性に留意する必要がある[36]。なお，重篤な腎機能障害者では静注デクスメデトミジンの鎮静効果は遷延することが指摘されている[37]。

小児患者では，全身麻酔からの覚醒時に発生する譫妄や興奮が問題となる。デクスメデトミジン投与，またはクロニジン投与によって，このような覚醒時の興奮は抑制される[15)22)~24)30)33)38)~41)]（図，表）。クロニジンによる覚醒時の譫妄や興奮抑制作用の用量反応を検討した研究結果（クロニジン投与量1および3 μg/kg）によれば，クロニジンの投与経路（仙骨硬膜外腔あるいは静脈内）にかかわらず，3 μg/kgの有効性が高い[42]。

■参考文献

1) Wright PMC, Carabine UA, McClune S, et al. Preanaesthetic medication with clonidine. Br J Anaesth 1990；65：628-32.
2) Kimura T, Nishikawa T, Sato K, et al. Oral clonidine reduces thiamylal requirement for induction of anesthesia in adult patients. J Anesth 1996；10：1-4.
3) Flacke JW, Bloor BC, Flacke WE, et al. Reduced narcotic requirement by clonidine with improved hemodynamic and adrenergic stability in patients undergoing coronary bypass surgery. Anesthesiology 1987；67：11-9.
4) Ghignone M, Calvillo O, Quintin L. Anesthesia and hypertension：The effect of clonidine on perioperative hemodynamics and isoflurane requirements. Anesthesiology 1987；67：3-10.
5) Ghignone M, Noe C, Calvillo O, et al. Anesthesia for ophthalmic surgery in the elderly：The effects of clonidine on intraocular pressure, perioperative hemodynamics, and anesthetic requirement. Anesthesiology 1988；68：707-16.
6) Mikawa K, Maekawa N, Nishina K, et al. Efficacy of oral clonidine premedication in children. Anesthesiology 1993；79：926-31.
7) Kumar A, Bose S, Bhattacharya A, et al. Oral clonidine premedication for elderly patients undergoing intraocular surgery. Acta Anaesthesiol Scand 1992；36：159-64.
8) Ambrose C, Sale S, Howells R, et al. Intravenous clonidine infusion in critically ill children：Dose-dependent sedative effects and cardiovascular stability. Br J Anaesth 2000；84：794-6.
9) Filos KS, Patroni Q, Goudas LC, et al. A dose-response study of orally administered clonidine as premedication in the elderly：Evaluating hemodynamic safety. Anesth Analg 1993；77：1185-92.
10) Dollery CT, Davies DS, Draffan GH, et al. Clinical pharmacology and pharmacokinetics of clonidine. Clin Pharmacol Ther 1975；19：11-7.
11) Kerane A, Nykanen S, Taskinen J. Pharmacokinetics and side-effects of clonidine. Eur J Clin Pharmacol 1978；13：97-101.
12) Katoh T, Ikeda K. The effect of clonidine on sevoflurane requirements for anaesthesia and hypnosis. Anaesthesia 1997；52：377-81.

13) Inomata S, Kihara S, Miyabe M, et al. The hypnotic and analgesic effects of oral clonidine during sevoflurane anesthesia in children : A dose-response study. Anesth Analg 2002 ; 94 : 1479-83.
14) Higuchi H, Adachi Y, Arimura S, et al. Oral clonidine premedication reduces the awakening concentration of propofol. Anesth Analg 2002 ; 94 : 609-14.
15) Tanskanen PE, Kyttä JV, Randall TT, et al. Dexmedetomidine as an anaesthetic adjuvant in patients undergoing intracranial tumor surgery : A double-blind, randomized and placebo-controlled study. Br J Anaesth 2006 ; 97 : 658-65.
16) Segal IS, Jarvis DA, Duncan SR, et al. Clinical efficacy of oral-trasdermal clonidine combination during the perioperative period. Anesthesiology 1991 ; 74 : 220-5.
17) Bellaiche S, Bonnet F, Sperandio M, et al. Clonidine does not delay recovery from anaesthesia. Br J Anaesth 1991 ; 66 : 353-7.
18) Mikawa K, Nishina K, Maekawa N, et al. Oral clonidine premedication reduces vomiting in children after strabismus surgery. Can J Anaesth 1995 ; 42 : 977-81.
19) Scheinin B, Lindgren L, Randell T, et al. Dexmedetomidine attenuates sympathoadrenal responses to tracheal intubation and reduces the need for thiopentone and peroperative fentanyl. Br J Anaesth 1992 ; 68 : 126-31.
20) Levanen J, Makela M-L, Scheinin H. Dexmedetomidine premedication attenuates ketamine-induced cardiovascular effects and postanesthetic delirium. Anesthesiology 1995 ; 82 : 1117-25.
21) Jaakola M-L, Ali-Melkkila T, Kanto J, et al. Dexmedetomidine reduces intraocular pressure, intubation responses and anaesthetic requirements in patients undergoing ophthalmic surgery. Br J Anaesth 1992 ; 68 : 570-5.
22) Kulka PJ, Bressem M, Tryba M. Clonidine prevents sevoflurane-induced agitation in children. Anesth Analg 2001 ; 93 : 335-8.
23) Tesoro S, Mezzetti D, Marchesini L, et al. Clonidine treatment for agitation in children after sevoflurane anesthesia. Anesth Analg 2005 ; 101 : 1619-22.
24) Shukry M, Clyde MC, Kalarickal PL, et al. Does dexmedetomidine prevent emergence delirium in children after sevoflurane-based general anesthesia? Paediatr Anaesth 2005 ; 15 : 1098-104.
25) Stapelfeldt C, Lobo EP, Brown R, et al. Intraoperative clonidine administration to neurosurgical patients. Anesth Analg 2005 ; 100 : 226-32.
26) Quintin L, Bouilloc X, Butin E, et al. Clonidine for major vascular surgery in hypertensive patients : A double-blind, controlled, randomized study. Anesth Analg 1996 ; 83 : 687-95.
27) Myles PS, Hunt JO, Holdgaard HO, et al. Clonidine and cardiac surgery : Haemodynamic and metabolic effects, myocardial ischaemia and recovery. Anaesth Intensive Care 1999 ; 27 : 137-47.
28) Bekker A, Sturaitis M, Bloom M, et al. The effect of dexmedetomidine on perioperative hemodynamics in patients undergoing craniotomy. Anesth Analg 2008 ; 107 : 1340-7.
29) Tufanogullari B, White PF, Peixoto MP, et al. Dexmedetomdine infusion during laparoscopic bariatric surgery : The effect on recovery outcome variables. Anesth Analg 2008 ; 106 : 1741-8.
30) Patel A, Davidson M, Tran MCJ, et al. Dexmedetomidine infusion for analgesia and prevention of emergence agitation in children with obstructive sleep apnea syndrome undergoing tonsillectomy and adenoidectomy. Anesth Analg 2010 ; 111 : 1004-10.
31) Lee YYS, Wong SM, Hung CT. Dexmedetomidine infusion as a supplement to isoflurane anaesthesia for vitreoretinal surgery. Br J Anaesth 2007 ; 98 : 477-83.

32) Matot I, Kuras Y, Kramer MR. Effect of clonidine premedication on haemodynamic responses to fibreoptic bronchoscopy. Anaesthesia 2000；55：269-74.
33) Malviya S, Voepel-Lewis T, Ramamurthi RJ, et al. Clonidine for the prevention of emergence agitation in young children：Efficacy and recovery profile. Paediatr Anaesth 2006；16：554-9.
34) Guler G, Akin A, Tosun Z, et al. Single-dose dexmedetomidine reduces agitation and provides smooth extubation after pediatric adenotonsillectomy. Paediatr Anaesth 2005；15：762-6.
35) Piper SN, Maleck WH, Boldt J, et al. A comparison of urapidil, clonidine, meperidine and placebo in preventing postoanesthetic shivering. Anesth Analg 2000；90：954-7.
36) Ohtani N, Kida K, Shoji K, et al. Recovery profiles from dexmedetomidine as a general anesthetic adjuvant in patients undergoing lower abdominal surgery. Anesth Analg 2008；107：1871-4.
37) DeWolf AM, Fragen RJ, Avram MJ, et al. The pharmacokinetics of dexmedetomidine in volunteers with severe renal impairment. Anesth Analg 2001；93：1205-9.
38) Özcengiz D, Gunes Y, Ozmete O. Oral melatonin, dexmedetomidine, and midazolam for prevention of postoperative agitation in children. J Anesth 2011；25：184-8.
39) Constant I, Leport Y, Richard P, et al. Agitation and changes of bispectral index™ and elelctroencephalographic-derived variables during sevoflurane induction in children：Clonidine premedication reduces agitation compared with midazolam. Br J Anaesth 2004；92：504-11.
40) Bergendahl, HTG, Lönnqvist PA, Eksborg S, et al. Clonidine vs. midazolam as premedication in children undergoing adeno-tonsillectomy：A prospective, randomized, controlled clinical trial. Acta Anaesthesiol Scand 2004；48：1292-300.
41) Tazeroualti N, De Groote F, De Hert S, et al. Oral clonidine vs midazolam in the prevention of sevoflurane-induced agitation in children：A prospective, randomized, controlled trial. Br J Anaesth 2007；98：667-71.
42) Bock M, Kunz P, Schreckenberger R, et al. Comparison of caudal and intravenous clonidine in the prevention of agitation after sevoflurane in children. Br J Anaesth 2002；88：790-6.

(西川　俊昭)

13 制吐作用・シバリング防止効果・咳嗽抑制効果

デクスメデトミジンまたはクロニジンの投与によって，婦人科患者や乳癌患者における全身麻酔後の悪心・嘔吐は軽減し[1)～3)]（図 1），腹腔鏡下肥満外科手術を受ける病的肥満患者では制吐薬の必要量が減少する[4)]。経口クロニジン投与は，斜視手術後小児において嘔吐を約 1/3 に減少させた[5)]と報告されているが，ほかの研究では，経口クロニジンや筋注デクスメデトミジン前投薬，あるいは手術終了 5 分前のデクスメデトミジン 0.5 μg/kg 静注による明らかな制吐作用は認められていない[6)～11)]。

経口クロニジン 150 μg は熱再分布性低体温を悪化させることはない[12)]が，α_2 受容体作動薬は中枢性体温調節に影響して血管収縮やシバリング閾値温度を低下させ，シバリングを消失させるとともに，シバリングに伴う酸素消費量の増加を抑制する[13)～17)]（図 2～図 4）。他方，呼気終末陽圧による血管収縮閾値温度の上昇は，経口クロニジン 150～300 μg 前投与によって用量依存性に抑制される[18)]。これらの作用によって，α_2 受容体作動薬は術後のシバリングを減少させる[7)14)19)～26)]ほか，低体温療法において体温下降が容易となる[13)]。なお，軽度低体温（手術終了時の中枢体温が 35℃）の場合，シバリングを抑制するクロニジンの ED_{50} は 1.1 μg/kg である[27)]。

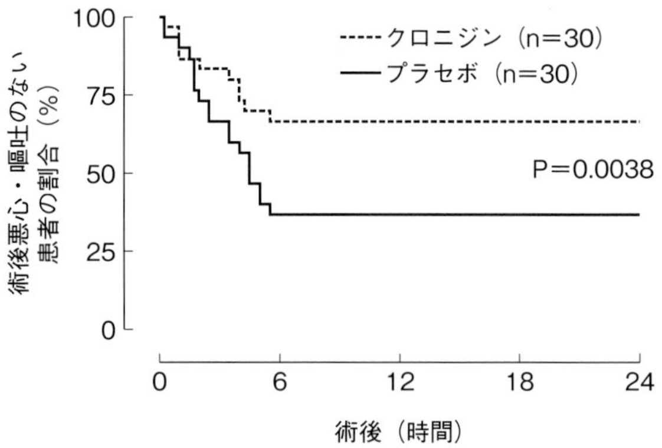

図 1　クロニジン群（全身麻酔導入直後に 2 μg/kg 静注）とプラセボ群（生食静注）における手術後悪心・嘔吐のない乳癌手術患者の割合（%）

クロニジン投与によって，術後の悪心・嘔吐が減少する.

（Oddby-Muhrbeck E, Eksborg S, Bergendahl HTG, et al. Effects of clonidine on postoperative nausea and vomiting in breast cancer surgery. Anesthesiology 2002；96：1109-14 より改変引用）

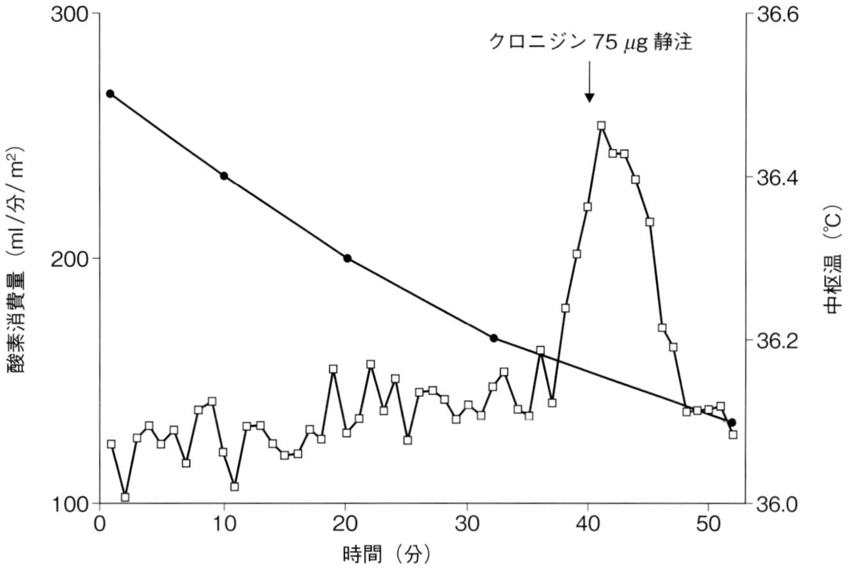

図 2　酸素消費量（□）と中枢温（●）の変化の典型例

シバリングは鼓膜温 36.2℃で起こり，酸素消費量が急激に増加した。クロニジン静注後，シバリングは消失し，酸素消費量はシバリング前値まで減少した.

（Delaunay L, Bonnet F, Liu N, et al. Clonidine comparably decreases the thermoregulatory thresholds for vasoconstriction and shivering in humans. Anesthesiology 1993；79：470-4 より改変引用）

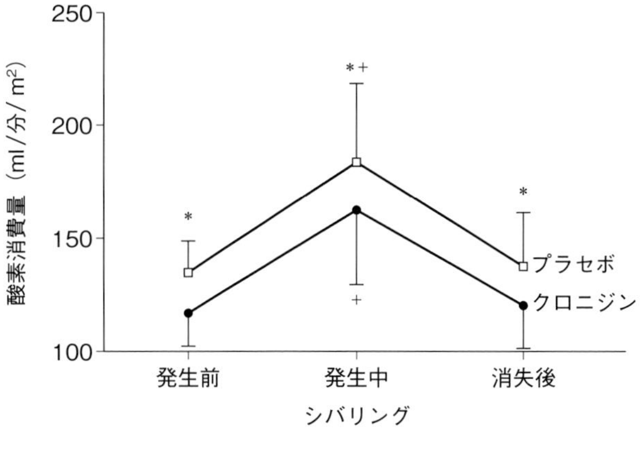

図 3　クロニジン 75 μg 静注群（n＝7）およびプラセボ群（n＝7）の健常人においてシバリング発生前，発生中，および消失後の酸素消費量の変化（平均±標準偏差）

＊：2 群間に有意差あり，＋：シバリング発生前および消失後と比較して有意差あり.

（Delaunay L, Bonnet F, Liu N, et al. Clonidine comparably decreases the thermoregulatory thresholds for vasoconstriction and shivering in humans. Anesthesiology 1993；79：470-4 より改変引用）

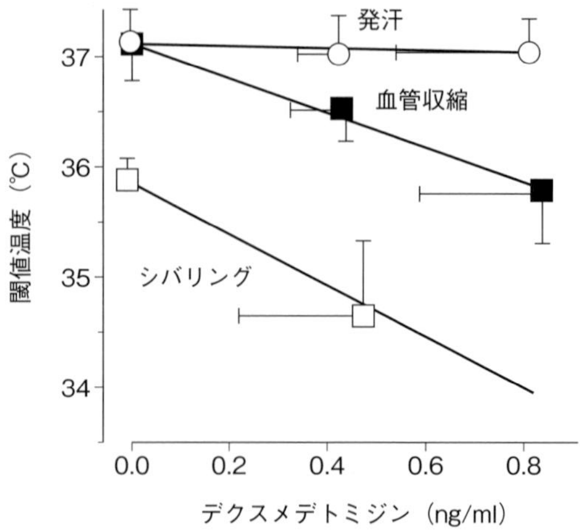

図４ デクスメデトミジンが発汗閾値温度，血管収縮閾値温度，およびシバリング閾値温度に及ぼす影響（平均±標準編差）

デクスメデトミジンは，発汗閾値を上昇させなかったが，血管収縮閾値とシバリング閾値を用量依存性に低下させた．発汗閾値温度傾斜：−0.11℃/ng/ml（r^2＝0.52），血管収縮閾値温度傾斜：−1.60℃/ng/ml（r^2＝0.99），シバリング閾値温度傾斜：−2.35℃/ng/ml（r^2＝0.99）．n＝9．

（Talke P, Tayefeh F, Sessler DI, et al. Dexmedetomidine does not alter the sweating threshold, but comparably and linearly decreases the vasoconstriction and shivering thresholds. Anesthesiology 1997；87：835-41 より改変引用）

α_2受容体作動薬には，気管チューブ抜去時[9)28)]やフェンタニル静注時[29)]の咳嗽抑制効果がある。

■参考文献

1) Aantaa R, Kanto J, Scheinin M, et al. Dexmedetomidine, an α_2-adrenoceptor agonist, reduces anesthetic requirements for patients undergoing minor gynecologic surgery. Anesthesiology 1990；73：230-5.
2) Oddby-Muhrbeck E, Eksborg S, Bergendahl HTG, et al. Effects of clonidine on postoperative nausea and vomiting in breast cancer surgery. Anesthesiology 2002；96：1109-14.
3) Park J, Forrest J, Kolesar R, et al. Oral clonidine reduces postoperative PCA morphine requirements. Can J Anaesth 1996；43：900-6.
4) Tufanogullari B, White PF, Peixoto MP, et al. Dexmedetomdine infusion during laparoscopic bariatric surgery：The effect on recovery outcome variables. Anesth Analg 2008；106：1741-8.
5) Mikawa K, Nishina K, Maekawa N, et al. Oral clonidine premedication reduces vomiting in children after strabismus surgery. Can J Anaesth 1995；42：977-81.
6) Wright PMC, Carabine UA, McClune S, et al. Preanaesthetic medication with clonidine. Br J Anaesth 1990；65：628-32.

7) Erkola O, Korttila K, Aho M, et al. Comparison of intramuscular dexmedetomidine and midazolam premedication for elective abdominal hysterectomy. Anesth Analg 1994 ; 79 : 646-53.
8) Kumar A, Bose S, Bhattacharya A, et al. Oral clonidine premedication for elderly patients undergoing intraocular surgery. Acta Anaesthesiol Scand 1992 ; 36 : 159-64.
9) Guler G, Akin A, Tosun Z, et al. Single-dose dexmedetomidine reduces agitation and provides smooth extubation after pediatric adenotonsillectomy. Paediatr Anaesth 2005 ; 15 : 762-6.
10) Carabine UA, Wright PMC, Moore J. Preanaesthetic medication with clonidine : A dose-response study. Br J Anaesth 1991 ; 67 : 79-83.
11) Gulhas N, Turkoz A, Durmus M, et al. Oral clonidine predication does not reduce postoperative vomiting in children undergoing strabismus surgery. Acta Anaesthesiol Scand 2003 ; 47 : 90-3.
12) Bernard JM, Fulgencio JP, Delaunay L, et al. Clonidine does not impair redistribution hypothermia after the induction of anesthesia. Anesth Analg 1998 ; 87 : 168-72.
13) Talke P, Tayefeh F, Sessler DI, et al. Dexmedetomidine does not alter the sweating threshold, but comparably and linearly decreases the vasoconstriction and shivering thresholds. Anesthesiology 1997 ; 87 : 835-41.
14) Delaunay L, Bonnet F, Liu N, et al. Clonidine comparably decreases the thermoregulatory thresholds for vasoconstriction and shivering in humans. Anesthesiology 1993 ; 79 : 470-4.
15) Lenhardt R, Orhan-Sungur M, Komatsu R, et al. Suppression of shivering during hypothermia using a novel drug combination in healthy volunteers. Anesthesiology 2009 ; 111 : 110-5.
16) Alfonsi P, Passard A, Gaude-Joindreau V, et al. Nefopam and alfentanil additively reduce the shivering threshold in humans whereas nefopam and clonidine do not. Anesthesiology 2009 ; 111 : 102-9.
17) Delaunay L, Herail T, Sessler DI, et al. Clonidine increases the sweating threshold, but does not reduce the gain of sweating. Anesth Analg 1996 ; 83 : 844-8.
18) Mizobe T, Nakajima Y, Sunaguchi M, et al. Clonidine produces a dose-dependent impairment of baroreflex-mediated thermoregulatory responses to positive end-expiratory pressure in anaesthetized humans. Br J Anaesth 2005 ; 94 : 536-41.
19) Flacke JW, Bloor BC, Flacke WE, et al. Reduced narcotic requirement by clonidine with improved hemodynamic and adrenergic stability in patients undergoing coronary bypass surgery. Anesthesiology 1987 ; 67 : 11-9.
20) Quintin L, Roudot F, Roux C, et al. Effect of clonidine on the circulatory and vasoactive hormones after aortic surgery. Br J Anaesth 1991 ; 66 : 108-15.
21) Piper SN, Maleck WH, Boldt J, et al. A comparison of urapidil, clonidine, meperidine and placebo in preventing postanesthetic shivering. Anesth Analg 2000 ; 90 : 954-7.
22) Horn E-P, Werner C, Sessler DI, et al. Late intraoperative clonidine administration prevents postanesthetic shivering after total intravenous or volatile anesthesia. Anesth Analg 1997 ; 84 : 613-7.
23) Joris J, Banache M, Bonnet F, et al. Clonidine and katanserin both are effective treatment for postanesthetic shivering. Anesthesiology 1993 ; 79 : 532-9.
24) Sessler DI, Kentucky L. Teatment : Meperidine, clonidine, doxapram, ketanserin, or alfentanil abolishes short-term postoperative shivering. Can J Anesth 2003 ; 50 : 63-7.
25) Schwarzkopf KRG, Hoff H, Hartmann M, et al. A comparison between of meperidine, clonidine and urapidil in the treatment of postanesthetic shivering. Anesth Analg 2001 ; 92 : 257-60.

26) Piper SN, Röhm KD, Suttner SW, et al. A comparison of nefopam and clonidine for the prevention of postoanaesthetic shivering : A comparative, double-blind and placebo-controlled dose-ranging study. Anaesthesia 2004 ; 59 : 559-604.
27) Stapelfeldt C, Lobo EP, Brown R, et al. Intraoperative clonidine administration to neurosurgical patients. Anesth Analg 2005 ; 100 : 226-32.
28) Guler G, Akin A, Tosun Z, et al. Single-dose dexmedetomidine attenuates airway and circulatory reflexes during extubation. Acta Anaesthesiol Scand 2005 ; 49 : 1088-91.
29) Horng H-C, Wong C-S, Hsiao K-N, et al. Pre-medication with intravenous clonidine suppresses fentanyl-induced cough. Acta Anaesthesiol Scand 2007 ; 51 : 862-5.

（西川　俊昭）

14 離脱・退薬症状

高血圧治療で長期間クロニジンを服用している患者において，その服用を突然中止すると，24 時間以内に異常高血圧，頻脈，不眠，不穏，振戦，頭痛，腹痛，悪心，嘔吐などの離脱症状が出現し，尿中や血漿カテコールアミン濃度の上昇が認められる[1)~4)]。麻酔領域では胸部硬膜外カテーテルから 0.1％ブピバカイン 12 ml/時，モルヒネ 0.6 mg/時，およびクロニジン 30 μg/時の持続投与を 2 週間行っていたが，カテーテル入れ替えのため一時投与を中止して 2 時間後に離脱症状が発現した 49 歳男性の難治性癌性疼痛患者の症例報告[5)]がある。これらの離脱症状に対して，α および β 受容体遮断薬の併用療法（フェントラミンとプロプラノロール）[2)]，ニトロプルシドの持続点滴[3)]，あるいはクロニジンの経直腸投与[4)]が有効である。しかし長期投与とは異なり，麻酔前投薬としてクロニジンを 1 回投与した場合において術後に離脱症状が出現したとの報告はない[6)~8)]。

■参考文献

1) Hokfelt B, Hedeland H, Hansson B-G. The effect of clonidine and penbutolol, respectively on catecholamines in blood and urine, plasma renin activity and urinary aldosterone in hypertensive patients. Arch Int Pharmacodyn 1975；213：307-21.

2) Hansson L, Hunyor SN, Julius S, et al. Blood pressure crisis following withdrawal of clonidine (Catapres, Catapesan), with special reference to arterial and urinary catecholamine levels, and suggestions for acute management. Am Heart J 1973；85：605-10.

3) Brodsky JB, Bravo JJ. Acute postoperative clonidine withdrawal syndrome. Anesthesiology 1976；44：519-20.

4) Johnston RV, Nicholas DA, Lawson NW, et al. The use of rectal clonidine in the postoperative period. Anesthesiology 1986；64：288-90.

5) Fitzgibbon DR, Rapp SE, Butler SH, et al. Rebound hypertension and acute withdrawal associated with discontinuation of an infusion of epidural clonidine. Anesthesiology 1996；84：729-31.

6) Ghignone M, Calvillo O, Quintin L. Anesthesia and hypertension：The effect of clonidine on perioperative hemodynamics and isoflurane requirements. Anesthesiology 1987；67：3-10.

7) Ghignone M, Noe C, Calvillo O, et al. Anesthesia for ophthalmic surgery in the elderly：The effects of clonidine on intraocular pressure, perioperative hemodynamics, and anesthetic requirement. Anesthesiology 1988；68：707-16.

8) Mikawa K, Maekawa N, Nishina K, et al. Efficacy of oral clonidine premedication in children. Anesthesiology 1993；79：926-31.

（西川　俊昭）

III．全身麻酔における有用性と留意点

15 副作用と留意点 ―低血圧，徐脈，伝導障害など―

クロニジンは周術期の低血圧[1)〜7)]や徐脈[2)3)5)7)〜9)]の発生原因となるので，特に徐脈，洞結節機能障害や房室伝導障害のある患者[10)〜13)]，カルシウム拮抗薬，ジギタリス剤やβ遮断薬を長期服用している患者[9)10)12)14)]，高齢者[5)]，生体内利用されたクロニジンの約半分は未変化のまま尿中に排泄されるため[15)]腎機能低下患者[13)14)]，ならびに周囲からの刺激が少ない術後の回復室[8)]では注意を要する。脳性麻痺と痙攣性疾患を有する小児患者において，鎮静目的で胃管からクロニジン合計18 μg/kgを投与した後，セボフルラン全身麻酔導入中に低血圧と徐脈発生後に心停止となった症例報告[16)]もある。

同様に，デクスメデトミジン投与後にも低血圧や徐脈・房室伝導障害などの副作用[17)18)]のほか，デクスメデトミジン投与後，心静止となった肺動脈弁置換術，僧帽弁・三尖弁形成術，およびペースメーカ植え込み術後のファロー四徴症の小児患者[19)]，および低血圧と徐脈発生後に心原性ショックとなった症例[20)]が報告されている。健常人において下肢駆血帯解除後の循環変動に及ぼすデクスメデトミジンの影響を検討した研究結果[21)]によれば，デクスメデトミジン投与（3〜6 μg/kg/時で10分間，0.2〜0.4 μg/kg/時で60分間持続静注）によって，下肢駆血帯解除後の血圧低下は用量依存性に増強され，心拍数の増加は抑制される。これらの結果から，たとえば体位変換や出血に伴う一過性低血圧の増強と低血圧が遷延する可能性がある。

α_2受容体作動薬による循環作用は併用する全身麻酔薬にも影響される。プロポフォール・ケタミン麻酔下の小児では，デクスメデトミジンの投与（5分間で1 μg/kg静注後，0.7 μg/kg/時の速度で10分間持続静注）によって，血圧は上昇し，洞房結節および房室結節の興奮周期と回復時間が延長する[22)]。セボフルランあるいはデスフルラン全身麻酔下の小児においては，デクスメデトミジン投与（5分間で0.5 μg/kg静注）後の血圧低下は同等であるが，心拍数減少程度はデスフルラン麻酔下よりセボフルラン麻酔下で大きい。これは，α_2受容体作動薬の負の変時作用がデスフルランの交感神経刺激作用と血管拡張作用によって抑制された結果と推測されている[23)]。一方，イソフルラン麻酔下の心臓移植小児患者では，デクスメデトミジン0.25〜0.5 μg/kgの急速静注後に体血圧，肺動脈圧，肺動脈楔入圧，体血管抵抗などの上昇と心拍数の減少が観察されている[24)]。

クロニジンの心血管系作用において，内因性オピオイドの関与は実験では否定的である[25)]が，臨床ではナロキソンの投与がクロニジン投与後の低血圧や徐脈に対して有効な症例もある[26)]。

■参考文献

1) Wright PMC, Carabine UA, McClune S, et al. Preanaesthetic medication with clonidine. Br J Anaesth 1990；65：628-32.
2) Myles PS, Hunt JO, Holdgaard HO, et al. Clonidine and cardiac surgery：Haemodynamic and metabolic effects, myocardial ischaemia and recovery. Anaesth Intensive Care 1999；27：137-47.
3) Engelman E, Lipszyc M, Gilbart E, et al. Effects of clonidine on anesthetic drug requirements and hemodynamic response during aortic surgery. Anesthesiology 1989；71：178-87.
4) Bernard JM, Hommeril JL, Passuti N, et al. Postoperative analgesia by intravenous clonidine. Anesthesiology 1991；75：577-82.
5) Filos KS, Patroni Q, Goudas LC, et al. A dose-response study of orally administered clonidine as premedication in the elderly：Evaluating hemodynamic safety. Anesth Analg 1993；77：1185-92.
6) Carabine UA, Wright PMC, Moore J. Preanaesthetic medication with clonidine：A dose-response study. Br J Anaesth 1991；67：79-83.
7) Owen MD, Fibuch EE, McQuillan R, et al. Postoperative analgesia using a low-dose, oral-transdermal clonidine combination：Lack of clinical efficacy. J Clin Anesth 1997；9：8-14.
8) Orko R, Pouttu J, Ghignone M, et al. Effec of clonidine on haemodynamic responses to endotracheal intubation and on gatric acidity. Acta Anaesthesiol Scand 1987；31：325-9.
9) Flacke JW, Bloor BC, Flacke WE, et al. Reduced narcotic requirement by clonidine with improved hemodynamic and adrenergic stability in patients undergoing coronary bypass surgery. Anesthesiology 1987；67：11-9.
10) Ghignone M, Noe C, Calvillo O, et al. Anesthesia for ophthalmic surgery in the elderly：The effects of clonidine on intraocular pressure, perioperative hemodynamics, and anesthetic requirement. Anesthesiology 1988；68：707-16.
11) Thorman J, Neuss H, Schlepper M, et al. Effects of clonidine on sinus node function in man. Chest 1981；80：201-6.
12) Kibler LE, Gazes PC. Effect of clonidine on atrioventricular conduction. JAMA 1977；238：1930-2.
13) Williams PL, Krafcik JM, Potter BB, et al. Cardiac toxicity of clonidine. Chest 1977；72：784-5.
14) Bryd BF III, Collins HW, Primm RK. Risk factors for severe bradycardia during oral clonidine therapy for hypertension. Arch Intern Med 1988；148：729-33.
15) Davies DS, Wing LMH, Reid JL, et al. Pharmacokinetics and concentration-effect relationships of intravenous and oral clonidine. Clin Pharmacol Ther 1977；21：593-601.
16) Goldfinger MM, Tripi PA. Cardiac arrest in a child with cerebral palsy undergoing seveflurane induction of anesthesia after preoperative clonidine. Paediatr Anaesth 2007；17：270-2.
17) Chrysostomou C, Beerman L, Shilderly D, et al. Dexmedetomidine；A novel drug for the treatment of atrial and junctional tachyarrhythmias during the perioperative period for congenital cardiac surgery：A preliminary study. Anesth Analg 2008；107：1514-22.
18) Biccard BM, Goga S, de Beurs J. Dexmedetomidine and cardiac protection for non-cardiac surgery：A meta-analysis of randomised controlled trials. Anaesthesia 2008；63：4-14.
19) Shepard SM, Tejiman-Yarden S, Khanna S, et al. Dexmedetomidine-related atrila standstill and loss of capture in a pediatric patient after congenital heart surgery. Crit Care Med 2011；39：187-9.
20) Sichrovsky TC, Mittal S, Steinberg JS. Dexmedetomidine sedation leading to refractory cardiogenic shock. Anesth Analg 2008；106：1784-6.

21) Kato J, Ogawa Y, Kojima W, et al. Cardiovascular reflex responses to temporal reduction in arterial pressure during dexmedetomidine infusion：A double-blind, randomized, and placebo-controlled study. Br J Anaesth 2009；103：561-5.
22) Hammer GB, Drover DR, Cao H, et al. The effects of dexmedetomidine on cardiac electrophysiology in children. Anesth Analg 2008；106：79-83.
23) Deutsch E, Tobias JD. Hemodynamic and respiratory changes following dexmedetomidine administration during general anesthesia：Sevoflurane vs desflurane. Paediat Anaesth 2007；17：438-44.
24) Jooste EH, Muhly WT, Ibinson JW, et al. Acute hemodynamic changes after rapid intravenous bolus dosing of dexmedetomidine in pediatric heart transplant patients undergoing routine cardiac catheterization. Anesth Analg 2010；111：1490-6.
25) Conway EL, Brown MJ, Dollery CT. No evidence for involvement of endogenous opioid peptides in effects of clonidine on blood pressure, heart rate and plasma norepinephrine in anesthetized rats. J Pharmacol Exp Ther 1984；229：803-8.
26) Farsang C, Kapocsi J, Vajda L, et al. Reversal by naloxone of the antihypertensive action of clonidine：Involvement of the sympathetic nervous system. Circulation 1984；69：461-7.

（西川　俊昭）

16 投与経路

クロニジンの主な投与経路は経口と静注で，まれに筋注もあるが，小児では興奮時の抑制目的で鼻腔内投与約 2 μg/kg も行われる[1)]。一方，デクスメデトミジンは主に静注または筋注で投与されるが，鼻腔内投与 1 ～ 1.5 μg/kg の有効性も確認されている[2)]。

■参考文献

1) Stella MJ, Bailey AG. Intranasal clonidine as a premedicant : Three cases with unique indications. Paediatr Anaesth 2008 ; 18 : 71-3.
2) Yuen VM, Irwin MG, Hui TW, et al. A double-blind, crossover assessment of the sedative and analgesic effects of intranasal dexmedetomidine. Anesth Analg 2007 ; 105 : 374-80.

（西川　俊昭）

IV

心血管薬との相互作用

1 はじめに

α_2 受容体作動薬は延髄や視床下部などに作用し[1)2)]，中枢性交感神経活動を抑制する[1)3)]ほか，交感神経終末からのノルアドレナリン遊離を抑制する[4)]ため，麻酔・手術操作に伴う血漿カテコールアミン濃度の上昇が抑制される[5)〜13)]。この α_2 受容体作動薬の作用を利点としてとらえられる反面，α_2 受容体作動薬の前投薬を受けた患者では周術期の低血圧と徐脈が問題となる[6)14)〜24)]。大量服用し症状が重篤なときには集中治療管理を要する[25)〜27)]が，臨床的に最も危惧される点は，低血圧や徐脈が生じた際に治療薬の効果が α_2 受容体作動薬投与患者において減弱することである。これまでの臨床研究結果によれば，経口クロニジンを投与された患者においてさまざまな心臓血管系作動薬の作用の変化が認められている。

■参考文献

1) Isaac L. Clonidine in the central nervous system：Site and mechanism of hypotensive action. J Cardiovasc Pharmacol 1980；2：S5-19.
2) Gatti PJ, Hill KJ, DaSilva AMT, et al. Central nervous system site of action for the hypotensive effect of clonidine in the cat. J Pharmacol Exp Ther 1988；245：373-80.
3) Kooner JS, Birch R, Frankel HL, et al. Hemodynamic and neurohormonal effects of clonidine in patients with preganglionic and postganglionic sympathetic lesions：Evidence for a central sympatholytic action. Circulation 1991；84：75-83.
4) Veith RC, Best JD, Halter JB. Dose-dependent suppression of norepinephrine appearance rate in plasma by clonidine in man. J Clin Endocrinol Metab 1984；59：151-5.
5) Bloor BC, Finander LS, Flacke WE, et al. Effect of clonidine on sympathoadrenal response during sodium nitroprusside hypotension. Anesth Analg 1986；65：469-74.
6) Flacke JW, Bloor BC, Flacke WE, et al. Reduced narcotic requirement by clonidine with improved hemodynamic and adrenergic stability in patients undergoing coronary bypass surgery. Anesthesiology 1987；67：11-9.
7) Woodcock TE, Millard RK, Dixon J, et al. Clonidine premedication for isoflurane-induced hypotension. Br J Anaesth 1988；60：388-94.
8) Aantaa R, Kanto J, Scheinin M, et al. Dexmedetomidine, an α_2-adrenoceptor agonist, reduces anesthetic requirements for patients undergoing minor gynecologic surgery. Anesthesiology 1990；73：230-5.
9) Bernard JM, Bourreli B, Hommeril JL, et al. Effects of oral clonidine premedication and postoperative i.v. infusion on haemodynamic and adrenergic responses during recovery from anaesthesia. Acta Anaesthesiol Scand 1991；35：54-9.

10) Scheinin B, Lindgren L, Randell T, et al. Dexmedetomidine attenuates sympathoadrenal responses to tracheal intubation and reduces the need for thiopentone and peroperative fentanyl. Br J Anaesth 1992；68：126-31.
11) Jaakola ML, Ali-Melkkila T, Kanto J, et al. Dexmedetomidine reduces intraocular pressure, intubation responses and anaesthetic requirements in patients undergoing ophthalmic surgery. Br J Anaesth 1992；68：570-5.
12) Weiskopf RB, Eger EI II, Noorani M, et al. Fentanyl, esmolol, and clonidine blunt the transient cardiovascular stimulation induced by desflurane in humans. Anesthesiology 1994；81：1350-5.
13) Kulla PJ, Tryba M, Zenz M. Dose-response effects of intravenous clonidine on stress response during induction of anesthesia in coronary artery bypass graft patients. Anesth Analg 1995；80：263-8.
14) Orko R, Pouttu J, Ghignone M, et al. Effect of clonidine on haemodynamic responses to endotracheal intubation and on gatric acidity. Acta Anaesthesiol Scand 1987；31：325-9.
15) Ghignone M, Noe C, Calvillo O, et al. Anesthesia for ophthalmic surgery in the elderly：The effects of clonidine on intraocular pressure, perioperative hemodynamics, and anesthetic requirement. Anesthesiology 1988；68：707-16.
16) Engelman E, Lipszyc M, Gilbart E, et al. Effects of clonidine on anesthetic drug requirements and hemodynamic response during aortic surgery. Anesthesiology 1989；71：178-87.
17) Wright PMC, Carabine UA, McClune S, et al. Preanaesthetic medication with clonidine. Br J Anaesth 1990；65：628-32.
18) Maze M, Tranquilli W. Alpha-2 adrenoceptor agonists：Defining the role in clinical anesthesia. Anesthesiology 1991；74：581-605.
19) Carabine UA, Wright PMC, Moore J. Preanaesthetic medication with clonidine：A dose-response study. Br J Anaesth 1991；67：79-83.
20) Aantaa R, Scheinin M. Alpha2-adrenergic agents in anaesthesia. Acta Anaesthesiol Scand 1993；37：433-8.
21) Filos KS, Patroni Q, Goudas LC, et al. A dose-response study of orally administered clonidine as premedication in the elderly：Evaluating hemodynamic safety. Anesth Analg 1993；77：1185-92.
22) Hayashi Y, Maze M. Alpha2 adernoceptor agonists and anaesthesia. Br J Anaesth 1993；71：108-18.
23) Erkola O, Korttila K, Aho M, et al. Comparison of intramuscular dexmedetomidine and midazolam premedication for elective abdominal hysterectomy. Anesth Analg 1994；79：646-53.
24) Levanen J, Makela M-L, Scheinin H. Dexmedetomidine premedication attenuates ketamine-induced cardiovascular effects and postanesthetic delirium. Anesthesiology 1995；82：1117-25.
25) Domino LE, Domino SE, Stockstill MS. Relationship between plasma concentrations of clonidine and mean arterial pressure during an accidental clonidine overdose. Br J Clin Pharmacol 1986；21：71-4.
26) Maggie JC, Iskra MK, Nussbaum E. Severe clonidine overdose in children requiring critical care. Clin Pediatr 1986；25：453-5.
27) Heidenmann SM, Sarnaik AP. Clonidine poisoning in children. Crit Care Med 1990；18：618-20.

（西川　俊昭）

2 昇圧薬との相互作用

はじめに

α_2 受容体作動薬は，多くの好ましい作用を単剤で発揮することが知られ，鎮静，抗不安，高血圧や頻脈の抑制，循環動態の安定，唾液分泌抑制，術後鎮痛補助など多彩な作用を有する[1)]。日本国内の麻酔・集中治療の臨床で使用されているのは，経口薬のクロニジン（カタプレス®）と注射薬のデクスメデトミジン（プレセデックス®）である。

クロニジンは交感神経中枢に作用し降圧作用を発現する高血圧治療薬として臨床の場に登場した。実際の臨床において，副作用としての低血圧や徐脈はよく知られている現象である。クロニジンによる低血圧の発生頻度は 10 ～ 40％であり[2)～4)]，徐脈の発生頻度は 33 ～ 50％と報告[3)～5)]されている。したがって，その速やかな治療を目的に単回静脈内投与で使用する心血管薬の反応性に関する研究結果は，臨床的に重要な知見である。また，カテコールアミンなどを持続静脈内投与で使用した場合，薬物における反応性の差異を理解しておくことも臨床医にとって重要である。併用薬物との相互作用に関し，昇圧薬との相互作用について，また圧受容体反射が維持されるか否かについて概説する。

エフェドリン

クロニジンを麻酔前経口投与するとエフェドリンの昇圧反応が増強されることを Nishikawa ら[6)～8)]のグループが報告している（図 1）[6)]。初期の報告では，クロニジンによって交感神経終末に蓄積したノルアドレナリンが，エフェドリンによって一気に放出されることがその一機序として考えられた。Tanaka ら[7)]は，経口クロニジン 5 μg/kg 前投与でエフェドリン 0.1 mg/kg 静脈内投与前後の血中カテコールアミンは，対照群よりも低値であることを報告した。交感神経からのカテコールアミン放出増加がエフェドリンの昇圧反応を増強するのではなく，心血管系の反応の増強が原因と考察している。

エフェドリンは α および β 受容体作動薬である。心血管系における α_1 受容体の密度は加齢とともに増加し[9)]，α_2 受容体数は加齢とともに減少する[10)11)]。したがって，クロニジンを麻酔前投与した場合の昇圧薬の反応（血圧の上昇度）には，加齢の影響が示唆される。

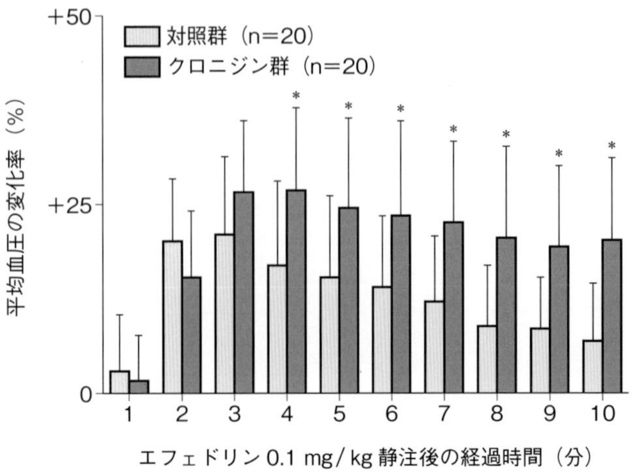

図1　クロニジンがエフェドリンの昇圧作用に及ぼす効果（平均±標準偏差）

クロニジン 5 μg/kg を経口投与し，エフェドリン 0.1 mg/kg 投与後の昇圧反応を観察した．10 分で観察時間を終了したが，対照群と比較しクロニジン群では終了時においても平均血圧は高値を示した．＊：対照群と比較して有意差あり（$P < 0.05$）．

（Nishikawa T, Kimura T, Taguchi N, et al. Oral clonidine preanesthetic medication augments the pressor responses to intravenous ephedrine in awake or anesthetized patients. Anesthesiology 1991；74：705-10 より改変引用）

プロポフォールによる全身麻酔下で，年齢（60 歳以上と 20 〜 45 歳の 2 群）および経口クロニジン 4 μg/kg がエフェドリン 0.1 mg/kg 静脈内投与の昇圧作用・心拍増加作用に及ぼす影響を検討した報告[12]がある。高齢者で通常量のプロポフォールを用いた麻酔（1.5 mg/kg で導入し，10 mg/kg/時で維持）の場合，ミダゾラム 0.04 mg/kg 投与群と比較し，クロニジン群においてエフェドリンの昇圧作用と心拍増加作用がともに約 50％増強され，6 〜 8 分間持続した。しかし，高齢者の少量プロポフォール麻酔（1 mg/kg で導入し，6 mg/kg/時で維持）では，エフェドリンの昇圧作用と心拍増加作用の増強は生じない。プロポフォール麻酔中にエフェドリンを投与する際には，年齢，プロポフォールの投与量，前投薬クロニジンによってエフェドリンの作用が影響を受けるため，注意が必要である。なお，高齢者におけるクロニジン経口投与量に関しては，150 μg で十分とされている[3]。一方，どの程度エフェドリンの投与を減量すればよいかに関しては今後の課題である。

フェニレフリン

フェニレフリンは α_1 受容体作動薬である。吸入麻酔薬は α 作用に影響する[6]ため，意識下と全身麻酔下において α_1 受容体作動薬の昇圧作用に差があるものと推測される。

クロニジンを前投与するとエフェドリンの昇圧反応が増強されるが，カテコールアミンの増加は観察されていないことから，クロニジンが α_1 受容体を介した血管収縮を強める機序が示唆される。血管の反応性が変化するのであれば，フェニレフリンの昇圧反応が増強されると考えられる。これらの研究結果は，クロニジンが昇圧反応を増強する機序につながる興味深い知見である。

意識下と吸入麻酔薬による全身麻酔下において，フェニレフリンの昇圧作用を検討した報告[13]がある。経口クロニジン 5 μg/kg を前投与し，有意識状態とエンフルラン・亜酸化窒素を用いた全身麻酔下においてフェニレフリン 2 μg/kg の昇圧作用を検討した。対照群と比較し，クロニジン群においてフェニレフリンの昇圧作用は約 26％（有意識状態）～約 32％（全身麻酔状態）同程度に増強された（図 2）。その増強作用は有意識状態よりも全身麻酔状態では 2 分間長く持続した。クロニジンによる心拍数の低下が危惧されるが，40 拍/分未満となった症例はなかった。また，クロニジン群において 1 名がフェニレフリン投与前に収縮期血圧 80 mmHg 未満となったが，フェニレフリン投与により回復した。クロニジンによる昇圧薬の増強作用では，α_1 受容体を介した血管収縮を強める機序が強く示唆される。

前述の研究[13]で対照群とクロニジン群において最大上昇時の血圧絶対値がほぼ等しいことを見出した。このことは，中枢性に交感神経活動が抑制されて血管拡張しているクロニジン群と対照群の末梢血管は，フェニレフリン投与によりほぼ同じ血管径まで収縮することを示唆する興味深い知見である。

ドパミンとドブタミン

持続静脈内投与する昇圧薬の作用において，クロニジンによって交感神経末端からノルアドレナリンの放出が抑制されるならば，ドパミンやドブタミンの循環作用が変化することが予想される。Ohata ら[14]が，平均 38 歳の患者を対象として，経口クロニジン 5 μg/kg を前投与した影響をフェンタニル・50％亜酸化窒素全身麻酔下で検討している。研究に先立ち，血圧を 20％以上上昇させるドパミンとドブタミンの投与量を決定した。ドパミンは 5 μg/kg/時，ドブタミンは 3 μg/kg/時であった。その結果，ドパミンの投与量 5 μg/kg/時において，対照群と比較して昇圧作用は減弱した（図 3）。心拍数に群間差はなかった。一方，ドブタミンの投与量 0.5 μg/kg/時，1 μg/kg/時および 3 μg/kg/時において，対照群と比較して昇圧作用は増強した（図 4）。3 μg/kg/時では，対照群 7 名中 1 名およびクロニジン群 7 名中 2 名において，心室性不整脈が観察されたが，自然に消失した。対照群と比較して心拍数に群間差はなかった。

ドパミンは直接および間接作用を有し，ドブタミンは直接作用を有する。ドブタミン群のみで，かつ低用量群においてもクロニジンは昇圧作用を増強した。機序として，クロニジンが心筋のドブタミンに対する感受性を増強したこと，ドブタミン受容体のアップレギュレーションを誘発したことが考えられている。ドパミンと同様に直接および間接作用を有しているエフェドリンとは異なる結果である。シナプス前の α_2 受容体を遮断すると輸送体を介したノルアドレナリンの遊離が抑制されるが，ノルアドレナリンのエ

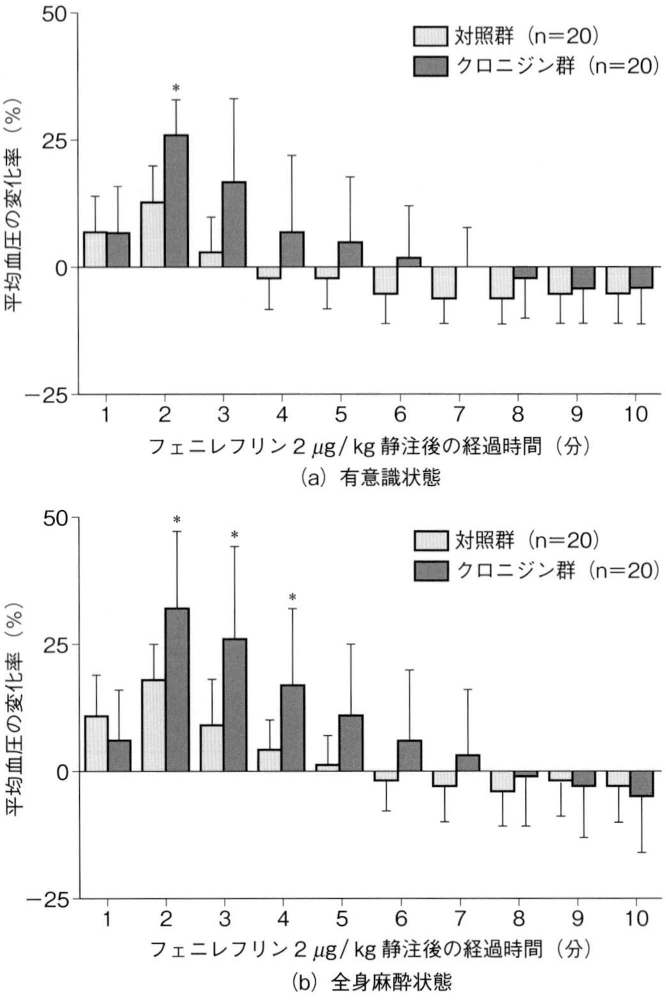

図 2　クロニジンがフェニレフリンの昇圧反応に及ぼす効果（%変化，平均±標準偏差）

クロニジン 5 μg/kg を経口投与し，フェニレフリン 2 μg/kg の昇圧反応を有意識状態（a）と全身麻酔状態（b）で比較した．対照群と比較し，クロニジン群においてフェニレフリンの昇圧作用は，同程度に増強された．＊：対照群と比較して有意差あり（$P < 0.05$）.

（Inomata S, Nishikawa T, Kihara S, et al. Enhancement of pressor response to intravenous phenylephrine following oral clonidine medication in awake and anaesthetized patients. Can J Anaesth 1995；42：119-25 より改変引用）

クソサイトーシス（開口放出）は増強される[15]。エクソサイトーシスは N 型 Ca^{2+} チャネルを介した Ca^{2+} 流入により生じる[16]。交感神経節後線維終末に作用しカテコールアミンを放出させて，これを枯渇させることにより血圧降下作用を示すレセルピンを用いた治療を受けている患者では，エフェドリンの昇圧作用は影響を受けないが，ドパミンの昇圧作用は抑制される。以上のことから，ドパミンはエクソサイトーシスでノルアドレナリンを放出し，エフェドリンは輸送体を介したノルアドレナリンの遊離を促すという機

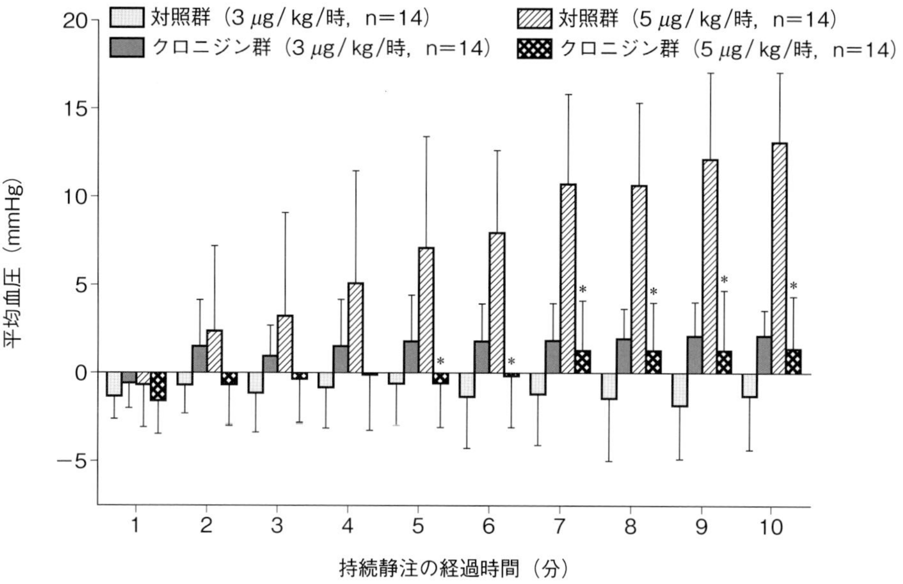

図３　クロニジンがドパミン持続投与の昇圧反応に及ぼす効果（平均±標準偏差）

クロニジン投与の有無とドパミン投与量による４群間における比較．クロニジン５μg/kg を経口投与し，ドパミンを３ μg/kg/時または５ μg/kg/時の速度で持続静注した．対照群と比較して，ドパミン５ μg/kg/時の昇圧作用はクロニジン群で減弱した．＊：対照群と比較して有意差あり（$P < 0.05$）．

（Ohata H, Iida H, Watanabe Y, et al. Hemodynamic responses induced by dopamine and dobutamine in anesthetized patients premedicated with clonidine. Anesth Analg 1999；89：843-8 より改変引用）

序の相違が，クロジンに対する反応性の違いを生むと示唆されているが，明らかではない。

以上，クロニジンが投与された患者にドパミンやドブタミンなどを持続静脈内投与する際には，選択する薬物によって昇圧効果が大きく異なる。薬物選択には十分に留意する必要がある。

ノルアドレナリン

ノルアドレナリンは α および β アドレナリン受容体作動薬である。フェニレフリンと同様にクロニジンによってノルアドレナリンの昇圧反応が増強する[17]。経口クロニジン 5 μg/kg の前投与を受けた吸入麻酔薬による全身麻酔患者において，ノルアドレナリン 0.5 μg/kg 単回静脈内投与による昇圧作用が観察されている。対照群で平均血圧が約 20 mmHg 上昇したのに対し，クロニジン群では約 25 mmHg 上昇し，クロニジンの前投与によってノルアドレナリン単回静脈内投与後の昇圧反応は軽度増強された（図５）。心拍数の低下が危惧されるが，両群とも約 10 拍/分の低下に収まった。今後，クロニジン併用時の β 受容体作動薬の作用について，心拍出量など詳細なデータの集積が期待される。

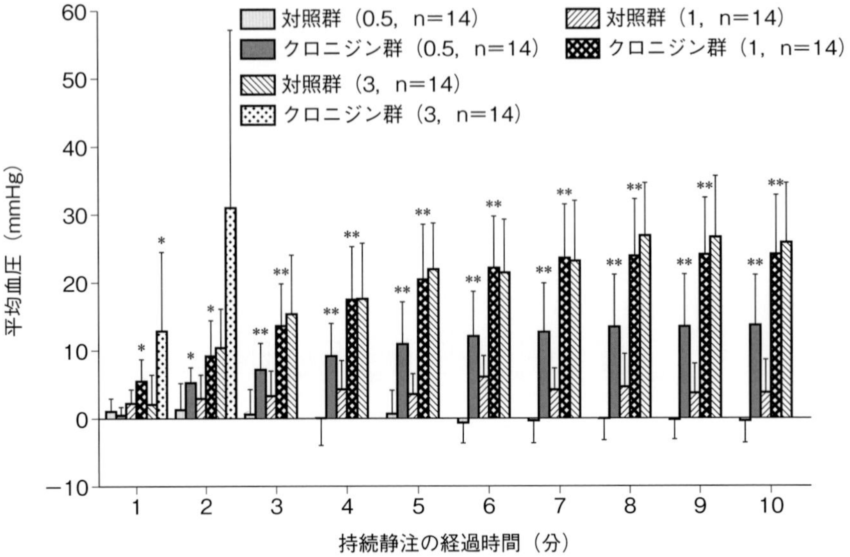

図4　クロニジンがドブタミン持続投与の昇圧反応に及ぼす効果（平均±標準偏差）

クロニジン投与の有無とドブタミン投与量による6群間における比較．クロニジン5 μg/kgを経口投与し，ドブタミンを0.5 μg/kg/時（0.5），1 μg/kg/時（1）または3 μg/kg/時（3）の速度で持続静注した．対照群と比較して，クロニジン群ではすべての投与量で昇圧作用が増強した．＊：対照群と比較して有意差あり（P＜0.05）．

（Ohata H, Iida H, Watanabe Y, et al. Hemodynamic responses induced by dopamine and dobutamine in anesthetized patients premedicated with clonidine. Anesth Analg 1999；89：843-8より改変引用）

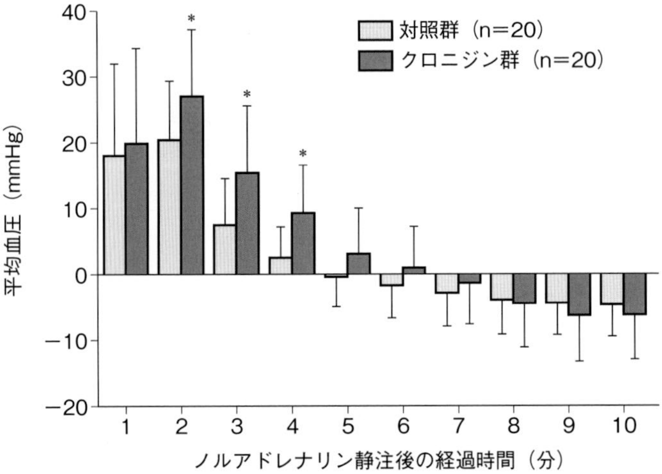

図5　クロニジンがノルアドレナリンの昇圧反応に及ぼす効果（平均±標準偏差）

クロニジン5 μg/kgを経口投与後，ノルアドレナリン0.5 μg/kgを単回静脈内投与し，昇圧作用を観察した．クロニジンの前投与はノルアドレナリンの単回静脈内投与後の昇圧反応を増強した．＊：対照群と比較して有意差あり（P＜0.05）．

（Tanaka M, Nishikawa T. Effects of clonidine premedication on the pressor response to alpha-adrenergic agonists. Br J Anaesth 1995；75：593-7より改変引用）

アドレナリン

アドレナリン含有リドカインは，手術野の出血量を減少させる目的で使用されることがある。この1：100,000溶液10 mlの局所注入後の循環変動におけるクロニジン（200 μgまたは400 μg経口投与の2群）とβアドレナリン受容体遮断薬エスモロール（300 μg/

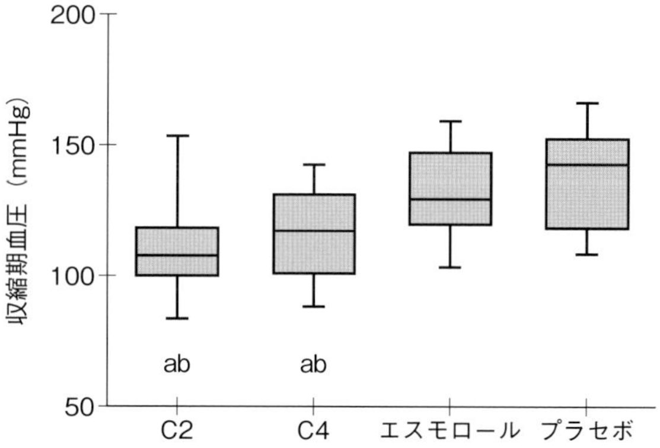

(a) 鼻腔注入2分後の収縮血圧
C2（n=13），C4（n=12），エスモロール（n=15），プラセボ（n=13）.

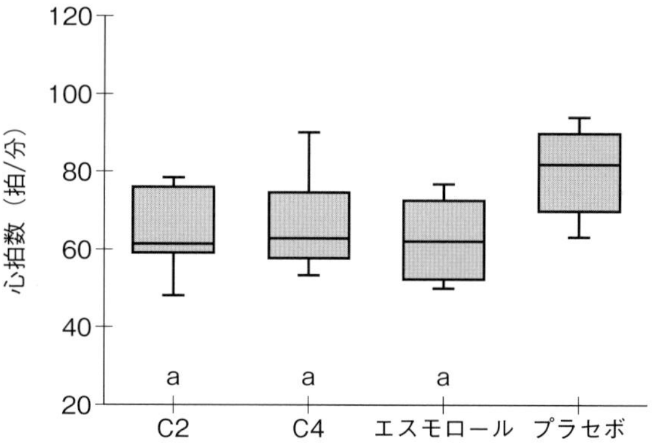

(b) 鼻腔注入2分後の心拍数
C2（n=13），C4（n=12），エスモロール（n=15），プラセボ（n=13）.

図6 アドレナリン含有リドカインによる循環変動に対するクロニジンとエスモロールの抑制効果（平均±標準偏差）

経口クロニジン200 μg群（C2），400 μg群（C4）とエスモロール（300 μg/kg投与後160 μg/kg/時で持続静注）の循環抑制効果を比較した．対照群およびエスモロール群と比較し，クロニジン群では収縮期血圧の上昇が抑制された（a）。対照群と比較し，エスモロール群とクロニジン群では心拍数の増加が抑制された（b）。a：$P < 0.05$ vs. プラセボ，b：$P < 0.05$ vs. エスモロール.

（Campagni MA, Howie MB, White PF, et al. Comparative effects of oral clonidine and intravenous esmolol in attenuating the hemodynamic response to epinephrine injection. J Clin Anesth 1999；11：208-15より改変引用）

kg 静注後，160 μg/kg/時で持続静注）の抑制効果を比較した報告[18]がある。鼻腔内視鏡手術を受ける患者の鼻腔にこの溶液 10 ml を局所注入したところ，対照群およびエスモロール群と比較して，クロニジン群では 200 μg および 400 μg の両群ともに収縮期血圧の上昇が抑制された（図 6-a）。また，対照群と比較して，エスモロール群とクロニジン群では心拍数の増加が抑制された（図 6-b）。

イソプロテレノール

意識下の患者で，イソプロテレノール 0.02 μg/kg を静注した場合の心拍増加作用を検討した報告[19]がある。経口クロニジン 5 μg/kg を前投与した場合には，心拍増加作用は非投与群と比較して約 2 倍に増強された（図 7）。

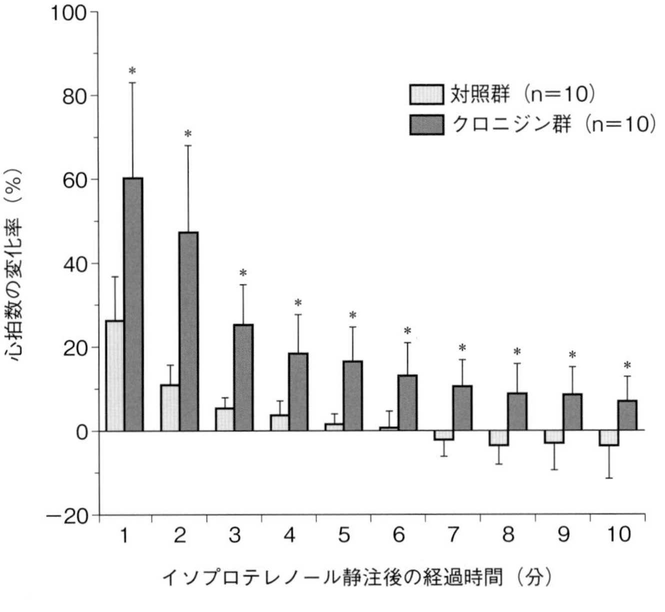

図 7　イソプロテレノールの心拍増加作用に及ぼすクロニジンの効果（平均±標準偏差）

イソプロテレノール 0.02 μg/kg を静注し，心拍増加作用を観察した．経口クロニジン 5 μg/kg の前投与により，心拍増加作用は非投与群と比較して約 2 倍に増強された．＊：対照群と比較して有意差あり（$P < 0.05$）．

（Watanabe Y, Iida H, Tanabe K, et al. Clonidine premedication modifies responses to adrenoceptor agonists and baroreflex sensitivity. Can J Anaesth 1998；45：1084-90 より改変引用）

圧受容体反射

フェニレフリンによる昇圧試験は，経口クロニジン5 μg/kg投与によって影響されず，圧受容体反射は維持される。一方，ニトログリセリンによる降圧試験においては，圧受容体反射が抑制されることが報告[19]されている。クロニジンが投与された患者において，血圧を下げる機会は少ないと考えられるが，血管拡張薬を使用する際には心拍数が増加しにくいため，心拍出量が低下することが考えられ注意が必要である。

■参考文献

1) Wright PM, Carabine UA, McClune S, et al. Preanaesthetic medication with clonidine. Br J Anaesth 1990；65：628-32.
2) Filos KS, Patroni O, Goudas LC, et al. A dose-response study of orally administered clonidine as premedication in the elderly：Evaluating hemodynamic safety. Anesth Analg 1993；77：1185-92.
3) Engelman E, Lipszyc M, Gilbart E, et al. Effects of clonidine on anesthetic drug requirements and hemodynamic response during aortic surgery. Anesthesiology 1989；71：178-87.
4) Flacke JW, Bloor BC, Flacke WE, et al. Reduced narcotic requirement by clonidine with improved hemodynamic and adrenergic stability in patients undergoing coronary bypass surgery. Anesthesiology 1987；67：11-9.
5) Orko R, Pouttu J, Ghignone M, et al. Effect of clonidine on haemodynamic responses to endotracheal intubation and on gastric acidity. Acta Anaesthesiol Scand 1987；31：325-9.
6) Nishikawa T, Kimura T, Taguchi N, et al. Oral clonidine preanesthetic medication augments the pressor responses to intravenous ephedrine in awake or anesthetized patients. Anesthesiology 1991；74：705-10.
7) Tanaka M, Nishikawa T. Enhancement of pressor response to ephedrine following clonidine medication. Anaesthesia 1996；51：123-7.
8) Goyagi T, Tanaka M, Nishikawa T. Oral clonidine premedication enhances the pressor response to ephedrine during spinal anesthesia. Anesth Analg 1998；87：1336-9.
9) Rudner XL, Berkowitz DE, Booth JV, et al. Subtype specific regulation of human vascular α1-adrenergic receptors by vessel bed and age. Circulation 1999；100：2336-43.
10) Sastre M, García-Sevilla JA. Density of alpha-2A adrenoceptors and Gi proteins in the human brain：Ratio of high-affinity agonist sites to antagonist sites and effect of age. J Pharmacol Exp Ther 1994；269：1062-72.
11) Docherty JR. Aging and vasoconstrictor responses mediated by alpha 2-adrenoceptors and 5-HT1 and 5-HT2 receptors. Ann N Y Acad Sci 1994；717：282-92.
12) Ishiyama T, Kashimoto S, Oguchi T, et al. The effects of clonidine premedication on the blood pressure and tachycardiac responses to ephedrine in elderly and young patients during propofol anesthesia. Anesth Analg 2003；96：136-41.
13) Inomata S, Nishikawa T, Kihara S, et al. Enhancement of pressor response to intravenous phenylephrine following oral clonidine medication in awake and anaesthetized patients. Can J Anaesth 1995；42：119-25.
14) Ohata H, Iida H, Watanabe Y, et al. Hemodynamic responses induced by dopamine and dobutamine in anesthetized patients premedicated with clonidine. Anesth Analg 1999；89：843-8.

15) Imamura M, Lander HM, Levi R. Activation of histamine H3-receptors inhibits carrier-mediated norepinephrine release during protracted myocardial ischemia : Comparison with adenosine A1-receptors and alpha2-adrenoceptors. Circ Res 1996 ; 78 : 475-81.
16) Imamura M, Poli E, Omoniyi AT, et al. Unmasking of activated histamine H3-receptors in myocardial ischemia : Their role as regulators of exocytotic norepinephrine release. J Pharmacol Exp Ther 1994 ; 271 : 1259-66.
17) Tanaka M, Nishikawa T. Effects of clonidine premedication on the pressor response to α-adrenergic agonists. Br J Anaesth 1995 ; 75 : 593-7.
18) Campagni MA, Howie MB, White PF, et al. Comparative effects of oral clonidine and intravenous esmolol in attenuating the hemodynamic response to epinephrine injection. J Clin Anesth 1999 ; 11 : 208-15.
19) Watanabe Y, Iida H, Tanabe K, et al. Clonidine premedication modifies responses to adrenoceptor agonists and baroreflex sensitivity. Can J Anaesth 1998 ; 45 : 1084-90.

（猪股　伸一）

3 副交感神経遮断薬との相互作用

副交感神経遮断薬であるアトロピンは，徐脈の治療薬であるが，クロニジンによる徐脈に対して有効とはかぎらない[1)2)]。臨床において，アトロピン 10 μg/kg 静注による心拍増加作用は，経口クロニジン 5 μg/kg を投与された意識下[3)]および全身麻酔下成人患者[4)]で減弱するが，クロニジン 2.5 μg/kg 投与患者では影響されない（図 1）[3)]。小児（8～

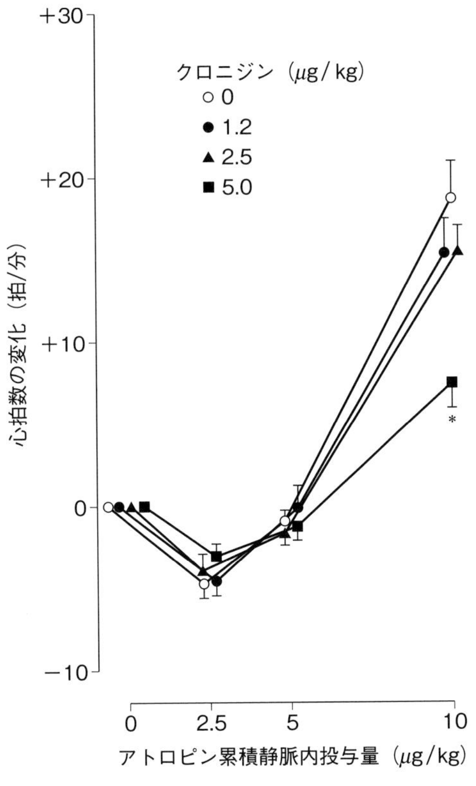

図 1　経口クロニジン 0 μg/kg，1.2 μg/kg，2.5 μg/kg，および 5 μg/kg の投与患者におけるアトロピン累積静脈内投与 2.5，5，および 10 μg/kg 後の心拍数の変化（各群 n = 20，平均±標準誤差）

経口クロニジン 5 μg/kg の投与患者におけるアトロピン 10 μg/kg 静注後の心拍増加程度は，ほかの 3 群と比較して減弱する（＊：$P < 0.05$）．

（Nishikawa T, Dohi S. Oral clonidine blunts the heart rate response to intravenous atropine in humans. Anesthesiology 1991；75：217-22 より改変引用）

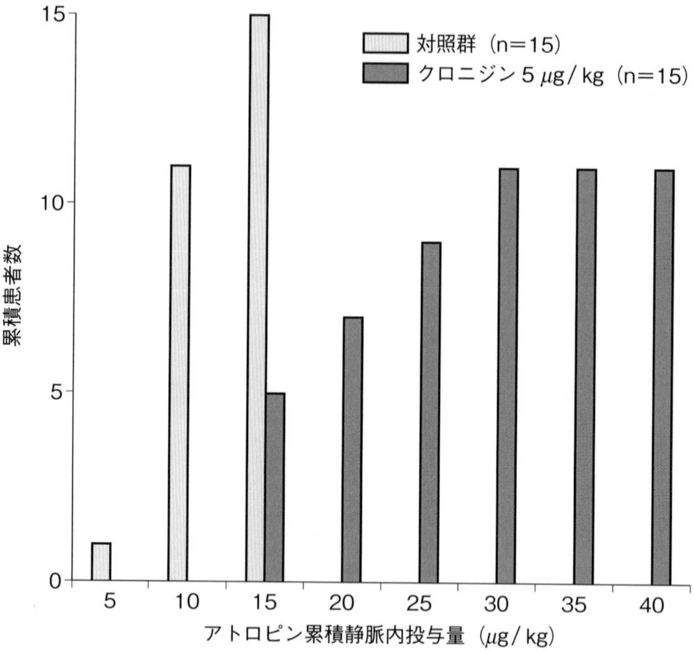

図2　経口クロニジン0 μg/kg（対照群）および5 μg/kg（クロニジン群）の投与患者において，アトロピン5 μg/kg静脈内反復投与後に心拍数20/分以上増加した累積患者数

アトロピン15 μg/kg投与後，対照群の全員で心拍数は20/分以上増加したが，クロニジン群では15名中5名（33%）にとどまり，アトロピン40 μg/kg投与後でも4名は心拍数20/分以上の増加を示さなかった．

（Nishikawa T, Dohi S. Oral clonidine blunts the heart rate response to intravenous atropine in humans. Anesthesiology 1991；75：217-22より改変引用）

13歳）においても同様に，クロニジン2～4 μg/kgとアトロピンとの相互作用が観察されており，クロニジン4 μg/kgのみがアトロピン10 μg/kg静注後の心拍増加を抑制する[5]。しかも，このクロニジンによるアトロピンの正の変時作用減弱は，アトロピンの投与量を40 μg/kg（副交感神経活動を完全に遮断するとされる臨床最大投与量）まで増加しても必ずしも回復しない（図2）[3)5)]。このクロニジンによるアトロピンの心拍増加作用の減弱現象は，クロニジンによる中枢性交感神経活動の抑制によると推測されている[3]。一方，イソプロテレノール0.02 μg/kg静注後の心拍数の増加率は，クロニジン非投与患者の約2倍に亢進している[6]との報告はあるが，イソプレテレノールの変時作用は影響されなかったとの臨床研究[7]もある。一方，クロニジン前投薬によるアトロピンの心拍数増加作用減弱の結果，非脱分極性筋弛緩薬の拮抗時のネオスチグミン0.05 mg/kgとアトロピン0.02 mg/kg混合液投与後に観察される数分間の心拍数増加は，クロニジン非投与患者に比べ有意に抑制される[8]。しかし，その後のネオスチグミンによる心拍数減少は増強されない。このようなクロニジン前投薬による筋弛緩薬拮抗時の頻脈抑制作用は，虚血性心疾患患者では利点の一つと考えられる。

■参考文献

1) Bryd BF III, Collins HW, Primm RK. Risk factors for severe bradycardia during oral clonidine therapy for hypertension. Arch Intern Med 1988；148：729-33.
2) Duchene-Marullaz P, Lavarenne J, Lapalus P, et al. Effect of clonidine on heart rate in dogs with or chronic heart block. Eur J Pharmacol 1974；28：76-80.
3) Nishikawa T, Dohi S. Oral clonidine blunts the heart rate response to intravenous atropine in humans. Anesthesiology 1991；75：217-22.
4) 西川俊昭，木村　哲，池村　明ほか．全身麻酔患者における静注アトロピンの心拍増加作用に及ぼす経口クロニジンの影響．麻酔 1992；41：1450-4.
5) Nishina K, Mikawa K, Maekawa N, et al. Oral clonidine premedication blunts the heart rate response to intravenous atropine in awake children. Anesthesiology 1995；82：1126-30.
6) Watanabe Y, Iida H, Tanabe K, et al. Clonidine premedication modifies responses to adrenoceptor agonists and baroreflex sensitivity. Can J Anaesth 1998；45：1084-90.
7) Quintin L, Bouilloc X, Butin E, et al. Clonidine for major vascular surgery in hypertensive patients：A double-blind, controlled, randomized study. Anesth Analg 1996；83：687-95.
8) Kimura T, Tanaka M, Nishikawa T. Effects of oral clonidine on heart rate changes after neostigmine-atropine administration. Anesthesiology 1998；88：1507-10.

（西川　俊昭）

4 血管拡張薬との相互作用

クロニジン投与によって，低血圧麻酔における血漿カテコールアミン濃度の上昇は抑制され，血管拡張薬，揮発性吸入麻酔薬および麻薬の必要量は減少し，β遮断薬投与の必要性も減る[1)〜4)]ほか，手術中の出血量は減少する[3)]。なお，クロニジンによって，圧受容体反射の感度は亢進する[5)〜7)]，または影響されない[8)9)]など，一致した結果はない。Watanabeらの[10)]研究結果によれば，経口クロニジン5 μg/投与によって，圧受容体反射の感度はフェニレフリン昇圧試験において影響されないが，ニトログリセリン降圧試験において低下する。一方，フェニレフリン投与後の昇圧反応およびイソプレテレノール投与後の心拍増加反応は増強するため，クロニジン投与下での低血圧や徐脈時には，これらの薬物投与によって効果的に対処できることを示している。

■参考文献

1) Bloor BC, Finander LS, Flacke WE, et al. Effect of clonidine on sympathoadrenal response during sodium nitroprusside hypotension. Anesth Analg 1986；65：469-74.
2) Woodcock TE, Millard RK, Dixon J, et al. Clonidine premedication for isoflurane-induced hypotension：Sympathoadrenal responses and a computer-controlled assesment of the vapour requirement. Br J Anaesth 1988；60：388-94.
3) Marchal JM, Gomez-Luque A, Martos-Crespo F, et al. Clonidine decreases intraoperative bleeding in middle ear microsurgery. Acta Anaesthesiol Scand 2001；45：627-33.
4) Hackmann T, Friesen M, Allen S, et al. Clonidine facilitates controlled hypotension in adolescent children. Anesth Analg 2003；96：976-81.
5) Harron DWG, Riddell JG, Shanks RG. Effects of azepexole and clonidine on baroreceptor mediated reflex bradycardia and physiological tremor in man. Br J Pharmacol 1985；20：431-6.
6) Korner PI, Oliver JR, Sleight P, et al. Effects of clonidine on the baroreceptor-heart rate reflex and on sigle aortic baroreceptor fibre discharge. Eur J Pharmacol 1974；28：189-98.
7) Korner PI, Oliver JR, Sleight P, et al. Assessment of cardiac autonomic excitability in renal hypertensive rabbits using clonidine-induced resetting on the baroreceptor-heart rate reflex. Eur J Pharmacol 1975；33：353-62.
8) Mancia G, Ferrari A, Gregorini L, et al. Clonidine and carotid baroreflex in essential hypertension. Hypertension 1979；1：362-70.
9) Muzi M, Goff DR, Kampine JP, et al. Clonidine reduces sympathetic activity but maintains baroreflex responses in normotensive humans. Anesthesiology 1992；77：864-71.
10) Watanabe Y, Iida H, Tanabe K, et al. Clonidine premedication modifies responses to adrenoceptor agonists and baroreflex sensitivity. Can J Anaesth 1998；45：1084-90.

（西川　俊昭）

V

硬膜外麻酔における有用性と留意点

1 局所麻酔薬の代謝への影響

α_2 受容体作動薬は肝臓チトクローム P-450 を阻害し[1]，肝血流を減少させる[2)3)]ため，血漿中の麻薬や局所麻酔薬濃度を上昇させる[4)5)]ことが知られている。しかし，全身麻酔併用腰部硬膜外麻酔下の成人手術患者を対象とした研究結果によれば，経口クロニジン 5 μg/kg 前投薬によって，肝臓でのリドカイン代謝[6]は影響されないが，硬膜外腔から血中へのリドカイン吸収は促進される可能性がある[6]。すなわち，硬膜外腔リドカイン投与後初期（吸収相）の血漿リドカイン濃度は，クロニジン前投薬を受けた患者において高い傾向を示すが，その後の排泄相（リドカイン代謝）の血漿リドカイン濃度にはクロニジン非投与患者と比べ差が見られない[6]。クロニジン添加リドカイン溶液を腰部硬膜外腔に投与した場合も，同様に硬膜外腔から血中へのリドカイン吸収が促進される[7]（図 1）。一方，セボフルラン麻酔併用胸部硬膜外麻酔（1％リドカイン 5 mg/kg 投

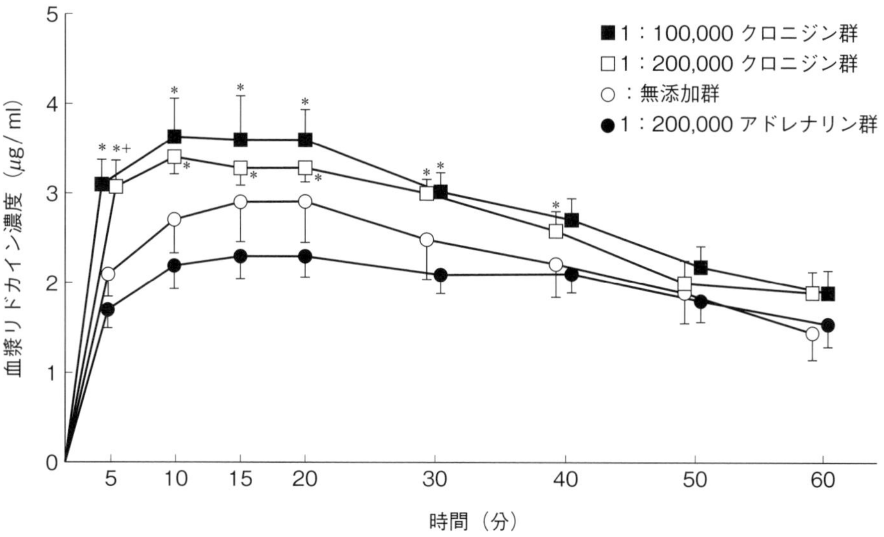

図 1　10 万倍クロニジン添加群，20 万倍クロニジン添加群，無添加群，および 20 万倍エピネフリン添加群における 2%リドカイン 18 ml 硬膜外投与後の血漿リドカイン濃度（各群 n = 7，平均値±標準誤差）

＊：P ＜ 0.05 vs. 20 万倍エピネフリン添加群，＋：P ＜ 0.05 vs. 無添加群.

(Nishikawa T, Dohi S. Clinical evaluation of clonidine added to lidocaine solution for epidural anesthesia. Anesthesiology 1990；73：853-9 より改変引用)

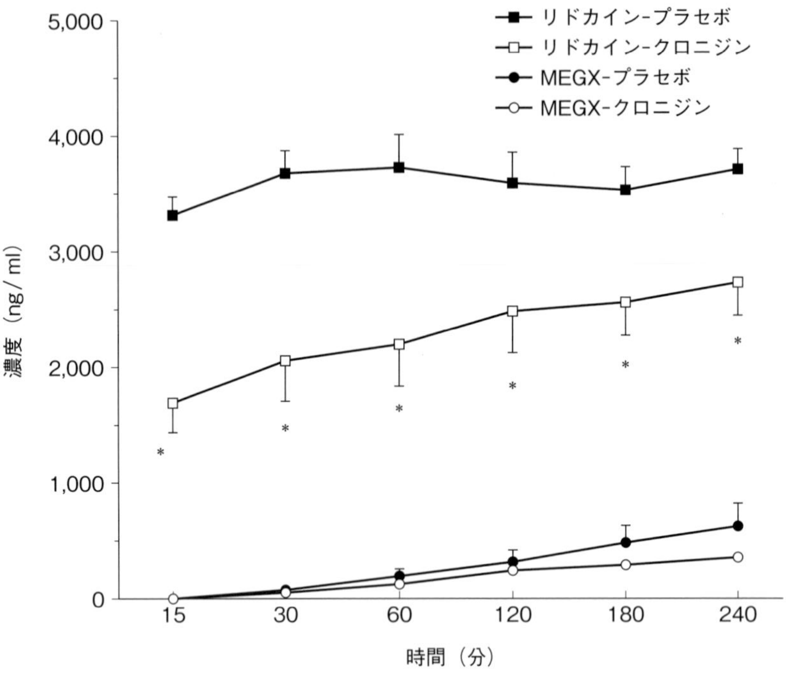

図2　セボフルラン全身麻酔併用下で胸部硬膜外麻酔（1％リドカイン 5 mg/kg投与後，2.5 mg/kg/時の持続注入）後のリドカインとモノエチルグリシンキシリダイド（MEGX）濃度変化（各群n＝5，平均±標準誤差）

＊：P＜0.05 vs. プラセボ群.

（Inomata S, Tanaka E, Miyabe M, et al. Plasma lidocaine concentrations during continuous thoracic epidural anesthesia after clonidine premedication in children. Anesth Analg 2001；93：1147-51 より改変引用）

与後，2.5 mg/kg/時の持続注入）下の小児手術患者においては，血漿リドカイン濃度は経口クロニジン 4 μg/kg 前投薬によって有意に抑制されたことが報告[8]されている（図2）。この結果は，神経組織周辺に投与したクロニジン 10 μg/ml 添加のリドカインの吸収が局所組織血流減少に伴い減少した健常人での研究結果[9]と一致し，経口クロニジン 4 μg/kg 前投薬が硬膜外腔から血中へのリドカイン吸収を抑制した可能性を示唆している[8]。硬膜外クロニジン 300 μg（4～6 μg/kg）によって硬膜外からのリドカイン吸収抑制された，Mazoit ら[10]の結果とも一致する。ヒトにおいて血管収縮を惹起する血漿クロニジン濃度は 1 ng/ml 以上[11]であることから，硬膜外腔からの局所麻酔薬吸収は血漿クロニジンあるいは局所組織中のクロニジン濃度に影響されると推測される。

■参考文献

1）Kharasch ED, Hill HF, Eddy AC. Influence of dexmedetomidine and clonidine on human liver microsomal alfentanil metabolism. Anesthesiology 1991；75：520-4.

2）Roulot D, Birallon A, Baudin C, et al. Mechanism of a clonidine-induced decrease in portal pressure in normal and cirrhotic rats. Hepatology 1989；10：477-81.

3) Ben-Zvi Z, Hurwitz A. Clonidine effects on disposition of xenobiotics in the rats : Inhibited elimination of flow-limited but not extraction-limited agents. Br J Pharmacol 1988 ; 94 : 97-102.
4) Segal IS, Jarvis DA, Duncan SR, et al. Clinical efficacy of oral-trasdermal clonidine combination during the perioperative period. Anesthesiology 1991 ; 74 : 220-5.
5) Garty M, Ben-Zvi Z, Hurwitz. Interaction of clonidine and morphine with lidocaine in mice and rats. Toxicol Appl Pharmacol 1989 ; 101 : 255-60.
6) Nishikawa T, Goyagi T, Kimura T, et al. Oral clonidine preanaesthetic medication does not alter plasma lidocaine elimination during epidural anaesthesia in lightly anaesthetized patients. Can J Anaesth 1992 ; 39 : 521-2.
7) Nishikawa T, Dohi S. Clinical evaluation of clonidine added to lidocaine solution for epidural anesthesia. Anesthesiology 1990 ; 73 : 853-9.
8) Inomata S, Tanaka E, Miyabe M, et al. Plasma lidocaine concentrations during continuous thoracic epidural anesthesia after clonidine premedication in children. Anesth Analg 2001 ; 93 : 1147-51.
9) Kopacz DJ, Bernards CM. Effect of clonidine on lidocaine clearance in vivo. A microdialysis study in humans. Anesthesiology 2001 ; 95 : 1371-6.
10) Mazoit JX, Benhamou D, Veillette Y, et al. Clonidine and or adrenaline decrease lignocaine plasma peak concentration after epidural injection. Br J Clin Pharmacol 1996 ; 42 : 242-5.
11) Talke PO, Caldwell JE, Richardson CA, et al. The effects of clonidine on human digital vasculature. Anesth Analg 2000 ; 91 : 793-7.

（西川　俊昭）

2 鎮静作用

1987年にEisenachらは，ヒツジの実験でクロニジン150 μg以上の硬膜外腔投与後に鎮静作用の発現を報告[1]している。ヒトにおいても同様に，腰部硬膜外腔にクロニジン150 μgを投与すると鎮静効果が観察される[2][3]。例えば，腰部硬膜外麻酔において，10万倍（10 μg/ml）または20万倍（5 μg/ml）クロニジンを添加したリドカイン溶液を投与した場合，20万倍エピネフリン添加リドカイン溶液投与時と比較して，明らかな鎮静効果が認められる[4][5]。無痛分娩目的の腰部硬膜外麻酔においても，クロニジン4.5～15 μg/mlを添加した局所麻酔薬（ブピバカイン）を投与することによって，投与15～60分後に鎮静効果が見られる[6][7]。この脊髄硬膜外クロニジン8 μg/kgによる中枢性鎮静作用は，エンフルラン・亜酸化窒素麻酔下のヒト脳波上（トータルパワーの低下，デルタ波の増加）でも証明されている[8]（図1～図3）。

開胸手術では，硬膜外デクスメデトミジンの投与は術中覚醒の防止に役立つとされている[9]。小児仙骨硬膜外麻酔においても，局所麻酔薬単独投与あるいは硬膜外モルヒネ添加群と比較して，クロニジン約2～5 μg/kgの添加は強力な鎮静効果をもたら

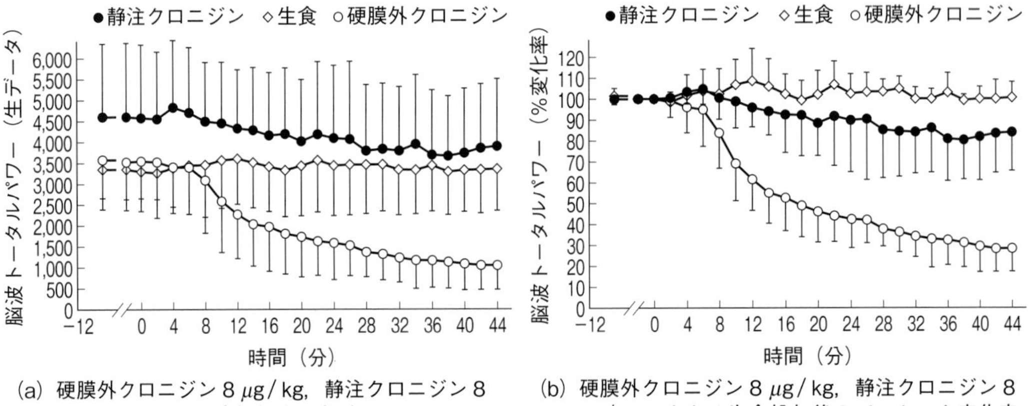

(a) 硬膜外クロニジン8 μg/kg，静注クロニジン8 μg/kg，または生食投与後の生データ
P<0.001：硬膜外クロニジン vs. 静注クロニジン，P<0.04：硬膜外クロニジン vs. 生食，P<0.03：静注クロニジン vs. 生食.

(b) 硬膜外クロニジン8 μg/kg，静注クロニジン8 μg/kg，または生食投与後のパーセント変化率
P<0.001：硬膜外クロニジン vs. 静注クロニジン，P<0.01：硬膜外クロニジン vs. 生食，P=0.9：静注クロニジン vs. 生食.

図1 経時的脳波トータルパワーの変化（各群n＝6，平均±標準偏差）

（DeKock M, Martin N, Scholtes JL. Central effects of epidural and intravenous clonidine in patients anesthetized with enflurane/nitrous oxide：An electroencephalographic analysis. Anesthesiology 1992；77：457-62より改変引用）

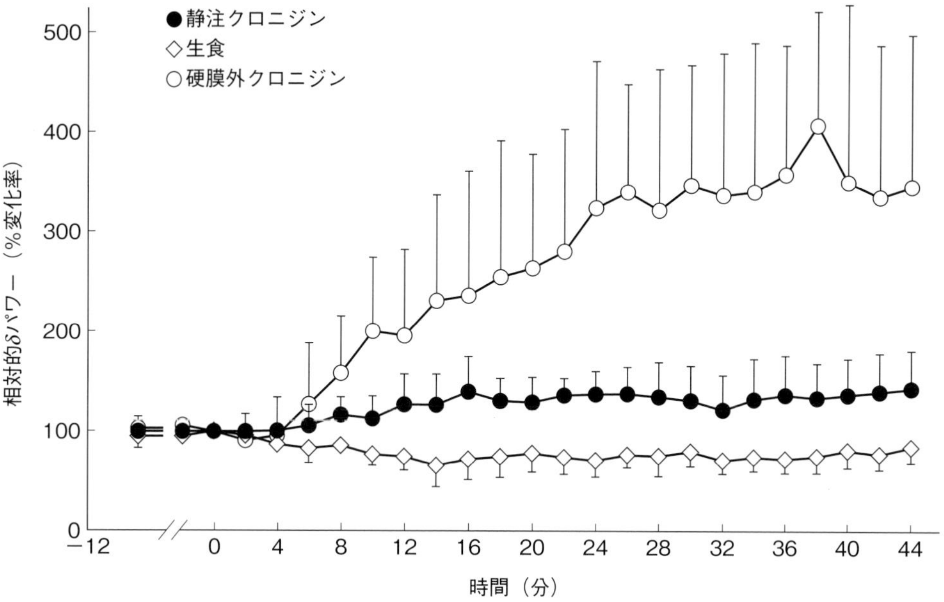

図2　硬膜外クロニジン8 μg/kg，静注クロニジン8 μg/kg，または生食投与後の相対的δパワーの変化率（各群n＝6，平均±標準偏差）

P＜0.001：静注クロニジンvs. 生食，P＝0.004：硬膜外クロニジンvs. 静注クロニジン.

（DeKock M, Martin N, Scholtes JL. Central effects of epidural and intravenous clonidine in patients anesthetized with enflurane / nitrous oxide：An electroencephalographic analysis. Anesthesiology 1992；77：457-62より改変引用）

す[10)〜12)]。このクロニジンによる鎮静効果のためによるのかは明らかではないが，仙骨硬膜外麻酔にて環状切開術を受けた小児において，ブピバカインにクロニジン2 μg/kgの添加は覚醒遅延を来すことがある[13)]。他方，小児ブピバカイン仙骨硬膜外麻酔でデクスメデトミジン1 μg/kgの添加によって，覚醒時興奮が有意に抑制される[14)]。ただし，この効果はデクスメデトミジンの鎮静効果なのか，あるいは鎮痛効果によるものなのかは明らかではない。

■参考文献

1) Eisenach JC, Dewan DM, Rose JC, et al. Epidural clonidine produces anticiception, but not hypotension, in sheep. Anesthesiology 1987；66：496-501.
2) Gürses E, Sungurtekin H, Tomatir E, et al. The addition of droperidol or clonidine to epidural tramadol shortens onset time and increases duration of postoperative analgesia. Can J Anesth 2003；50：147-52.
3) Roelants F, Lavand'homme PM, Mercier-Fuzier V. Epidural administration of neostigmine and clonidine to induce labor analgesia：Evaluation of efficacy and local anesthetic-sparing effect. Anesthesiology 2005；102：1205-10.
4) Nishikawa T, Dohi S. Clinical evaluation of clonidine added to lidocaine solution for epidural anesthesia. Anesthesiology 1990；73：853-9.
5) 西川俊昭，春国いずみ，浅倉信明ほか. リドカイン硬膜外麻酔におけるクロニジン添加の効果：鎮痛・鎮静薬必要量に及ぼす影響. 麻酔 1991；40：717-20.

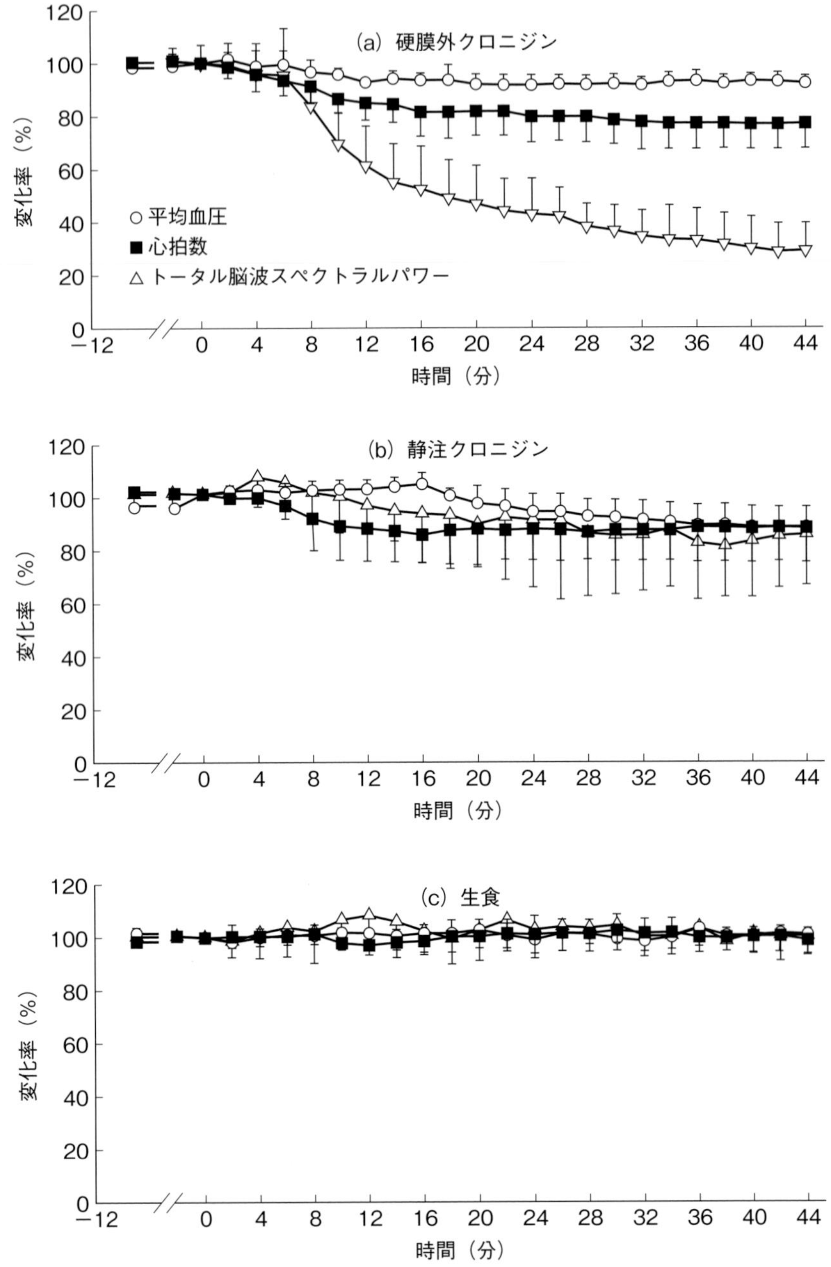

図3　硬膜外クロニジン8μg/kg（a），静注クロニジン8μg/kg（b），または生食（c）投与後の平均血圧，心拍数，およびトータル脳波スペクトラルパワーの経時的変化率（各群n＝6，平均±標準偏差）

P＜0.001：静注クロニジン vs. 生食，P＝0.004：硬膜外クロニジン vs. 静注クロニジン.

（DeKock M, Martin N, Scholtes JL. Central effects of epidural and intravenous clonidine in patients anesthetized with enflurane / nitrous oxide：An electroencephalographic analysis. Anesthesiology 1992；77：457-62 より改変引用）

6) O'Meara ME, Gin T. Comparison of 0.125% bupivacaine with 0.125% bupivacaine and clonidine as extradural analgesia in the first stage of labour. Br J Anaesth 1993 ; 71 : 651-6.
7) Paech MJ, Pavy TJG, Orlikowski CEP, et al. Patient-controlled epidural analgesia in labor : The addition of clonidine to bupivacaine-fentanyl. Reg Anesth Pain Med 2000 ; 25 : 34-40.
8) De Kock M, Martin N, Scholtes JL. Central effects of epidural and intravenous clonidine in patients anesthetized with enflurane/nitrous oxide : An electroencephalographic analysis. Anesthesiology 1992 ; 77 : 457-62.
9) Elhakim M, Abdelhamid D, Abdelfattach H, et al. Effect of epidural dexmedetomidine on intraoperative awareness and post-operative pain after one-lung ventilation. Acta Anaesthesiol Scand 2010 ; 54 : 703-9.
10) Lee JJ, Rubin AP. Comparison of a bupivacaine-clonidine mixture with plain bupivacaine for caudal analgesia in children. Br J Anaesth 1994 ; 72 : 258-62.
11) Singh R, Kumar N, Singh P. Randomized controlled trial comparing morphine or clonidine with bupivacaine for caudal analgesia in children undergoing upper abdominal surgery. Br J Anaesth 2011 ; 106 : 96-100.
12) Motsch J, Böttiger BW, Bach A, et al. Caudal clonidine and bupivacaine for combined epidural and general anaesthesia in children. Acta Anaesthesiol Scand 1997 ; 41 : 877-83.
13) Sharpe P, Klein JR, Thompson JP, et al. Analgesia for circumcision in a paediatric population : Comparison of caudal bupivacaine alone with bupivacaine plus two does of clonidine. Paediatr Anaesth 2001 ; 11 : 695-700.
14) Saadawy I, Boker A, Elshahawy MA, et al. Effect of dexmedetomidine on the characteristics of bupivacaine in a caudal block in pediatrics. Acta Anaesthesiol Scand 2009 ; 53 : 251-6.

（西川　俊昭）

3 鎮痛作用

ラット坐骨神経を用いた実験結果によると，クロニジン神経伝達遮断作用は濃度依存性であり，その作用はAα線維よりもC線維で強い（$ED_{50} = 0.45$ mM）ことが示されている[1)]（図1，図2）。しかし，臨床濃度のクロニジン使用の場合では，リドカインやブピバカイン硬膜外麻酔の効果発現は局所麻酔薬溶液にクロニジンを添加することによっては影響されない[2)～4)]が，レボブピバカイン仙骨硬膜外麻酔における最小局所麻酔薬有効濃度（ED_{50}）は低下し，鎮痛効果が延長する[5)]（図3）。なお，プロポフォール全身麻酔併用胸部硬膜外麻酔において，クロニジン単独硬膜外腔投与によって95％の患者で

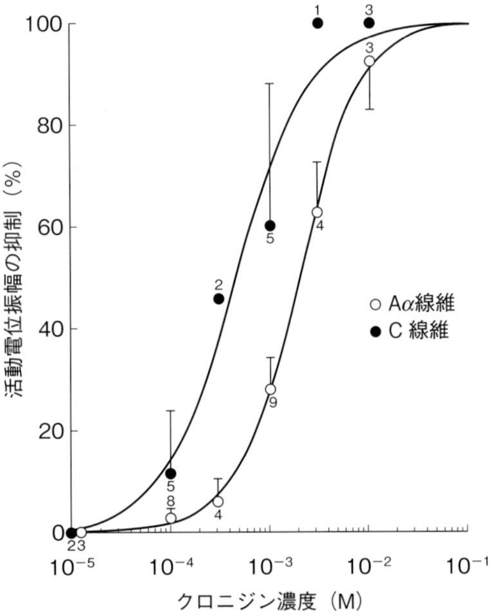

図1 クロニジンによるAα線維とC線維複合活動電位の濃度依存性持続性抑制（平均±標準誤差）

クロニジンの神経伝達遮断作用は濃度依存性であり，その作用はAα線維（$ED_{50} = 2.0 \pm 0.8$ mM，ヒル係数 1.4 ± 0.1，平均±標準偏差）よりもC線維（$ED_{50} = 0.45 \pm 0.12$ mM，ヒル係数 1.2 ± 0.3）で強い．データ側の数字は実験実施数．

（Butterworth JF, Strichartz GR. The α_2-adrenergic agonists clonidine and guanfacine produce tonic and phasic block of conduction in rat sciatic nerve fibers. Anesth Analg 1993；76：295-301 より改変引用）

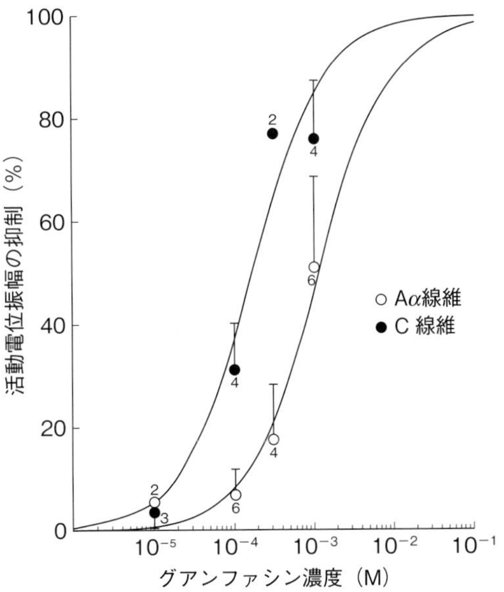

図2　グアンファシンによる Aα 線維と C 線維複合活動電位の濃度依存性持続性抑制（平均±標準誤差）

グアンファシンの神経伝達遮断作用は濃度依存性であり，その作用は Aα 線維（ED_{50} = 1.2 ± 0.2 mM，ヒル係数 1.0 ± 0.1，平均±標準偏差）よりも C 線維（ED_{50} = 0.17 ± 0.06 mM，ヒル係数 1.05 ± 0.4）で強い．データ側の数字は実験実施数．

（Butterworth JF, Strichartz GR. The α_2-adrenergic agonists clonidine and guanfacine produce tonic and phasic block of conduction in rat sciatic nerve fibers. Anesth Analg 1993；76：295-301 より改変引用）

十分な腹部手術中の鎮痛効果を得るには 8 μg/kg 投与後，2 μg/kg/時の持続投与が必要である[6)]。

他方，硬膜外クロニジンの併用によって，分娩時疼痛に対する局所麻酔薬ブピバカイン（硬膜外フェンタニル）の鎮痛効果は増強される[3)7)8)]（図 4）ため，硬膜外局所麻酔薬（ブピバカイン，ロピバカイン）やフェンタニルの必要量は減少する[7)9)]。局所麻酔薬ロピバカインによる無痛分娩では，クロニジン 60 μg の添加によって，局所麻酔薬最小有効濃度は 0.097％から 0.035％に低下し，約 1/3 となる[10)]。また，ロピバカイン溶液にクロニジン 75 μg の添加によって，効果発現が早まり，持続時間が延長する[11)]（表 1）。

小児仙骨硬膜外麻酔や成人腰部または仙骨硬膜外麻酔においても，クロニジン約 1 ～ 5 μg/kg あるいはデクスメデトミジン 1 ～ 2 μg/kg の添加は，局所麻酔薬（ブピバカイン，レボブピバカイン，ロピバカイン）の麻酔（鎮痛）効果，あるいはケタミンの鎮痛効果を約 1.2 ～ 6 倍延長させる[4)12)～24)]（図 5 ～図 8，表 2，表 3）。また，全身投与と同様に，硬膜外クロニジンあるいはデクスメデトミジン投与によって，麻薬や吸入麻酔薬の必要量は減少する[15)25)～27)]（表 4）。

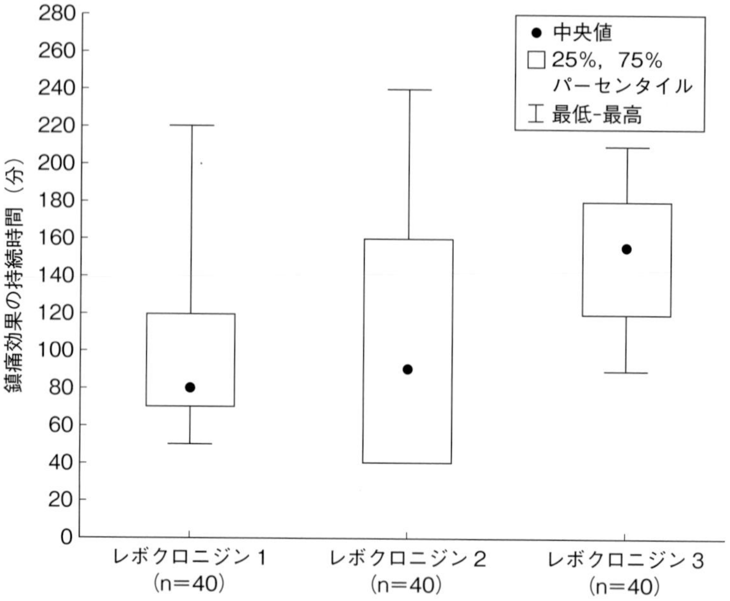

図3　0.1%レボブピバカイン＋クロニジン〔1 μg/kg（レボクロニジン 1），2 μg/kg（レボクロニジン 2），3 μg/kg（レボクロニジン 3)〕の仙骨硬膜外腔投与による鎮痛効果の持続時間（薬物の仙骨硬膜外投与から術後初回鎮痛薬投与までの時間）

$P < 0.05$：レボクロニジン 1 vs. レボクロニジン 2，$P < 0.01$：レボクロニジン 1 vs. レボクロニジン 3，$P = 0.24$：レボクロニジン 2 vs. レボクロニジン 3.

（Disma N, Frawley G, Mameli L, et al. Effect of epidural clonidine on minimum local anesthetic concentration（ED_{50}）of levobupivacaine for caudal block in children. Paediatr Anaesth 2011；21：128-35 より改変引用）

■参考文献

1) Butterworth JF, Strichartz GR. The α_2-adrenergic agonists clonidine and guanfacine produce tonic and phasic block of conduction in rat sciatic nerve fibers. Anesth Analg 1993；76：295-301.
2) Nishikawa T, Dohi S. Clinical evaluation of clonidine added to lidocaine solution for epidural anesthesia. Anesthesiology 1990；73：853-9.
3) O'Meara ME, Gin T. Comparison of 0.125% bupivacaine with 0.125% bupivacaine and clonidine as extradural analgesia in the first stage of labour. Br J Anaesth 1993；71：651-6.
4) Klimscha W, Chiari A, Krafft P, et al. Hemodynamic and analgesic effects of clonidine added repetitively to continuous epidural and spinal blocks. Anesth Analg 1995；80：322-7.
5) Disma N, Frawley G, Mameli L, et al. Effect of epidural clonidine on minimum local anesthetic concentration（ED_{50}）of levobupivacaine for caudal block in children. Paediatr Anaesth 2011；21：128-35.
6) De Kock M, Wiederkher P, Laghmiche A, et al. Epidural clonidine used as the sole analgesic agent during and after abdominal surgery. Anesthesiology 1997；86：285-92.
7) Paech MJ, Pavy TJ, Orlikowski CE, et al. Patient-controlled epidural analgesia in labor：The addition of clonidine to bupivacaine-fentanyl. Reg Anesth Pain Med 2000；25：34-40.

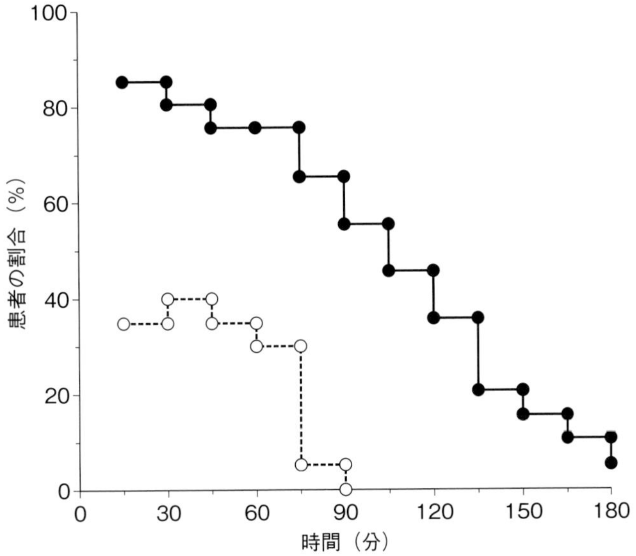

図4　硬膜外0.125%ブピバカイン8 ml（n＝21，○）または0.125%ブピバカイン8 ml＋クロニジン120 μg（n＝21，●）投与後に疼痛スコアが半分以下に減少した患者の割合

クロニジン添加によって，無痛分娩効果が増強した．

（O'Meara ME, Gin T. Comparison of 0.125% bupivacaine with 0.125% bupivacaine and clonidine as extradural analgesia in the first stage of labour. Br J Anaesth 1993；71：651-6より改変引用）

8) Parker RK, Connelly NR, Lucas T, et al. Epidural clonidine added to a bupivacine infusion increases analgesic duration in labor without adverse maternal or fetal effects. J Anesth 2007；21：142-7.

9) Roelants F, Lavand'homme PM, Mercier-Fuzier V. Epidural administration of neostigmine and clonidine to induce labor analgesia：Evaluation of efficacy and local anesthetic-sparing effect. Anesthesiology 2005；102：1205-10.

10) Aveline C, Metaoua SE, Masmoudi A, et al. The effect of clonidine on the minimum local analgesic concentration of epidural ropivacaine during labor. Anesth Analg 2002；95：735-40.

11) Landau R, Schiffer E, Morales M, et al. The dose-sparing effect of clonidine added to ropivacaine for labor epidural analgesia. Anesth Analg 2002；95：728-34.

12) Lee JJ, Rubin AP. Comparison of a bupivacaine-clonidine mixture with plain bupivacaine for caudal analgesia in children. Br J Anaesth 1994；72：258-62.

13) Singh R, Kumar N, Singh P. Randomized controlled trial comparing morphine or clonidine with bupivacaine for caudal analgesia in children undergoing upper abdominal surgery. Br J Anaesth 2011；106：96-100.

14) Motsch J, Böttiger BW, Bach A, et al. Caudal clonidine and bupivacaine for combined epidural and general anaesthesia in children. Acta Anaesthesiol Scand 1997；41：877-83.

15) Saadawy I, Boker A, Elshahawy MA, et al. Effect of dexmedetomidine on the characteristics of bupivacaine in a caudal block in pediatrics. Acta Anaesthesiol Scand 2009；53：251-6.

表 1　腰部硬膜外麻酔による無痛分娩において α_2 受容体作動薬が局所麻酔薬の作用に及ぼす影響

著者名（年）	対象者の年齢	対照薬物（投与量）	添加薬物（濃度）または単独投与薬物（投与量）	鎮痛効果の発現	鎮痛持続時間の判定法	鎮痛効果の持続時間	備考
O'Meara（1993）	平均 26 ～ 28 歳	0.125％ブピバカイン単回投与（8 ml）	クロニジン（120 μg，平均 1.84 μg/kg）	影響なし	追加鎮痛の要求	約 2 倍の延長	
Landau（2002）	平均 27 ～ 29 歳	0.2%ロピバカイン単回投与（8 ml）	クロニジン（75 μg）	時間短縮	追加鎮痛の要求	約 1.7 倍の延長	追加鎮痛 0.1%ロピバカイン 8 ml 投与後，0.2%ロピバカイン持続投与（8 ml/時）
Parker（2007）	平均 26 ～ 27 歳	0.0625％ブピバカイン持続投与（10 ml/時）	クロニジン（5 μg/ml）	N/A	初回鎮痛薬の投与	約 1.6 倍の延長	ブピバカイン持続投与前に硬膜外フェンタニル 100 μg 投与
Aveline（2002）	平均 27 ～ 31 歳	ロピバカイン（20 ml）	クロニジン（30 ～ 60 μg）	VAS スコア≦10 で有効濃度と判定	N/A	N/A	ロピバカインの最小有効濃度はクロニジン 60 μg の添加で約 1/3 に減少

N/A：記載なし，あるいは測定値なし．

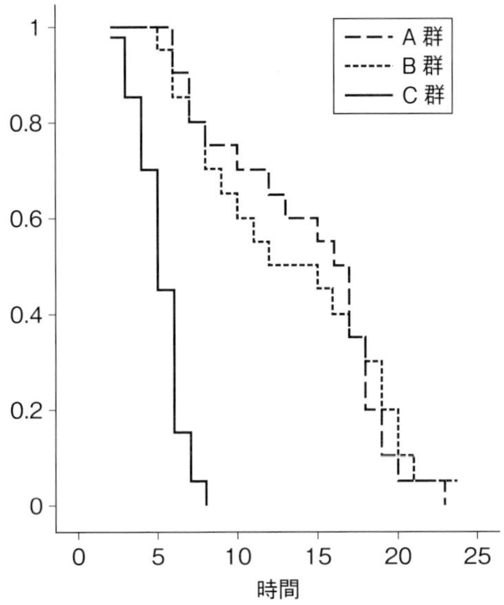

図5 小児仙骨硬膜外麻酔後に鎮痛薬を必要としない患者の割合（1 = 100%，0 = 0%，各群 n = 20）

A 群：0.25%ブピバカイン 1 ml/kg ＋デクスメデトミジン 2 μg/kg，B 群：0.25%ブピバカイン 1 ml/kg ＋クロニジン 2 μg/kg，C 群：0.25%ブピバカイン 1 ml/kg のみ投与.

P ＜ 0.001，A 群 vs.C 群，B 群 vs.C 群.

（El-Hennawy AM, Abd-Elwahab AM, Abd-Elmaksoud AM, et al. Addition of clonidine or dexmedetomidine to bupivacaine prolongs caudal analgesia in children. Br J Anaesth 2009；103：268-74 より改変引用）

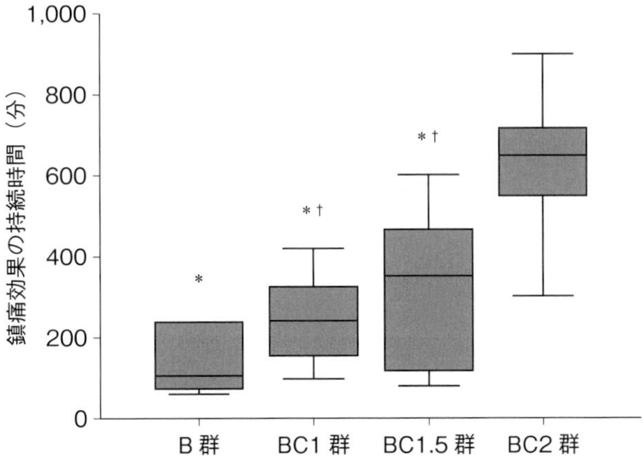

図6 仙骨硬膜外麻酔におけるクロニジン添加の効果（各群 n = 15）

B 群：0.125%ブピバカイン 1 ml/kg，BC1 群：0.125%ブピバカイン 1 ml/kg ＋クロニジン 1 μg/kg，BC2 群：0.125%ブピバカイン 1 ml/kg ＋クロニジン 2 μg/kg.

＊：P ＜ 0.05 vs. BC2 群，†：P ＜ 0.05 vs. B 群.

（Yildiz TS, Korkmaz F, Solak M, et al. Clonidine addition prolongs the duration of caudal analgesia. Acta Anaesthesiol Scand 2006；50：501-4 より改変引用）

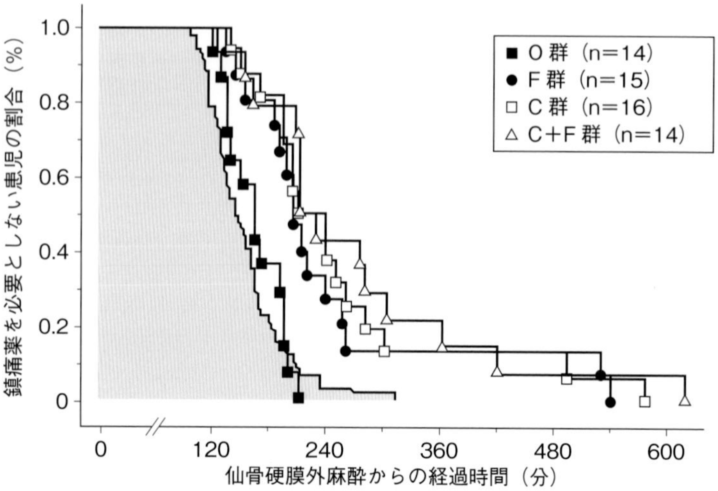

図 7　局所麻酔薬添加薬物（クロニジン，フェンタニル，アドレナリン）が仙骨硬膜外麻酔の鎮痛持続時間に及ぼす影響

O 群：0.25%ブピバカインと 1%リドカインの混合液 1 ml/kg に 20 万倍アドレナリン添加，F 群：0.25%ブピバカイン 1 ml/kg＋フェンタニル 1 μg/kg，C 群：0.25%ブピバカイン 1 ml/kg＋クロニジン 1.5 μg/kg，C 群＋F 群：0.25%ブピバカイン 1 ml/kg＋フェンタニル 0.5 μg/kg＋クロニジン 0.75 μg/kg.

アドレナリン添加群に比較して，局所麻酔薬にクロニジン，フェンタニル，あるいは両者の添加によって，鎮痛薬を必要としない患児の割合が多かった（P＜0.035：O 群 vs. ほかの 3 群）．陰影部分は実際の手術時間（仙骨硬膜外麻酔から手術終了まで）を示す．

（Constant I, Gall O, Gouyet L, et al. Addition of clonidine or fentanyl to local anaesthetics prolongs the duration of surgical analgesia after single shot caudal block in children. Br J Anaesth 1998；80：294-8 より改変引用）

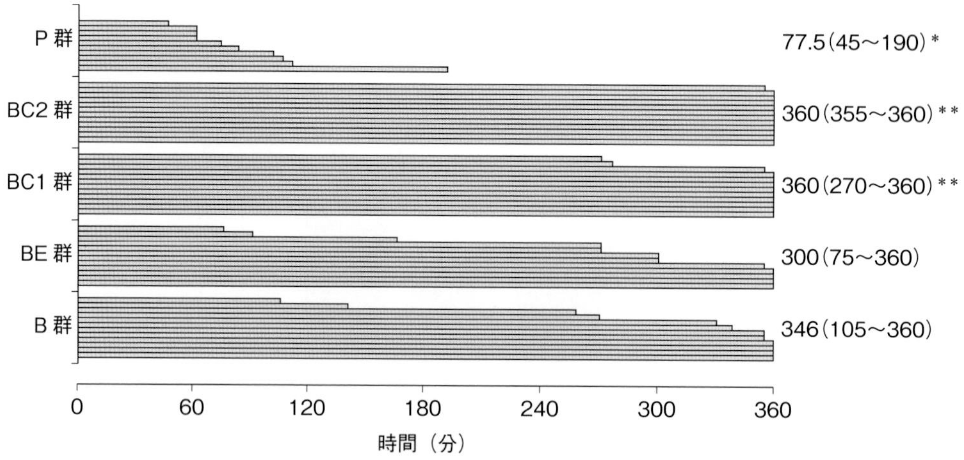

図 8　各患者における仙骨硬膜外麻酔の持続時間（6 時間の観察）

値は中央値（最小値〜最大値）．B 群：ブピバカイン（0.25%，0.75 ml/kg），BE 群：ブピバカイン＋20 万倍アドレナリン，BC1 群：ブピバカイン＋クロニジン 1 μg/kg，BC2 群：ブピバカイン＋クロニジン 2 μg/kg，P 群：プラセボ.

*：P＜0.05 vs. ほかのすべて群，**：P＜0.05 vs. P 群，BE 群，および B 群.

（Klimscha W, Chiari A, Michalek-Sauberer A, et al. The efficacy and safety of a clonidine / bupivacaine combination in caudal blockade for pediatric hernia repair. Anesth Analg 1998；86：54-61 より改変引用）

表２　小児仙骨硬膜外麻酔において α_2 受容体作動薬が局所麻酔薬や鎮痛薬の作用に及ぼす影響

著者名（年）	対象者の年齢	手術術式	対照薬物（投与量）	添加薬物または単独投与薬物（投与量）	鎮痛持続時間の判定方法	鎮痛効果の持続時間	備考
Lee (1994)	1～10歳	下肢整形外科手術	0.25%ブピバカイン (1 ml/kg)	クロニジン (2 μg/kg)	初回鎮痛薬の投与	約2倍の延長	0～10の疼痛スコアで≧4のとき，鎮痛薬投与
Jamali (1994)	1～7歳	鼠径ヘルニア修復術などの下腹部手術	0.25%ブピバカイン (1 ml/kg)	クロニジン (1 μg/kg)	初回鎮痛薬の投与	約2倍の延長	6段階の疼痛スコア≧3のとき，鎮痛薬投与
Cook (1995)	1～10歳	片側睾丸固定術	0.25%ブピバカイン（1 ml/kg）＋アドレナリン（5 μg/ml）	クロニジン (2 μg/kg)	疼痛スコア	約1.8倍の延長	0～10の疼痛スコアで≧4のとき，鎮痛薬投与
Motsch (1997)	4～8歳	鼠径ヘルニア修復術，睾丸固定術など	0.175%ブピバカイン (1 ml/kg)	クロニジン (5 μg/kg)	初回鎮痛薬の投与	約1.5倍の延長	術後3時間まで明らかな鎮静効果が認められた
Constant (1998)	6カ月～9歳	両側膀胱尿管逆流修復術	0.25%ブピバカイン (1 ml/kg)	クロニジン (1.5 μg/kg)	初回鎮痛薬の投与	約1.5倍の延長	CHEOPSスコア＞6またはVASスコア＞40 mmのとき，鎮痛薬投与
Klimscha (1998)	6カ月～6歳	鼠径ヘルニア修復術	0.25%ブピバカイン (0.75 ml/kg)	クロニジン (1～2 μg/kg)	初回鎮痛薬の投与	約1.2倍未満の延長	
Hager (2002)	1カ月～6歳	鼠径ヘルニア修復術	ケタミン (1 mg/kg)	クロニジン (1～2 μg/kg)	疼痛スコア (5～15)	約1.6～1.7倍の延長	OPSスコア＞11の時，鎮痛薬投与
Akbas (2005)	5～6歳	鼠径ヘルニア修復術，環状切開術	0.2%ロピバカイン (0.75 ml/kg)	クロニジン (1 μg/kg)	初回鎮痛薬の投与	3.5倍の延長	
Yildiz (2006)	1～6歳	鼠径ヘルニア修復術	0.125%ブピバカイン (1 ml/kg)	クロニジン (1～2 μg/kg)	初回鎮痛薬の投与	約2～6倍の延長	VASスコア＞30 mmのとき，鎮痛薬投与
El-Hennary (2009)	5カ月～6歳	下腹部手術	0.25%ブピバカイン (1 ml/kg)	クロニジンまたはデクスメデトミジン (2 μg/kg)	初回鎮痛薬の投与	約2～3倍の延長	
Saadawy (2009)	1～6歳	鼠径ヘルニア修復術，睾丸固定術	0.25%ブピバカイン (1 ml/kg)	デクスメデトミジン (1 μg/kg)	初回鎮痛薬の投与	N/A	術後24時間以内の鎮痛薬必要患者数が対照群の約1/8
Disma (2011)	6歳未満	鼠径ヘルニア修復術，睾丸固定術	レボブピバカイン (1 ml/kg)	クロニジン (1～3 μg/kg)	初回鎮痛薬の投与	約2～4倍の延長	クロニジンの添加によって，最小有効局所麻酔薬濃度が低下
Singh (2011)	1～6歳	上腹部手術	0.2%レボブピバカイン（1.25 ml/kg）＋モルヒネ（30 μg/kg）	クロニジン (2 μg/kg)	疼痛スコア	約2倍の延長	鎮痛時間：薬物投与からFLACC疼痛スコア≧4まで

N/A：鎮痛効果の発現については記載なし，あるいは測定なし．

表３　成人硬膜外麻酔において α_2 受容体作動薬が局所麻酔薬や鎮痛薬の作用に及ぼす影響

著者名（年）	投与部位	対象者の年齢	手術術式	対照薬物（投与量または濃度）	添加薬物（濃度）または単独投与薬物（投与量）	鎮痛効果の発現	鎮痛持続時間の判定方法	鎮痛効果の持続時間
Nishikawa（1990）	腰部	20～63歳	腹式子宮全摘術	2% リドカイン（18 ml）	クロニジン（5～10 μg/ml）	影響なし	N/A	N/A
Klimscha（1995）	腰部	平均71～72歳	下肢整形外科手術	0.5％ブピバカイン（10 mlの3回反復投与）	クロニジン（150 μg）	影響なし	疼痛が発現するまで	2倍以上延長
De Kock（1998）	腰部	18～50歳	腸管手術	スフェンタニル（0.5 μg/kg投与後，12時間0.25 μg/kg/時で投与）	クロニジン（4 μg/kg）投与後，12時間（2 μg/kg/時）で投与	N/A	N/A	N/A（術中のプロポフォール静注回数は約1/4，スフェンタニル静注回数は約1/6に減少）
Van Elstraete（2000）	仙骨	31～65歳	痔の手術	0.5％ブピバカイン（7 ml）＋2%リドカイン（7 ml）＋アドレナリン（5 μg/ml）	クロニジン（75 μg）	N/A	初回鎮痛薬の投与	約2.5倍の延長

N/A：記載なし，あるいは測定値なし．

表４　硬膜外 α_2 受容体作動薬が全身麻酔薬の必要量に及ぼす影響

著者名（年）	α_2 受容体作動薬（投与量）	対象者の年齢	手術術式	全身麻酔薬の必要量
Murga（1994）	クロニジン（300 μg）	平均45歳	腹式子宮全摘術	術中フェンタニルの必要量が44%減少
Samsó（1996）	クロニジン（300 μg）	平均46歳	腹式子宮全摘術	イソフルランの必要量が85%減少
De Kock（1995）	デクスメデトミジン（4 μg/kg）→持続投与（2 μg/kg/時）	18～50歳	腸切除術	プロポフォールとスフェンタニルの追加静注回数が，おのおの1/4，1/6まで減少
Saadawy（2009）	デクスメデトミジン（1 μg/kg）	1～6歳	鼠径ヘルニア修復術，睾丸固定術	セボフルランの必要量が62%減少

16) Cook B, Grubb DJ, Aldridge LA, et al. Comparison of the effects of adrenaline, clonidine and ketamine on the duration of caudal analgesia produced by bupivacaine in children. Br J Anaesth 1995 ; 75 : 698-701.
17) Akbas M, Akbas H, Yegin A, et al. Comparison of the effects of clonidine and ketamine added to ropivacaine on stress hormone levels and the duration of caudal analgesia. Paediatr Anaesth 2005 ; 15 : 580-5.
18) El-Hennawy AM, Abd-Elwahab AM, Abd-Elmaksoud AM, et al. Addition of clonidine or dexmedetomidine to bupivacaine prolongs caudal analgesia in children. Br J Anaesth 2009 ; 103 : 268-74.
19) Yildiz TS, Korkmaz F, Solak M, et al. Clonidine addition prolongs the duration of caudal analgesia. Acta Anaesthesiol Scand 2006 ; 50 : 501-4.
20) Jamali S, Monin S, Begon C, et al. Clonidine in pediatric caudal anesthesia. Anesth Analg 1994 ; 78 : 663-6.
21) Van Elstraete AC, Pastureau F, Lebrun T, et al. Caudal clonidine for postoperative analgesia in adults. Br J Anaesth 2000 ; 84 : 401-2.
22) Constant I, Gall O, Gouyet L, et al. Addition of clonidine or fentanyl to local anaesthetics prolongs the duration of surgical analgesia after single shot caudal block in children. Br J Anaesth 1998 ; 80 : 294-8.
23) Klimscha W, Chiari A, Michalek-Sauberer A, et al. The efficacy and safety of a clonidine/bupivacaine combination in caudal blockade for pediatric hernia repair. Anesth Analg 1998 ; 86 : 54-61.
24) Hager H, Marhofer P, Sitzwohl C, et al. Caudal clonidine prolonges analgesia from caudal S(+)-ketamine in children. Anesth Analg 2002 ; 94 : 1169-72.
25) Murga G, Samsó E, Vallés J, et al. The effect of clonidine on intra-operative requirements of fentanyl during combined epidural / general anaesthesia. Anaesthesia 1994 ; 49 : 999-1002.
26) Samsó E, Vallés J, Pol O, et al. Comparative assessment of the anaesthetic and analgesic effects of intramuscular and epidural clonidine in humans. Can J Anaesth 1996 ; 43 : 1195-202.
27) De Kock M, Famenne F, Deckers G, et al. Epidural clonidine or sufentanil for intraoperative and postoperative analgesia. Anesth Analg 1995 ; 81 : 1154-62.

(西川　俊昭)

4 循環への影響

無麻酔下ヒツジの実験結果によれば，クロニジン 50 ～ 750 μg（≈ 1 ～ 17 μg/kg）の硬膜外投与後，血圧や心拍数は変化しない[1)]。Ghignone ら[2)]および Gordh ら[3)]の全身麻酔下の動物実験において，下部胸部～腰部硬膜外クロニジン少量（3 ～ 6 μg/kg）投与が及ぼす循環系への影響はほとんどないが，投与量約 10 μg/kg 以上では血圧低下，心拍数減少，心拍出量減少および胸腰部脊髄血流量減少などが起きることが報告された。その後，Eisenach ら[4)]は無麻酔下のヒツジにおいて，硬膜外クロニジン大量（約 20 μg/kg）投与でも血圧低下，心拍出量や脊髄血流量の減少を来さないことを明らかにした。また全身投与と同様に，硬膜外クロニジン投与は気管挿管や手術操作に伴う循環変動[5)]および心筋虚血[6)]を軽減する。さらに，硬膜外クロニジン少量（約 6 μg/kg）投与は胎児の心拍数を軽度減少させるが，母体の血圧，子宮内圧や血流量に影響しないなど，その安全性を示唆した[7)]。

臨床では経口クロニジン 5 μg/kg 前投薬は，硬膜外麻酔における静注エフェドリンの昇圧作用[8)]や少量アドレナリン，またはイソプレテレノールを含有したテストドースの有効性（感度および特異性）[9)10)]などにも影響しない。しかし，経口クロニジン 5 μg/kg 前投薬はアドレナリンの昇圧作用や心拍増加作用を増強する[9)]ため，テストドースとしてアドレナリンの通常量は 15 μg であるが，経口クロニジン 5 μg/kg 前投薬を受けた患者では半分のアドレナリン 7.5 μg が適量とされている[11)]。

全身麻酔併用小児仙骨硬膜外麻酔において，局所麻酔薬ブピバカインにクロニジンあるいはデクスメデトミジンを添加しても血行動態には影響しない[12)13)]。しかし，成人仙骨硬膜外麻酔（0.5％ブピバカイン 7 ml ＋ 2％リドカイン 7 ml ＋アドレナリン 5 μg/ml）では，クロニジン 75 μg の添加によって徐脈（投薬前値の 20％以上減少）が発生することがある[14)]。

■参考文献

1) Eisenach JC, Dewan DM, Rose JC, et al. Epidural clonidine produces anticiception, but not hypotension, in sheep. Anesthesiology 1987；66：496-501.
2) Ghignone M, Calvillo O, Quintin L, et al. Haemodynamic effects of clonidine injected epidurally in halothane-anaesthetized dogs. Can J Anaesth 1987；34：46-50.
3) Gordh T Jr, Feuk U, Norlen K. Effect of epidural clonidine on spinal cord blood flow and regional and central hemodynamics in pigs. Anesth Analg 1986；65：1312-8.

4) Eisenach JC, Grice SC. Epidural clonidine does not decrease blood pressure or spinal cord blood flow in awake sheep. Anesthesiology 1988；68：335-40.
5) Murga G, Samsó E, Vallés J, et al. The effect of clonidine on intra-operative requirements of fentanyl during combined epidural/general anaesthesia. Anaesthesia 1994；49：999-1002.
6) Fulgencio JP, Rimaniol JM, Catoire P, et al. Clonidine and postoperative myocardial ischaemia. Can J Anaesth 1993；40：550-1.
7) Eisenach JC, Castro MI, Dewan DM, et al. Epidural clonidine analgesia in obstetrics：Sheep studies. Anesthesiology 1989；70：51-6.
8) Nishikawa T, Tajima K, Kimura T, et al. Hemodynamic effects of oral clonidine premedication in lumbar epidural anesthesia. J Anesth 1996；10；248-51.
9) Tanaka M, Nishikawa T. Oral clonidine premedication does not alter the efficacy of simulated intravenous test dose containing low dose epinephrine in awake volunteers. Anesthesiology 1997；87：285-8.
10) Shiga M, Nishina K, Mikawa K, et al. Oral clonidine premedication does not change efficacy of simulated epidural test dose in sevoflurane-anesthetized children. Anesthesiology 2000；93：954-8.
11) Ohata H, Iida H, Watanabe Y, et al. The optimal test dose of epinephrine for epidural injection with lidocaine solution in awake patients premedicated with oral clonidine. Anesth Analg 1998；86：1010-4.
12) Singh R, Kumar N, Singh P. Randomized controlled trial comparing morphine or clonidine with bupivacaine for caudal analgesia in children undergoing upper abdominal surgery. Br J Anaesth 2011；106：96-100.
13) Saadawy I, Boker A, Elshahawy MA, et al. Effect of dexmedetomidine on the characteristics of bupivacaine in a caudal block in pediatrics. Acta Anaesthesiol Scand 2009；53：251-6.
14) Van Elstraete AC, Pastureau F, Lebrun T, et al. Caudal clonidine for postoperative analgesia in adults. Br J Anaesth 2000；84：401-2.

（西川　俊昭）

5 呼吸への影響

無麻酔下ヒツジの実験結果によれば，クロニジン 50 ～ 750 μg（≈ 1 ～ 17 μg/kg）の硬膜外投与後，動脈血ガス分析値において有意な変化はない[1]。全身麻酔併用小児仙骨硬膜外麻酔において，局所麻酔薬ブピバカインにクロニジン 1 ～ 2 μg/kg を添加しても呼吸抑制を来すことはない[2)3]。また，小児仙骨硬膜外腔に低濃度ブピバカインに高用量クロニジン 5 μg/kg を添加しても，術後に呼吸数の減少は見られない[4]など，多くの症例では硬膜外クロニジンによる明らかな呼吸への影響は認められない。

しかし，腰部硬膜外クロニジン約 5 μg/kg 投与では二酸化炭素に対する換気応答が抑制され[5]，酸素飽和度低下を伴う上気道閉塞や無呼吸を来す[6]ことがある。2001 年の症例報告によれば，生後 3 週，体重 2.5kg の新生児においても，仙骨硬膜外麻酔（リドカイン 5 mg/kg ＋ブピバカイン 2.5 mg/kg ＋クロニジン 1.25 μg/kg）のみで両側鼠径ヘルニア修復術を行い，術直後に酸素飽和度 90％未満となる 2 回の無呼吸が発生した。無呼吸はカフェイン投与後に改善したが，症例報告の著者は無呼吸の原因として硬膜外クロニジンを挙げている[7]。2002 年に，同様の術後無呼吸が出現した未熟児既往の乳児症例[8]が報告されている。妊娠 32 週，1,230 g で出生し，鼠径ヘルニア修復術のため，仙骨硬膜外麻酔（0.125％ブピバカイン＋ 20 万倍アドレナリン＋クロニジン 1.5 μg/ml 溶液を 1.2 ml/kg 投与）下で無事手術は終了したが，12 時間後に無呼吸となり低酸素血症と徐脈を来した症例である。

全身麻酔併用胸部硬膜外麻酔において，一側肺換気時の肺内シャント率に及ぼすデクスメデトミジン 1 μg/kg ＋ 0.5％ブピバカインと 0.5％ブピバカイン単独投与を比較した研究によれば，デクスメデトミジン併用によって肺内シャント率の増加が抑制され，対照群と比較して酸素化の改善が認められている[9]（図）。一酸化窒素は換気部分の血管抵抗を減少させ，肺内シャントを減少させる作用を有するが，デクスメデトミジンによって肺血管内皮細胞に存在する α_2 受容体が活性化され，血管内皮細胞での一酸化窒素産生が増加する結果であると推測している[9]。

■参考文献

1) Eisenach JC, Dewan DM, Rose JC, et al. Epidural clonidine produces anticiception, but not hypotension, in sheep. Anesthesiology 1987；66：496-501.
2) Singh R, Kumar N, Singh P. Randomized controlled trial comparing morphine or clonidine with bupivacaine for caudal analgesia in children undergoing upper abdominal surgery. Br J Anaesth 2011；106：96-100.

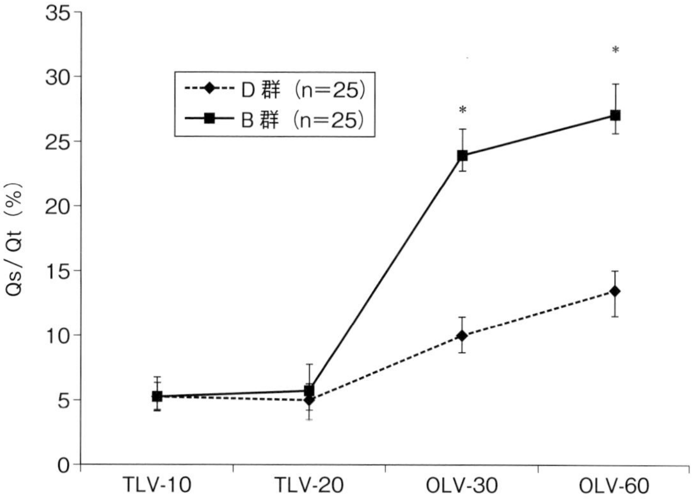

図　硬膜外デクスメデトミジン群（D群：デクスメデトミジン1 μg/kg＋0.5%ブピバカイン6～8 ml）と硬膜外ブピバカイン群(B群：0.5%ブピバカイン6～8 ml）における一側肺換気時の肺内シャント率（Qs/Qt）の推移

デクスメデトミジン併用によって，一側肺換気時の肺内シャント率の増加が抑制される.

TLV-10：両側肺換気10分後，TLV-20：両側肺換気20分後，OLV-30：一側肺換気30分後，OLV-60：一側肺換気60分後.

＊：$P < 0.05$ vs. D群.

（Elhakim M, Abdelhamid D, Abdelfattach H, et al. Effect of epidural dexmedetomidine on intraoperative awareness and post-operative pain after one-lung ventilation. Acta Anaesthesiol Scand 2010；54：703-9より改変引用）

3) Klimscha W, Chiari A, Michalek-Sauberer A, et al. The efficacy and safety of a clonidine/bupivacaine combination in caudal blockade for pediatric hernia repair. Anesth Analg 1998；86：54-61.
4) Motsch J, Böttiger BW, Bach A, et al. Caudal clonidine and bupivacaine for combined epidural and general anaesthesia in children. Acta Anaesthesiol Scand 1997；41：877-83.
5) Penon C, Ecoffey C, Cohen SE. Ventilatory response to carbon dioxide after epidural clonidine injection. Anesth Analg 1991；72：761-4.
6) Narchi P, Benhamou D, Hamza J, et al. Ventilatory effects of epidural clonidine during the first 3 hours after cesarean section. Acta Anaesthesiol Scand 1992；36：791-5.
7) Bouchut J-C, Dubois R, Godard J. Clonidine in preterm-infant caudal anesthesia may be responsible for postoperative apnea. Reg Anesth Pain Med 2001；26：83-5.
8) Fellmann C, Gerber AC, Weiss M. Apnoea in a former preterm infant after caudal bupivacaine with clonidine for inguinal herniorrhaphy. Paediatr Anaesth 2002；12：637-40.
9) Elhakim M, Abdelhamid D, Abdelfattach H, et al. Effect of epidural dexmedetomidine on intraoperative awareness and post-operative pain after one-lung ventilation. Acta Anaesthesiol Scand 2010；54：703-9.

（西川　俊昭）

6 全身麻酔の補助効果・循環安定化作用

クロニジンの全身投与と同様に，硬膜外クロニジン 300 μg 投与によって，吸入麻酔薬イソフルランの必要量は約 85％も減少する。また，プロラクチンはストレス反応の鋭敏なマーカーとされているが，硬膜外クロニジンによって気管挿管時の血漿プロラクチン濃度上昇は抑制される[1)]。腹式子宮全摘術患者では，硬膜外クロニジン 300 μg の投与によって，術中フェンタニルの必要量は 44％も減少するほか，気管挿管や皮膚切開時の心拍数増加は抑制される[2)]。このような硬膜外クロニジンによる麻酔補助効果は，静脈内投与より効果的に術中の麻薬の必要量を減少させる[3)]（本章 3 項“鎮痛作用”表 4 参照）。

小児仙骨硬膜外麻酔において，硬膜外腔に投与する低濃度ブピバカインにクロニジン 5 μg/kg を添加すると，全身麻酔覚醒時の交感神経賦活反応が抑制される[4)]。ファロー四徴症小児患者術後において，従来のフェンタニルとミダゾラムによる治療に抵抗し，頻脈，高血圧，末梢循環不全および不穏が持続したため，仙骨硬膜外モルヒネにクロニジン 1 μg/kg を添加した溶液を投与した後，劇的な症状の改善が認められた症例が報告[5)]されている。実験的には α_2 受容体作動薬による循環制御作用の作用点は血管運動中枢であることが証明されているが，この作用は特に高血圧患者や冠動脈疾患患者の全身麻酔からの覚醒においては有用である[6)]。

このような α_2 受容体作動薬による周術期循環動態安定化作用の一因として，周術期に見られる圧受容体反射の感受性および心拍変動の低下が α_2 受容体作動薬の投与によって抑制されるためである[7)]。例えば，0.5MAC イソフルラン麻酔下で，クロニジン 4 μg/kg を硬膜外投与した場合では，リドカインを投与した場合より，圧受容体感受性はよく保持されることが実験的に確かめられている[8)]。

■参考文献

1) Samsó E, Vallés J, Pol O, et al. Comparative assessment of the anaesthetic and analgesic effects of intramuscular and epidural clonidine in humans. Can J Anaesth 1996；43：1195-202.

2) Murga G, Samsó E, Vallés J, et al. The effect of clonidine on intra-operative requirements of fentanyl during combined epidural / general anaesthesia. Anaesthesia 1994；49：999-1002.

3) De Kock M, Crochet B, Morimont C, et al. Intravenous or epidural clonidine for intra- and postoperative analgesia. Anesthesiology 1993；79：525-31.

4) Motsch J, Böttiger BW, Bach A, et al. Caudal clonidine and bupivacaine for combined epidural and general anaesthesia in children. Acta Anaesthesiol Scand 1997 ; 41 : 877-83.
5) Diaz LK, Cantu F. Hemodynamic response to caudal epidural clonidine in a pediatric cardiac patient. Anesth Analg 2003 ; 96 : 88-90.
6) Bruandet N, Rentero N, Debeer L, et al. Catecholamine activation in the vasomotor center on emergence from anesthesia : The effects of α_2 agonists. Anesth Analg 1998 ; 86 : 240-5.
7) Parlow JL, Bégou G, Sagnard P, et al. Cardiac baroreflex during the postoperative period in patients with hypertension. Anesthesiology 1999 ; 90 : 681-92.
8) Ikeda Y, Nishikawa K, Ohashi K, et al. Epidural clonidine suppresses the baroreceptor-sympathetic response depending on isoflurane concentrations in cats. Anesth Analg 2003 ; 97 : 748-54.

(西川　俊昭)

7 制吐作用・シバリング防止効果

小児仙骨硬膜外麻酔で，硬膜外腔に 0.175％ブピバカイン 1 ml/kg にクロニジン 5 μg/kg を添加した溶液を投与した群では，ブピバカイン単独投与群と比較して術後嘔吐の頻度が有意に低値であった結果から，硬膜外クロニジンは制吐作用を有することが示されている[1]。

α_2 受容体作動薬の消化管運動抑制作用は動物実験で証明され[2)～4)]，クロニジンおよびデクスメデトミジンはともに濃度依存性に腸管蠕動運動を抑制する。ヒトにおいても，デクスメデトミジンは胃腸通過時間を延長するなど，著明に消化管運動を抑制する[5]。動物実験ではデクスメデトミジンとモルヒネによる胃腸通過抑制効果は相乗的である[2]ため，術後に鎮痛薬とともにデクスメデトミジンの投与を受ける患者においてはこれら薬物の相互作用が懸念される。しかし，術後に局所麻酔薬ロピバカインとともにモルヒネとクロニジンを硬膜外投与したほうが，むしろ腸管運動の回復が早かったという結果[6]がある。局所麻酔薬による交感神経遮断効果による腸管運動促進が関わっているものと推測され，このため術後硬膜外鎮痛では鎮痛薬に局所麻酔薬の併用が推奨される。

クロニジンの全身投与は周術期のシバリングを抑制するが，同様に硬膜外クロニジンの併用もまた，分娩時疼痛に対する局所麻酔薬ブピバカイン（フェンタニル）の硬膜外投与において鎮痛効果の増強とともにシバリングの程度を軽減する[7]。

■参考文献

1) Motsch J, Böttiger BW, Bach A, et al. Caudal clonidine and bupivacaine for combined epidural and general anaesthesia in children. Acta Anaesthesiol Scand 1997；41：877-83.
2) Asai T, Mapleson WW, Power I. Defferential effects of clonidine and dexmedetomidine on gastric empting and gastrointestinal transit in the rat. Br J Anaesth 1997；78：301-7.
3) Asai T, Mapleson WW, Power I. Interactive effect of morphine and dexmedetomidine on gastric empting and gastrointestinal transit in the rat. Br J Anaesth 1998；80：63-7.
4) Herbert MK, Roth-Goldbrunner S, Holzer P, et al. Clonidine and dexmedetomidine potently inhibit peristalsis in the guinea pig ileum in vitro. Anesthesiology 2002；97：1491-9.
5) Iirola T, Villo S, Aantaa R, et al. Dexmedetomidine inhibits gastric empting and oro-caecal transit in healthy volunteers. Br J Anaesth 2011；106：522-7.
6) Wu C-T, Jao S-W, Borel CO, et al. The effect of epidural clonidine on perioperative cytokine response, postoperative pain, and bowel function in patients undergoing colorectal surgery. Anesth Analg 2004；99：502-9.

7) Paech MJ, Pavy TJG, Orlikowski CEP, et al. Patient-controlled epidural analgesia in labor : The addition of clonidine to bupivacaine-fentanyl. Reg Anesth Pain Med 2000 ; 25 : 34-40.

（西川　俊昭）

VI

脊髄くも膜下麻酔における有用性と留意点

1 麻酔効果の延長作用

はじめに

クロニジンやデクスメデトミジンの鎮痛効果は，主に脊髄後角のα_{2A}受容体を介すると考えられている。そこで，これらの薬物を脊髄くも膜下麻酔に使用すれば強力な効果が期待できるが[1)〜4)]，まだ保険適用はない。しかし，クロニジンのくも膜下投与は，米国の整形外科やペイン関連領域の医学雑誌で鎮痛法の一つとして取り扱われている[5)6)]。また，産科麻酔の教科書にも，ただし書き付きながら脊髄くも膜下麻酔の補助薬として記載されている[7)]。すでに数年前にクロニジンの硬膜外腔投与はU.S. Food and Drug Administration（FDA）によって承認されているが，今後は脊髄くも膜下麻酔にも適用が拡大される可能性もある。

α_2受容体作動薬は，鎮痛作用が期待できるうえに，オピオイドに比較して呼吸抑制や嘔吐などの副作用がない点で，脊髄くも膜下麻酔の補助薬として優れている[8)〜16)]。本章では，臨床研究を中心にその有用性と留意点について述べる。

麻酔効果の延長作用

過去に発表されている研究を大まかに整理すると，2つに分類できる。α_2受容体作動薬を局所麻酔薬とともに，くも膜下腔に投与して効果を検討した報告（表1〜表3）と，α_2受容体作動薬を全身投与して，同時に施行した脊髄くも膜下麻酔の効果を検討した報告（表4）である。α_2受容体作動薬を単独でくも膜下投与した報告もあるが，術後に鎮痛効果は期待できても単独で手術に耐えうるほどの鎮痛効果はないので，本章の範囲外とした。

1 外科・整形外科・泌尿器科・婦人科（表1）

α_2受容体作動薬を脊髄くも膜下麻酔の補助薬として使用した報告は，これまでに少なくとも37編[17)〜53)]ある。大半の報告で，脊髄くも膜下麻酔の作用延長が確認されている。投与量は，クロニジンで15〜150 μg，デクスメデトミジンで3〜10 μgであった。

使用された局所麻酔薬は，ブピバカイン 29 編，テトラカイン 2 編，メピバカイン 2 編，リドカイン 1 編，ロピバカイン 1 編，プリロカイン 1 編，2- クロロプロカイン 1 編で，局所麻酔薬の種類によって延長効果がでないということはなかった。作用延長の程度は Elia ら[16]の総説によると，痛覚低下領域が 2 分節後退するまでの時間は平均 14 ～ 75 分，L2 まで痛覚低下範囲が後退する時間は平均 11 ～ 128 分，最初に鎮痛薬を要求する時間で見ると中間値で 101 分（35 ～ 310 分）の延長があった。また，運動神経遮断の延長時間は中間値で 47 分（6 ～ 131 分）であった。動物実験の結果によると，クロニジンの知覚・運動神経遮断の延長効果は少量投与では用量依存性であるが，150 μg を超えると天井効果が報告[54]されている。おそらく，大量投与しても神経遮断効果は変わらず副作用のみが多くなるので，臨床研究では 150 μg 以下の投与にとどまったものと考えられる。なお，運動神経遮断の延長は，日帰り手術などで回復や退院が遅れるので難点と考えられることもある[33]が，呼吸抑制や嘔吐の問題がなく投与量や組み合わせる局所麻酔薬を工夫するなどで対応できるため，全体としては評価を損なうものではない[36]。神経遮断の作用時間以外では，患者および術者の満足度の向上[36][40]，退院までの時間短縮[42]，鎮静薬の必要量減少[53]，ターニケットペインの軽減[19]，腹腔鏡手術の放散痛の緩和[52]，術後の排尿障害の減少[30]などが，利点として報告されている。一方，知覚・運動神経遮断の作用発現時間については，これを早めるという報告[34][35]もあるが，Elia らの分析によると変化なしとの結論であった。統計学的な観点は別にして，短縮される作用発現時間は 4 ～ 5 分であるので臨床上あまり大きな影響はないと考えられる。なお，神経遮断の範囲についても有意差はないとの結果であった[16][44]。

2 帝王切開・無痛分娩（表 2）

帝王切開や無痛分娩の場合，薬物の母体血中濃度上昇を抑制し胎児に影響なく薬物を使用したいとの配慮が働くため，α_2 受容体作動薬をくも膜下腔に投与する試みは比較的早期から行われてきた。これまでに，少なくとも 17 編の臨床報告[55)～71]がある。すべてクロニジンを使用した報告で，デクスメデトミジンについて検討した報告はない。17 編のうち帝王切開後の鎮痛対策としての 2 編と無痛分娩の 2 編は，局所麻酔薬を使用していない α_2 受容体作動薬単独の研究なので，脊髄くも膜下麻酔の延長効果は不明である。残る 13 編中 12 編で麻薬が併用されているため，純粋に α_2 受容体作動薬の効果を判断するのは難しいが，鎮痛の質の向上[60][61]や術後痛覚過敏の抑制[70]，あるいは患者満足度の向上[71]が認められている。

3 小　児（表 3）

小児の脊髄くも膜下麻酔において α_2 受容体作動薬の効果が検討されたのは，比較的最近のことである。調べた限りでは，2004 年の Rochette らの報告が最初であり，現在までに 5 編の前向き研究が発表[72)～76]されている。Batra ら[75]の報告だけは，主に術中鎮静薬の必要量を調査していて，脊髄くも膜下麻酔の作用延長については記述がない。

ほかの3編の報告では知覚神経遮断の延長が，うち2編では運動神経遮断の延長も確認されている。対象となった年齢層は，新生児・幼児・学童期の小児（10～15歳）までと幅広く，幼児においては早産児であった小児についても調査されている。クロニジンの投与量は，0.25，0.5，1，2 μg/kgを検討した結果，1 μg/kgが推奨されている[72)]。デクスメデトメジンの投与報告は見当たらない。α_2受容体作動薬の鎮静作用は，成人においてはときに副作用とみなされるが，小児においては呼吸抑制もなく鎮静作用が得られることはむしろ利点として歓迎される面もあるようである[75)76)]。

4 その他（表4）

α_2受容体作動薬の全身投与が脊髄くも膜下麻酔に影響するかを検討した報告は少なくとも10編[77)～86)]ある。脊髄くも膜下麻酔の延長効果が見られなかったという報告[82)]もあるが，投与時間などの影響かもしれない。経口投与の場合，脊髄くも膜下麻酔施行1時間前までには服用させる必要があるとの研究[80)]がある。大半の報告では脊髄くも膜下麻酔の延長を認めていて，最近ではデクスメデトミジンの静注投与も報告[84)～86)]されている。ただ，α_2受容体作動薬の全身投与がどのような機序で脊髄くも膜下麻酔の効果を延長するのかはいまだ明確ではない。

■参考文献

1) Wolff M, Heugel P, Hempelmann G, et al. Clonidine reduces the excitability of spinal dorsal horn neurons. Br J Anaesth 2007；98：353-61.
2) Eisenach JC, Hood DD, Curry R. Intrathecal, but not intravenous, clonidine reduces experimental thermal or capsaicin-induced pain and hyperalgesia in normal volunteers. Anesth Analg 1998；87：591-6.
3) Kendig JJ, Savola MKT, Woodley SJ, et al. α2-adrenoceptors inhibit a nociceptive response in neonatal rat spinal cord. Eur J Pharmacol 1991；192：293-300.
4) Kalso EA, Poyhia R, Rosenberg PH. Spinal antinociceptive by dexmedetomidine, a highly selective α2-adrenergic agonist. Pharmacol Toxicol 1991；68：140-3.
5) Phillips WJ, Currier BL. Analgesic pharmacology：II. Specific analgesics. J Am Acad Orthop Surg 2004；12：221-33.
6) Ghafoor VL, Epshteyn M, Carlson GH, et al. Intrathecal drug therapy for long-term pain management. Am J Health Syst Pharm 2007；64：2447-61.
7) Wong CA. Epidural and spinal analgesia/anesthesia for labor and vaginal delivery. In：Chestnut DH, editor. Chestnut's Obstetric Anesthesia Principles and Practice. 4th ed. Philadelphia：Mosby Elsevier；2009. p. 429-92.
8) Maze M, Tranquilli W. Alpha-2 adrenoceptor agonists：Defining the role in clinical anesthesia. Anesthesiology 1991；74：581-605.
9) Eisenach JC, DeKock M, Klimscha W. α2-adrenergic agonists for regional anesthesia. Anesthesiology 1996；85：655-74.
10) Hodgson PS, Liu SS. New developments in spinal anesthesia. Anesthesiol Clin North America 2000；18：235-49.
11) Gabriel JS, Gordin V. Alpha 2 agonists in regional anesthesia and analgesia. Curr Opin Anaesthesiol 2001；14：751-3.

表 1　脊髄くも膜下麻酔における α_2 受容体作動薬の効果

著者（年）	手術など	対象人数	投与量・併用薬	神経遮断効果の延長	その他の作用
Racle	整形外科	60	Clo	知覚（108→171 分）	BP：対照群 20%↓，Clo 群 15%↓
(1987)			Bup 15 mg	運動（152→210 分）	(差なし)
		3 群	Bup ＋生食		HR 不明
			Bup ＋ E 0.2 mg		エフェドリン投与量と輸液量で差なし
			Bup ＋ Clo 150 μg		
Racle	下肢手術	80	Clo	知覚（86→125 分）	BP：対照群 22%↓，Clo 群 25%↓
(1988)	(老人)		Bup 15 mg	運動（137→184 分）	(差なし)
		4 群	Bup ＋生食		HR 不明
			Bup ＋ Clo 150 μg		エフェドリン投与量と輸液量で差なし
			Bup ＋ E 0.2 mg		
			Bup ＋ E 0.4 mg		
Bonnet	整形外科	30	Clo	知覚（L2：150→175 分）	BP：対照群 13%↓，Clo 群 14%↓
(1989)			Bup 15 mg	運動（128→182 分）	(差なし)
		2 群	Bup ＋生食		HR：対照群，19%↓，Clo 群 21%↓
			Bup ＋ Clo 150 μg		(差なし)
					Clo 群でターニケットペイン改善
Bonnet	整形手術	44	Clo	知覚（85→105，134 分）	BP：対照群 35%↓，Clo 群 34%↓
(1989)			Tet 15 mg	運動（137→177，268 分）	(差なし)
		3 群	Tet ＋生食		HR45 以下の徐脈人数で差なし
			Tet ＋ Clo 75 μg		エフェドリン投与量で差なし
			Tet ＋ Clo 150 μg		輸液量：Clo 群で有意に増加
Bonnet	整形外科	36	Clo	知覚（123→183 分）	BP：対照群 24%↓，Clo 群 32%↓
(1990)			Bup 15 mg	運動（103→175 分）	(差なし)
		4 群	Bup ＋生食		HR45 以下の徐脈人数で差なし
			Bup ＋ Clo 150 μg		
			Bup ＋生食，経口 Clo 150 μg		Clo 2 時間前経口投与で延長効果なし
			Bup ＋生食，経口 Clo 300 μg		

表 1　脊髄くも膜下麻酔における α_2 受容体作動薬の効果（続き）

著者（年）	手術など	対象人数	投与量・併用薬	神経遮断効果の延長	その他の作用
Boico	血管手術	29	Clo	知覚（100 → 140 分）	BP：対照群 19%↓，Clo 群 34%↓
(1992)			Bup 22.5 mg	運動（173 → 197 分）	（差あり）
		3 群	Bup		HR：対照群，20%↓，Clo 群 25%↓
			Bup + Epi 0.3 mg		（差なし）
			Bup + Clo 150 μg		血中 Bup 濃度（T_{max}，C_{max} で差なし）
					Clo：局所麻酔薬の吸収抑制なし
Fogarty	整形外科	90	Clo	知覚（L4：138 → 216 分）	BP：差なし
(1993)			Bup 13.75 mg	運動（不明）	HR：不明
		3 群	Bup		エフェドリン投与量：差なし
			Bup + Clo 75 or 100 μg		PONV，瘙痒感，口渇：差なし
			Bup + Mor 1 mg		
Fukuda	下半身手術	75	Clo	知覚（一部延長）	BP：対照群 21 ～ 35%↓，Clo 群 31 ～ 39%↓
(1994)	（高血圧患者含）		Tet 10 mg	運動（延長）	（差あり）
		3 群	Tet		HR：対照群，26 ～ 29%↓，Clo 群 20 ～ 26%↓
			Tet + Clo 150 μg		（差なし）
			Tet + Phe 3 mg		輸液量：差なし，エフェドリン投与人数↑
Grace	整形外科	90	Clo	知覚（延長なし）	BP：対照群 28%↓，Clo 群 41%↓
(1994)			Bup，メペリジン	運動（短縮？）	（差あり）
		3 群	Bup +生食		HR：不明
			Bup + Mor 0.5 mg		輸液量とエフェドリン投与量↑
			メペリジン 0.75 mg/kg + Clo 75 μg		PONV，痒み，呼吸抑制：差なし
Niemi	整形外科	40	Clo	知覚（119 → 179 分）	BP：対照群 5%↓，Clo 群 28%↓
(1994)			Bup 15 mg	運動（161 → 205 分）	（差あり）
		2 群	Bup +生食		HR：対照群，15%↓，Clo 群 23%↓
			Bup + Clo 3 μg/kg		（差あり）
					鎮静↑，口渇・吐気：差なし

表１　脊髄くも膜下麻酔における α_2 受容体作動薬の効果（続き）

著者（年）	手術など	対象人数	投与量・併用薬	神経遮断効果の延長	その他の作用
Klimscha (1995)	整形外科	40 4 群	Clo Bup 持続脊麻 Bup 持続脊麻 Bup + Clo 150 μg 持続硬膜外 Bup 持続硬膜外 Bup + Clo 150 μg	知覚（84 → 198 分） 運動（強力化）	BP：対照群 8%↓，Clo 群 30%↓ （差あり） HR：対照群 11%↓，Clo 群 26%↓ （差なし）
Grace (1995)	整形外科	90 3 群	Clo Bup 13.75 mg Bup Bup + Mor 0.5 mg Bup + Mor 0.5 mg + Clo75 μg	知覚（有意な延長なし） 運動（有意な延長なし）	BP：対照群 14%↓，Clo 群 26%↓ （差あり） HR：差なし 術後疼痛に効果あり 呼吸抑制：差なし （Clo 群 1 例で呼吸数↓，自然回復）
Gentili (1995)	整形外科	100 1 群	Clo Bup 5 mg Bup + Clo 50 μg	知覚（対照群なく不明） 運動（対照群なく不明）	BP ↓（詳細不明）
Gentili (1996)	整形外科	20 2 群	Clo Bup 15 mg Bup + Clo 75 μg Bup + Mor 0.2 mg	知覚（不明） 運動（不明）	BP：詳細不明 HR：詳細不明 Clo 群で排尿障害少ない
De Negri (1997)	泌尿器外科	56 2 群	Clo 105 μg Bup 8 mg Bup + Clo 105 μg Bup ＋生食	知覚（62 → 110 分） 運動（57 → 182 分）	BP：対照群 6%↓，Clo 群 15%↓ （差あり） HR：対照群 6%↓，Clo 群 21%↓ （差あり） SVR ↓，鎮静↑，疼痛 VAS ↓

表 1　脊髄くも膜下麻酔における α_2 受容体作動薬の効果（続き）

著者（年）	手術など	対象人数	投与量・併用薬	神経遮断効果の延長	その他の作用
Acalovschi	整形外科	45	Clo	知覚（L2：71 → 109 分）	BP：対照群 15%↓，Clo 群 22%↓
(1997)			Mep 1 mg/kg	運動（1：56 → 89 分）	（差あり）
		3 群	Mep		HR：対照群 10%↓，Clo 群 20%↓
			Mep + Epi 0.2 mg		（差あり）
			Mep + Clo 2 μg/kg		鎮静↑，呼吸抑制なし
Larsen	泌尿器外科	45	Clo	知覚（50 分延長）	BP：対照群 16%↓，Clo 群 18%↓
(1998)			Mep 80 mg	運動（40 分延長）	（差あり）
		3 群	Mep +生食		HR：対照群 14%↓，Clo 群 18%↓
			Mep + Clo 75 μg		（差あり）
			Mep + Clo 150 μg		術後痛で差なく，麻痺長い（評価↓）
Dobrydnjov	整形外科	90	Clo	知覚（T12：89 → 180 分）	BP：対照群 16%↓，Clo 群 20%↓
(1999)	婦人科		Lid 40，80 mg	運動（0：82 →約 190 分）	（差なし）
	泌尿器外科	6 群	Lid 100 mg		HR 対照群 18%↑，Clo 群 22%↓
			Lid 40 mg + Clo 100 μg		（差あり）
			Lid 80 mg + Clo 100 μg		作用発現速い
			Lid 40 mg +経口 Clo 300 μg		鎮静↑
			Lid 80 mg +経口 Clo 300 μg		
			Lid 80 mg + Phe 5 mg		
Julliao	婦人科	73	Clo	知覚（延長：術後痛で判断）	BP：群間差なし
(2000)			Bup 15 mg	運動（延長：グレード 2）	HR：群間差なし
		4 群	Bup +生食		エフェドリン使用量：差なし
			Bup + Suf 10 μg		鎮静度：群間差なし
			Bup + Clo 30 μg		呼吸抑制：不明
			Bup + Suf 5 μg + Clo 15 μg		作用発現：速い

表 1　脊髄くも膜下麻酔における α_2 受容体作動薬の効果（続き）

著者（年）	手術など	対象人数	投与量・併用薬	神経遮断効果の延長	その他の作用
De Kock	整形外科	120	Clo	知覚（75 → 90 ～ 100 分）	BP：45 μg 以上で低下
(2001)			Rop 8 mg	運動（110 → 137 ～ 164 分）	HR：群間差なし
		4 群	Rop		
			Rop + Clo 15 μg		Clo で患者と術者の満足度↑
			Rop + Clo 45 μg		15 μg が至適量
			Rop + Clo 75 μg		
Dobrydnjov	整形外科	45	Clo	知覚（延長は術後痛で判断）	BP：対照群 15%↑，Clo 群 8%↓
(2002)			Bup 15 mg	運動（評価なし）	(差あり)
		3 群	Bup		HR：対照群 25%↑，Clo 群 4 ～ 6%↓
			Bup + Clo 150 μg		(差あり)
			Bup +経口 Clo 150 μg		経口 Clo で鎮静↑，Sp_{O_2}：差なし
Santiveri	泌尿器外科	40	Clo	知覚（L2：140 → 166 分）	BP：90 mmHg 未満の人数：差なし
(2002)			Pri 75 mg	運動（0：137 → 157 分）	HR：50 拍/分未満の人数：差なし
		2 群	Pri		昇圧薬の投与量：差なし
			Pri + Clo 150 μg		過鎮静なし
Sites	整形外科	81	Clo	知覚（延長は術後痛で判断）	BP：70%未満に低下した人数：差なし
(2003)			Bup 15 mg	運動（評価なし）	Clo 群で輸液量・昇圧薬↑（差あり）
		4 群	Bup +生食		HR：治療要する徐脈なし
			Bup + Mor 250 μg		
			Bup + Mor 250 μg + Clo 25 μg		Sp_{O_2} 低下・嘔吐出現率：群間差なし
			Bup + Mor 250 μg + Clo 75 μg		鎮静度：群間差なし
Dobrydnjov	外科	45	Clo	知覚（95 → 109,126 分）	BP：対照群 4 ～ 12%↓
(2003)			Bup 6 mg	運動（146 → 155，182 分）	Clo 群 11 ～ 21%↓（差あり）
		3 群	Bup +生食		HR：Clo 群で治療要する徐脈なし
			Bup + Clo 15 μg		鎮静・嘔吐・退院時期で差なし
			Bup + Clo 30 μg		Clo 群で患者・術者満足度↑

表 1　脊髄くも膜下麻酔における α_2 受容体作動薬の効果（続き）

著者（年）	手術など	対象人数	投与量・併用薬	神経遮断効果の延長	その他の作用
Strebel	整形外科	80	Clo	知覚（L1：288 → 311 ～ 337 分）	BP：対照群 21%↓，Clo 群 25%↓
(2004)			Bup 18 mg	運動（延長は 150 μg のみ）	（差なし）
		4 群	Bup ＋生食		輸液量・エフェドリン投与量：差なし
			Bup ＋ Clo 37.5 μg		HR：差なし
			Bup ＋ Clo 75 μg		鎮静度：差なし
			Bup ＋ Clo 150 μg		長時間には Clo 150 μg が良い
Brown	泌尿器外科	100	Clo	知覚（対照群なく不明）	BP：詳細不明,Clo 群で輸液量・昇圧薬の投与量↑
(2004)			Bup 15 mg	運動（対照群なく不明）	HR：詳細不明
		2 群	Bup ＋ Clo 75 μg ＋ Mor 0.2 mg		術後鎮痛は良好，呼吸抑制なし
			Fen 静注		在院日数は短縮
Dobrydnjov	整形外科	60	Clo	知覚（T12：175 → 193 分）	術中 BP・HR：差なし
(2005)			Bup 17.5 mg	運動（0：243 → 285 分）	術後起立時に Clo 群で BP ↓，HR ↓（差あり）
		3 群	Bup ＋硬膜外 Rop		
			Bup ＋硬膜外 Rop，Clo 40 μg		術後鎮痛は Clo 群で良好
			Bup ＋ Clo 15 μg ＋硬膜外 Rop，Clo 40 μg		
Davis	（健康成人）	8	Clo	知覚（L1：51 → 76 分）	BP：詳細不明（差なし）
(2005)			2-Chl 30 mg	運動（0：65 → 79 分）	HR：詳細不明（差なし）
		2 群	2-Chl		
			2-Chl ＋ Clo 15 μg		Clo 群でターニケットペイン抑制
Jeon	整形外科	150	Clo	知覚（不明）	BP，HR：17 ～ 20%↓（群間差なし）
(2005)			Bup 12 ～ 15 mg	運動（不明）	
		3 群	Bup		
			Bup ＋ Clo 150 μg		くも膜下 Clo でシバリング抑制なし
			Bup ＋静注 Clo 1 μg/kg		静注 Clo でシバリング↓，鎮静↑

表 1　脊髄くも膜下麻酔における α_2 受容体作動薬の効果（続き）

著者（年）	手術など	対象人数	投与量・併用薬	神経遮断効果の延長	その他の作用
Boussofara	下肢手術	110	Clo	知覚（S2：290 分：延長不明）	BP：18%↓（比較対照なし）
(2006)			Bup 12.5 mg	運動（257 分：延長不明）	HR：8%↓（比較対照なし）
		2 群	Bup + Clo 30 μg		
			Bup + Clo 30 μg + Mid 2 mg	Mid で運動遮断延長	
Kanazi	泌尿器外科	60	Dex	知覚（80 → Dex：122 分）	BP：10 〜 20%↓（群間差なし）
(2006)			Clo	→ Clo：101 分）	HR：12 〜 23%↓（群間差なし）
			Bup 12 mg	運動（0：163 → Dex：250 分）	輸液量・昇圧薬の投与量で差なし
		3 群	Bup のみ	→ Clo：216 分）	
			Bup + Dex 3 μg		Dex，Clo 群で同様な延長効果
			Bup + Clo 30 μg		循環動態安定，過鎮静なし
van Tuijl	整形外科	75	Clo	知覚（追加鎮痛薬↓）	BP，HR：詳細不明
(2008)			Bup 5 mg	運動（0：70 → 95，104 分）	エフェドリン投与量で差なし
		3 群	Bup		
			Bup + Clo 15 μg		Clo 群で運動ブロック↑，鎮痛の質↑
			Bup + Clo 30 μg		Clo 群で自然排尿までの時間↑
De Abreu Baptista	外科	80	Clo	知覚（詳細不明）	BP，HR：詳細不明
(2008)			Bup 10 mg	運動（詳細不明）	昇圧薬の投与量：群間差なし
		4 群	硬膜外 Rop		
			硬膜外 Rop + Clo 150 μg		Clo くも膜下投与で術後痛↓
			Bup		
			Bup + Clo 50 μg		
Merivirta	整形外科	60	Clo	知覚（術後痛↓）	BP：Clo 群で低血圧が増加
(2009)			Bup 5 mg	運動（歩行開始 207 → 235 分）	Clo 群で昇圧薬の必要量↑
		2 群	Bup		HR：群間差なし
			Bup + Clo 75 μg		Clo 群で術後痛↓

表 1　脊髄くも膜下麻酔における α_2 受容体作動薬の効果（続き）

著者（年）	手術など	対象人数	投与量・併用薬	神経遮断効果の延長	その他の作用
Al-Mustafa	泌尿器外科	66	Dex	知覚（S1：166→277，339 分）	BP，HR：群間差なし
(2009)	婦人科		Bup 12.5 mg	運動（0：140→246，303 分）	輸液量・昇圧薬の投与量：群間差なし
		3 群	Bup		
			Bup + Dex 5 μg		鎮静度：群間差なし
			Bup + Dex 10 μg		
Ghodki	外科	60	Clo	知覚（220→311 分）	BP：群間差なし
(2010)	腹腔鏡手術		Bup 16.5，17.5 mg	運動（不明）	HR：Clo 群で低値(アトロピンは不必要)
		2 群	Bup		
			Bup + Clo 30 μg		Clo 群で鎮静薬必要量↓，放散痛（肩）↓
Jang	外科	60	Clo	知覚（不明）	BP，HR：不明
(2010)			Bup 12 mg	運動（不明）	
		3 群	局注 Bup		Clo 群でプロポフォール必要量↓
			Bup		
			Bup + Clo 75 μg		

Clo：クロニジン，Dex：デクスメデトミジン，Bup：ブピバカイン，Tet：テトラカイン，Mep：メピバカイン，Lid：リドカイン，Rop：ロピバカイン，Pri：プリロカイン，2-Chl：クロロプロカイン，Mor：モルヒネ，Fen：フェンタニル，Suf：スフェンタニル，Mid：ミダゾラム，Epi：エピネフリン，Phe：フェニレフリン．

BP　血圧，HR：心拍数，SVR：体血管抵抗，PONV：術後悪心・嘔吐．

知覚（2 分節または記載レベルまでの消退時間），運動（Bromage グレード 3 または記載グレードの時間）．

↑：増加または増強，↓：減少または低下．

表 2　脊髄くも膜下麻酔（無痛分娩・帝王切開）におけるクロニジンの効果

著者（年）	手術など	対象人数	投与量・併用薬	神経遮断効果の延長	その他の作用
Filos	帝王切開	20	Clo	知覚（なし）	BP：18%↓
（1992）			局所麻酔薬なし	運動（なし）	HR：差なし
		2 群	Clo 150 μg		全麻後に投与し，術後鎮痛効果あり
			生食		鎮静↑，口渇↑，BGA：差なし
Filos	帝王切開	30	Clo	知覚（なし）	BP：150 μg で 21%↓
（1994）			局所麻酔薬なし	運動（なし）	HR：差なし
		3 群	Clo 150 μg		全麻後に投与し，術後鎮痛効果あり
			Clo 300 μg		450 μg で鎮静↑，呼吸変化なし
			Clo 450 μg		
Pan	帝王切開	80	Clo	知覚（延長：術後鎮痛で評価）	BP：Clo 群で血圧↓
（1998）			Bup 10 mg	運動（延長：下肢運動で評価）	HR：差なし
		4 群	Bup		エフェドリン使用量：差なし
			Bup + Neo 50 μg		呼吸抑制なし
			Bup + Clo 150 μg		術後鎮痛効果あり
			Bup + Neo 50 μg + Clo 150 μg		両者併用で麻酔効果↑
Gautier	無痛分娩	98	Clo	知覚（なし）	BP：13～15%↓
（1998）			局所麻酔薬なし	運動（なし）	HR：5～28%↓
		8 群	Clo 15 μg		エフェドリンの投与患者なし
			Clo 30 μg		鎮静↑，呼吸抑制なし
			Suf 2.5 μg		Clo 30 μg と Suf の併用で鎮痛↑
			Suf 5 μg		臍帯血でクロニジン検出されず
			Suf 2.5 μg + Clo 15 μg		胎児に影響なし
			Suf 2.5 μg + Clo 30 μg		
			Suf 5 μg + Clo 15 μg		
			Suf 5 μg + Clo 30 μg		

表２　脊髄くも膜下麻酔（無痛分娩・帝王切開）におけるクロニジンの効果（続き）

著者（年）	手術など	対象人数	投与量・併用薬	神経遮断効果の延長	その他の作用
Mercier	無痛分娩	53	Clo	知覚（不明）	BP：低下
(1998)			硬膜外 Bup	運動（不明）	HR：低下なし
		2 群	Clo 30 μg + Suf 5 μg		鎮痛効果↑，下肢麻痺なし
			Suf 5 μg		胎児心拍に影響なし
Benhamou	帝王切開	78	Clo	知覚（なし）	BP：23%↓（差なし）
(1998)			Bup 0.06 mg/cm	運動（1：なし）	HR：14%↓（差なし）
		3 群	Bup		エフェドリン投与量，輸液量：差なし
			Bup + Clo 75 μg		鎮痛の質↑
			Bup + Clo 75 μg + Fen 12.5 μg		Apgar，臍帯血 pH：差なし
Chiari	無痛分娩	36	Clo	知覚（なし）	BP：25%↓
(1999)			局所麻酔薬なし	運動（なし）	HR：25%↓
		3 群	Clo 50 μg		エフェドリン投与量↑
			Clo 100 μg		鎮痛の質↑
			Clo 200 μg		胎児心拍に影響なし
D'Angelo	無痛分娩	30	Clo	知覚（鎮痛薬の投与で評価）	BP：差なし
(1999)			Bup 2.5 mg	運動（なし）	HR：差なし
		2 群	Bup + Suf 7.5 μg +生食		鎮痛効果↑
			Bup + Suf 7.5 μg + Clo 50 μg		鎮静：差なし，呼吸抑制なし
Owen	無痛分娩	45	Clo	知覚（鎮痛薬の投与で評価）	BP：差なし
(2000)			Bup 2.5 mg	運動（なし）	HR：差なし
		3 群	Bup + Fen 25 μg		鎮静・満足度：差なし
			Bup + Fen 25 μg + Clo 30 μg		Apgar：差なし
			Bup + Fen 25 μg + Clo 30 μg + Neo10 μg		

表２　脊髄くも膜下麻酔（無痛分娩・帝王切開）におけるクロニジンの効果（続き）

著者（年）	手術など	対象人数	投与量・併用薬	神経遮断効果の延長	その他の作用
Sia	無痛分娩	48	Clo	知覚（111 → 144，165 分）	BP：30 μg 群で低下
(2000)			Bup 1.25 mg	運動（不明）	HR：不明
		3 群	Bup + Suf 5 μg		鎮静↑
			Bup + Suf 5 μg + Clo 15 μg		胎児心拍変動：差なし
			Bup + Suf 5 μg + Clo 30 μg		
D'Angelo	無痛分娩	36	Clo	知覚（不明）	BP：67 ～ 87%で低血圧
(2001)			Bup 2.5 mg	運動（不明）	HR：7%で徐脈
		2 群	Bup + Clo 50 μg + Suf 10 μg		鎮静↑，呼吸抑制なし
			Bup + Clo 50 μg + Suf 10 μg + Neo10 μg		Apgar：1 例除き 7 以上
Paech	無痛分娩	101	Clo	知覚（なし）	BP：30，45 μg 群で低下
(2002)			Bup 2.5 mg	運動（不明）	HR：90 分後に低下
		4 群	Bup + Fen 20 μg		鎮静，満足度：差なし
			Bup + Fen 20 μg + Clo 15 μg		Apgar：8 ～ 10：差なし
			Bup + Fen 20 μg + Clo 30 μg		
			Bup + Fen 20 μg + Clo 45 μg		
Paech	帝王切開	240	Clo	知覚（不明）	BP（低血圧）：差なし
(2004)			Bup 12.5 mg	運動（不明）	HR：不明
		6 群	Bup + Fen 15 μg + Mor 100 μg		エフェドリン投与量：差なし
			Bup + Fen 15 μg + Clo 150 μg		鎮静↑
			Bup + Fen 15 μg + Mor100 μg + Clo 30 μg		満足度：差なし
			Bup + Fen 15 μg + Mor100 μg + Clo 60 μg		Apgar：差なし
			Bup + Fen 15 μg + Mor100 μg + Clo 90 μg		
			Bup + Fen 15 μg + Mor100 μg + Clo150 μg		

表 2　脊髄くも膜下麻酔（無痛分娩・帝王切開）におけるクロニジンの効果（続き）

著者（年）	手術など	対象人数	投与量・併用薬	神経遮断効果の延長	その他の作用
Missant	無痛分娩	50	Clo	知覚（延長：術後鎮痛で評価）	BP：対照群 15%↓，Clo 群 25%↓
(2004)			Rop 3 mg	運動（不明）	（差あり）
		2 群	Rop + Suf 1.5 μg		HR：安定し群間差なし
			Rop + Suf 1.5 μg + Clo 30 μg		胎児心拍，臍帯血 pH：影響あり
van Tuijl	帝王切開	106	Clo	知覚（延長：術後痛で判定）	BP：対照群↓，Clo 群↓（群間差あり）
(2006)			Bup 11 mg	運動（延長：麻痺で判定）	
		2 群	Bup		HR：不明
			Bup + Clo 75 μg		Apgar，臍帯血 pH：差なし
Lavand'homme	帝王切開	96	Clo	知覚（T10，なし）	BP：150 μg 群で↓（差あり）
(2008)			Bup 9，10，11 mg	運動（不明）	HR：差なし
		3 群	Bup + Suf 2 μg		昇圧薬投与量：差なし
			Bup + Suf 2 μg + Clo 75 μg		150 μg 群で痛覚過敏↓
			Bup + Clo 150 μg		
Kuczkowski	無痛分娩	62	Clo	知覚（判定不能）	BP：低下なし
(2008)			Bup 2.5 mg	運動（判定不能）	HR：不明
		1 群	Bup + Mor 0.25g + Clo 45 μg		患者の満足度↑，母子の副作用：なし

Clo：クロニジン，Bup：ブピバカイン，Rop：ロピバカイン，Mor：モルヒネ，Fen：フェンタニル，Suf：スフェンタニル，Neo：ネオスチグミン．
BP：血圧，HR：心拍数，BGA：血液ガス分析値．
知覚（2 分節または記載レベルまでの消退時間），運動（Bromage グレード 3 または記載グレードの時間）．
↑：増加または増強，↓減少または低下．

表 3　小児の脊髄くも膜下麻酔におけるクロニジンの効果

著者（年）	手術など	対象人数	投与量・併用薬	神経遮断効果の延長	その他の作用
Rochette (2004)	外科 （新生児）	75 5 群	Clo Bup 1 mg/kg Bup Bup + Clo 0.25 μg/kg Bup + Clo 0.5 μg/kg Bup + Clo 1 μg/kg Bup + Clo 2 μg/kg	知覚（67 → 93 ～ 125 分） 運動（不明）	BP：2 μg/kg 群で↓ HR：12 ～ 27%↓（群間差なし） 鎮静↑，呼吸抑制なし
Rochette (2005)	外科 （幼児）	124 2 群	Clo Bup 1 mg/kg Bup + Clo 1 μg/kg 満期産児と早産児の比較	知覚（不明） 運動（不明）	BP：変化なし HR：早産児で徐脈の頻度高い 鎮静↑ 呼吸抑制：軽微
Kaabachi (2007)	整形外科 （10 ～ 15 歳）	83 2 群	Clo Bup 0.2 ～ 0.4 mg/kg Bup Bup + Clo 1 μg/kg	知覚（T12：107 → 136 分） 運動（0：181 → 251 分）	BP：差なし HR：差なし 鎮静：差なし
Batra (2010)	外科 （幼児）	65 4 群	Clo Bup 0.4，0.5 mg/kg Bup Bup + Clo 1 μg/kg Bup + Fen 1 μg/kg Bup + Clo 1 μg/kg + Fen1 μg/kg	知覚（不明） 運動（不明）	BP：問題なし HR：徐脈なし 鎮静↑ Clo 群でプロポフォールの必要量↓
Cao (2011)	整形外科 （6 ～ 8 歳）	59 3 群	Clo Bup 0.2 ～ 0.4 mg/kg Bup Bup + Clo 1 μg/kg Bup +静注 Clo 1 μg/kg	知覚（くも膜下投与で延長） 運動（くも膜下投与で延長）	BP：差なし HR：差なし 鎮静↑ Clo 群でプロポフォールの必要量↓

Clo：クロニジン，Bup：ブピバカイン，Fen：フェンタニル．
BP：血圧，HR：心拍数．
知覚（2 分節または記載レベルまでの消退時間），運動（Bromage グレード 3 または記載グレードの時間）．
↑：増強，↓：低下または減少．

表４　α_2 受容体作動薬の全身投与が脊髄くも膜下麻酔へ及ぼす効果

著者（年）	手術など	対象人数	投与量・併用薬	神経遮断効果の延長	その他の作用
Ota	泌尿器外科	30	Clo	知覚（80 → 170 分）	BP：20%↓（群間差なし）
（1992）			Tet 15 mg	運動（不明）	HR：26%↓（群間差なし）
		３群	Tet，経口 Tri		エフェドリンの投与量：差なし
			Tet，経口 Clo 150 μg		
			Tet + Phe 0.75 mg，経口 Tri		
Ota	泌尿器外科	47	Clo	知覚（79 → 125 ～ 169 分）	BP：13 ～ 20%↓（群間差なし）
（1994）	婦人科		Tet 15 mg	運動（不明）	HR：11 ～ 25%↓（群間差あり）
		４群	Tet，経口 Tri		300 μg で徐脈あり
			Tet，経口 Clo75 μg		エフェドリンの投与量：差なし
			Tet，経口 Clo 150 μg		
			Tet，経口 Clo 300 μg		
Singh	下肢手術	40	Clo	知覚（94，104 → 123，137 分）	BP：低血圧の頻度↑（群間差あり）
（1994）	泌尿器外科		Tet 12 mg	運動（132，140 → 160，189 分）	HR：徐脈の頻度↑（群間差あり）
		４群	Tet		Clo 群 2 名で酸素飽和度↓
			Tet + Fen		
			Tet，経口 Clo200 μg		
			Tet + Fen，経口 Clo200 μg		
Ota	泌尿器外科	40	Clo 150 μg	知覚（80 → 138 ～ 170 分）	BP：14 ～ 17%↓（群間差なし）
（1994）			Tet 15 mg	運動（不明）	HR：8 ～ 13%↓
		４群	Tet，経口 Tri		3 時間後群のみで徐脈
			Tet，経口 Clo 前		エフェドリンの投与量：差なし
			Tet，経口 Clo 1 時間後		1 時間以内なら延長効果あり
			Tet，経口 Clo 3 時間後		

表４　α_2 受容体作動薬の全身投与が脊髄くも膜下麻酔へ及ぼす効果（続き）

著者（年）	手術など	対象人数	投与量・併用薬	神経遮断効果の延長	その他の作用
Liu	（健康成人）	8	Clo	知覚（28～31 分延長）	BP：13 mmHg ↓（群間差あり）
（1995）			Lid 50 mg	運動（20～33 分延長）	HR：13 拍/分↓（群間差あり）
		2 群	Lid		鎮静あり，呼吸抑制なし
			Lid，経口 Clo 200 μg		排尿までの時間：差なし
Ezri	外科	80	Clo	知覚（延長なし）	BP：安定
（1998）			Bup 15 mg	運動（延長なし）	HR：安定
		4 群	Bup，経口 Clo 5 μg/kg		鎮静あり
			Bup，経口 Clo 2.5 μg/kg		Clo 5 μg/kg 群のみ呼吸数↓，酸素飽和度低下なし
			Bup，経口 Dia		
			Bup，経口 Placebo		
Rhee	整形外科	78	静注 Clo	知覚（L1：125→179～196 分）	BP：群間差なし
（2003）			Bup 12 mg	運動（131→143～153 分）	HR：群間差なし
		3 群	生食		エフェドリンの投与量：差なし
			10 分前静注 Clo 3 μg/kg		アトロピンの投与量：差なし
			60 分前静注 Clo 3 μg/kg		
Tekin	下肢下腹部	60	持続静注 Dex	知覚（123→148 分）	BP：群間差なし
（2007）	会陰部手術		Pri 80 mg	運動（191→215 分）	HR：徐脈あり
		2 群	Dex 1 μg/kg＋0.4 μg/時 50 分		エフェドリンの投与量：差なし，鎮静あり
			生食		アトロピンの投与量：群間差あり
Elcicek	下肢手術	60	持続静注 Dex	知覚（195→249 分）	BP：低血圧あり
（2010）			Rop 22.5 mg	運動（225→284 分）	HR：徐脈あり
		2 群	生食		アトロピンの必要量↑
			Dex 1 μg/kg 10 分＋0.4 μg/kg 50 分		鎮静あり

表４　α_2 受容体作動薬の全身投与が脊髄くも膜下麻酔へ及ぼす効果（続き）

著者（年）	手術など	対象人数	投与量・併用薬	神経遮断効果の延長	その他の作用
Kaya	泌尿器外科	75	静注 Dex	知覚（97 → 145 分）	BP：群間差なし
(2010)			Bup 15 mg	運動（なし）	HR：群間差なし
		3 群	生食		鎮静スコア↑，術後鎮痛の改善あり
			Dex 0.5 μg/kg		患者・術者の満足度：差なし
			Mid 0.05 mg/kg		ミダゾラムによる延長効果：なし

Clo：クロニジン，Dex：デクスメデトミジン，Bup：ブピバカイン，Tet：テトラカイン，Lid：リドカイン，Rop：ロピバカイン，Pri：プリロカイン，Fen：フェンタニル，Mid：ミダゾラム，Tri：トリアゾラム，Dia：ジアゼパム，Phe：フェニレフリン．

BP：血圧，HR：心拍数．

知覚（2 分節または記載レベルまでの消退時間），運動（Bromage グレード 3 または記載グレードの時間）．

↑：増加，↓減少．

12) Tryba M, Gehling M. Clonidine : A potent analgesic adjuvant. Curr Opin Anaesthesiol 2002 ; 15 : 511-7.
13) Salinas FV, Liu SS. Spinal anaesthesia : Local anaesthetics and adjuncts in the ambulatory setting. Best Pract Res Clin Anaesthesiol 2002 ; 16 : 195-210.
14) Pitkanen M, Rosenberg PH. Local anaesthetics and additives for spinal anaesthesia : Characteristics and factors influencing the spread and duration of the block. Best Pract Res Clin Anaesthesiol 2003 ; 17 : 305-22.
15) Milligan KR. Recent advances in local anaesthetics for spinal anaesthesia. Eur J Anaesthesiol 2004 ; 21 : 837-47.
16) Elia N, Culebras X, Mazza C, et al. Clonidine as an adjuvant to intrathecal local anesthetics for surgery : Systematic review of randomized trials. Reg Anesth Pain Med 2008 ; 33 : 159-67.
17) Racle JP, Benkhadra A, Poy JY, et al. Prolongation of isobaric bupivacaine spinal anesthesia with epinephrine and clonidine for hip surgery in the elderly. Anesth Analg 1987 ; 66 : 442-6.
18) Racle JP, Poy JY, Benkhadra A, et al. Prolongation of spinal anesthesia with hyperbaric bupivacaine by adrenaline and clonidine in the elderly. Ann Fr Anesth Reanim 1988 ; 7 : 139-44.
19) Bonnet F, Diallo A, Saada M, et al. Prevention of tourniquet pain by spinal isobaric bupivacaine with clonidine. Br J Anaesth 1989 ; 63 : 93-6.
20) Bonnet F, Brun-Buisson V, Saada M, et al. Dose-related prolongation of hyperbaric tetracaine spinal anesthesia by clonidine in humans. Anesth Analg 1989 ; 68 : 619-22.
21) Bonnet F, Brun-Buisson V, Francois Y, et al. Effects of oral and subarachnoid clonidine on spinal anesthesia with bupivacaine. Reg Anesth 1990 ; 15 : 211-4.
22) Boico O, Bonnet F, Mazoit JX. Effects of epinephrine and clonidine on plasma concentrations of spinal bupivacaine. Acta Anaesthesiol Scand 1992 ; 36 : 684-8.
23) Fogarty DJ, Carabine UA, Milligan KR. Comparison of the analgesic effects of intrathecal clonidine and intrathecal morphine after spinal anaesthesia in patients undergoing total hip replacement. Br J Anaesth 1993 ; 71 : 661-4.
24) Fukuda T, Dohi S, Naito H. Comparisons of tetracaine spinal anesthesia with clonidine or phenylephrine in normotensive and hypertensive humans. Anesth Analg 1994 ; 78 : 106-11.
25) Grace D, Milligan KR, Morrow BJ, et al. Co-administration of pethidine and clonidine : A spinal anaesthetic technique for total hip replacement. Br J Anaesth 1994 ; 73 : 628-33.
26) Niemi L. Effects of intrathecal clonidine on duration of bupivacaine spinal anaesthesia, haemodynamics, and postoperative analgesia in patients undergoing knee arthroscopy. Acta Anaesthesiol Scand 1994 ; 38 : 724-8.
27) Klimscha W, Chiari A, Krafft P, et al. Hemodynamic and analgesic effects of clonidine added repetitively to continuous epidural and spinal blocks. Anesth Analg 1995 ; 80 : 322-7.
28) Grace D, Bunting H, Milligan KR, et al. Postoperative analgesia after co-administration of clonidine and morphine by the intrathecal route in patients undergoing hip replacement. Anesth Analg 1995 ; 80 : 86-91.
29) Gentili ME, Mamelle JC, Le Foll G. Combination of low-dose bupivacaine and clonidine for unilateral spinal anesthesia in arthroscopic knee surgery. Reg Anesth 1995 ; 20 : 169-70.
30) Gentili M, Bonnet F. Spinal clonidine produces less urinary retention than spinal morphine. Br J Anaesth 1996 ; 76 : 872-3.
31) De Negri P, Borrelli F, Salvatore R, et al. Spinal anesthesia with clonidine and bupivacaine in young humans : Interactions and effects on the cardiovascular system. Minerva Anestesiol 1997 ; 63 : 119-25.

32) Acalovschi I, Bodolea C, Manoiu C. Spinal anesthesia with meperidine. Effects of added α-adrenergic agonists : Epinephrine versus clonidine. Anesth Analg 1997 ; 84 : 1333-9.
33) Larsen B, Dorscheid E, Macher-Hanselmann F, et al. Does intrathecal clonidine prolong the effect of spinal anesthesia with hiperbaric mepivacaine ? : A randomized double-blind study. Anaesthesist 1998 ; 47 : 741-6.
34) Dobrydnjov I, Samarutel J. Enhancement of intrathecal lidocaine by addition of local and systemic clonidine. Acta Anaesthesiol Scand 1999 ; 43 : 556-62.
35) Juliao MC, Lauretti GR. Low-dose intrathecal clonidine combined with sufentanil as analgesic drugs in abdominal gynecological surgery. J Clin Anesth 2000 ; 12 : 357-62.
36) De Kock M, Gautier P, Fanard L, et al. Intrathecal ropivacaine and clonidine for ambulatory knee arthroscopy. Anesthesiology 2001 ; 94 : 574-8.
37) Dobrydnjov I, Axelsson K, Samarutel J, et al. Postoperative pain relief following intrathecal bupivacaine combined with intrathecal or oral clonidine. Acta Anaesthesiol Scand 2002 ; 46 : 806-14.
38) Santiveri X, Arxer A, Plaja I, et al. Anaesthetic and postoperative analgesic effects of spinal clonidine as an additive to prilocaine in the transurethral resection of urinary bladder tumors. Eur J Anaesth 2002 ; 19 : 589-93.
39) Sites BD, Beach M, Biggs R, et al. Intrathecal clonidine added to a bupivacaine-morphine spinal anesthetic improves postoperative analgesia for total knee arthroplasty. Anesth Analg 2003 ; 96 : 1083-8.
40) Dobrydnjov I, Axelsson K, Thorn SE, et al. Clonidine combined with small-dose bupivacaine during spinal anesthesia for inguinal herniorrhaphy : A randomized double-blinded study. Anesth Analg 2003 ; 96 : 1496-503.
41) Strebel S, Gurzeler JA, Schneider MC, et al. Small-dose intrathecal clonidine and isobaric bupivacaine for orthopedic surgery : A dose-response study. Anesth Analg 2004 ; 99 : 1231-8.
42) Brown DR, Hofer RE, Patterson DE, et al. Intrathecal anesthesia and recovery from radical prostatectomy : A prospective randomized controlled trial. Anesthesiology 2004 ; 100 : 926-34.
43) Dobrydnjov I, Axelsson K, Gupta A, et al. Improved analgesia with clonidine when added to local anesthetic during combined spinal-epidural anesthesia for hip arthroplasty : A double-blind, randomized and placebo-controlled study. Acta Anaesthesiol Scand 2005 ; 49 : 538-45.
44) Davis BR, Kopacz DJ. Spinal 2-chloroprocaine : The effect of added clonidine. Anesth Analg 2005 ; 100 : 559-65.
45) Jeon YT, Jeon YS, Kim YC, et al. Intrathecal clonidine does not reduce post-spinal shivering. Acta Anaesthesiol Scand 2005 ; 49 : 1509-13.
46) Boussofara M, Carles M, Raucoules-Aime M, et al. Effects of intrathecal midazolam on postoperative analgesia when added to a bupivacaine-clonidine mixture. Reg Anesth Pain Med 2006 ; 31 : 501-5.
47) Kanazi GE, Aouad MT, Jabbour-Khoury SI, et al. Effect of low-dose dexmedetomidine or clonidine on the characteristics of bupivacaine spinal block. Acta Anaesthesiol Scand 2006 ; 50 : 222-7.
48) van Tuijl I, Giezeman MJMM, Braithwaite SA, et al. Intrathecal low-dose hyperbaric bupivacaine–clonidine combination in outpatient knee arthroscopy : A randomized controlled trial. Acta Anaesthesiol Scand 2008 ; 52 : 343-9.
49) De Abreu Baptista JF, Paulo DNS, Paulo ICAL, et al. Epidural anesthesia using a 0.75% ropivacaine and subarachnoid anesthesia with a 0.5 % bupivacaine associated or not with clonidine in hemorroidectomies. Acta Cirurgica Brasileira 2008 ; 23 : 536-42.

50) Merivirta R, Kuusniemi K, Jaakkola P, et al. Unilateral spinal anaesthesia for outpatient surgery：A comparison between hyperbaric bupivacaine and bupivacaine–clonidine combination. Acta Anaesthesiol Scand 2009；53：788-93.
51) Al-Mustafa M, Abu-Halaweb SA, Aloweidi AKS, et al. Effect of dexmedetomidine added to spinal bupivacaine for urological procedures. Saudi Med J 2009；30：365-70.
52) Ghodki PS, Sardesai SP, Thombre SK. Evaluation of the effect of intrathecal clonidine to decrease shoulder tip pain in laparoscopy under spinal anaesthesia. Indian J Anaesth 2010；541：231-4.
53) Jang I, Shin I-W, Ok S-H, et al. Spinal anesthesia and intrathecal clonidine decrease the hypnotic requirement of propofol. Reg Anesth Pain Med 2010；35：145-7.
54) Mensink FJ, Kozody R, Kehler CH, et al. Dose-response relationship of clonidine in tetracaine spinal anesthesia. Anesthesiology 1987；67：717-21.
55) Filos KS, Goudas LC, Patroni O, et al. Intrathecal clonidine as a sole analgesic for pain relief after cesarean section. Anesthesiology 1992；77：267-74.
56) Filos KS, Goudas LC, Patroni O, et al. Hemodynamic and analgesic profile after intrathecal clonidine in humans. Anesthesiology 1994；81：591-601.
57) Pan PM, Huang CT, Wei TT, et al. Enhancement of analgesic effect of intrathecal neostigmine and clonidine on bupivacaine spinal anesthesia. Reg Anesth Pain Med 1998；23：49-56.
58) Gautier PE, De Kock M, Fanard L, et al. Intrathecal clonidine combined with sufentanil for labor analgesia. Anesthesiology 1998；88：651-6.
59) Mercier FJ, Dounas M, Bouaziz H, et al. The effect of adding a minidose of clonidine to intrathecal sufentanil for labor analgesia. Anesthesiology 1998；89：594-601.
60) Benhamou D, Thorin D, Brichant JF, et al. Intrathecal clonidine and fentanyl with hyperbaric bupivacaine improves analgesia during cesarean section. Anesth Analg 1998；87：609-13.
61) Chiari A, Lorber C, Eisenach JC, et al. Analgesic and hemodynamic effects of intrathecal clonidine as the sole analgesic agent during first stage of labor：A dose response study. Anesthesiology 1999；91：388-96.
62) D'Angelo R, Evans E, Dean LA, et al. Spinal clonidine prolongs labor analgesia from spinal sufentanil and bupivacaine. Anesth Analg 1999；88：573-6.
63) Owen MD, Ozsarac O, Sahin S, et al. Low-dose clonidine and neostigmine prolong the duration of intrathecal bupivacaine–fentanyl for labor analgesia. Anesthesiology 2000；92：361-6.
64) Sia ATH. Optimal dose of intrathecal clonidine added to sufentanil plus bupivacaine for labour analgesia. Can J Anesth 2000；47：875-80.
65) D'Angelo R, Dean LS, Meister GC, et al. Neostigmine combined with bupivacaine, clonidine, and sufentanil for spinal labor analgesia. Anesth Analg 2001；93：1560-4.
66) Paech MJ, Banks SL, Gurrin LC, et al. A randomized, double-blinded trial of subarachnoid bupivacaine and fentanyl, with or without clonidine, for combined spinal/epidural analgesia during labor. Anesth Analg 2002；95：1396-401.
67) Paech MJ, Pavy TJG, Orlikowski CEP, et al. Postcesarean analgesia with spinal morphine, clonidine, or their combination. Anesth Analg 2004；98：1460-6.
68) Missant C, Teunkens A, Vandermeersch E, et al. Intrathecal clonidine prolongs labour analgesia but worsens fetal outcome：A pilot study. Can J Anesth 2004；51：696-701.
69) van Tuijl I, van Klei WA, van der Werff DBM, et al. The effect of addition of intrathecal clonidine to hyperbaric bupivacaine on postoperative pain and morphine requirements after caesarean section：A randomized controlled trial. Br J Anaesth 2006；97：365-70.

70) Lavand'homme PM, Roelants F, Waterloos H, et al. An evaluation of the postoperative anti-hyperalgesic and analgesic effects of intrathecal clonidine administered during elective cesarean delivery. Obstetric Anesthesiology 2008 ; 107 : 948-55.
71) Kuczkowski KM, Chandra S. Maternal satisfaction with single-dose spinal analgesia for labor pain in Indonesia : A landmark study. J Anesth 2008 ; 22 : 55-8.
72) Rochette A, Raux O, Troncin R, et al. Clonidine prolongs spinal anesthesia in newborns : A prospective dose-ranging study. Anesth Analg 2004 ; 98 : 56-9.
73) Rochette A, Troncin R, Raux O, et al. Clonidine added to bupivacaine in neonatal spinal anesthesia : A prospective comparison in 124 preterm and term infants. Paediatr Anaesth 2005 ; 15 : 1072-7.
74) Kaabachi O, Zarghouni A, Ouezini R, et al. Clonidine 1 μg/kg is a safe and effective adjuvant to plain bupivacaine in spinal anesthesia in adolescents. Anesth Analg 2007 ; 105 : 516-9.
75) Batra YK, Rakesh S, Panda NB, et al. Intrathecal clonidine decreases propofol sedation requirements during spinal anesthesia in infants. Paediatr Anaesth 2010 ; 20 : 625-32.
76) Cao JP, Miao XY, Liu J, et al. An evaluation of intrathecal bupivacaine combined with intrathecal or intravenous clonidine in children undergoing orthopedic surgery : A randomized double-blind study. Paediatr Anaesth 2011 ; 21 : 399-405.
77) Ota K, Namiki A, Ujike Y, et al. Prolongation of tetracaine spinal anesthesia by oral clonidine. Anesth Analg 1992 ; 75 : 262-4.
78) Ota K, Namiki A, Iwasaki H, et al. Dose-related prolongation of tetracaine spinal anesthesia by oral clonidine in humans. Anesth Analg 1994 ; 79 : 1121-5.
79) Singh H, Liu J, Gaines GY, et al. Effect of oral clonidine and intrathecal fentanyl on tetracaine spinal block. Anesth Analg 1994 ; 79 : 1113-6.
80) Ota K, Namiki A, Iwasaki H, et al. Dosing interval for prolongation of tetracaine spinal anesthesia by oral clonidine in humans. Anesth Analg 1994 ; 79 : 1117-20.
81) Liu S, Chiu AA, Neal JM, et al. Oral clonidine prolongs lidocaine spinal anesthesia in human volunteers. Anesthesiology 1995 ; 82 : 1353-9.
82) Ezri T, Szmuk P, Shklar B, et al. Oral clonidine premedication does not prolong analgesia after herniorrhaphy under subarachnoid anesthesia. J Clin Anesth 1998 ; 10 : 474-81.
83) Rhee K, Kang K, Kim J, et al. Intravenous clonidine prolongs bupivacaine spinal anesthesia. Acta Anaesthesiol Scand 2003 ; 47 : 1001-5.
84) Tekin M, Kati I, Tomak Y, et al. Effect of dexmedetomidine iv on the duration of spinal anesthesia with prilocaine : A double-blind, prospective study in adult surgical patients. Current Therapeutic Research 2007 ; 68 : 313-24.
85) Elcicek K, Tekin M, Kah I. The effects of intravenous dexmedetomidine on spinal hyperbaric ropivacaine anesthesia. J Anesth 2010 ; 24 : 544-8.
86) Kaya FN, Yavascaoglu B, Turker G, et al. Intravenous dexmedetomidine, but not midazolam, prolongs bupivacaine spinal anesthesia. Can J Anesth 2010 ; 57 : 39-45.

（福田　妙子）

2 副作用と留意点

はじめに

そもそも，臨床で α_2 受容体作動薬をくも膜下腔に投与する契機となった症例は1985年モルヒネに耐性が生じて疼痛緩和に苦慮していた末期癌患者であった[1]。1988年には，3カ月間クロニジンをくも膜下腔に持続投与した患者の剖検所見から，脊髄に神経毒性症状のないことが発表されている[2]。急性痛対策よりも先に長期投与が前提の慢性痛対策として臨床に導入されているので，神経毒性については基礎・臨床両面で研究[3)~5)]されすでに安全性が確立していると考えられる。そこで本章では，脊髄くも膜下麻酔に伴う低血圧・徐脈および鎮静について述べることとする。

低血圧

臨床報告では，術前の患者の状態や輸液・昇圧薬の使用などよってさまざまに修飾されるが，最大で40％程度の血圧低下が起きる可能性があると推測される。

α_2 受容体作動薬をくも膜下腔に投与した場合の血圧低下の機序は，投与された部位における脊髄交感神経節前線維の抑制と，その後拡散し脳幹部・孤束核に分布している α_{2A} 受容体を介した交感神経遮断作用や，副交感神経活動の増加によると考えられる[6)7)]。さらに，クロニジンやデクスメデトミジンはイミダゾール基を有するため，外側網様体や吻側延髄外側野に存在するイミダゾリン受容体を介して血圧低下を起こすことも考えられる[8)9)]。すなわち，投与部位の交感神経節前線維は同時に投与された局所麻酔薬によっても遮断されるので，併用される局所麻酔薬の量が少ない場合のほうが，多い場合に比べて，むしろ α_2 受容体作動薬添加の影響が大きくなる点に注意が必要である。また通常，局所麻酔薬単独では最も血圧が低下するまでの時間は15～30分くらいであるが，クロニジンが添加された場合は，40分以上場合によっては60～120分後まで遅れることにも注意が必要である[10)11)]。原因は明確でないが，α_2 受容体作動薬の髄液内拡散による影響と推測されている。

また，ヒツジを用いた動物実験によると，α_2 受容体作動薬をくも膜下に投与した場合，出血時に血漿アドレナリン濃度の上昇が少なく，心拍数が増加せず，比較的少ない出血量でも血圧低下が起きることが報告[12]されている。臨床研究では，危険な血圧低下が生じたという症例報告はないが，非産科麻酔37編の研究中15編で，産科麻酔17編中9編で，α_2受容体作動薬の添加によって有意な血圧低下が生ずることが指摘されている[10)11)13)~64)]。α_2受容体作動薬が添加された場合は，血圧低下の時間が比較的長いので，短時間手術で早期に病棟帰室とした場合などは特に注意深い観察が必要である。

徐　脈

2008年に発表されたEliaら[65]の総説によると，脊髄くも膜下麻酔にクロニジンを添加することによる徐脈のリスクは，低血圧ほど明瞭でないと記載されている。しかし，非産科麻酔37編の研究中8編で，産科麻酔17編中2編で，α_2受容体作動薬の添加によって有意な徐脈発生頻度の増加が指摘されている[10)11)13)~64)]。心拍数減少の程度は，これまでの報告症例からおそらく最大で20～25％程度ではないかと推測されるが，手術操作などの影響でそれ以上に減少する可能性もある。

もともと，副交感神経優位で心拍出量が心拍数に依存している小児麻酔領域では，この徐脈の危険性は以前から注目されてきた。2005年，Rochetteら[66]による早産児であった幼児の徐脈発生率は高いとの指摘は重要であると考えられる。

鎮　静

適度な鎮静は脊髄くも膜下麻酔を快適にするもので，必ずしも副作用と考える必要はない。しかし，酸素飽和度の低下をもたらすような場合には注意が必要である。臨床報告37編の中に，α_2受容体作動薬を麻薬と併用でくも膜下投与した研究が5編（合計170名）ある[21)22)29)33)36)]。そのうち，1名で呼吸数8回/分未満の呼吸抑制を生じた。また，クロニジン200 μgを経口摂取後にテトラカインおよびテトラカインとフェンタニルによる脊髄くも膜下麻酔を受けた2名で，酸素飽和度の低下が報告[67]されている。

α_2受容体作動薬は通常呼吸を抑制せず，またモルヒネによる呼吸抑制を増強することもないとされている[68]。しかし，デクスメデトミジンの全身投与で，呼吸回数の低下や二酸化炭素に対する反応性の低下が報告[69]されている。鎮静薬などを併用する場合には，特に鎮静の程度・呼吸数・酸素飽和度を常に観察する必要がある。

その他

Eisenachら[70]は，妊娠ヒツジにおいてクロニジンのくも膜下投与の影響を調べているが，10 μg/kg以上の大量投与でなければ問題はないとしている。van Tuijlら[62]のグループは，Apgar指数や臍帯血pHのデータを発表しているが，クロニジンによる差は見られていない。ただ17編の研究論文中[48)~64)]，1症例に胎児心拍数と臍帯血pHに影響があったという報告[61)]がある。まれではあるが，母体の低血圧などが胎児になんらかの影響を与える可能性は残っている。ちなみに，クロニジンの胎盤通過性（平均胎児/母体血濃度比）は0.89で，脂溶性の高いデクスメデトミジンの胎盤通過性は0.12である[71)]。しかしGautierら[51)]は，臍帯血でクロニジンは検出されなかったことを報告している。

2008年，ブピバカインとクロニジン0.8 μg/kgの投与後に，気管挿管管理が必要になった小児症例が1症例報告[72)]されている。この原因が局所麻酔薬かクロニジンかは明確ではないが，少なくとも未熟児や早産で生まれた子供にα_2受容体作動薬をくも膜下投与する場合は，十分な呼吸・循環管理の準備が必要である[73)]。

■参考文献

1) Coombs DW, Saunders RL, Lachance D. Intrathecal morphine tolerance：Use of intrathecal clonidine, DADLE, and intraventricular morphine. Anesthesiology 1985；62：358-63.
2) van Essen EJ, Bovill JG, Ploeger EJ, et al. Intrathecal morphine and clonidine for control of intractable cancer pain：A case report. Acta Anaesthesiol Belg 1988；39：109-12.
3) Borg PA, Krijnen HJ. Long-term intrathecal administration of midazolam and clonidine. Clin J Pain 1996；12：63-8.
4) Gordh T, Post C, Olsson Y. Evaluation of the toxicity of subarachnoid clonidine, guanfacine, and a substance P-antagonist on rat spinal cord and nerve roots：Light and electron microscopic observations after chronic intrathecal administration. Anesth Analg 1986；65：1303-11.
5) Bedder MD, Kozody R, Palahniuk RJ, et al. Clonidine prolongs canine tetracaine spinal anaesthesia. Can J Anaesth 1986；33：591-6.
6) Guyenet PG, Cabot JB. Inhibition of sympathetic preganglionic neurons by catecholamines and clonidine：Mediation by an α-adrenergic receptor. J Neurosci 1981；1：908-17.
7) De Kock M. Site of hemodynamic effects of α2-adrenergic agonists. Anesthesiology 1991；75：715-6.
8) Bruban V, Feldman J, Greney H, et al. Respective contributions of alpha-adrenergic and non-adrenergic mechanisms in the hypotensive effect of imidazoline-like drugs. Br J Pharmacol 2001；133：261-6.
9) Ernsberger P, Meeley MP, Mann JJ, et al. Clonidine binds to imidazole binding sites as well as alpha 2-adrenoceptors in the ventrolateral medulla. Eur J Pharmacol 1987；134：1-13.
10) Niemi L. Effects of intrathecal clonidine on duration of bupivacaine spinal anaesthesia, haemodynamics, and postoperative analgesia in patients undergoing knee arthroscopy. Acta Anaesthesiol Scand 1994；38：724-8.
11) Klimscha W, Chiari A, Krafft P, et al. Hemodynamic and analgesic effects of clonidine added repetitively to continuous epidural and spinal blocks. Anesth Analg 1995；80：322-7.
12) Eisenach JC, Tong C, Limauro D. Intrathecal clonidine and the response to hemorrhage. Anesthesiology 1992；77：522-8.
13) Racle JP, Benkhadra A, Poy JY, et al. Prolongation of isobaric bupivacaine spinal anesthesia with epinephrine and clonidine for hip surgery in the elderly. Anesth Analg 1987；66：442-6.
14) Racle JP, Poy JY, Benkhadra A, et al. Prolongation of spinal anesthesia with hyperbaric bupivacaine by adrenaline and clonidine in the elderly. Ann Fr Anesth Reanim 1988；7：139-44.

15) Bonnet F, Diallo A, Saada M, et al. Prevention of tourniquet pain by spinal isobaric bupivacaine with clonidine. Br J Anaesth 1989 ; 63 : 93-6.
16) Bonnet F, Brun-Buisson V, Saada M, et al. Dose-related prolongation of hyperbaric tetracaine spinal anesthesia by clonidine in humans. Anesth Analg 1989 ; 68 : 619-22.
17) Bonnet F, Brun-Buisson V, Francois Y, et al. Effects of oral and subarachnoid clonidine on spinal anesthesia with bupivacaine. Reg Anesth 1990 ; 15 : 211-4.
18) Boico O, Bonnet F, Mazoit JX. Effects of epinephrine and clonidine on plasma concentrations of spinal bupivacaine. Acta Anaesthesiol Scand 1992 ; 36 : 684-8.
19) Fogarty DJ, Carabine UA, Milligan KR. Comparison of the analgesic effects of intrathecal clonidine and intrathecal morphine after spinal anaesthesia in patients undergoing total hip replacement. Br J Anaesth 1993 ; 71 : 661-4.
20) Fukuda T, Dohi S, Naito H. Comparisons of tetracaine spinal anesthesia with clonidine or phenylephrine in normotensive and hypertensive humans. Anesth Analg 1994 ; 78 : 106-11.
21) Grace D, Milligan KR, Morrow BJ, et al. Co-administration of pethidine and clonidine : A spinal anaesthetic technique for total hip replacement. Br J Anaesth 1994 ; 73 : 628-33.
22) Grace D, Bunting H, Milligan KR, et al. Postoperative analgesia after co-administration of clonidine and morphine by the intrathecal route in parients undergoing hip replacement. Anesth Analg 1995 ; 80 : 86-91.
23) Gentili ME, Mamelle JC, Le Foll G. Combination of low-dose bupivacaine and clonidine for unilateral spinal anesthesia in arthroscopic knee surgery. Reg Anesth 1995 ; 20 : 169-70.
24) Gentili M, Bonnet F. Spinal clonidine produces less urinary retention than spinal morphine. Br J Anaesth 1996 ; 76 : 872-3.
25) De Negri P, Borrelli F, Salvatore R, et al. Spinal anesthesia with clonidine and bupivacaine in young humans : Interactions and effects on the cardiovascular system. Minerva Anestesiol 1997 ; 63 : 119-25.
26) Acalovschi I, Bodolea C, Manoiu C. Spinal anesthesia with meperidine. Effects of added α-adrenergic agonists : Epinephrine versus clonidine. Anesth Analg 1997 ; 84 : 1333-9.
27) Larsen B, Dorscheid E, Macher-Hanselmann F, et al. Does intrathecal clonidine prolong the effect of spinal anesthesia with hyperbanic mepivacaine? : A randomized double-blind study. Anaesthesist 1998 ; 47 : 741-6.
28) Dobrydnjov I, Samarutel J. Enhancement of intrathecal lidocaine by addition of local and systemic clonidine. Acta Anaesthesiol Scand 1999 ; 43 : 556-62.
29) Juliao MC, Lauretti GR. Low-dose intrathecal clonidine combined with sufentanil as analgesic drugs in abdominal gynecological surgery. J Clin Anesth 2000 ; 12 : 357-62.
30) De Kock M, Gautier P, Fanard L, et al. Intrathecal ropivacaine and clonidine for ambulatory knee arthroscopy. Anesthesiology 2001 ; 94 : 574-8.
31) Dobrydnjov I, Axelsson K, Samarutel J, et al. Postoperative pain relief following intrathecal bupivacaine combined with intrathecal or oral clonidine. Acta Anaesthesiol Scand 2002 ; 46 : 806-14.
32) Santiveri X, Arxer A, Plaja I, et al. Anaesthetic and postoperative analgesic effects of spinal clonidine as an additive to prilocaine in the transurethral resection of urinary bladder tumors. Eur J Anaesth 2002 ; 19 : 589-93.
33) Sites BD, Beach M, Biggs R, et al. Intrathecal clonidine added to a bupivacaine-morphine spinal anesthetic improves postoperative analgesia for total knee arthroplasty. Anesth Analg 2003 ; 96 : 1083-8.

34) Dobrydnjov I, Axelsson K, Thorn SE, et al. Clonidine combined with small-dose bupivacaine during spinal anesthesia for inguinal herniorrhaphy : A randomized double-blinded study. Anesth Analg 2003 ; 96 : 1496-503.
35) Strebel S, Gurzeler JA, Schneider MC, et al. Small-dose intrathecal clonidine and isobaric bupivacaine for orthopedic surgery : A dose-response study. Anesth Analg 2004 ; 99 : 1231-8.
36) Brown DR, Hofer RE, Patterson DE, et al. Intrathecal anesthesia and recovery from radical prostatectomy : A prospective randomized controlled trial. Anesthesiology 2004 ; 100 : 926-34.
37) Dobrydnjov I, Axelsson K, Gupta A, et al. Improved analgesia with clonidine when added to local anesthetic during combined spinal-epidural anesthesia for hip arthroplasty : A double-blind, randomized and placebo-controlled study. Acta Anaesthesiol Scand 2005 ; 49 : 538-45.
38) Davis BR, Kopacz DJ. Spinal 2-chloroprocaine : The effect of added clonidine. Anesth Analg 2005 ; 100 : 559-65.
39) Jeon YT, Jeon YS, Kim YC, et al. Intrathecal clonidine does not reduce post-spinal shivering. Acta Anaesthesiol Scand 2005 ; 49 : 1509-13.
40) Boussofara M, Carles M, Raucoules-Aime M, et al. Effects of intrathecal midazolam on postoperative analgesia when added to a bupivacaine-clonidine mixture. Reg Anesth Pain Med 2006 ; 31 : 501-5.
41) Kanazi GE, Aouad MT, Jabbour-Khoury SI, et al. Effect of low-dose dexmedetomidine or clonidine on the characteristics of bupivacaine spinal block. Acta Anaesthesiol Scand 2006 ; 50 : 222-7.
42) van Tuijl I, Giezeman MJMM, Braithwaite SA, et al. Intrathecal low-dose hyperbaric bupivacaine-clonidine combination in outpatient knee arthroscopy : A randomized controlled trial. Acta Anaesthesiol Scand 2008 ; 52 : 343-9.
43) De Abreu Baptista JF, Paulo DNS, Paulo ICAL, et al. Epidural anesthesia using a 0.75% ropivacaine and subarachnoid anesthesia with a 0.5% bupivacaine associated or not with clonidine in hemorroidectomies. Acta Cirurgica Brasileira 2008 ; 23 : 536-42.
44) Merivirta R, Kuusniemi K, Jaakkola P, et al. Unilateral spinal anaesthesia for outpatient surgery : A comparison between hyperbaric bupivacaine and bupivacaine-clonidine combination. Acta Anaesthesiol Scand 2009 ; 53 : 788-93.
45) Al-Mustafa M, Abu-Halaweb SA, Aloweidi AKS, et al. Effect of dexmedetomidine added to spinal bupivacaine for urological procedures. Saudi Med J 2009 ; 30 : 365-70.
46) Ghodki PS, Sardesai SP, Thombre SK. Evaluation of the effect of intrathecal clonidine to decrease shoulder tip pain in laparoscopy under spinal anaesthesia. Indian J Anaesth 2010 ; 541 : 231-4.
47) Jang I, Shin I-W, Ok S-H, et al. Spinal anesthesia and intrathecal clonidine decrease the hypnotic requirement of propofol. Reg Anesth Pain Med 2010 ; 35 : 145-7.
48) Filos KS, Goudas LC, Patroni O, et al. Intrathecal clonidine as a sole analgesic for pain relief after cesarean section. Anesthesiology 1992 ; 77 : 267-74.
49) Filos KS, Goudas LC, Patroni O, et al. Hemodynamic and analgesic profile after intrathecal clonidine in humans. Anesthesiology 1994 ; 81 : 591-601.
50) Pan PM, Huang CT, Wei TT, et al. Enhancement of analgesic effect of intrathecal neostigmine and clonidine on bupivacaine spinal anesthesia. Reg Anesth Pain Med 1998 ; 23 : 49-56.
51) Gautier PE, De Kock M, Fanard L, et al. Intrathecal clonidine combined with sufentanil for labor analgesia. Anesthesiology 1998 ; 88 : 651-6.

52) Mercier FJ, Dounas M, Bouaziz H, et al. The effect of adding a minidose of clonidine to intrathecal sufentanil for labor analgesia. Anesthesiology 1998；89：594-601.
53) Benhamou D, Thorin D, Brichant JF, et al. Intrathecal clonidine and fentanyl with hyperbaric bupivacaine improves analgesia during cesarean section. Anesth Analg 1998；87：609-13.
54) Chiari A, Lorber C, Eisenach JC, et al. Analgesic and hemodynamic effects of intrathecal clonidine as the sole analgesic agent during first stage of labor：A dose-response study. Anesthesiology 1999；91：388-96.
55) D'Angelo R, Evans E, Dean LA, et al. Spinal clonidine prolongs labor analgesia from spinal sufentanil and bupivacaine. Anesth Analg 1999；88：573-76.
56) Owen MD, Ozsarac O, Sahin S, et al. Low-dose clonidine and neostigmine prolong the duration of intrathecal bupivacaine-fentanyl for labor analgesia. Anesthesiology 2000；92：361-6.
57) Sia ATH. Optimal dose of intrathecal clonidine added to sufentanil plus bupivacaine for labour analgesia. Can J Anesth 2000；47：875-80.
58) D'Angelo R, Dean LS, Meister GC, et al. Neostigmine combined with bupivacaine, clonidine, and sufentanil for spinal labor analgesia. Anesth Analg 2001；93：1560-4.
59) Paech MJ, Banks SL, Gurrin LC, et al. A randomized, double-blinded trial of subarachnoid bupivacaine and fentanyl, with or without clonidine, for combined spinal/epidural analgesia during labor. Anesth Analg 2002；95：1396-401.
60) Paech MJ, Pavy TJG, Orlikowski CEP, et al. Postcesarean analgesia with spinal morphine, clonidine, or their combination. Anesth Analg 2004；98：1460-6.
61) Missant C, Teunkens A, Vandermeersch E, et al. Intrathecal clonidine prolongs labour analgesia but worsens fetal outcome：A pilot study. Can J Anesth 2004；51：696-701.
62) van Tuijl I, van Klei WA, van der Werff DBM, et al. The effect of addition of intrathecal clonidine to hyperbaric bupivacaine on postoperative pain and morphine requirements after caesarean section：A randomized controlled trial. Br J Anaesth 2006；97：365-70.
63) Lavand'homme PM, Roelants F, Waterloos H, et al. An evaluation of the postoperative antihyperalgesic and analgesic effects of intrathecal clonidine administered during elective cesarean delivery. Obstetric Anesthesiology 2008；107：948-55.
64) Kuczkowski KM, Chandra S. Maternal satisfaction with single-dose spinal analgesia for labor pain in Indonesia：A landmark study. J Anesth 2008；22：55-8.
65) Elia N, Culebras X, Mazza C, et al. Clonidine as an adjuvant to intrathecal local anesthetics for surgery：Systematic review of randomized trials. Reg Anesth Pain Med 2008；33：159-67.
66) Rochette A, Troncin R, Raux O, et al. Clonidine added to bupivacaine in neonatal spinal anesthesia：A prospective comparison in 124 preterm and term infants. Paediatr Anaesth 2005；15：1072-7.
67) Singh H, Liu J, Gaines GY, et al. Effect of oral clonidine and intrathecal fentanyl on tetracaine spinal block. Anesth Analg 1994；79：1113-6.
68) Bailey PL, Sperry RJ, Johnson GK, et al. Respiratory effects of clonidine alone and combined with morphine, in humans. Anesthesiology 1991；74：43-8.
69) Sabbe MB, Penning JP, Ozaki GT, et al. Spinal and systemic action of the α_2 receptor agonist dexmedetomidine in dogs. Anesthesiology 1994；80：1057-72.
70) Eisenach JC, Dewan DM. Intrathecal clonidine in obstetrics：Sheep studies. Anesthesiology 1990；72：663-8.

71) Zakowski MI, Herman NL. The placenta : Anatomy, physiology, and transfer of drugs. In : Chestnut DH, editor. Chestnut's Obstetric Anesthesia Principles and Practice. 4th ed. Philadelphia : Mosby Elsevier ; 2009. p. 55-72.
72) Aouad M, Moukaddem F, Akel SR, et al. Respiratory failure in a former preterm infant following high spinal anesthesia with bupivacaine and clonidine. Paediatr Anaesth 2008 ; 18 : 1000-1.
73) Garg R. Be vigilant during use of intrathecal clonidine in former preterm infants. Paediatr Anaesth 2009 ; 19 : 58.

（福田　妙子）

VII

術後急性痛における有用性と留意点

1 麻酔前投薬による鎮痛効果

はじめに

麻酔前投薬による鎮痛効果は，“II 麻酔前投薬としての有用性　2 鎮痛効果”に記載した[1)~16)]。クロニジン単独による鎮痛効果の増強，およびクロニジンとオピオイドの併用による鎮痛作用の増強効果に分けられる（表，図 1）。動物実験でも，α_2 受容体作動薬とオピオイドとの鎮痛効果に関しての報告が多数あり，クロニジンとオピオイドとの相乗効果が期待できる[17)]。

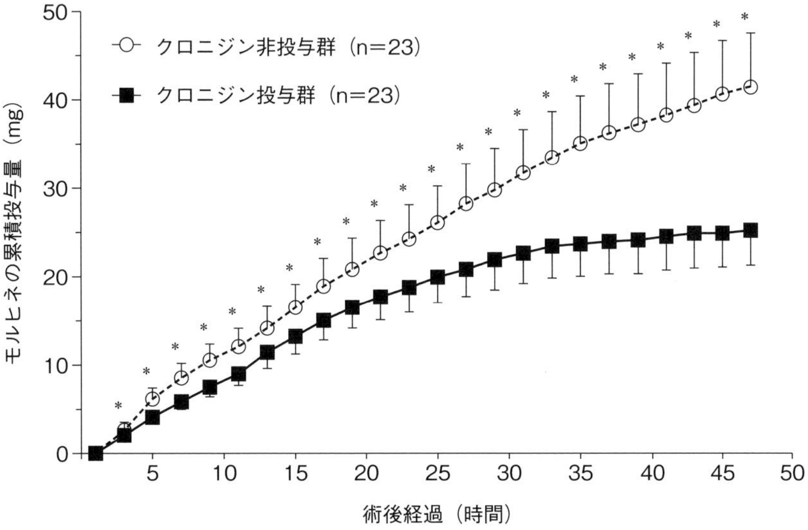

図 1　経口クロニジン 4 μg/kg 投与が帝王切開後 PCA モルヒネの累積必要量に及ぼす影響（平均±標準偏差）

クロニジン投与によって，モルヒネの累積投与量は有意に減少する．＊：P＜0.05 vs クロニジン投与群．

（Yanagidate F, Hamaya Y, Dohi S. Clonidine premedication reduces maternal requirement for intravenous morphine after cesarean delivery without affecting newborn's outcome. Reg Anesth Pain Med 2001；26：461-7 より改変引用）

表　経口クロニジン前投薬による鎮痛効果とその他の作用

著者（年）	クロニジンの投与経路と投与量	併用鎮痛薬	術後鎮痛効果	その他の作用
Segel (1991)	経口3，6 μg/kg と経皮的7，10.5 μg/cm^2	静注 PCA モルヒネ（2 mg/回，ロックアウト 10 分）	あり	血圧低下・徐脈
Park (1996)	経口 5 μg/kg	静注 PCA モルヒネ（1～2 mg/回，ロックアウト 10 分）	あり	悪心嘔吐の減少
Mikawa (1996)	経口 2～4 μg/kg	ジクロフェナク坐剤 12.5 または 25 mg	あり	4 μg/kg 投与で血圧低下
Goyagi (1996)	経口 5 μg/kg	くも膜下モルヒネ 0.2 mg	あり	なし
Goyagi (1999)	経口 5 μg/kg	硬膜外モルヒネ 2 mg と静注 PCA モルヒネ（2 mg/回，ロックアウト 10 分）	あり	なし
Nishina (2000)	経口 4 μg/kg	ジクロフェナク坐剤 2 mg/kg またはフルルビプロフェン 1 mg/kg	あり	なし
Sung (2000)	経口 150 μg	静注ペチジン 50 mg	あり	なし
Yanagidate (2001)	経口 4 μg/kg	静注 PCA モルヒネ（1 mg/回，ロックアウト 10 分）	あり	なし
Hidalgo (2005)	経口 100 μg	静注 PCA モルヒネ（2.5 mg/回，ロックアウト 10 分）	あり	鎮静・徐脈
Schmidt (2007)	経口 4 μg/kg 経粘膜デクスメデトミジン 1 μg/kg	なし	あり	なし
Cao (2009)	経口 4 μg/kg	パラセタモール坐剤 30～40 mg	あり	血圧低下，徐脈，シバリングの減少
Shigh (2011)	経口 150 μg	静注ジクロフェナク 75 mg，筋注メペリジン 0.5～1 mg/kg	あり	なし
Benhamou (1994)	経口 300 μg	静注 PCA モルヒネ（1 mg/時，1.5 mg/回，ロックアウト 10 分）	なし	鎮静の増強
Owen (1997)	経口 4～5 μg/kg＋経皮的 7 μg/cm^2	静注 PCA モルヒネ（1.5 mg/回，ロックアウト 8 分）	なし	血圧低下
Mayson (2000)	経口 5 μg/kg	硬膜外モルヒネ 2 mg と静注 PCA モルヒネ（1 mg/回，ロックアウト 8 分）	なし	なし
Oofuvong (2005)	経口 300 μg	静注 PCA モルヒネ（2 mg/回，ロックアウト 8 分）	なし	徐脈

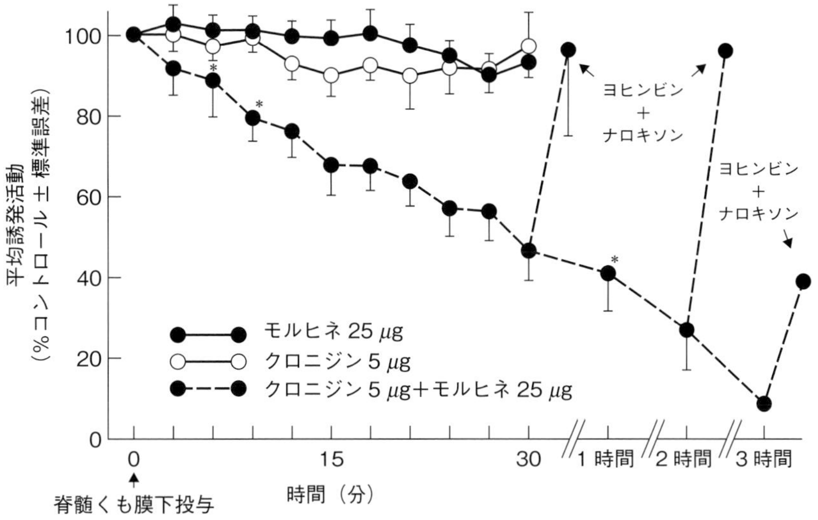

図2 クロニジン5μg，モルヒネ25μg，およびクロニジン5μgとモルヒネ25μg併用がWDRニューロンの誘発活動に及ぼす効果

クロニジンとモルヒネ単独では誘発活動に変化は見られないが，併用投与により9分以内に基準値と比較して有意に誘発活動は抑制される．この抑制は，ナロキソン 0.1 mg とヨヒンビン 0.5 ～ 1.5 mg/kg によって拮抗された．＊：P ＜ 0.05 vs. 基準値.

（Murata K, Nakagawa I, Kumeta Y, et al. Intrathecal clonidine suppresses noxiously evoked activity of spinal wide dynamic range neurons in cats. Anesth Analg 1989；69：185-91 より改変引用）

クロニジンとオピオイドの鎮痛効果

1979年にSpauldingら[18]は，クロニジンとモルヒネの皮下投与によって，クロニジンはモルヒネの鎮痛作用を5倍，モルヒネはクロニジンの鎮痛作用を4倍増強することを示した。また，胸椎6-7で脊髄を離断したラットを使用して，クロニジンとモルヒネをおのおの皮下投与したときの鎮痛効果をテイルフリックテストで検討した。クロニジンの鎮痛効果は脊髄離断によって影響されなかったが，モルヒネの鎮痛効果は離断によって減弱した[19]。この結果は，モルヒネは脊髄と脊髄より上位レベルで作用し，クロニジンは脊髄レベルで作用していることを示している。

クロニジンとモルヒネの同時投与による鎮痛効果を検討したMurataら[20]の研究によれば，脊髄を離断したネコにおいて熱刺激は脊髄後角のwide dynamic range（WDR）ニューロンの活動を賦活するが，くも膜下腔に併用投与したクロニジンとモルヒネは，単独投与に比較してWDRニューロンの活動をより強く抑制する（図2）。鎮痛効果をテイルフリックテストで検討した研究においても[21)22]，クロニジンとモルヒネの併用投与によって鎮痛効果の増強が認められている。テイルフリックテストは脊髄の反射であり，脊髄レベルで調節を受けているが，一方，ホットプレートテストはより複雑で上位中枢からの調節を受けている。Ossipovら[23)24]は，この組み合わせによりクロニジンの作用部位を推定した。つまり，クロニジンとモルヒネをラットのくも膜下腔に同時に投与した場合，テイルフリックテストでは相乗的に作用したが，ホットプレートテストでは相加的であった。一方，静脈内に投与した場合，テイルフリックテストとホットプレートテストではともに反応が相乗的であった[23]。このホットプレートテストでの反応が相乗的になった理由として，クロニジンが静脈内投与により希釈され脊髄上位に作用したこと，およびモルヒネが脊髄レベルのα_2受容体に作用し活性化させたことが推測されている[23]。

メデトメジンとオピオイドの鎮痛効果

メデトミジンとオピオイドをくも膜下腔に投与した場合，テイルフリックテストでは相乗的鎮痛効果が，ホットプレートテストでは相加的鎮痛効果が認められている[24]。これに反して，全身投与されたメデトミジンとコカインの併用では，脊髄を離断したラットでも離断してないラットでも，テイルフリックテストでの反応は相乗的に抑制されたが，ホットプレートテストでは相加的な抑制にとどまった[25]。これらの結果から，α_2受容体作動薬とオピオイドは同じ最終経路を通じて鎮痛作用を発揮し，脊髄レベルでのα_2受容体とオピオイド受容体の相互作用が強く示唆される。α_2受容体作動薬の全身投与によっても，直接の脊髄作用で鎮痛効果が生じる。

α_2受容体作動薬とオピオイドの作用部位

α_2受容体作動薬とオピオイドの鎮痛効果の増強作用は，その投与経路にかかわらず認られ[26]，青班核がクロニジンの抗侵害作用に関与しているという報告[27)~29)]もある。電気生理学的に検討した研究結果によれば，大量のメデトミジン全身投与は脊髄レベルで作用し，少量では脊髄上位に作用する[30]。さらに，くも膜下腔に投与されたクロニジンとモルヒネによる抑制は，脊髄のC線維で強く，Aδ線維では軽度であったとの報告[31,32]があり，これらはα_2受容体作動薬とオピオイドの作用部位を示唆している。

小　児

小児で経口クロニジン4 μg/kgと経鼻デクスメデトミジン1 μg/kgの鎮痛・鎮静効果を比較したShimidtら[33]の報告によれば，鎮痛効果はミダゾラムよりも強く，クロニジンとデクスメデトミジンは同程度である。このように，クロニジンやデクスメデトミジンの投与によって，鎮痛効果が期待できる。

■参考文献

1) Segal IS, Jarvis DJ, Duncan SR, et al. Clinical efficacy of oral-transdermal clonidine combinations during the perioperative period. Anesthesiology 1991；74：220-5.
2) Benhamou D, Narchi P, Hamza J, et al. Addition of oral clonidine to postoperative patient-controlled analgesia with i.v. morphine. Br J Anaesth 1994；72：537-40.
3) Park J, Forrest J, Kolesar R, et al. Oral clonidine reduces postoperative PCA morphine requirements. Can J Anaesth 1996；43：900-6.
4) Mikawa K, Nishina K, Maekawa N, et al. Oral clonidine premedication reduces postoperative pain in children. Anesth Analg 1996；82：225-30.
5) Goyagi T, Nishikawa T. Oral clonidine premedication enhances the quality of postoperative analgesia by intrathecal morphine. Anesth Analg 1996；82：1192-6.
6) Owen MD, Fibuch EE, McQuillan R, et al. Postoperative analgesia using a low-dose, oral-transdermal clonidine combination：Lack of clinical efficacy. J Clin Anesth 1997；9：8-14.
7) Goyagi T, Tanaka M, Nishikawa T. Oral clonidine premedication enhances postoperative analgesia by epidural morphine. Anesth Analg 1999；89：1487-91.
8) Nishina K, Mikawa K, Shiga M, et al. Diclofenac and flurbiprofen with or without clonidine for postoperative analgesia in children undergoing elective ophthalmological surgery. Paediatr Anaesth 2000；10：645-51.
9) Sung CS, Lin SH, Chan KH, et al. Effect of oral clonidine premedication on perioperative hemodynamic response and postoperative analgesic requirement for patients undergoing laparoscopic cholecystectomy. Acta Anaesthesiol Sin 2000；38：23-9.
10) Mayson KV, Gofton EA, Chambers KG. Premedication with low dose oral clonidine does not enhance postoperative analgesia of intrathecal morphine. Can J Anaesth 2000；47：752-7.
11) Yanagidate F, Hamaya Y, Dohi S. Clonidine premedication reduces maternal requirement for intravenous morphine after cesarean delivery without affecting newborn's outcome. Reg Anesth Pain Med 2001；26：461-7.
12) Oofuvong M, Chanvej L, Thongsuksai P. Single dose oral clonidine premedication does not enhance postoperative, single low dose epidural morphine analgesia in hysterectomy patients. J Med Assoc Thai 2005；88：358-63.
13) Hidalgo MP, Auzani JA, Rumpel LC, et al. The clinical effect of small oral clonidine doses on perioperative outcomes in patients undergoing abdominal hysterectomy. Anesth Analg 2005；100：795-802.
14) Schmidt A, Valinetti EA, Bandeira D, et al. Effects of preanesthetic administration of midazolam, clonidine, or dexmedetomidine on postoperative pain and anxiety in children. Paediatr Anaesth 2007；17：667-74.
15) Cao J, Shi X, Miao X, et al. Effects of premedication of midazolam or clonidine on perioperative anxiety and pain in children. BioScience Trends 2009；3：115-8.
16) Singh S, Arora K. Effect of oral clonidine premedication on perioperative haemodynamic response and postoperative analgesic requirement for patients undergoing laparoscopic cholecystectomy. Indian J Anaesth 2011；55：26-30.
17) 合谷木徹，西川俊昭．α2 アゴニスト（クロニジン）とオピオイドの相互鎮痛効果．臨床麻酔 2000；24：7-15.
18) Spaulding TC, Fielding S, Venafro JJ, et al. Antinociceptive activity of clonidine and its potentiation of morphine. Eur J Pharmacol 1979；58：19-25.
19) Spaulding TC, Venafro JJ, Fielding S. The dissociation of the antinociceptive effect of clonidine from supraspinal structures. Neuropharmacology 1979；18：103-5.

20) Murata K, Nakagawa I, Kumeta Y, et al. Intrathecal clonidine suppresses noxiously evoked activity of spinal wide dynamic range neurons in cats. Anesth Analg 1989；69：185-91.
21) Drasner K, Fields HL. Synergy between the antinociceptive effects of intrathecal clonidine and systemic morphine in the rat. Pain 1988；32：309-12.
22) Ossipov MH, Suarez LJ, Spaulding TC. Antinociceptive interactions between alpha2-adrenergic and opiate agonists at the spinal level in rodents. Aneth Analg 1989；68：194-200.
23) Ossipov MH, Harris S, Lloyd P, et al. An isobolographic analysis of the antinociceptive effect of systematically and intrathecally administered combinations of clonidine and opiates. J Pharmacol Exp Ther 1990；255：1107-16.
24) Ossipov MH, Harris S, Lloyd P, et al. Antinociceptive interaction between opioids and medetomidine：Systemic additivity and spinal synergy. Anesthesiology 1990；73：1227-35.
25) Pertovaara A, Hämäläinen MM. Spinal potentiation and supraspinal additivity in the antinociceptive interaction between systemically administered alpha 2-adrenoceptor agonist and cocaine in the rat. Anesth Analg 1994；79：261-6.
26) Meert TF, De Kock M. Potentiation of the analgesic properties of fentanyl-like opioids with α 2-adrenoceptor agonists in rats. Anesthesiology 1994；81：677-88.
27) Kostowski W, Jerlicz M. Effects of lesions of the locus coeruleus and the ventral noradrenergic bundle on the antinociceptive action of clonidine in rats. Pol J Pharmacol Pharm 1978；30：647-57.
28) Margalit D, Segal M. A pharmacologic study of analgesia produced by stimulation of the nucleus locus coeruleus. Psychopharmacology 1979；62：169-83.
29) Marwaha J, Kehne JH, Commissaris RL, et al. Spinal clonidine inhibits neural firing in locus coeruleus. Brain Res 1983；276：379-82.
30) Pertovaara A, Kauppila T, Jyväsjärvi E, et al. Involvement of supraspinal and spinal segmental alpha-2-adrenergic mechanisms in the medetomidine-induced antinociception. Neuroscience 1991；44：705-14.
31) Sullivan AF, Dashwood MR, Dickenson AH. α2-adrenoceptor modulation of nociception in rat spinal cord：Location, effects and interactions with morphine. Eur J Pharmacol 1987；138：169-77.
32) Wilcox GL, Carlsson KH, Jochim A, et al. Mutual potentiation of antinociceptive effects of morphine and clonidine on motor and sensory responses in rat spinal cord. Brain Res 1987；405：84-93.
33) Schmidt AP, Valinetti EA, Bandeira D, et al. Effects of preanesthetic administration of midazolam, clonidine, or dexmedetomidine on postoperative pain and anxiety in children. Paediatr Anaesth 2007；17：667-74.

（合谷木　徹）

2 硬膜外投与による鎮痛効果

はじめに

硬膜外投与による鎮痛効果は，クロニジン単独による効果，クロニジンとオピオイド併用による効果，クロニジンと局所麻酔薬との併用効果，さらにクロニジンとオピオイドおよび局所麻酔薬の併用効果に分けられる。硬膜外投与による鎮痛効果をほかの投与経路と比較した報告には，筋注[1)2)]，静注[3)～5)]，くも膜下投与[6)]がある。鎮痛効果は硬膜外投与で強いが，局所麻酔薬とクロニジンの持続硬膜外投与では低血圧が出現する[6)]。一方，硬膜外腔クロニジン 3 μg/kg 単回投与では鎮痛効果が認められなかった報告[7)]や，モルヒネ[8)]やケタミン[9)]の鎮痛効果を増強しなかった報告もある。単回投与では十分な鎮痛が得られなかったことや，術式や対象患者の違いにより鎮痛効果の増強が見られなかった可能性がある。

クロニジンの単独投与

硬膜外腔にクロニジン 2 μg/kg を投与すると，鎮痛効果とともに傾眠や低血圧が出現する[10)]。その鎮痛効果は用量依存的である[11)]。帝王切開患者を対象として，硬膜外腔クロニジンの低用量（400 μg 投与後に 10 μg/時で持続投与）群と高用量（800 μg 投与後に 20 μg/時）投与群では，両群とも鎮痛効果が強く，術後モルヒネの必要量が減少した[12)]。同様に，腹部手術患者で硬膜外腔クロニジン 2 μg/kg 投与後に 0.5 μg/kg/時で持続投与，4 μg/kg 投与後に 1 μg/kg/時で持続投与，8 μg/kg 投与後に 2 μg/kg/時の 3 群を比較した研究では，用量依存性の鎮痛効果が認められている[13)]。開腹手術患者では，硬膜外クロニジン投与によって，硬膜外スフェンタニル投与と同等の鎮痛効果が得られる[14)]。クロニジンと局所麻酔薬ブピバカインの硬膜外投与による鎮痛効果の比較では，クロニジンの方が強い[15)]。しかし，硬膜外腔にクロニジンを投与した場合，低血圧や徐脈，鎮静効果などの副作用も見られる。呼吸抑制に関しては，硬膜外腔に投与した場合でも呼吸抑制はないとされるので，オピオイドより使用しやすい[16)]。また，硬膜外腔にクロニジン，ブピバカインあるいはメサドンをそれぞれ単独で投与した場合，クロニジン投与後では術後の呼吸機能の回復が早いことが示されている[17)]。

クロニジンとオピオイドの併用投与

動物実験において α_2 受容体作動薬とオピオイドの併用投与による相乗的鎮痛効果が認められるので，臨床的にも両者の併用投与による鎮痛効果の増強作用が期待できる。表 1 に示したように，クロニジンとモルヒネの併用によって鎮痛効果は増強し，鎮痛薬

表 1　硬膜外クロニジンと鎮痛薬の併用投与による鎮痛効果

著者（年）	手術	クロニジン投与量	鎮痛薬	鎮痛効果	副作用
Lund (1989)	腹式子宮摘出術	150 μg	モルヒネ 4 mg	増強	低血圧
Motsch (1990)	腹部手術	450 μg/日	モルヒネ 6 mg/日	鎮痛薬必要量の減少	低血圧
Capogna (1995)	帝王切開	0, 75, 150 μg	モルヒネ 2 mg	鎮痛時間の延長，静注 PCA モルヒネの投与量減少	群間差なし
Anzai (1995)	胃全摘術	3 μg/kg	モルヒネ 0.05 mg/kg	静注 PCA モルヒネの減少	鎮静
Rockemann (1995)	膵臓摘出術	4 μg/kg	モルヒネ 2 mg	鎮痛薬投与までの時間延長	血圧低下 徐脈
Bonhomme (2002)	腰椎椎間板手術	75 μg	モルヒネ 1 mg	静注 PCA モルヒネ投与量の減少	差なし
Rostaing (1991)	腹部手術	150 μg	フェンタニル 100 μg	鎮痛時間の延長	鎮静 低血圧
Delaunay (1993)	腹部手術	0.3 μg / kg /時	フェンタニル 0.5 μg/kg/時	術後フェンタニル投与量の減少	
Eisenach (1994)	帝王切開	50，150，400 μg	フェンタニル 15，45，135 μg	アイソボログラム分析で相加的効果	
Vercauteren (1990)	腹部手術	1 μg/kg	スフェンタニル 25 μg	鎮痛時間の延長	血圧低下
Vercauteren (1994)	帝王切開	7.5 μg/時	スフェンタニル 5 μg/時（アドレナリンとの比較）	PCEA スフェンタニル投与量の減少	
Vercauteren (1996)	帝王切開	7.5 μg/時	スフェンタニル 5 μg/時（持続の有無で比較）	PCEA スフェンタニル単回投与回数の減少	
Tan (1997)	腹部手術	75 μg	ブトルファノール 0.5 mg	鎮痛で差なし	群間差なし
Gürses (2003)	下腹部手術	150 μg	トラマドール 150 μg	鎮痛時間の延長	
Massone (1998)	帝王切開	150 μg	くも膜下モルヒネ 250 μg	鎮痛時間の延長	低血圧

PCA：patient-controlled analgesia，PCEA：patient-controlled epidural analgesia.

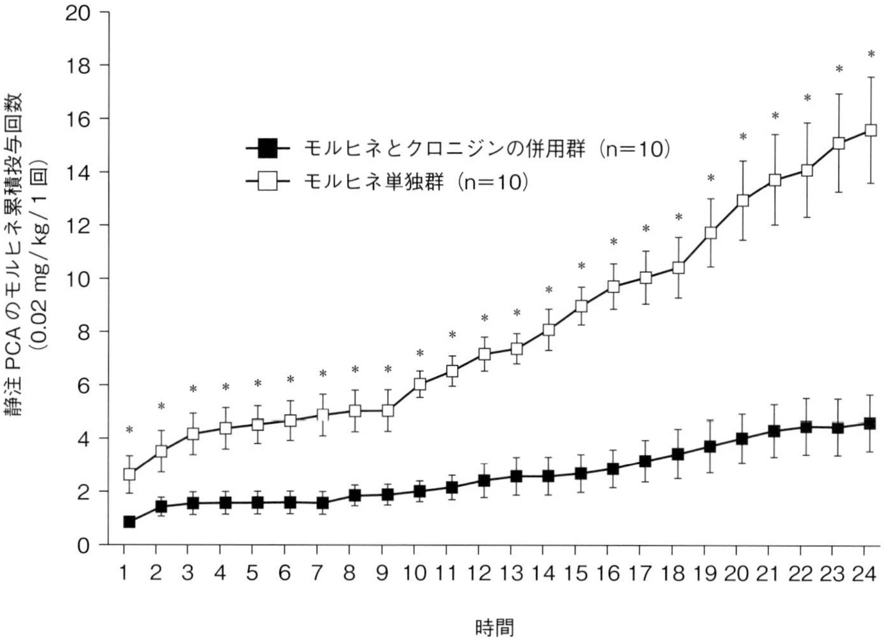

図　胃切除術後患者における静注 PCA モルヒネの累積投与回数（平均±標準誤差）

硬膜外モルヒネ 0.05 mg/kg とクロニジン 3 μg/kg の併用投与は，モルヒネ単独投与群に比べ，術後のモルヒネの投与回数を有意に減少させた.

＊：P ＜ 0.05 vs. モルヒネとクロニジンの併用群.

（Anzai Y, Nishikawa T. Thoracic epidural clonidine and morphine for postoperative pain relief. Can J Anaesth 1995；42：292-7 より改変引用）

の追加必要量が減少する[18)～23)]。図に示したように，上腹部開腹術後患者においてモルヒネとクロニジンの併用により，術後鎮痛薬の必要量が有意に減少する。同様に，クロニジンとフェンタニルとの併用でも鎮痛作用が増強する[24)～26)]。動物実験では相乗的であったが，ヒトでの研究では相加的であった[26)]。クロニジンとスフェンタニルとの併用においても鎮痛効果は増強される[27)～29)]。硬膜外ブトルファノールとクロニジンでは鎮痛効果の増強はないが[30)]，トラマドールとクロニジンの併用では鎮痛効果の増強が見られる[31)]。クロニジン投与量の差異によるものと考えられる。また，硬膜外クロニジンはくも膜下腔モルヒネの鎮痛効果を増強する[32)]。

クロニジンとオピオイドの併用では，併用により鎮痛効果は増強され，各薬物の投与量は減少するため，クロニジンによる徐脈，低血圧および鎮静など，またオピオイドによる呼吸抑制などが軽減することが期待できる。

クロニジンと局所麻酔薬の併用投与

硬膜外クロニジンと局所麻酔薬ブピバカイン[33)～37)]，ロピバカイン[38)～40)]，レボブピバカイン[41)]の併用によって，鎮痛効果は増強するが，低血圧[33)38)40)41)]，徐脈[39)40)]や鎮

表２　硬膜外クロニジンと局所麻酔薬の併用投与による鎮痛効果

著者（年）	手術	クロニジンの投与量	局所麻酔薬	鎮痛効果	副作用
Huntoon (1992)	帝王切開	400 μg, 800 μg	ブピバカインまたはクロロプロカイン	増強	低血圧・鎮静
Carabine (1992)	股関節手術	150 μg	ブピバカイン	増強	群間差なし
Olivier (2005)	オフポンプ冠動脈バイパス術	600 μg	ブピバカイン	単独と併用で差なし	
Baptista (2008)	痔核手術	150 μg (硬膜外), 50 μg (くも膜下)	くも膜下ブピバカインまたは硬膜外ロピバカイン	くも膜下投与で鎮痛効果の増強	群間差なし
Ghatak (2010)	下腹部手術 下肢手術	150 μg	ブピバカイン	鎮痛時間の延長	鎮静
Engel (1998)	下肢手術	25, 50, 75, 100, 150 μg	ロピバカイン	150 μg で鎮痛時間の延長	低血圧
Alves (2002)	下肢手術	300 μg	ロピバカイン	増強	徐脈・鎮静
Bajwa (2010)	帝王切開	75 μg	ロピバカイン	増強	
Milligan (2000)	股関節手術	8.3 μg/ml	レボブピバカイン	モルヒネの必要量減少	低血圧

静[33)38)39)]の頻度が増加する（表２）。このため，術後の監視が必要である。

クロニジンとオピオイドおよび局所麻酔薬の併用投与

クロニジン–フェンタニル–ブピバカイン[42)43)]，クロニジン–モルヒネ–ブピバカイン[44)]，クロニジン–モルヒネ–ロピバカイン[45)46)]，クロニジン–フェンタニル–ロピバカイン[47)]のいずれの報告においてもクロニジンの併用により鎮痛効果は増強するが，低血圧の頻度が増加する[42)44)]との報告もある（表３）。また，クロニジン併用によって，術後にサイトカイン（IL-1RA, IL-6, IL-8）の上昇が抑制された[45)]ことから，クロニジン投与は疼痛による中枢および末梢神経感作や免疫調節に影響を与える可能性がある。

小　児

表４に示したように，仙骨硬膜外麻酔でクロニジンをブピバカイン[48)〜55)]，レボブピ

表３　硬膜外クロニジンとオピオイドおよび局所麻酔薬の併用投与による鎮痛効果

著者（年）	手術	クロニジンの投与量または濃度	オピオイド	局所麻酔薬	鎮痛効果	副作用
Paech (1997)	婦人科腹部手術	10, 15, 20 μg/時	フェンタニル	ブピバカイン	20 μg/時で効果最大	低血圧
Curatolo (2000)	腹部手術	5 μg/時	フェンタニル	ブピバカイン	ブピバカイン９mg/時＋フェンタニル 21 μg/時＋クロニジン５μg/時の組み合わせで７ml/時の投与が良い	群間差なし
Mogensen (1992)	子宮摘出術	75 μg ＋ 18.75 μg/時	モルヒネ	ブピバカイン	体動時では併用による作用増強	低血圧
Wu (2004)	腹部手術	150 μg ＋ 1.5 μg/ml	モルヒネ	ロピバカイン	痛みスコアと鎮痛薬必要量の減少	
Huang (2007)	膝関節鏡手術	0, 1, 2, 4 μg/ml	モルヒネ	ロピバカイン	1 μg/ml の組み合わせが良い	
Förster (2004)	膝関節置換術	2 μg/ml	フェンタニル	ロピバカイン	鎮痛薬必要量の減少	群間差なし

バカイン[56)57)]，ロピバカイン[58)59)]と併用することによって，鎮痛効果が増強される。また，クロニジンの仙骨硬膜外投与では，静注と同等の鎮痛効果が得られ[56)]，鎮痛効果の持続時間は静注より長い[57)]。また，クロニジンの鎮痛効果はデクスメデトミジンと同等である[50)]。小児では，低血圧や鎮静の程度には差がないとの報告が多数である。持続硬膜外投与した研究[60)~64)]では，ロピバカインとモルヒネの併用による鎮痛効果はロピバカインとクロニジンの併用より強力である[62)]が，ブピバカインとクロニジンの併用ではブピバカインとフェンタニルの併用と同程度の鎮痛効果が得られる[60)]。

先取り鎮痛

執刀前クロニジンの硬膜外投与により術後鎮痛の増強が認められたとの報告[65)66)]がある一方で，クロニジンの硬膜外投与にもかかわらず，疼痛の程度には差がなかったとの報告[67)]もある。

表４　小児における硬膜外クロニジンと局所麻酔薬・オピオイド（鎮痛薬）併用による鎮痛効果

著者（年）	手術	投与部位	クロニジンの投与量	局所麻酔薬	オピオイド（鎮痛薬）	鎮痛効果	副作用
Lee（1994）	整形手術	仙骨	2 μg/kg	ブピバカイン	—	効果の増強	群間差なし
Motsch（1997）	小手術	仙骨	5 μg/kg	ブピバカイン	—	効果の増強	クロニジンで血圧・心拍数低い
Luz（1999）	小手術	仙骨	1 μg/kg	ブピバカイン	モルヒネ	モルヒネと同程度	クロニジンで少ない
Sharpe（2001）	包皮環状切除術	仙骨	1，2 μg/kg	ブピバカイン	—	群間差なし	2 μg/kg で覚醒時間の延長
Hansen（2004）	尿道下裂手術	仙骨と静注	2 μg/kg	—	—	群間差なし	差なし
El-Hennawy（2009）	下腹部手術	仙骨	2 μg/kg	ブピバカイン	—	デクスメデトミジンと同等	群間差なし
Parameswari（2010）	臍手術	仙骨	1 μg/kg	ブピバカイン	—	鎮痛時間の延長	なし
Singh（2011）	上腹部手術	仙骨	2 μg/kg	ブピバカイン	モルヒネ	モルヒネ併用よりクロニジン併用で鎮痛時間延長	なし
De Negri（2001）	小手術	仙骨	2 μg/kg	ロピバカイン	ケタミン	ケタミン併用で増強	群間差なし
De Negri（2001）	尿道下裂手術	腰部	0.04，0.08，0.12 μg/kg/時	ロピバカイン	—	用量依存性の増強	なし
Cucchiaro（2003）	腹部手術	胸部	1 μg/kg	ロピバカイン	モルヒネ	モルヒネ併用で増強	モルヒネで副作用多い
Klamt（2003）	腹部手術	胸部	2 μg/kg＋1 μg/ml	ロピバカイン	—	群間差なし	
Cucchiaro（2006）	漏斗胸手術	胸部	2 μg/kg＋1.2 μg/ml	ブピバカイン	フェンタニル	群間差なし	クロニジンで副作用少ない
Vetter（2007）	尿道再吻合術	仙骨	2 μg/kg	ロピバカイン	モルヒネ，ハイドロモルヒネ	モルヒネ併用で鎮痛は強いが副作用多いので，クロニジン併用がよい	クロニジンで嘔気嘔吐・瘙痒感が少ない
Akin（2010）	鼠径ヘルニア手術	仙骨と静注	2 μg/kg	レボブピバカイン	—	硬膜外の方が時間延長	なし
Disma（2011）	下腹部手術	仙骨	1，2，3 μg/kg	レボブピバカイン	—	用量依存性の持続時間延長	3 μg/kg で眠気によるで退院延期
Saudan（2008）	脊椎手術	胸腰部	0.6 μg/ml	ブピバカイン	フェンタニル	増強	

その他

脊髄くも膜下麻酔の鎮痛効果は硬膜外クロニジンの併用により増強される[68)69)]。硬膜外ブピバカイン投与による術後鎮痛効果において，デクスメデトミジン 1 μg/kg の併用投与によって，術後鎮痛薬の必要量は減少し，疼痛も軽減する[70)]。

注意点

α_2 受容体作動薬の硬膜外腔投与により，鎮痛効果は得られるが，徐脈や低血圧の発生に注意が必要であり，鎮静作用も認められる。α_2 受容体作動薬の呼吸器系への影響はないとされるが，併用するオピオイドによる呼吸抑制作用があるので注意が必要である。

■参考文献

1) Samsó E, Vallés J, Pol O, et al. Comparative assessment of the anaesthetic and analgesic effects of intramuscular and epidural clonidine in humans. Can J Anaesth 1996；43：1195-202.
2) Bonnet F, Boico O, Rostaing S, et al. Clonidine-induced analgesia in postoperative patients：Epidural versus intramuscular administration. Anesthesiology 1990；72：423-7.
3) Bernard JM, Kick O, Bonnet F. Comparison of intravenous and epidural clonidine for postoperative patient-controlled analgesia. Anesth Analg 1995；81：706-12.
4) De Kock M, Crochet B, Morimont C, et al. Intravenous or epidural clonidine for intra- and postoperative analgesia. Anesthesiology 1993；79：525-31.
5) Lavand'homme P, De Kock M, Waterloos H. Intraoperative epidural analgesia combined with ketamine provides effective preventive analgesia in patients undergoing major digestive surgery. Anesthesiology 2005；103：813-20.
6) Dobrydnjov I, Axelsson K, Gupta A, et al. Improved analgesia with clonidine when added to local anesthetic during combined spinal-epidural anesthesia for hip arthroplasty：A double-blind, randomized and placebo-controlled study. Acta Anaesthesiol Scand 2005；49：538-45.
7) van Essen EJ, Bovill JG, Ploeger EJ. Extradural clonidine does not potentiate analgesia produced by extradural morphine after meniscectomy. Br J Anaesth 1991；66：237-41.
8) Gordh T Jr. Epidural clonidine for treatment of postoperative pain after thoracotomy：A double-blind placebo-controlled study. Acta Anaesthesiol Scand 1988；32：702-9.
9) Lauretti GR, Rodrigues AM, Paccola CA, et al. The combination of epidural clonidine and S(+)-ketamine did not enhance analgesic efficacy beyond that for each individual drug in adult orthopedic surgery. J Clin Anesth 2005；17：79-84.
10) Bonnet F, Boico O, Rostaing S, et al. Postoperative analgesia with extradural clonidine. Br J Anaesth 1989；63：465-9.
11) Eisenach JC, Lysak SZ, Viscomi CM. Epidural clonidine analgesia following surgery：Phase I. Anesthesiology 1989；71：640-6.

12) Mendez R, Eisenach JC, Kashtan K. Epidural clonidine analgesia after cesarean section. Anesthesiology 1990 ; 73 : 848-52.
13) De Kock M, Wiederkher P, Laghmiche A, et al. Epidural clonidine used as the sole analgesic agent during and after abdominal surgery : A dose-response study. Anesthesiology 1997 ; 86 : 285-92.
14) De Kock M, Famenne F, Deckers G, et al. Epidural clonidine or sufentanil for intraoperative and postoperative analgesia. Anesth Analg 1995 ; 81 : 1154-62.
15) De Kock M, Gautier P, Pavlopoulou A, et al. Epidural clonidine or bupivacaine as the sole analgesic agent during and after abdominal surgery : A comparative study. Anesthesiology 1999 ; 90 : 1354-62.
16) Eisenach JC, Detweiler D, Hood D. Hemodynamic and analgesic actions of epidurally administered clonidine. Anesthesiology 1993 ; 78 : 277-87.
17) Matot I, Drenger B, Weissman C, et al. Epidural clonidine, bupivacaine and methadone as the sole analgesic agent after thoracotomy for lung resection. Anaesthesia 2004 ; 59 : 861-6.
18) Lund C, Qvitzau S, Greulich A, et al. Comparison of the effects of extradural clonidine with those of morphine on postoperative pain, stress responses, cardiopulmonary function and motor and sensory block. Br J Anaesth 1989 ; 63 : 516-9.
19) Motsch J, Gräber E, Ludwig K. Addition of clonidine enhances postoperative analgesia from epidural morphine : A double-blind study. Anesthesiology 1990 ; 73 : 1067-73.
20) Capogna G, Celleno D, Zangrillo A, et al. Addition of clonidine to epidural morphine enhances postoperative analgesia after cesarean delivery. Reg Anesth 1995 ; 20 : 57-61.
21) Anzai Y, Nishikawa T. Thoracic epidural clonidine and morphine for postoperative pain relief. Can J Anaesth 1995 ; 42 : 292-7.
22) Rockemann MG, Seeling W, Brinkmann A, et al. Analgesic and hemodynamic effects of epidural clonidine, clonidine/morphine, and morphine after pancreatic surgery : A double-blind study. Anesth Analg 1995 ; 80 : 869-74.
23) Bonhomme V, Doll A, Dewandre PY, et al. Epidural administration of low-dose morphine combined with clonidine for postoperative analgesia after lumbar disc surgery. J Neurosurg Anesthesiol 2002 ; 14 : 1-6.
24) Rostaing S, Bonnet F, Levron JC, et al. Effect of epidural clonidine on analgesia and pharmacokinetics of epidural fentanyl in postoperative patients. Anesthesiology 1991 ; 75 : 420-5.
25) Delaunay L, Leppert C, Dechaubry V, et al. Epidural clonidine decreases postoperative requirements for epidural fentanyl. Reg Anesth 1993 ; 18 : 176-80.
26) Eisenach JC, D'Angelo R, Taylor C, et al. An isobolographic study of epidural clonidine and fentanyl after cesarean section. Anesth Analg 1994 ; 79 : 285-90.
27) Vercauteren M, Lauwers E, Meert T, et al. Comparison of epidural sufentanil plus clonidine with sufentanil alone for postoperative pain relief. Anaesthesia 1990 ; 45 : 531-4.
28) Vercauteren MP, Vandeput DM, Meert TF, et al. Patient-controlled epidural analgesia with sufentanil following caesarean section : The effect of adrenaline and clonidine admixture. Anaesthesia 1994 ; 49 : 767-71.
29) Vercauteren MP, Saldien V, Bosschaerts P, et al. Potentiation of sufentanil by clonidine in PCEA with or without basal infusion. Eur J Anaesthesiol 1996 ; 13 : 571-6.
30) Tan PH, Chou AK, Perng JS, et al. Comparison of epidural butorphanol plus clonidine with butorphanol alone for postoperative pain relief. Acta Anaesthesiol Sin 1997 ; 35 : 91-6.
31) Gürses E, Sungurtekin H, Tomatir E, et al. The addition of droperidol or clonidine to epidural tramadol shortens onset time and increases duration of postoperative analgesia. Can J Anaesth 2003 ; 50 : 147-52.

32) Massone ML, Lampugnani E, Calevo MG, et al. The effects of a dose of epidural clonidine combined with intrathecal morphine for postoperative analgesia. Minerva Anestesiol 1998；64：289-96.

33) Huntoon M, Eisenach JC, Boese P. Epidural clonidine after cesarean section：Appropriate dose and effect of prior local anesthetic. Anesthesiology 1992；76：187-93.

34) Carabine UA, Milligan KR, Moore J. Extradural clonidine and bupivacaine for postoperative analgesia. Br J Anaesth 1992；68：132-5.

35) Olivier JF, Le N, Choiniere JL, et al. Comparison of three different epidural solutions in off-pump cardiac surgery：Pilot study. Br J Anaesth 2005；95：685-91.

36) Baptista JF, Paulo DN, Paulo IC, et al. Epidural anesthesia using a 0.75% ropivacaine and subarachnoid anesthesia with a 0.5% bupivacaine associated or not with clonidine in hemorrhoidectomies. Acta Cir Bras 2008；23：536-42.

37) Ghatak T, Chandra G, Malik A, et al. Evaluation of the effect of magnesium sulphate vs. clonidine as adjunct to epidural bupivacaine. Indian J Anaesth 2010；54：308-13.

38) Engel JM, Hussmann R, Gürtler KH, et al. Dose-response relationship of clonidine with epidural administration of ropivacaine in orthopedic procedures of the lower extremities. Anaesthesist 1998；47：565-70.

39) Alves TC, Braz JR. Clinical evaluation of clonidine associated to ropivacaine for epidural anesthesia. Rev Bras Anestesiol 2002；52：410-9.

40) Bajwa SJ, Bajwa SK, Kaur J. Comparison of epidural ropivacaine and ropivacaine clonidine combination for elective cesarean sections. Saudi J Anaesth 2010；4：47-54.

41) Milligan KR, Convery PN, Weir P, et al. The efficacy and safety of epidural infusions of levobupivacaine with and without clonidine for postoperative pain relief in patients undergoing total hip replacement. Anesth Analg 2000；91：393-7.

42) Paech MJ, Pavy TJ, Orlikowski CE, et al. Postoperative epidural infusion：A randomized, double-blind, dose-finding trial of clonidine in combination with bupivacaine and fentanyl. Anesth Analg 1997；84：1323-8.

43) Curatolo M, Schnider TW, Petersen-Felix S, et al. A direct search procedure to optimize combinations of epidural bupivacaine, fentanyl, and clonidine for postoperative analgesia. Anesthesiology 2000；92：325-37.

44) Mogensen T, Eliasen K, Ejlersen E, et al. Epidural clonidine enhances postoperative analgesia from a combined low-dose epidural bupivacaine and morphine regimen. Anesth Analg 1992；75：607-10.

45) Wu CT, Jao SW, Borel CO, et al. The effect of epidural clonidine on perioperative cytokine response, postoperative pain, and bowel function in patients undergoing colorectal surgery. Anesth Analg 2004；99：502-9.

46) Huang YS, Lin LC, Huh BK, et al. Epidural clonidine for postoperative pain after total knee arthroplasty：A dose-response study. Anesth Analg 2007；104：1230-5.

47) Förster JG, Rosenberg PH. Small dose of clonidine mixed with low-dose ropivacaine and fentanyl for epidural analgesia after total knee arthroplasty. Br J Anaesth 2004；93：670-7.

48) Parameswari A, Dhev AM, Vakamudi M. Efficacy of clonidine as an adjuvant to bupivacaine for caudal analgesia in children undergoing sub-umbilical surgery. Indian J Anaesth 2010；54：458-63.

49) Singh R, Kumar N, Singh P. Randomized controlled trial comparing morphine or clonidine with bupivacaine for caudal analgesia in children undergoing upper abdominal surgery. Br J Anaesth 2011；106：96-100.

50) El-Hennawy AM, Abd-Elwahab AM, Abd-Elmaksoud AM, et al. Addition of clonidine or dexmedetomidine to bupivacaine prolongs caudal analgesia in children. Br J Anaesth 2009 ; 103 : 268-74.
51) Hansen TG, Henneberg SW, Walther-Larsen S, et al. Caudal bupivacaine supplemented with caudal or intravenous clonidine in children undergoing hypospadias repair : A double-blind study. Br J Anaesth 2004 ; 92 : 223-7.
52) Sharpe P, Klein JR, Thompson JP, et al. Analgesia for circumcision in a paediatric population : Comparison of caudal bupivacaine alone with bupivacaine plus two doses of clonidine. Paediatr Anaesth 2001 ; 11 : 695-700.
53) Luz G, Innerhofer P, Oswald E, et al. Comparison of clonidine 1 microgram kg^{-1} with morphine 30 micrograms kg^{-1} for post-operative caudal analgesia in children. Eur J Anaesthesiol 1999 ; 16 : 42-6.
54) Motsch J, Böttiger BW, Bach A, et al. Caudal clonidine and bupivacaine for combined epidural and general anaesthesia in children. Acta Anaesthesiol Scand 1997 ; 41 : 877-83.
55) Lee JJ, Rubin AP. Comparison of a bupivacaine-clonidine mixture with plain bupivacaine for caudal analgesia in children. Br J Anaesth 1994 ; 72 : 258-62.
56) Disma N, Frawley G, Mameli L, et al. Effect of epidural clonidine on minimum local anesthetic concentration (ED50) of levobupivacaine for caudal block in children. Paediatr Anaesth 2011 ; 21 : 128-35.
57) Akin A, Ocalan S, Esmaoglu A, et al. The effects of caudal or intravenous clonidine on postoperative analgesia produced by caudal levobupivacaine in children. Paediatr Anaesth 2010 ; 20 : 350-5.
58) Vetter TR, Carvallo D, Johnson JL, et al. A comparison of single-dose caudal clonidine, morphine, or hydromorphone combined with ropivacaine in pediatric patients undergoing ureteral reimplantation. Anesth Analg 2007 ; 104 : 1356-63.
59) De Negri P, Ivani G, Visconti C, et al. How to prolong postoperative analgesia after caudal anaesthesia with ropivacaine in children : S-ketamine versus clonidine. Paediatr Anaesth 2001 ; 11 : 679-83.
60) Cucchiaro G, Adzick SN, Rose JB, et al. A comparison of epidural bupivacaine-fentanyl and bupivacaine-clonidine in children undergoing the Nuss procedure. Anesth Analg 2006 ; 103 : 322-7.
61) Klamt JG, Garcia LV, Stocche RM, et al. Epidural infusion of clonidine or clonidine plus ropivacaine for postoperative analgesia in children undergoing major abdominal surgery. J Clin Anesth 2003 ; 15 : 510-4.
62) Cucchiaro G, Dagher C, Baujard C, et al. Side-effects of postoperative epidural analgesia in children : A randomized study comparing morphine and clonidine. Paediatr Anaesth 2003 ; 13 : 318-23.
63) De Negri P, Ivani G, Visconti C, et al. The dose-response relationship for clonidine added to a postoperative continuous epidural infusion of ropivacaine in children. Anesth Analg 2001 ; 93 : 71-6.
64) Saudan S, Habre W, Ceroni D, et al. Safety and efficacy of patient controlled epidural analgesia following pediatric spinal surgery. Paediatr Anaesth 2008 ; 18 : 132-9.
65) Persec J, Persec Z, Buković D, et al. Effects of clonidine preemptive analgesia on acute postoperative pain in abdominal surgery. Coll Antropol 2007 ; 31 : 1071-5.
66) Persec J, Buković D, Majerić-Kogler V, et al. Analysis of preincisional and postincisional treatment with alpha2-adrenoreceptor agonist clonidine regarding analgesic consumption and hemodynamic stability in surgical patients. Coll Antropol 2007 ; 31 : 1065-70.

67) Gottschalk A, Freitag M, Steinacker E, et al. Pre-incisional epidural ropivacaine, sufentanil, clonidine, and (S)+-ketamine does not provide pre-emptive analgesia in patients undergoing major pancreatic surgery. Br J Anaesth 2008；100：36-41.
68) Farmery AD, Wilson-MacDonald J. The analgesic effect of epidural clonidine after spinal surgery：A randomized placebo-controlled trial. Anesth Analg 2009；108：631-4.
69) Jellish WS, Abodeely A, Fluder EM, et al. The effect of spinal bupivacaine in combination with either epidural clonidine and/or 0.5% bupivacaine administered at the incision site on postoperative outcome in patients undergoing lumbar laminectomy. Anesth Analg 2003；96：874-80.
70) Elhakim M, Abdelhamid D, Abdelfattach H, et al. Effect of epidural dexmedetomidine on intraoperative awareness and post-operative pain after one-lung ventilation. Acta Anaesthesiol Scand 2010；54：703-9.

(合谷木　徹)

3 くも膜下投与による鎮痛効果

はじめに

くも膜下投与による鎮痛効果は，クロニジン単独投与，クロニジンとオピオイドの併用投与，クロニジンと局所麻酔薬の併用投与，クロニジンと局所麻酔薬およびオピオイドの併用投与，小児に分け概説する。特徴的なことに，クロニジンと局所麻酔薬を併用すると局所麻酔効果が増強される。クロニジン単独投与でも鎮痛効果は見られるが，ほかの鎮痛薬の併用投与では鎮痛効果の増強が期待できる。

クロニジンの単独投与

クロニジンをくも膜下に投与すると，鎮痛効果は用量依存的に増強するが，低血圧や徐脈頻度が増加する（表 1）[1)〜4)]。また，投与溶液の比重の増加により，鎮痛は減弱するが，副作用は減少する[4)]。

表 1　クロニジンの脊髄くも膜下投与による鎮痛効果

著者（年）	クロニジン投与量	手術など	鎮痛効果	副作用
Filos (1992)	150 μg	帝王切開	痛みスコアの減少，鎮痛薬投与までの時間延長	血圧低下，鎮静
Filos (1994)	150 〜 450 μg	帝王切開	用量依存的に増強	血圧低下，用量依存的な鎮静
Chiari (1999)	50 〜 200 μg	分娩	用量依存的に増強	用量依存的な血圧低下
Baker (2004)	150 μg（等比重と高比重溶液の比較）	股関節手術	等比重溶液で鎮痛時間の延長	等比重溶液で血圧低下，徐脈

表 2　クロニジンとオピオイドの脊髄くも膜下投与による鎮痛効果

著者（年）	手術	クロニジンの投与量	オピオイドなど	鎮痛効果など
Fournier (2002)	股関節置換術	30 μg	スフェンタニル 7.5 μg とエピネフリン 200 μg の比較	鎮痛効果で群間差なし
Lena (2003)	冠動脈バイパス術	1 μg/kg	モルヒネ 4 μg/kg	PCA モルヒネの必要量減少，気管チューブ抜去までの時間短縮
Nader (2009)	冠動脈バイパス術	100 μg	モルヒネ 0.5 mg	痛みスコアの減少，モルヒネの必要量減少，気管チューブ抜去までの時間短縮
Andrieu (2009)	前立腺根治術	1 μg/kg	モルヒネ 4 μg/kg	モルヒネの必要量減少，鎮痛薬投与までの時間短縮

クロニジンとオピオイドの併用投与（表 2）[5)~8)]

クロニジンとモルヒネを併用投与することにより，鎮痛薬の必要量が減少し，疼痛スコアが低下する（図）。また，冠動脈バイパス手術患者では気管チューブ抜去までの時間が短縮する[6)7)]。しかし，くも膜下腔クロニジン投与患者では人工心肺から離脱時に高度な低血圧になったという症例報告[9)]があるので，十分な観察が必要である。

クロニジンと局所麻酔薬の併用投与

局所麻酔薬としてブピバカインとの併用が多い[10)~16)]が，プリロカインとの併用[17)]もある。クロニジンの添加によって，局所麻酔薬による知覚・運動麻痺の持続時間は延長する（表 3）。鎮痛薬の必要量が減少したとの報告は多いが，血圧低下に注意が必要である。

クロニジンと局所麻酔薬およびオピオイド（その他の薬物）の併用投与（表 4）

クロニジンの脊髄くも膜下併用投与によって脊髄くも膜下麻酔の効果（知覚・運動麻痺の持続時間）が延長する[18)~20)]。また，クロニジンの添加によって，術後鎮痛が改善されない報告[21)]を除いて術後鎮痛薬の必要量が減少し，疼痛の程度が低下し[18)~25)]，皮切周囲の知覚過敏が減少する[26)]。ただし，低血圧が起きる可能性がある[22)23)]。

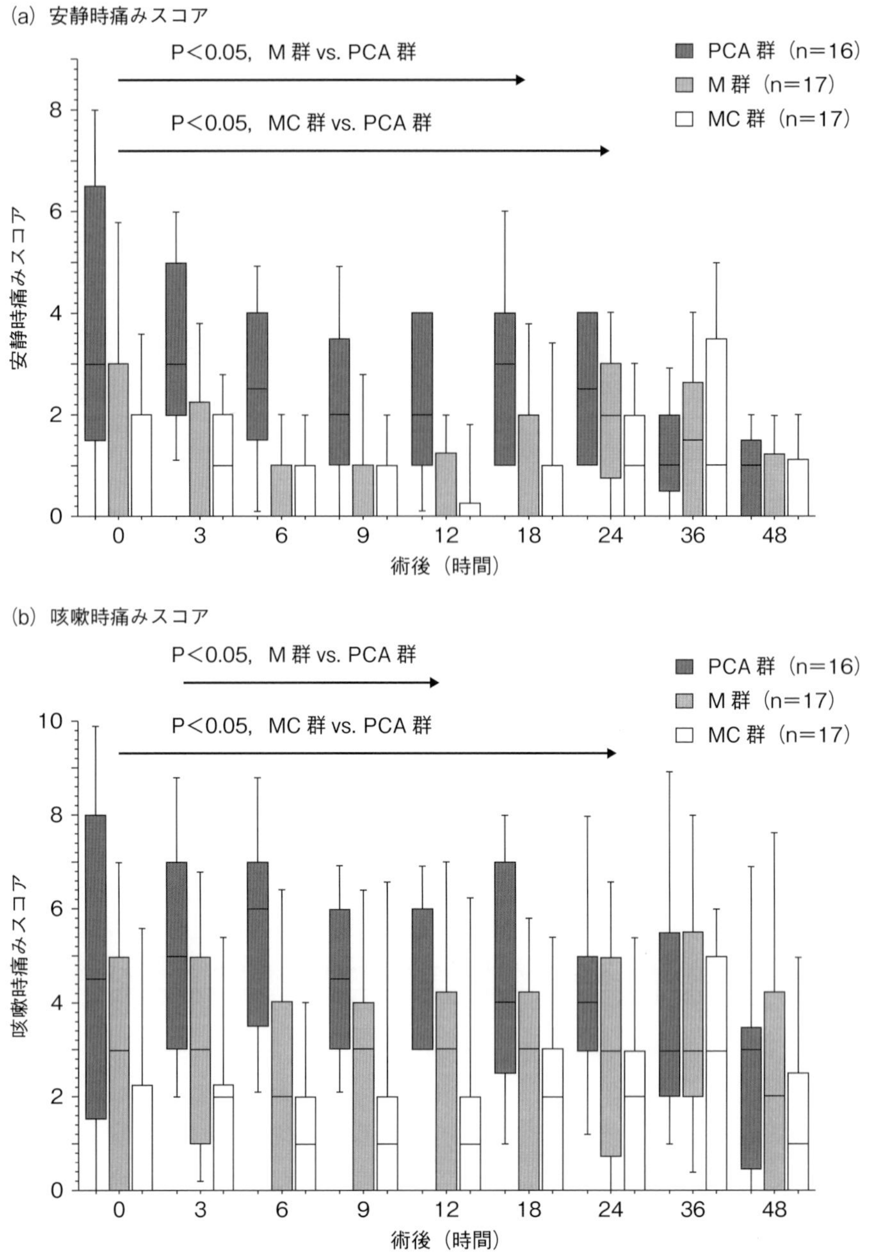

図　前立腺手術後患者におけるくも膜下クロニジンとモルヒネによる鎮痛効果（安静時と咳嗽時の痛みスコア）

PCA 群は PCA のみの疼痛コントロール，M 群はくも膜下モルヒネ 4 μg/kg のみ，MC 群はくも膜下モルヒネ 4 μg/kg とクロニジン 1 μg/kg の併用投与を示す．くも膜下モルヒネとクロニジンの併用投与によって，痛みスコアは減少する．PCA はモルヒネ 1 mg/回，ロックアウト時間 7 分，持続投与なしの設定．

ボックス中の横線値は中央値，ボックスの上端と下端はおのおの 75 および 25 パーセンタイル，エラーバーの上端と下端はおのおの 10 および 90 パーセンタイルを示す．

（Andrieu G, Roth B, Ousmane L, et al. The efficacy of intrathecal morphine with or without clonidine for postoperative analgesia after radical prostatectomy. Anesth Analg 2009；108：1954-7 より改変引用）

表３　脊髄くも膜下クロニジンと局所麻酔薬の併用投与による鎮痛効果

著者（年）	局所麻酔薬とその投与量	クロニジンの投与量	手術	効果	副作用
Niemi (1994)	ブピバカイン 15 mg	3 μg/kg（IT）	膝関節鏡	運動・知覚麻痺時間の延長，鎮痛薬投与の減少	血圧低下，徐脈，鎮静
Dobrydnjov (2002)	ブピバカイン 15 mg	150 μg（IT），150 mg (PO)	骨折の手術	鎮痛の延長（IT > PO），鎮痛薬投与の減少（IT > PO）	血圧低下（PO > IT），鎮静(PO > IT)
Dobrydnjov (2003)	ブピバカイン 6 mg	15 μg，30 μg (IT)	鼠径ヘルニア根治術	運動・知覚麻痺（15 < 30），鎮痛薬投与までの時間延長	副作用なし
Strebel (2004)	ブピバカイン 18 mg	37.5，75，150 μg（IT）	整形手術	用量依存的に運動・知覚麻痺時間の延長，鎮痛薬投与までの時間延長	群間差なし
De Kock (2005)	ブピバカイン 10 mg	300 μg（IT）	腸切除	鎮痛薬投与の減少，皮切部位の知覚過敏の軽減，6カ月後の疼痛軽減	クロニジンで徐脈，他は群間差なし
van Tuiji (2006)	ブピバカイン 12 mg	75 μg（IT）	帝王切開	運動麻痺時間の延長	副作用なし
Kaabachi (2007)	ブピバカイン 0.2～0.4 mg	1 μg/kg（IT）	整形手術	知覚・運動麻痺時間の延長	群間差なし
Santiveri (2002)	プリロカイン 75 mg	75 μg（IT）	経尿道的膀胱切除術	知覚・運動麻痺時間の延長，鎮痛薬投与の減少	血圧低下

IT：髄腔内投与，PO：経口投与．

小　児

小児においても，脊髄くも膜下クロニジンの投与は鎮痛効果を発揮する。0.5％ブピバカイン 0.2～0.4 mg/kg，クロニジン 1 μg/kg をくも膜下投与と静脈投与で比較した研究結果では，投与経路に関わらずクロニジン投与によって，術後最初の鎮痛薬投与までの時間が延長し，クロニジンくも膜下投与では知覚・運動麻痺時間の延長も報告されている[27]。

表４　クロニジンと局所麻酔薬およびオピオイド（他の薬物）の併用くも膜下投与による鎮痛効果

著者（年）	手術	局所麻酔薬	クロニジンの投与量	オピオイドなど	鎮痛効果など	副作用
Fogarty（1993）	股関節置換術	ブピバカイン	75，100 μg	モルヒネ 1 mg	鎮痛薬投与までの時間延長 クロニジン併用で運動知覚麻痺時間の延長	群間差なし
Grace（1995）	股関節置換術	ブピバカイン	75 μg	モルヒネ 0.5 mg	PCA モルヒネの必要量減少 痛みスコアの減少	血圧低下
Sites（2003）	膝関節置換術	ブピバカイン	25，75 μg	モルヒネ 0.25 mg	PCA モルヒネの必要量減少 痛みスコアの減少	血圧低下
Gehling（2003）	股・膝関節置換術	ブピバカイン	15 μg	モルヒネ 0.1 mg	鎮痛効果の増強なし	クロニジンとモルヒネ併用で副作用増加
Brown（2004）	前立腺根治術	ブピバカイン	75 μg	モルヒネ 0.2 mg	全身麻酔と比べ鎮痛増強 輸液量の増加，退院日数の短縮	瘙痒感の増加
Benhamou（1998）	帝王切開	ブピバカイン	75 μg	フェンタニル 12.5 μg	鎮痛効果の延長	悪心・嘔吐・瘙痒感の増加
Julião（2000）	婦人科腹部手術	ブピバカイン	30 μg	スフェンタニル 5，10 μg	知覚・運動麻痺時間の延長 鎮痛薬投与までの時間延長	群間差なし
Lavand'homme（2008）	帝王切開	ブピバカイン	75，150 μg	スフェンタニル 2 μg	鎮痛の増強なし 2 次性知覚過敏領域の減少 最初の鎮痛薬投与までの時間延長	群間差なし
Pan（1998）	帝王切開	ブピバカイン	150 μg	ネオスチグミン 50 μg	知覚・運動麻痺時間の延長 鎮痛薬の必要量減少	クロニジンとネオスチグミン併用で悪心・嘔吐の増加

■参考文献

1) Filos KS, Goudas LC, Patroni O, et al. Intrathecal clonidine as a sole analgesic for pain relief after cesarean section. Anesthesiology 1992；77：267-74.
2) Filos KS, Goudas LC, Patroni O, et al. Hemodynamic and analgesic profile after intrathecal clonidine in humans：A dose-response study. Anesthesiology 1994；81：591-601.
3) Chiari A, Lorber C, Eisenach JC, et al. Analgesic and hemodynamic effects of intrathecal clonidine as the sole analgesic agent during first stage of labor：A dose-response study. Anesthesiology 1999；91：388-96.
4) Baker A, Klimscha W, Eisenach JC, et al. Intrathecal clonidine for postoperative analgesia in elderly patients：The influence of baricity on hemodynamic and analgesic effects. Anesth Analg 2004；99：128-34.
5) Fournier R, Van Gessel E, Weber A, et al. Epinephrine and clonidine do not improve intrathecal sufentanil analgesia after total hip replacement. Br J Anaesth 2002；89：562-6.
6) Lena P, Balarac N, Arnulf JJ, et al. Intrathecal morphine and clonidine for coronary artery bypass grafting. Br J Anaesth 2003；90：300-3.
7) Nader ND, Li CM, Dosluoglu HH, et al. Adjuvant therapy with intrathecal clonidine improves postoperative pain in patients undergoing coronary artery bypass graft. Clin J Pain 2009；25：101-6.
8) Andrieu G, Roth B, Ousmane L, et al. The efficacy of intrathecal morphine with or without clonidine for postoperative analgesia after radical prostatectomy. Anesth Analg 2009；108：1954-7.
9) Puskas F, Camporesi EM, O'Leary CE, et al. Intrathecal clonidine and severe hypotension after cardiopulmonary bypass. Anesth Analg 2003；97：1251-3.
10) Niemi L. Effects of intrathecal clonidine on duration of bupivacaine spinal anaesthesia, haemodynamics, and postoperative analgesia in patients undergoing knee arthroscopy. Acta Anaesthesiol Scand 1994；38：724-8.
11) Dobrydnjov I, Axelsson K, Samarütel J, et al. Postoperative pain relief following intrathecal bupivacaine combined with intrathecal or oral clonidine. Acta Anaesthesiol Scand 2002；46：806-14.
12) Dobrydnjov I, Axelsson K, Thörn SE, et al. Clonidine combined with small-dose bupivacaine during spinal anesthesia for inguinal herniorrhaphy：A randomized double-blinded study. Anesth Analg 2003；96：1496-503.
13) Strebel S, Gurzeler JA, Schneider MC, et al. Small-dose intrathecal clonidine and isobaric bupivacaine for orthopedic surgery：A dose-response study. Anesth Analg 2004；99：1231-8.
14) De Kock M, Lavand'homme P, Waterloos H. The short-lasting analgesia and long-term antihyperalgesic effect of intrathecal clonidine in patients undergoing colonic surgery. Anesth Analg 2005；101：566-72.
15) van Tuijl I, van Klei WA, van der Werff DB, et al. The effect of addition of intrathecal clonidine to hyperbaric bupivacaine on postoperative pain and morphine requirements after caesarean section：A randomized controlled trial. Br J Anaesth 2006；97：365-70.
16) Kaabachi O, Zarghouni A, Ouezini R, et al. Clonidine 1 microg/kg is a safe and effective adjuvant to plain bupivacaine in spinal anesthesia in adolescents. Anesth Analg 2007；105：516-9.
17) Santiveri X, Arxer A, Plaja I, et al. Anaesthetic and postoperative analgesic effects of spinal clonidine as an additive to prilocaine in the transurethral resection of urinary bladder tumours. Eur J Anaesthesiol 2002；19：589-93.

18) Fogarty DJ, Carabine UA, Milligan KR. Comparison of the analgesic effects of intrathecal clonidine and intrathecal morphine after spinal anaesthesia in patients undergoing total hip replacement. Br J Anaesth 1993 ; 71 : 661-4.
19) Julião MC, Lauretti GR. Low-dose intrathecal clonidine combined with sufentanil as analgesic drugs in abdominal gynecological surgery. J Clin Anesth 2000 ; 12 : 357-62.
20) Pan PM, Huang CT, Wei TT, et al. Enhancement of analgesic effect of intrathecal neostigmine and clonidine on bupivacaine spinal anesthesia. Reg Anesth Pain Med 1998 ; 23 : 49-56.
21) Gehling M, Tryba M, Lüsebrink T, et al. Can the addition of clonidine improve the analgesic efficacy of low dose intrathecal morphine? : A randomised double-blind trial. Anaesthesist 2003 ; 52 : 204-9.
22) Grace D, Bunting H, Milligan KR, et al. Postoperative analgesia after co-administration of clonidine and morphine by the intrathecal route in patients undergoing hip replacement. Anesth Analg 1995 ; 80 : 86-95.
23) Sites BD, Beach M, Biggs R, et al. Intrathecal clonidine added to a bupivacaine-morphine spinal anesthetic improves postoperative analgesia for total knee arthroplasty. Anesth Analg 2003 ; 96 : 1083-8.
24) Brown DR, Hofer RE, Patterson DE, et al. Intrathecal anesthesia and recovery from radical prostatectomy : A prospective, randomized, controlled trial. Anesthesiology 2004 ; 100 : 926-34.
25) Benhamou D, Thorin D, Brichant JF, et al. Intrathecal clonidine and fentanyl with hyperbaric bupivacaine improves analgesia during cesarean section. Anesth Analg 1998 ; 87 : 609-13.
26) Lavand'homme PM, Roelants F, Waterloos H, et al. An evaluation of the postoperative antihyperalgesic and analgesic effects of intrathecal clonidine administered during elective cesarean delivery. Anesth Analg 2008 ; 107 : 948-55.
27) Cao JP, Miao XY, Liu J, et al. An evaluation of intrathecal bupivacaine combined with intrathecal or intravenous clonidine in children undergoing orthopedic surgery : A randomized double-blinded study. Paediatr Anaesth 2011 ; 21 : 399-405.

（合谷木　徹）

VIII

慢性疼痛治療における有用性と留意点

1 神経障害による α_2 受容体の発現と機能変化

はじめに

慢性疼痛を引き起こす病態の一つに，機械的な損傷による神経障害性疼痛がある。行動学研究では，末梢神経損傷による神経障害性疼痛に対してモルヒネなどの μ オピオイド作動薬の鎮痛効果は低下し，オピオイド抵抗性を示す。しかし，クロニジンなどの α_2 受容体作動薬の鎮痛効果は，脊髄くも膜下投与により維持される，もしくは増強されることが示されている。

神経障害による α_2 受容体の発現変化

α_2 受容体作動薬の主な鎮痛作用部位は脊髄である。α_2 受容体は α_{2A}，α_{2B}，α_{2C}，α_{2D} の 4 つのサブタイプに分類される。生理的状態では α_2 受容体作動薬の鎮痛効果は α_{2A} 活性化による[1]が，炎症性疼痛や神経障害性疼痛では α_{2C} 活性化もかかわっている[2]。末梢からの痛み情報を修飾・統合する脊髄後角表層に，α_{2A} と α_{2C} は密に発現している。α_{2A} は主に末梢神経脊髄終末に発現し，α_{2C} は脊髄介在神経に発現する[3]。α_{2A} と α_{2C} の脊髄後角表層での発現は末梢神経損傷によって変化する。末梢神経損傷により，α_{2A} は投射する脊髄後角表層での発現が低下するが，α_{2C} 発現は変わらない，もしくは増加する[4]（表 1）。したがって，神経障害性疼痛に対する α_2 受容体作動薬の脊髄レベルでの鎮痛効果の機序は α_{2A} 活性化から α_{2C} 活性化に移行している可能性がある。また，α_2 受容体は G タンパク結合型受容体であるが，末梢神経障害性疼痛モデルでは，生理的状態に比べ α_2 受容体作動薬による G タンパク活性化が増強していることが示されている[5]。したがって，末梢神経障害性疼痛では α_2 受容体サブタイプ発現変化だけでなく，機能的な変化も関与していることが示唆される。

神経障害による α_2 受容体の機能変化

末梢神経損傷時には，末梢神経での痛覚伝達の機能的変化も生じる。生理的状態では，

表 1 末梢神経損傷による脊髄後角表層での α_2 受容体の発現変化

	損傷側脊髄角表層での発現	
	α_{2A} 受容体	α_{2C} 受容体
坐骨神経切断	↓	→
坐骨神経結紮	↓	↑
第 5，6 腰髄神経結紮	↓	↑

↓：減少，→：不変，↑増加.

（Stone LS, Vulchanova L, Riedl MS, et al. Effects of peripheral nerve injury on alpha-2A and alpha-2C adrenergic receptor immunoreactivity in the rat spinal cord. Neuroscience 1999；93：1399-407 より改変引用）

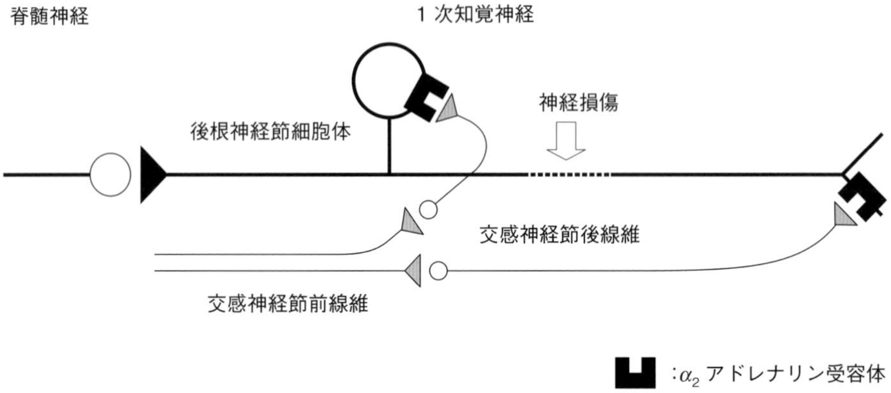

図 末梢神経損傷時の交感神経と 1 次知覚神経の相互干渉（cross-talk）

交感神経は末梢知覚神経レベルで痛覚伝達に関与していないので，末梢神経レベルにおいて α_2 受容体作動薬は痛覚伝達に関与しない。ところが，末梢神経障害が起こると損傷知覚神経と交感神経の相互干渉（cross-talk）が生じ，“交感神経依存性疼痛”を呈することが知られている（図）。複合性局所疼痛症候群（complex regional pain syndrome：CRPS Ⅱ型，神経損傷を伴う疼痛）患者において，ノルアドレナリンの局所投与[6)7)]や交感神経刺激[8)]が疼痛を増強し，交感神経ブロックによって疼痛の軽減が得られる[9)]（表 2）。末梢神経障害性疼痛動物モデルでは，α_2 受容体を介した交感刺激によって痛覚神経が異常興奮を引き起こすことが明らかになっている[10)]。したがって，α_2 受容体作動薬の全身投与および局所投与では脊髄投与とは異なり，十分な鎮痛軽減が得られない可能性がある。一方で，クロニジンの脊髄投与では脊髄レベルでの痛覚伝達系の抑制に加え，脊髄中間質外側核に作用し交感神経のアウトフローを抑制することによる交感神経ブロック様作用により疼痛軽減している可能性がある。また，糖尿病性神経障害による慢性疼痛モデルにおいて，くも膜下クロニジンの鎮痛効果が増強することも示されている。

以上に加え，神経障害性疼痛に対して α_2 受容体作動薬は脊髄レベルでオピオイドおよび局所麻酔薬と相乗的な鎮痛効果を発揮すること，オピオイドとの交叉耐性が少ない

表2　交感神経依存性疼痛の臨床的根拠

Chabal (1992)	切断肢末端の神経腫にノルアドレナリンを局所投与すると，痛みが誘発される.
Walker (1948)	カウザルギー患者で，交感神経節電気刺激によって自発痛が誘発される.
Choi (1997)	帯状疱疹後神経痛患者の疱疹出現部位へのカテコールアミン投与によって，自発痛とアロディニアが誘発される.
Torebjork (1995)	交感神経ブロックによって疼痛軽減が得られるカウザルギー患者の患部でノルアドレナリンの投与によって疼痛が誘発される.

ことが動物実験で示されており，神経障害性疼痛の治療に対する α_2 受容体作動薬の投与経路としては，硬膜外投与および脊髄くも膜下投与が有効であると考えられる。ただし，わが国では現在，α_2 受容体作動薬の硬膜外投与および脊髄くも膜下投与は認められていない。

■参考文献

1) Hunte JC, Fontana DJ, Hedley LR, et al. Assessment of the role of α_2-adrenoceptor subtypes in the antinociceptive, sedative and hypothermic action of dexmedetomidine in transgenic mice. Br J Pharmacol 1997；122：1339-44.
2) Fairbanks CA, Stone LS, Kitto KF, et al. Alpha (2C) -adrenergic receptors mediate spinal analgesia and adrenergic-opioid synergy. J Pharmacol Exp Ther 2002；300：282-90.
3) Stone LS, Broberger C, Vulchanova L, et al. Differential distribution of α_{2C} and α_{2A} adrenergic receptor immunoreactivity in the rat spinal cord. J Neurosci 1998；18：5928-37.
4) Stone LS, Vulchanova L, Riedl MS, et al. Effects of peripheral nerve injury on alpha-2A and alpha-2C adrenergic receptor immunoreactivity in the rat spinal cord. Neuroscience 1999；93：1399-407.
5) Bantel C, Eisenach JC, Duflo F, et al. Spinal nerve ligation increases α_2-adrenergic receptor G-protein coupling in the spinal cord. Brain Res 2005；1038：76-82.
6) Chabal C, Jacobson L, Russell LC, et al. Pain response to perineuromal injection of normal saline, epinephrine, and lidocaine in humans. Pain 1992；49：9-12.
7) Choi B, Rowbotham C. Effects of adrenergic receptor activation on post-herpetic neuralgia pain and sensory disturbances. Pain 1997；69：55-63.
8) Walker AE, Nulson F. Electrical stimulation of the upper thoracic portion of the sympathetic chain in man. Arch Neurol Psychiatr 1948；59：559-60.
9) Torebjork E, Wahren L, Wallin G, et al. Noradrenaline-evoked pain in neuralgia. Pain 1995；63：11-20.
10) Leem JW, Gwak YS, Nam TS, et al. Involvement of α_2-adrenoceptors in mediating sympathetic excitation of injured dorsal root ganglion neurons in rats with spinal nerve ligation. Neurosci Lett 1997；234：39-42

(川股　知之)

2 くも膜下投与による鎮痛効果

はじめに

モルヒネ抵抗性難治性の神経障害性痛，癌性疼痛や複合性局所疼痛症候群，およびモルヒネ鎮痛耐性形成症例に対してα_2受容体作動薬のくも膜下投与が試みられている。クロニジン単独投与に加え，モルヒネ，局所麻酔薬との混合投与の鎮痛効果が検討されて，その有効性と注意すべき点が報告されている。

モルヒネ鎮痛耐性症例に対するクロニジン・デクスメデトミジンの効果（表）

モルヒネ長期投与により，鎮痛耐性が生じることが知られている。耐性形成症例ではモルヒネに代わる鎮痛法の選択に難渋するが，モルヒネ鎮痛耐性症例に対しα_2受容体作動薬くも膜下投与の有効性が報告されている。直腸癌転移による神経障害性疼痛に対して，持続くも膜下モルヒネ投与で疼痛管理をしていた症例では，モルヒネ投与量が徐々

表　α_2受容体作動薬くも膜下投与による鎮痛効果

著者（年）	痛みの種類	α_2受容体作動薬	投与法	投与量
Coombs (1985)	神経障害性癌性疼痛（モルヒネ耐性）	Clo	単回	300 μg
Ugur (2007)	癌性疼痛（モルヒネ耐性）	Dex	持続	モルヒネ 5 mg + Dex 15 mg/日
Siddall (1994)	脊髄損傷後疼痛	Clo	持続	モルヒネ 10 mg + Clo 17 μg/日
Kabeer (1996)	CRPS II型	Clo	単回	150 μg 1日2回
Hassenbusch (2002)	癌性/非癌性慢性疼痛	Clo	持続	24～960 μg/日
Siddall (2000)	脊髄損傷後疼痛	Clo	単回	50～100 μg

Clo：クロニジン，Dex：デクスメデトミジン.

に増加し2 mgから30 mgまで増量したにもかかわらず疼痛コントロール不良であり，モルヒネ耐性形成が疑われた。そこで，クロニジン300 μgをくも膜下単回投与したところ，18時間以上の疼痛緩和が得られたことが報告[1]されている。本症例では，その後，クロニジン300 μgとモルヒネ2 mgの併用持続くも膜下ブロックで疼痛コントロールが得られている。また，デクスメデトミジンの有効性も報告されている。持続くも膜下モルヒネ5 mg/日で耐性形成が疑われた癌性疼痛症例では，デクスメデトミジン15 μg/日を併用することにより疼痛緩和が得られている[2]。したがって，モルヒネ耐性が疑われる症例に対してα_2受容体作動薬くも膜下投与により鎮痛効果が期待される。

モルヒネ抵抗性疼痛に対するクロニジンの効果

持続くも膜下モルヒネ7 mg/日でも疼痛軽減しない頸髄損傷に伴う下肢の神経障害性疼痛に対して，クロニジン17 μg/日とモルヒネ10 mg/日の持続くも膜下投与により疼痛がコントロールされた症例が報告[3]されている。また，複合性局所疼痛症候群（complex regional pain syndrome：CRPS Ⅰ型，神経損傷を伴わないCRPS）に対して18カ月にわたりクロニジンを1日2回くも膜下投与し，耐性・毒性を認めず疼痛管理しえたことが報告[4]されている。モルヒネ抵抗性慢性疼痛に対するくも膜下クロニジン長期投与の効果と忍容性を検討した研究[5]がある。クロニジンは24 μg/日で開始し，最大960 μg/日まで増量し，一定の鎮痛効果を得られた患者の長期効果を調べた。その結果，31名中22名の患者でクロニジンにより疼痛軽減が得られた。22名中9名が長期観察で鎮痛効果低下と副作用で中止されたが，13名（42%）の患者で平均16.7カ月（6.3～44カ月）の鎮痛効果と忍容性が確認された。13名の平均投与量は976.8 μg/日であった。以上により，モルヒネ抵抗性疼痛に対してもくも膜下クロニジンの鎮痛効果が期待される。

クロニジンとモルヒネの相乗的鎮痛効果

動物実験ではクロニジンとモルヒネの相乗的鎮痛効果が認められているが，ヒトでも相乗効果は得られるのだろうか。Siddallら[6]は，脊髄損傷後疼痛に対してプラセボ，クロニジン，モルヒネ，モルヒネ/クロニジン併用のくも膜下単回投与の鎮痛効果を二重盲検無作為比較対照試験で検討している。その結果，モルヒネ，クロニジンそれぞれ単独ではプラセボと比べ有意な鎮痛効果を発揮しない投与量の併用で鎮痛効果が認められたことから，クロニジンとモルヒネの相乗的鎮痛効果が示唆される。

くも膜下クロニジンの注意すべき副作用

くも膜下クロニジンの主な副作用は，低血圧，徐脈，鎮静である。くも膜下投与されたクロニジンが脊髄中間質外側核に作用し，交感神経のアウトフローを抑制することにより中枢性に徐脈・血圧低下を引き起こす。鎮静作用は，クロニジンが全身吸収され，青斑核および大脳皮質のα_2受容体を活性化し引き起こされる。特に，低血圧は治療が必要となることもあり，くも膜下クロニジン中止の要因となる。口渇，頭痛も報告されている。また，クロニジン全身投与により譫妄，幻覚，睡眠障害が生じるが，長期くも膜下投与による精神症状も報告[7]されている。フェンタニル，ブピバカインとクロニジン 72 μg/日で持続くも膜下投与を行い，1 年後に口渇，悪夢，夜驚症，睡眠障害，うつ症状が出現した。これらの症状は，クロニジンのみを中止することで回復したことから，クロニジン長期投与に伴う副作用と考えられる。したがって，全身投与のみならずくも膜下投与でも，長期間にわたる場合には精神症状の出現に注意が必要である。

その他

頸髄損傷に伴う肛門括約筋痙縮と，それに伴う疼痛に対してくも膜下バクロフェン 450 μg/日投与しても効果はなかったが，クロニジン 30 μg/日を併用することにより痙縮と疼痛がコントロールされた症例が報告[8]されている。動物実験でも脊髄損傷に伴う痙縮が脊髄α_2受容体活性化により抑制されることが示されており[9]，脊髄損傷後の痙縮および疼痛に対するくも膜下クロニジンの有用性が示唆されている。また，クロニジン 450～600 μg/日とミダゾラム 1.2～6.5 mg/日併用の持続くも膜下投与により，長期間の疼痛管理を行っている症例も報告[10]されている。

■参考文献

1) Coombs DW, Saunders RL, Lachange D, et al. Intrathecal morphine tolerance：Use of intrathecal clonidine, DADLE, and intraventricular morphine. Anesthesiology 1985；62：358-63.
2) Ugur F, Gulcu N, Boyaci A. Intrathecal infusion therapy with dexmedetomidine-supplemented morphine in cancer pain. Acta Anaesthesiol Scand 2007；51：388.
3) Siddall PJ, Gray M, Rutkowski S, et al. Intrathecal morphine and clonidine in the management of spinal cord injury pain：A case report. Pain 1994；59：147-8.
4) Kabeer AA, Hardy PA. Long-term use of subarachnoid clonidine for analgesia in refractory reflex sympathetic dystrophy：Case report. Reg Anesth 1996；21：249-52.
5) Hassenbusch SJ, Gunes S, Wachsman S, et al. Intrathecal clonidine in the treatment of intractable pain：A phase I/II study. Pain Med 2002；3：85-91.
6) Siddall PJ, Molloy AR, Walker S, et al. The effects of intrathecal morphine and clonidine in the treatment of pain after spinal cord injury. Anesth Analg 2000；91：1493-8.
7) Bevacqua BK, Fattouh M, Backonja M. Dpression, night terror, and insomnia associated with long-term intrathecal clonidine therapy. Pain Pract 2007；7：36-8.
8) Middleton JW, Siddall PJ, Walker S, et al. Intrathecal clonidine and baclofen in the management of spasticity and neuropathic pain following spinal cord injury：A case report. Arch Phys Med Rehabili 1996；77：824-6.

9) Rank MM, Murray KC, Stephens MJ, et al. Adrenergic receptors modulate motoneuron excitability, sensory synaptic transmission and muscle spasms after chronic spinal cord injury. J Neurophysiol 2011；105：410-22.
10) Borg P, Krijnen HJ. Long-term intrathecal administration of midazolam and clonidine. Clin J Pain 1996；12：63-8.

（川股　知之）

3 硬膜外投与による鎮痛効果

はじめに

硬膜外鎮痛法では，鎮痛薬の全身投与に比べ優れた鎮痛が得られ，また，カテーテル留置により長期間の薬物持続投与が可能となる。難治性慢性非癌性疼痛と慢性癌性疼痛に対する硬膜外クロニジンの疼痛効果と注意すべき副作用が検討されている。

慢性非癌性疼痛に対する効果（表 1）

1 硬膜外クロニジン単独の鎮痛効果

26 名の複合性局所疼痛症候群（complex regional pain syndrome：CRPS Ⅱ型，反射性交感神経性萎縮症）患者に対する硬膜外クロニジン単回投与・持続投与の鎮痛効果が調べられている[1)]。二重盲検無作為化クロスオーバー研究により，クロニジン 300, 700 μg またはプラセボ単回投与の鎮痛効果が検討された。その結果，クロニジン単回投与により投与 20 分後に疼痛軽減が得られ，少なくとも 6 時間持続することが明らか

表 1　慢性非癌性疼痛に対する硬膜外クロニジン

著者（年）	痛みの種類	投与法	投与量（併用薬）
Rauck（1993）	CRPS Ⅱ型（反射性交感神経性萎縮症）	単回	Clo 300，700 μg
Glynn（1988）	脊髄損傷後求心路遮断性疼痛	単回	Clo 150 μg
Glynn（1996）	くも膜炎，腰痛	単回	Clo 150 μg
Glynn（1996）	腰痛，神経障害性疼痛	単回	Clo 150 μg または Lid 40 mg + Clo 150 μg
Ayad（2012）	遷延性開胸術後痛	単回	Clo 150 μg + Lid 40 mg + MPL 80 mg

Clo：クロニジン，Lid：リドカイン，MPL：メチルプレドニゾロン.

となった。副作用として血圧低下・心拍数減少・鎮静が観察された。クロニジン300 μg と 700 μg では，鎮痛効果・血圧低下・心拍数減少の程度については同様であったが，700 μg 投与でより深い鎮静が認められた。さらに，26 名中 19 名でクロニジン持続硬膜外投与の鎮痛効果が検討された。平均 32 μg/時（14 ～ 50 μg/時）で，平均 43 日間（7 ～ 255 日間）投与され，持続投与前に比べ疼痛軽減が得られた。副作用として，めまい，嘔気，口内痛，口渇，勃起が認められたが，一過性であり持続投与中止には至らなかった。反射性交感神経性萎縮症は疼痛形成に交感神経が関与しており，硬膜外クロニジンは痛覚伝達系の抑制のみならず，脊髄レベルで交感神経のアウトフローを減少させ疼痛を軽減している可能性がある。

また，脊髄損傷後のモルヒネ抵抗性求心路遮断性疼痛に対する硬膜外クロニジンと硬膜外モルヒネの効果も検討されている[2)]。対象となった 15 名の患者のうち硬膜外モルヒネ 5 mg 単回投与で疼痛緩和が得られたのは 5 名であった。モルヒネで疼痛緩和が得られなかった 10 名のうち 7 名が，硬膜外クロニジン 150 μg 単回投与で疼痛緩和が得られた。したがって，モルヒネ抵抗性の脊髄損傷後求心路遮断性疼痛に対して硬膜外クロニジンの効果が期待される。

2 硬膜外クロニジンと硬膜外モルヒネの比較

非癌性慢性疼痛に対して，硬膜外クロニジン 150 μg と硬膜外モルヒネ 5 mg 単回投与の鎮痛効果を比較した二重盲検無作為比較クロスオーバー試験がある[3)]。クロニジンまたはモルヒネで疼痛軽減が得られなかった患者は，それぞれ 2 名ずつであった。また，クロニジンとモルヒネのどちらでも疼痛軽減が得られなかった患者は 2 名であった。投与 3 時間後では，鎮痛効果および気分（ムード・スコア）はクロニジンとモルヒネで同等であった。疼痛軽減を得られた患者の評価では，クロニジンを好む患者が 6 名，モルヒネが 3 名，同等が 5 名であった。副作用として，クロニジン投与全症例で血圧低下が生じた。しかし，治療を必要としたのは 1 名のみで，ほかは投与 3 時間後には改善した。モルヒネ投与では，かゆみ，嘔吐の頻度が高かった。また，鎮静の発生頻度はモルヒネに比べクロニジンで高かった。したがって，注意すべき副作用は異なるが，硬膜外クロニジンとモルヒネの鎮痛効果は同等であると考えられる。ただし，本研究ではくも膜炎による神経根症状と腰痛が対象となっているため，ほかの疾患を原因とする疼痛に対してはさらなる検討が必要である。

3 硬膜外クロニジンと他薬物との併用効果

開胸術後では術後痛が遷延することがあり，多くは鎮痛薬に抵抗性であり難治性である。慢性開胸術後痛に対してクロニジン 150 μg，メチルプレドニゾロン 80 mg およびリドカイン 40 mg の 3 剤併用による硬膜外ブロックの鎮痛効果を検討したパイロット研究[4)]がある。3 剤併用による硬膜外ブロック単回投与により，6 カ月以上にわたって疼痛が視覚的評価尺度（VAS）で 50％以上低下するとともに，アロディニアの改善，睡眠・食欲の改善が認められている。

腰痛や神経障害性疼痛を含む非癌性慢性疼痛を有する患者 17 名に対して，硬膜外クロニジンまたはリドカインとその併用を比較検討した二重盲検無作為比較クロスオーバー試験[5]がある。リドカイン 40 mg，クロニジン 150 μg，および併用としてリドカイン 40 mg とクロニジン 150 μg の混合薬液を単回投与した。最も優れた鎮痛法が患者によって評価され，リドカイン単独を 0/17 名，クロニジン単独を 4/17 名，併用を 12/17 名が選択した。リドカインとクロニジン併用により，相乗的な鎮痛効果が示唆される。

慢性癌性疼痛に対する効果（表 2）

オピオイド抵抗性の難治性癌性疼痛では，新たな疼痛治療法として硬膜外クロニジン投与が期待される。

1 硬膜外クロニジン単回投与の鎮痛効果

癌性疼痛に対する硬膜外クロニジン単回投与の安全性と効果を検討した Phase I 研究[6]がある。クロニジン低用量（100 ～ 300 μg），中用量（400 ～ 600 μg）および高用量（700 ～ 900 μg）について，それぞれ 3 名の患者で検討している。その結果，硬膜外クロニジンの鎮痛効果は用量依存性であり，投与 20 分以内に効果発現し 6 時間にわたって持続した。副作用として，血圧低下，鎮静，心拍数減少が生じた。血圧低下・心拍数減少はすべての用量で認められたが，治療を必要とする患者はなかった。血圧低下・心拍数減少については，明らかな用量依存性はなかった。鎮静効果もすべての用量で認められ，高用量ほど顕著であった。そのほか，血糖値，血清コルチゾール値に影響を与えず，かゆみ，嘔気は観察されなかった。症例数は少ないが，難治性癌性疼痛に対する硬膜外クロニジンの安全性と鎮痛効果が示唆された。

2 硬膜外クロニジン持続投与の鎮痛効果

硬膜外クロニジンの単回投与により 6 時間程度の鎮痛効果が得られるが，疼痛原因を除去できない癌性疼痛では持続投与が必要となる[7)8)]。

オピオイド抵抗性癌性疼痛を有する患者 85 名を対象とした二重盲検無作為比較対象

表 2　慢性癌性疼痛に対する硬膜外クロニジン

著者（年）	投与法	クロニジンの投与量
Eisenach（1989）	単回	100 ～ 300，400 ～ 600，700 ～ 900 μg
Eisenach（1995）	持続	30 μg/時
Boswell（1997）	持続	30 μg/時

試験[7]がある。硬膜外クロニジン 30 μg/時とプラセボ投与を 14 日間にわたって行い，疼痛スコアとレスキューモルヒネ量を比較した。疼痛スコア低下またはレスキューモルヒネ量の減少は硬膜外クロニジンで 45％の患者で認められ，プラセボ投与（21％）に比べ良好な鎮痛効果が得られた。特に，神経障害性疼痛を有する患者に有効であった。一方で，生活の質（QOL）の変化についてはクロニジン開始前と後では差はなかった。副作用では，血圧低下と起立性低血圧の発生がクロニジンで多かった。そのほか，嘔気，めまい，口渇も出現したが，プラセボとその発生率には差がなかった。以上により，硬膜外クロニジン持続投与はオピオイド抵抗性癌性疼痛に対して鎮痛効果が認められる。特に，神経障害性疼痛に対して鎮痛効果が期待できるが血圧低下に注意が必要である。

注意すべき副作用

クロニジンの硬膜外投与では，くも膜下投与と同様に低血圧，徐脈，鎮静の発生に注意が必要であるが，治療が必要となる重篤な症状は少ない。これらの副作用に加え，硬膜外クロニジン長期投与後の中断により反跳性高血圧と急性離脱症状が報告[9]されている。膵臓癌の痛みに対して，0.1％ブピバカイン（12 ml/時），モルヒネ（600 μg/時），クロニジン（30 μg/時）の混合薬持続硬膜外投与より疼痛コントロールを行っていたが，カテーテルトラブルにより硬膜外投与を中止した症例である。中止 2 時間後より興奮，発汗，振戦，血圧上昇，心拍数増加が出現したが，クロニジン内服により症状の改善が認められた。クロニジン経口投与による離脱症状は，通常中止 18 ～ 36 時間後に出現するが，硬膜外投与中止による離脱症状はより早期に生じる可能性がある。高用量のクロニジン持続硬膜外投与を中止する場合には徐々に減量しながら中止するべきであり，離脱症状が疑われた場合にはクロニジンの全身投与とともに対症療法を行う。

■参考文献

1) Rauck RL, Eisenach JC, Jackson K, et al. Epidural clonidine treatment for refractory reflex sympathetic dystrophy. Anesthesiology 1993；79：1163-9.
2) Glynn CJ, Jamous MA, Teddy PJ, et al. Role of spinal noradrenergic system in transmission of pain in patients with spinal cord injury. Lancet 1986；2：1249-50.
3) Glynn C, Dawson D, Sanders R. A double-blind comparison between epidural morphine and epidural clonidine in patients with chronic non-cancer pain. Pain 1988；34：123-8.
4) Ayad AE, El Masry A. Epidural steroid and clonidine for chronic intractable post-thoracotomy pain：A pilot study. Pain Pract 2012；12：7-13.
5) Glynn C, O'Sullivan K. A double-blind randomized comparison of the effects of epidural clonidine, lignocaine and the combination of clonidine and lignocaine in patients with chronic pain. Pain 1996；64：337-43.
6) Eisenach JC, Rauck RL, Buzzanell C, et al. Episural clonidine analgesia for intractable cancer pain：Phase I. Anesthesiology 1989；71：647-52.
7) Eisenach JC, DuPen S, Dubois M, et al. Epidural clonidine analgesia for intractable cancer pain. Pain 1995；61：391-9.

8) Bowsell G, Bekersky I, Mekki Q, Eisenach J. Plasma consentrations and disposition of clonidine following a constant 14-day epidural infusion in cancer patients. Clin Ther 1997 ; 19 : 1024-30.
9) Fitzgibbon DR, Rapp SE, Butler SH, et al. Rebound hypertension and acute withdrawal associated with discontinuation of an infusion of epidural clonidine. Anesthesiology 1996 ; 84 : 729-31.

（川股　知之）

4 クロニジン長期硬膜外投与時の薬物動態と薬物安定性

長期硬膜外投与時には，薬物の蓄積に注意する必要がある。クロニジン硬膜外投与時の血漿中半減期はおよそ 14 時間であるため，持続投与時には蓄積が懸念される。腎機能障害のない難治性癌性疼痛患者に対して，30 μg/時で 14 日間クロニジンを持続硬膜外投与した場合の蓄積が検討されている[1]。血漿クロニジン濃度は，持続投与 7 日後，14 日後でそれぞれ 2.19 ng/ml，2.5 ng/ml であり，クリアランスは 7 日後，14 日後でそれぞれ 279 ml/分，272 ml/分であった。したがって，クロニジン 30 μg/時での持続硬膜外投与を行う場合，少なくとも 14 日間は蓄積は起きない。

また，クロニジンと他薬物の併用による長期硬膜外投与時には，薬物の物理・化学的な安定性にも注意が必要である。特に在宅癌患者では，充填した薬物を数日間投与することがある。ブピバカイン，モルヒネ，クロニジンおよびこれらの混合物をリザーバーバックに充填し，各薬物の安定性を 90 日間にわたって検討した研究[2]がある。薬液は無菌操作で充填され，室温暗所で保存された。その結果，各薬物単独充填，および 3 薬物の混合充填でも，各薬物の濃度は 90 日間にわたって安定であること，各薬液の pH も安定であることが明らかとなった。クロニジンとブピバカインやモルヒネの混合液は，長期間にわたって化学的に安定であり，無菌操作で充填すれば在宅患者での長期硬膜外投与に使用しうる。

■参考文献

1) Boswell G, Bekersky I, Mekki Q, et al. Plasma concentrations and disposition of clonidine following a constant 14-day epidural infusion in cancer patients. Clin Ther 1997；19：1024-30.
2) Wulf H, Gleim M, Mignat C. The stability of mixtures of morphine hydrochloride, bupivacaine hydrochloride, and clonidine hydrochloride in portable pump reservoirs for the management of chronic pain syndromes. J Pain Symptom Manage 1994；9：308-11.

（川股　知之）

IX

伝達麻酔における有用性と留意点

1 腕神経叢ブロックにおける効果

はじめに

腕神経ブロックの際，α_2 受容体作動薬を局所麻酔薬に添加することにより，効果発現時間の短縮，鎮痛作用時間の延長が期待できる。一方で，α_2 受容体作動薬による鎮静，低血圧，徐脈などの副作用には留意すべきである。臨床的に使用されることの多いクロニジンとデクスメデトミジンについて述べる。

クロニジン

本邦では注射薬が市販されていないが，欧米では広く用いられており，腕神経叢ブロックなどの末梢神経ブロックに添加した際の効果に関しては，有効，無効症例を含めて数多くのヒトの比較対照研究の報告がなされている。現在までおよそ20年にわたって，末梢神経ブロックへの添加薬として，クロニジンは多くの臨床家の興味を引き続けている。

本項で紹介する文献は，多くがヒトにおける比較対照研究，システマティックレビューないしはメタ解析であり，着実にエビデンスが蓄積されつつある。

初期の報告としては，1991年，Eledjam[1]らが0.25％ブピバカイン40～50 mlによる腕神経叢ブロックにおいて，クロニジン150 μg添加はエピネフリン20 μg添加よりも有意にブロックの持続時間を延長させたと報告した。単独投与では，ブロック時の鎮痛作用は期待できない[2]。腕神経叢ブロックを増強する用量のクロニジンを皮下投与ないしは筋肉内投与しても，ブロックの効果は増強しなかった。よって，クロニジンによる腕神経叢ブロック作用増強の機序は中枢を介したものではなく，局所作用によるものであることが示唆されている[3)4]。

1990年代は，クロニジン以外にもオピオイド，トラマドール，ネオスチグミンなど，多くの薬物が腕神経叢ブロック時の局所麻酔薬の添加薬として検討されたが，Murphyら[5]は2000年のシステマティックレビューにおいて，これらの中でクロニジン（150 μgまで）のみが臨床使用上有益であると結論づけた。しかし，その後も局所麻酔薬の種類，量，そしてブロックの成否によってクロニジン添加の効果が一定せず，否定的な報告[6,7]

も散見された。慢性腎不全患者における前腕の透析シャント増設術において，150 μg クロニジン添加1％リドカイン 40 ml で腕神経叢ブロックを行った際，運動神経遮断時間，感覚神経遮断時間ともに延長したが，徐脈，低血圧，鎮静が生じた[8]。ハイリスク患者では，作用，副作用ともに増強する可能性があることを念頭に置くべきである。マイクロカテーテルを用いた持続腕神経叢ブロックの普及に伴い，持続注入の際のクロニジンの投与量も検討されている。Ilfeld ら[9)10)]が繰り返し検討を試みたが，有効な鎮痛の質の向上は得られなかった。

2007 年，McCartney ら[11]はそれまでに報告されたランダム化比較試験のシステマティックレビューを行い，末梢神経ブロックにおいては中時間作用型局所麻酔薬，すなわちリドカインないしはメピバカインにクロニジンを添加した場合は，麻酔時間を延長すると述べた。長時間作用型の局所麻酔薬，すなわちブピバカイン，レボブピバカイン，ロピバカインへのクロニジン添加作用については結論は得られなかった[11]。2009 年，Pöpping ら[12]は McCartney らが対象に含めなかった非英語文献をも対象としてメタ解析を行い，クロニジン添加によって長時間作用型局所麻酔薬による腕神経叢ブロックの効果の延長も期待しうるとした。感覚遮断時間は中時間作用型局所麻酔薬で平均 72 分，長時間作用型局所麻酔薬で平均 103 分延長する（表 1）。Pöpping ら[12]は，副作用（血

表 1　術後感覚遮断時間

	クロニジン添加量（μg）	患者数（局所麻酔薬＋クロニジン)/(局所麻酔薬単独）	対照群の平均感覚遮断時間（分）	クロニジン添加による感覚遮断延長時間 平均値の差（分）[95%信頼区間]
中時間作用型局所麻酔薬				
プリロカイン	115[13]	20/20	216	51 [18, 84]
メピバカイン	100[14], 120[15], 150[3)16)]	87/81	176	68 [1, 135]*
リドカイン	150	28/30	139	88 [64, 112]*
上記の小計		135/131	174	72 [23, 120]*
長時間作用型局所麻酔薬				
ロピバカイン	150[17)~19)]	58/58	477	113 [64, 162]*
ブピバカイン	150[19]	15/15	429	68 [2, 134]*
上記の小計		108/106	467	103 [62, 144]*

腋窩腕神経叢ブロックに用いる中時間作用型局所麻酔薬と長時間作用型局所麻酔薬にクロニジンを添加した際の効果について，感度分析を行った．感覚遮断の判定はピンプリック法による．メタ解析には，固定効果モデルないしは変量効果モデル（＊）を用いた．

Forest Plot は http://anesthesiologie.hug-ge.ch/data.htm から参照可能である．

（Pöpping DM, Elia N, Marret E, et al. Clonidine as an adjuvant to local anesthetics for peripheral nerve and plexus blocks : A meta-analysis of randomized trials. Anesthesiology 2009 ; 111 : 406-15 より改変引用）

圧低下，起立性低血圧，失神，徐脈，鎮静）についても詳細な解析を行い，オッズ比やnumber needed to harmの算出を試みている（表2）。しかし，クロニジン添加によるブロック効果の増強・副作用の用量反応性については明らかなエビデンスは得られず，今後の検討課題として残されている[12]。また，腕神経叢ブロック以外の神経ブロックについても，クロニジン添加による増強効果の有無に関しては検討の余地がある。

デクスメデトミジン

クロニジンよりも臨床使用の歴史が浅く，腕神経叢ブロックの局所麻酔薬に添加した際の増強作用が確立されているとはいい難い。デクスメデトミジンは本邦では術後鎮静にのみ保険適用があり，持続静脈内投与以外は用法外使用となる[25]など，現時点では腕神経叢ブロックの添加薬として用いるには制約が多い。しかし，monitored anesthesia careでの有用性は高く[26]，本邦で現在臨床使用可能な唯一のα_2受容体作動薬の注射薬であることから，今後の研究の発展が望まれる。慢性腎不全患者ではα_2受容体作動薬の効果が増強する[8,25]ことに着目したRutkowskaら[27]は，腕神経叢ブロックで行われた透析シャント造設手術において，デクスメデトミジンによる持続静脈内投与により，運動神経遮断時間，感覚神経遮断時間がともに延長することを示した。2010年にEsmaogluら[28]は，0.5％レボブピバカイン40 mlを用いた腕神経叢ブロックにおいて，デクスメデトミジン100 μgの添加が鎮痛作用の発現を速め，鎮痛時間を延長させたと報告した。血圧低下と徐脈が生じたものの，感覚遮断時間の延長は200分程度と，腕神経叢ブロックの増強作用はクロニジンよりも強力である。Brummetら[29]は，ラットにおいて高用量のデクスメデトミジンがブピバカインによる坐骨神経ブロックを増強するが，組織学的な障害を残さないことを示している。このように，神経ブロックの添加薬としては安全性，有効性を支持する報告が優勢ではあるが，ブロックの部位や局所麻酔薬の種類の違いによるブロックの増強効果への影響，副作用，至適投与量など，臨床的に検討を必要とする事項は多い。

■参考文献

1) Eledjam JJ, Deschodt J, Viel EJ, et al. Brachial plexus block with bupivacaine：Effects of added alpha-adrenergic agonists：Comparison between clonidine and epinephrine. Can J Anesth 1991；38：870-5.

2) Sia S, Lepri A. Clonidine administered as an axillary block does not affect postoperative pain when given as the sole analgesic. Anesth Analg 1999；88：1109-12.

3) Singelyn F, Dangoisse M, Bartholomee S, et al. Adding clonidine to mepivacaine prolongs the duration of anesthesia and analgesia after axillary brachial plexus block. Reg Anesth 1992；17：148-50.

4) Hutschala D, Mascher H, Schmetterer L, et al. Clonidine added to bupivacaine enhances and prolongs analgesia after brachial plexus block via a local mechanism in healthy volunteers. Eur J Anaesthesiol 2004；21：198-204.

表２　Pöpping らによる副作用の解析

症状	定義	クロニジンの用量（μg）	症状を呈した患者数（%） 局所麻酔薬＋クロニジン	局所麻酔薬単独	OR（95% CI）	統計学的異質性	NNH（95% CI）
動脈圧低下 [8,17,20～24]	平均動脈圧＜55 mmHg 20%ないしは30%を超える収縮期血圧の低下，エフェドリン投与	30，75，90，140，150，300	20/153（13.1）	5/123（4.1）	3.61（1.52～8.55）	0.88	11（4.4～50）
起立性低血圧失神 [20,21]	起立時の低血圧 動作時の失神	30，75，90，300	8/62（12.9）	1/34（2.9）	5.07（1.20～21.4）	0.86	10（2.8～177）
徐脈 [8,17,20～24]	心拍数＜45/分または＜50/分または20%を超える心拍数の低下，アトロピン投与	30，75，90，140，150，300	13/153（8.5）	5/123（4.1）	3.09（1.10～8.64）	0.9	13（4.4～247）
鎮静 [17,20～22]	4または5段階評価で2点以上，5段階評価で4点以下	30，75，90，150，300	53/95（55.8）	22/68（32.4）	2.28（1.15～4.51）	0.04	5（2.8～32）

OR：オッズ比，CI：信頼区間，NNH：number needed to harm.
神経ブロックに用いる局所麻酔薬にクロニジンを添加した際の副作用の定義が明らかにされている研究を解析対象とした.
個々の副作用に関する Forest Plot は http://anesthesiologie.hug-ge.ch/data.htm から参照可能である.
（Pöpping DM, Elia N, Marret E, et al. Clonidine as an adjuvant to local anesthetics for peripheral nerve and plexus blocks：A meta-analysis of randomized trials. Anesthesiology 2009；111：406-15 より改変引用）

5) Murphy DB, McCartney CJL, Chan VWS. Novel analgesic adjuncts for brachial plexus block：A systematic review. Anesth Analg 2000；90：1122-8.
6) Culebras X, van Gessel E, Hoffmeyer P, et al. Clonidine combined with a long acting local anesthetic does not prolong postoperative analgesia after brachial plexus block but does induce hemodynamic changes. Anesth Analg 2001；92：199-204.
7) Duma A, Urbanek B, Sitzwohl C, et al. Clonidine as an adjuvant to local anaesthetic axillary brachial plexus block：A randomized, controlled study. Br J Anaesth 2005；94：112-6.
8) Adnan T, Elif AA, Ayşe K, et al. Clonidine as an adjuvant for lidocaine in axillary brachial plexus block in patients with chronic renal failure. Acta Anaesthesiol Scand 2005；49：563-8.
9) Ilfeld BM, Morey TE, Thannikary LJ, et al. Clonidine added to a continuous interscalene ropivacaine perineural infusion to improve postoperative analgesia：A randomized, double blind, controlled study. Anesth Analg 2005；100：1172-8.
10) Ilfeld BM, Morey TE, Enneking FK. Continuous infraclavicular perineural infusion with clonidine and ropivacaine compared with ropivacaine alone：A randomized, double-blinded, controlled study. Anesth Analg 2003；97：706-12.
11) McCartney CJ, Duggan E, Apatu E. Should we add clonidine to local anesthetic for peripheral nerve blockade? A qualitative systematic review of the literature. Reg Anesth Pain Med 2007；32：330-8.
12) Pöpping DM, Elia N, Marret E, et al. Clonidine as an adjuvant to local anesthetics for peripheral nerve and plexus blocks：A meta-analysis of randomized trials. Anesthesiology 2009；111：406-15.
13) Broch O, Breucking E. Comparison of clonidine and tramadol added to prilocaine brachial plexus block：Analgesia, sensory and motor block. Anasthesiologie, Intensivmedizin, Notfallmedizin, Schmerztherapie. AINS 2005；40：526-31.
14) Iohom G, Machmachi A, Diarra D-P, et al. The effects of clonidine added to mepivacaine for paronychia surgery under axillary brachial plexus block. Anesth Analg 2005；100：1179-83.
15) Buttner J, Ott B, Klose R. The effect of adding clonidine to mepivacaine：Axillary brachial plexus blockade. Anaesthesist 1992；41：548-54.
16) Contreras-Dominguez V, Carbonell-Bellolio P, Sanzana SE, et al. Addition of sodium bicarbonate and/or clonidine to mepivacaine：Influence on axillary brachial plexus block characteristics. Rev Esp Anestesiol Reanim 2006；53：532-7.
17) Antonucci S. Adiuvants in the axillary brachial plexus blockade：Comparison between clonidine, sufentanil and tramadol. Minerva Anestesiol 2001；67：23-7.
18) El Saied A, Steyn M, Ansermino J. Clonidine prolongs the effect of ropivacaine for axillary brachial plexus blockade. Can J Anesth 2000；47：962-7.
19) Fang L, Liu F, Li L, et al. Effects of clonidine combined with various local anesthetics in brachial plexus block. Zhonghua yi xue za zhi 2004；84：1712-3.
20) Beaussier M, Weickmans H, Abdelhalim Z, et al. Inguinal herniorrhaphy under monitored anesthesia care with ilioinguinal-iliohypogastric block：The impact of adding clonidine to ropivacaine. Anesth Analg 2005；101：1659-62.
21) Bernard JM, Macaire P. Dose-range effects of clonidine added to lidocaine for brachial plexus block. Anesthesiology 1997；87：277-84.
22) Casati A, Magistris L, Beccaria P, et al. Improving postoperative analgesia after axillary brachial plexus anesthesia with 0.75% ropivacaine：A double-blind evaluation of adding clonidine. Minerva Anestesiol 2001；67：407-12.

23) Helayel PE, Kroth L, Boos GL, et al. Efeitos da clonidina por via muscular e perineural no bloqueio do nervo isquiático com ropivacaína a 0.5%. Rev Bras Anestesiol 2005；55：483-90.
24) Mjahed K, Jabri L, Benslama A, et al. Lidocaine-clonidine versus lidocaine-epinephrine in supraclavicular nerve block. Cahier d'Anesthesiol 1996；44：507-11.
25) プレセデックス静注液200μg「ホスピーラ」添付文書：ホスピーラ・ジャパン株式会社, 2010.
26) Candiotti KA, Bergese SD, Bokesch PM, et al. Monitored anesthesia care with dexmedetomidine：A prospective, randomized, double-blind, multicenter trial. Anesth Analg 2010；110：47-56.
27) Rutkowska K, Knapik P, Misiolek H. The effect of dexmedetomidine sedation on brachial plexus block in patients with end-stage renal disease. Eur J Anaesthesiol 2009；26：851-5.
28) Esmaoglu A, Yegenoglu F, Akin A, et al. Dexmedetomidine added to levobupivacaine prolongs axillary brachial plexus block. Anesth Analg 2010；111：1548-51.
29) Brummett CM, Norat MA, Palmisano JM, et al. Perineural administration of dexmedetomidine in combination with bupivacaine enhances sensory and motor blockade in sciatic nerve block without inducing neurotoxicity in rat. Anesthesiology 2008；109：502-11.

（田中　克明）

2 局所麻酔薬中毒における有用性

はじめに

倫理上の制約により，局所麻酔薬中毒に対してα_2受容体作動薬が何らかの治療効果や予防効果をもつとするヒトでの研究結果はほとんどない。しかし，動物実験においてはα_2受容体作動薬が局所麻酔薬中毒を増強せず，むしろ軽減しうるとの知見が多い。これらの知見がなければ，α_2受容体作動薬と局所麻酔薬のヒトでの併用には大きな障害となったであろう。以下，動物実験によって得られた知見を中心に，著者らの研究結果も交えて概説する。

神経ブロックと局所麻酔薬中毒

伝達麻酔で手術が行われる際は，高用量の局所麻酔薬が必要となる。神経刺激装置を併用したり，超音波ガイド下でブロックを行ったりすることにより，薬液が正しく投与されれば安全であるが，腕神経叢など，通常神経ブロックが行われる部位は血管が近接していることから，血管内誤注入を起こしやすい。また，高齢，肝障害，腎障害，心不全の患者では局所麻酔薬の代謝および排泄が遅延する[1)2)]ために，血中濃度が上昇しやすい。実際，米国麻酔科学会（American Society of Anesthesiologists：ASA）のClosed Claims Analysisによれば，局所麻酔薬中毒の報告は神経ブロックの中では腕神経叢ブロックによるものが最も多い[3)]。

局所麻酔薬中毒の症状と治療

急激な局所麻酔薬の血中濃度上昇は重篤な局所麻酔薬中毒を引き起こしうる。とりわけ臨床的に大きな問題となるのは痙攣と循環虚脱である。高用量でまず痙攣が，さらに高用量で致死的不整脈を伴う循環虚脱が生じる。痙攣に対してはジアゼパム[4)]，ミダゾラム[5)]やチオペンタール[6)7)]が有効であるが，循環虚脱は治療に難渋する[8)]。ヒトでα_2受容体作動薬の抗痙攣作用は実証されていない。ブピバカインによる致死的不整脈に対しては，クロニジンが一時的に有効であったとの症例報告[9)10)]がある。米国心臓協会（American Heart Association：AHA）による蘇生ガイドラインの提唱とその普及，脂質製剤の大量投与，すなわち lipid rescue[11)]など，近年の局所麻酔薬中毒の治療には大きな進歩が認められるものの，治療が困難であることに変わりはないために発症の予防が重要である。

局所麻酔薬中毒に関するエビデンス：動物実験の意義

局所麻酔薬中毒に関しては，いわゆるエビデンスレベルの高い研究に乏しい。発症がまれであること，ヒトでの研究に関して倫理的制約が大きいことから，実証医学（evidence-based medicine：EBM）一辺倒では臨床上の疑問を解決することは難しい。したがって，動物実験によって得られた知見が比較的大きな意味をもつ。一方，局所麻酔薬中毒を検討した動物実験においては，過去の多くの報告において，被検動物は全身麻酔や人工呼吸を受けており，これらの薬物や処置による影響が除外されていない。全身麻酔薬は痙攣閾値に影響を与えるものが多く[12)〜16)]，また血圧の上昇・低下や血中二酸化炭素濃度も痙攣閾値に影響する[17)〜19)]。理想は，“生理的”条件下の覚醒している動物において“臨床的”投与量の範囲で実験を行うことであり，薬物の投与法やモニタリングの困難さなど解決課題が多いが，近年はこの点をクリアした報告が多い。

クロニジンが局所麻酔薬中毒に及ぼす影響

クロニジンは心血管系に対して抑制的に作用することから，De Kock ら[20)]はブピバカインによる心血管系の有害作用を増強するのではと考え，全身麻酔下のラットにおいてクロニジン前投与がブピバカイン静脈内投与による全身毒性にどのような影響を与えるかを検討した。その結果，むしろクロニジンはブピバカインによる中毒症状（心電図上の QRS 変化，不整脈，脳波の平坦化など）の発現を遅らせ，ブピバカインにより惹起される低血圧を増強しないとの知見が得られた[20)]。同 1993 年，Yokoyama ら[21)]は覚醒ラットではクロニジンはリドカインの痙攣閾値に有意な影響を与えないと報告した。α_2 受容体作動薬が痙攣閾値を低下させるという報告[13)22)]はあるが，いずれも局所麻酔薬によって誘発された痙攣に対するものではない。De Kock や Yokoyama らの報告はクロニジンが局所麻酔薬中毒に悪影響を与えないことを示唆し，クロニジンと局所麻酔薬との併用に一定の安全面での裏づけを与えたといえる。

コカイン中毒への応用

米国では，エステル型局所麻酔薬であるコカインの乱用者が 1999 年の時点で 150 万人に及び[23]，現在に至るまで深刻な社会問題である。とりわけ，コカインの中毒症状の一つである痙攣は，コカイン乱用による死因の一つである。コカインの中枢神経の有害作用には，側坐核におけるドパミン濃度の上昇が関連している[24]。2002 年，Whittington ら[25]はこの点に注目し，覚醒ラットにおいて，デクスメデトミジンがコカインによる痙攣発生閾値を上昇させ，また，側坐核におけるドパミン濃度の上昇を抑制することを示している。また，コカイン中毒による交感神経刺激症状の治療薬としてもデクスメデトミジンは注目されてきており，2007 年，Menon ら[26]が健常ボランティアを対象とした研究において，コカイン点鼻によって誘発される皮膚の血管収縮や交感神経緊張がデクスメデトミジンによって軽減されることを報告している。

デクスメデトミジンが局所麻酔薬中毒に及ぼす影響

臨床使用上，デクスメデトミジンが周術期にアミド型局所麻酔薬と併用される状況が起こりうるものの，デクスメデトミジンの局所麻酔薬の毒性に与える影響が知られてい

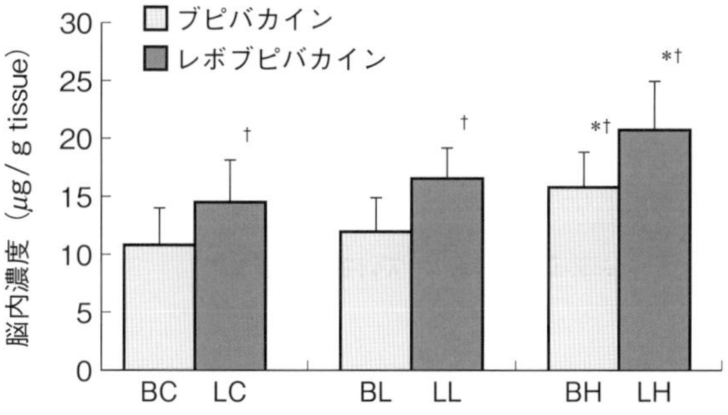

図 1　デクスメデトミジンがブピバカインまたはレボブピバカイン誘発性痙攣の発生に及ぼす影響

BC：ブピバカイン対照群，BL：ブピバカイン＋低用量デクスメデトミジン群（血中デクスメデトミジン濃度 0.6 ± 0.3 ng/ml），BH：ブピバカイン＋高用量デクスメデトミジン群（血中デクスメデトミジン濃度 1.8 ± 0.2 ng/ml），LC：レボブピバカイン対照群，LL：レボブピバカイン＋低用量デクスメデトミジン群（血中デクスメデトミジン濃度 0.7 ± 0.2 ng/ml），LH：レボブピバカイン＋高用量デクスメデトミジン群（血中デクスメデトミジン濃度 1.8 ± 0.2 ng/ml）．

各 群 n ＝ 10，†：P ＜ 0.05（BC vs. LC，BL vs. LL，BH vs. LH），＊：P ＜ 0.01（BC vs. BH，LC vs. LH）．

血中デクスメデトミジン濃度は，いずれもラットにおける鎮静に必要な範囲内にある。ブピバカインまたはレボブピバカインの持続静注によって覚醒ラットに痙攣を誘発させ，そのときの脳内の局所麻酔薬濃度を測定した。高用量のデクスメデトミジンを投与すると，痙攣誘発には高濃度のブピバカインまたはレボブピバカインを必要とした．

（Tanaka K, Oda Y, Funao T, et al. Dexmedetomidine decreases the convulsive potency of bupivacaine and levobupivacaine in rats：Involvement of alpha2-adrenoceptor for controlling convulsions. Anesth Analg 2005；100：687-96 より改変引用）

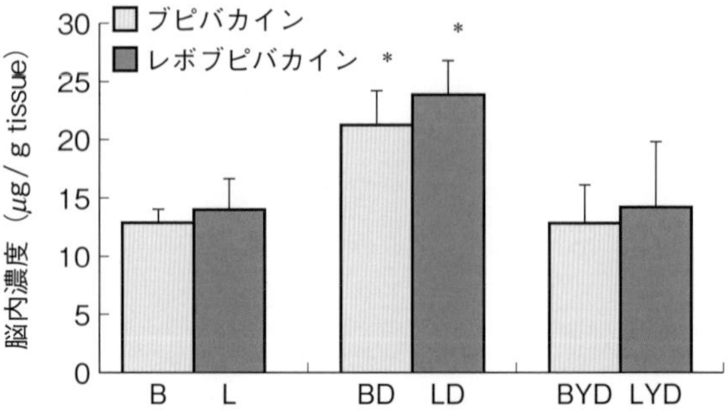

図 2　ブピバカインまたはレボブピバカイン誘発性痙攣へのデクスメデトミジンの作用とヨヒンビンによる拮抗

B：ブピバカイン対照群，BD：ブピバカイン＋デクスメデトミジン群，BYD：ブピバカイン＋ヨヒンビン＋デクスメデトミジン群，L：レボブピバカイン対照群，LD：レボブピバカイン＋デクスメデトミジン群，LYD：レボブピバカイン＋ヨヒンビン＋デクスメデトミジン群．

各群 n=5，＊：P<0.05（BD vs. B および BYD，LD vs. L および LYD）．

覚醒ラットにブピバカインまたはレボブピバカインの持続静注で痙攣を誘発させた．デクスメデトミジン投与時，それぞれ痙攣発生には，より高濃度のブピバカインまたはレボブピバカインを必要としたが，ヨヒンビン前投与後にデクスメデトミジンを投与すると，痙攣誘発に必要な局所麻酔薬の濃度は変化しなかった．

（Tanaka K, Oda Y, Funao T, et al. Dexmedetomidine decreases the convulsive potency of bupivacaine and levobupivacaine in rats : Involvement of alpha2-adrenoceptor for controlling convulsions. Anesth Analg 2005 ; 100 : 687-96 より改変引用）

ないことに Tanaka らは着目した。覚醒ラットにおいて，ブピバカイン，レボブピバカインの静脈内投与による痙攣を鎮静量のデクスメデトミジンが抑制した（図 1）。この抑制作用は α_2 受容体拮抗薬であるヨヒンビンで拮抗されたことから，デクスメデトミジンの抗痙攣作用は α_2 受容体を介するものであることが示唆されている（図 2）。また，ブピバカイン・レボブピバカインは静脈内持続注入により，覚醒ラットでは血圧上昇をもたらすが，デクスメデトミジンはこれに有意な影響を与えなかった[27]。心毒性，とりわけ循環虚脱に関しては，覚醒ラットでは局所麻酔薬によって痙攣が生じると数秒間で呼吸停止から心停止に至るために，デクスメデトミジンの影響を検討することは困難であった。

おわりに

以上，局所麻酔薬中毒における α_2 受容体作動薬の有用性と留意点について概説した。中枢神経・循環器系に対する局所麻酔薬の興奮性作用に対しては α_2 受容体作動薬は抑制的に作用し，痙攣閾値を上昇させるなどの好ましい作用をもたらす。一方で局所麻酔薬を大量に投与したときに生じる循環虚脱に関しては，検討が不十分である。α_2 受容体作動薬によって生じる交感神経系の抑制が循環虚脱からの蘇生にどのような影響を与えるかに関しては今後の検討を待たねばならない。

■参考文献

1) Veering BT, Burm AGL, van Kleef JW, et al. Epidural anesthesia with bupivacaine. Anesth Analg 1987 ; 66 : 589-93.
2) Thomson PD, Melmon KL, Richardson JA, et al. Lidocaine pharmacokinetics in advanced heart failure, liver disease, and renal failure in humans. Ann Intern Med 1973 ; 78 : 499-508.
3) Lee LA, Posner KL, Cheney FW, et al. Complications associated with eye blocks and peripheral nerve blocks : An American Society of Anesthesiologists Closed Claims analysis. Reg Anesth Pain Med 2008 ; 33 : 416-22.
4) Moore DC, Balkour RI, Fitzgibbons D. Convulsive arterial plasma levels of bupivacaine and the response to diazepam therapy. Anesthesiology 1979 ; 50 : 454-5.
5) Horikawa H, Tada T, Sakai M, et al. Effects of midazolam on the threshold of lidocaine-induced seizures in the dog : Comparison with diazepam. J Anesth 1990 ; 4 : 265-9.
6) Heavner JE, Arthur J, Zou J, et al. Comparison of propofol with thiopentone for treatment of bupivacaine-induced seizures in rats. Br J Anaesth 1993 ; 71 : 715-9.
7) Cherng CH, Wong CS, Ho ST. Ropivacaine-induced convulsion immediately after epidural administration : A case report. Acta Anaesthesiol Sin 2002 ; 40 : 43-5.
8) Albright GA. Cardiac arrest following regional anesthesia with etidocaine or bupivacaine. Anesthesiology 1979 ; 51 : 285-7.
9) Favier JC, Da Conceicao M, Fassassi M, et al. Successful resuscitation of serious bupivacaine intoxication in a patient with pre-existing heart failure. Can J Anaesth 2003 ; 50 : 62-6.
10) Braque S, Bernard-Bertrand F, Guillou N, et al. Successful but prolonged resuscitation after local anesthetic-induced cardiac arrest : Is clonidine effective? Acta Anaesthesiol Belg 2008 ; 59 : 91-4.
11) Weinberg G. Lipid rescue resuscitation from local anaesthetic cardiac toxicity. Toxicological Reviews 2006 ; 25 : 139-45.
12) Stevens JE, Fujinaga M, Oshima E, et al. The biphasic pattern of the convulsive property of enflurane in cats. Br J Anaesth 1984 ; 56 : 395-403.
13) Miyazaki Y, Adachi T, Kurata J, et al. Dexmedetomidine reduces seizure threshold during enflurane anaesthesia in cats. Br J Anaesth 1999 ; 82 : 935-7.
14) Ohmura S, Ohta T, Yamamoto K, et al. A comparison of the effects of propofol and sevoflurane on the systemic toxicity of intravenous bupivacaine in rats. Anesth Analg 1999 ; 88 : 155-9.
15) Murao K, Shingu K, Tsushima K, et al. The anticonvulsant effects of volatile anesthetics on lidocaine-induced seizures in cats. Anesth Analg 2000 ; 90 : 148-55.
16) Fukuda H, Hirabayashi Y, Shimizu R, et al. Sevoflurane is equivalent to isoflurane for attenuating bupivacaine-induced arrhythmias and seizures in rats. Anesth Analg 1996 ; 83 : 570-3.
17) Oda Y, Funao T, Tanaka K, et al. Vasodilation increases the threshold for bupivacaine-induced convulsions in rats. Anesth Analg 2004 ; 98 : 677-82.
18) Yokoyama M, Hirakawa M, Goto H. Effect of vasoconstrictive agents added to lidocaine on intravenous lidocaine-induced convulsions in rats. Anesthesiology 1995 ; 82 : 574-80.
19) Englesson S. The influence of acid-base changes on central nervous system toxicity of local anaesthetic agents. I. An experimental study in cats. Acta Anaesthesiol Scand 1974 ; 18 : 79-87.
20) De Kock M, Le Polain B, Henin D, et al. Clonidine pretreatment reduces the systemic toxicity of intravenous bupivacaine in rats. Anesthesiology 1993 ; 79 : 282-9.

21) Yokoyama M, Hirakawa M, Goto H. Clonidine does not affect lidocaine seizure threshold in rats. Can J Anaesth 1993；40：1205-9.
22) Mirski MA, Rossell LA, McPherson RW, et al. Dexmedetomidine decreases seizure threshold in a rat model of experimental generalized epilepsy. Anesthesiology 1994；81：1422-8.
23) Substance Abuse and Mental Health Services Administration. NHSDA 1999：Summary of findings, National Household Survey on Drug Abuse. Inventory No. BKD376. Rockville：US Department of Health and Human Services；2000.
24) Hernandez L, Hoebel BG. Food reward and cocaine increase extracellular dopamine in the nucleus accumbens as measured by microdialysis. Life Sci 1988；42：1705-12.
25) Whittington RA, Virag L, Vulliemoz Y, et al. Dexmedetomidine increases the cocaine seizure threshold in rats. Anesthesiology 2002；97：693-700.
26) Menon DV, Wang Z, Fadel PJ, et al. Central sympatholysis as a novel countermeasure for cocaine-induced sympathetic activation and vasoconstriction in humans. J Am Coll Cardiol 2007；50：626-33.
27) Tanaka K, Oda Y, Funao T, et al. Dexmedetomidine decreases the convulsive potency of bupivacaine and levobupivacaine in rats：Involvement of alpha2-adrenoceptor for controlling convulsions. Anesth Analg 2005；100：687-96.

（田中　克明）

X

集中治療における有用性と留意点

1 デクスメデトミジンによる鎮静・鎮痛作用の特徴

はじめに

デクスメデトミジンの臨床使用は，米国で 2000 年に集中治療領域で 24 時間以内に限定されて認可され，わが国でも 2004 年 5 月より始まった。米国での適用を踏襲して添付文書には“投与は 24 時間を超えないこと”と明記されていたが，世界に先駆けて 2010 年 8 月に投与時間制限が解除された。現在の効能・効果は，“集中治療における人工呼吸中および離脱後の鎮静”である。人工呼吸が先行することを厳密に解釈するか否かは議論があるが，気道確保されていない症例に持続投与できる唯一の鎮静薬であることには相違なく，集中治療下では事実上いかなる症例にも時間制限なく使用できるようになった。集中治療でのデクスメデトミジンの特徴について述べる。

認知機能を維持した鎮静

デクスメデトミジンの最大の特徴の一つは，認知機能を維持した鎮静，言い換えれば譫妄でない鎮静状態を実現できることである。ミダゾラムとプロポフォールはいずれも γ アミノ酪酸（gamma-aminobutyric acid：$GABA_A$）受容体を主な作用部位として強い催眠作用を示すが，鎮静中の意志の疎通は困難であり，浅い鎮静レベルでは認知機能が欠如した譫妄状態であることが多い。それゆえ，これらの薬物で鎮静する際は，刺激に対してかろうじて反応する程度の深い鎮静状態になりやすく，鎮静の遷延のために人工呼吸が不必要に延長する結果となる[1)]。

これに対してデクスメデトミジンは，橋，青斑核の α_{2A} 受容体を主な作用部位として催眠作用，抗不安作用を発現する。鎮静の特徴は生理的睡眠に類似した状態である。刺激がないときには用量依存性に鎮静が深くなり，脳波は高振幅徐波となるが，刺激をすると，うたた寝から起こされたときのように，かなり清明に覚醒し筆談や演算など高度な中枢神経機能も回復する。このときには脳波も瞬時に速波化し，完全覚醒状態に復帰する。そして，刺激がなくなると再び鎮静状態に戻るという，ほかの催眠薬では経験しない患者の様子を観察できる。健康被験者にデクスメデトミジンを投与した場合も，臨床投与量（0.4 ～ 0.7 μg/kg/時）時の血漿濃度（0.7 ～ 1.3 ng/ml）では多くの被験者で認知機能や記憶が維持される[2)]。

米国をはじめ5か国でデクスメデトミジンとミダゾラムの無作為二重盲検試験(safety and efficacy of dexmedetomidine compared with midazolam：SEDCOM)が実施されたが, これはデクスメデトミジンの投与期間延長の臨床試験を兼ねたものである[3)]。SEDCOM試験では, デクスメデトミジンによる鎮静は, ミダゾラムと比較して徐脈の頻度が高かったものの安全性に問題はなく, 人工呼吸器装着時間がより短く, 譫妄の発現がより少ない利点が証明された。また, デクスメデトミジンとロラゼパムの無作為二重盲検試験(maximizing efficacy of targeted sedation and reducing neurological dysfunction trial：MENDS)[4)5)]では, デクスメデトミジン投与症例で譫妄や昏睡の発現が少なく, 特に敗血症症例で有効性が高いことが示された[5)]。催眠を重視した鎮静法と比較して, 認知機能を維持した鎮静法の優位性が広く認められつつある。デクスメデトミジンは, 24時間以内の投与期間制限がなくなったことも相まって, 今後の重症患者鎮静の基本薬物となる可能性が高い。

非気道確保症例の鎮静

非気道確保症例の鎮静は, デクスメデトミジンが臨床的特長を最も発揮できる状況である。多発外傷や急性大動脈解離の保存的治療など, 気管挿管の必要はないが長期安静管理のため鎮静を必要とする症例がある。プロポフォールやミダゾラムは, 上気道閉塞や気道反射抑制のため, 非挿管患者の持続鎮静には使用できない。このような症例の鎮静には, デクスメデトミジンが適している。前述のように譫妄を起こしづらく, 鎮静の質が高いことも利点である。さらに, 呼吸抑制作用を3つの要素に分けて評価しても, いずれも軽微である点が優れている。第一に, 二酸化炭素に対する換気応答の抑制が軽度で, 1回換気量, 呼吸数, 動脈血二酸化炭素分圧（Pa_{CO_2}）が生理的睡眠程度に維持される[2)]。第二に, 気管チューブで気道が確保されていない症例に投与しても, 舌根沈下などによる上気道閉塞が起こりづらい。第三に, 喉頭反射が適度に保たれる。喉頭反射の維持は, 非挿管患者を鎮静する際に, 誤嚥を起こさないために大変重要である。また, 抗不安作用をもち, 生理的睡眠状態を誘導できるので, 患者の精神的負荷を軽減するのに有効である。さらに, 外傷や手術創の疼痛に対してもデクスメデトミジンの鎮痛作用は, オピオイドなど鎮痛薬の必要量を減量する利点がある。

デクスメデトミジンが最良の選択となる非挿管症例を表に示す。非侵襲的陽圧人工呼吸器（noninvasive positive pressure ventilation：NPPV）装着には鎮痛鎮静薬は不要であるが, 長期装着時には夜間デクスメデトミジンを投与して, 睡眠を確保することにより精神的負担を軽減し, 全身状態を改善できる。非挿管小児症例にもデクスメデトミジンは有用である。手術当日の夜など, 保護者から離れされて覚醒している小児の不安を軽減して睡眠を確保することが可能で, 小児本人のみならず看護者の負担も軽減できる。また特殊な症例ではあるが, 中毒性皮膚壊死症では咽頭, 喉頭, 気道上皮も損傷するので気管挿管なしでの管理が望ましく, 創の疼痛が強い。気道確保することなく鎮静, 鎮

表　非挿管鎮静の適応症例
大侵襲手術後の疼痛管理
解離性大動脈瘤の保存的治療
くも膜下出血の術前管理
多発外傷
非侵襲的陽圧換気（NPPV）の長期管理
小児
中毒性皮膚壊死症（Stevens-Johnson 症候群）

痛が得られるデクスメデトミジンは最良の選択である。創処置時など，強力な鎮痛が必要な場合もオピオイドの必要量をデクスメデトミジンとの相乗作用で減量することができる。

交感神経過緊張を緩和する鎮静

鎮静薬が投与されていない重症症例では，交感神経過緊張状態にあることが多い。頻脈や高血圧が，β 受容体遮断薬や Ca 拮抗薬，亜硝酸薬など通常の治療薬で制御できない場合もある。このような症例に，0.2 ～ 0.4 μg/kg/時程度の少量のデクスメデトミジンを投与すると，血圧や脈拍が速やかに正常化することをしばしば経験する。デクスメデトミジンの α_{2A} 作用による中枢性交感神経抑制作用は強力である[2)]。末梢血管 α_{2B} 受容体刺激により血管が収縮し，血圧が上昇することを危惧する意見もあるが，急速単回投与での一過性の現象で，緩徐な持続投与では血圧は上昇しない。高血圧や頻脈の制御に難渋する場合には，デクスメデトミジンの交感神経抑制作用の利用を推奨する。典型的な症例として急性 B 型大動脈解離症の保存的治療の経過を図に示す。著しい高血圧と背部痛を制御するのに，大量のニカルジピン，プロプラノロール，フェンタニルを必要とした。第 2 病日にデクスメデトミジン 0.4 μg/kg/時を投与したところ，ニカルジピン 2 mg/時，プロプラノロール 0.5 mg/時，フェンタニル 25 μg/時と通常使用量まで減量できた。その後，7 日間の保存的降圧療法を安静状態で完了した。気道確保なしの鎮静と強力な交感神経緊張緩和とを実現できるデクスメデトミジンは，急性大動脈解離の保存的療法に最適である。

また，高血圧や頻脈を伴う急性冠症候群の治療にもデクスメデトミジンは有用である。亜硝酸薬，β 受容体遮断薬，Ca 拮抗薬やニコランジルを併用投与しても管理が困難な症例でも，少量のデクスメデトミジン投与で患者の不安が緩和されると同時に心拍数が正常化し，血圧の調節が可能となる。

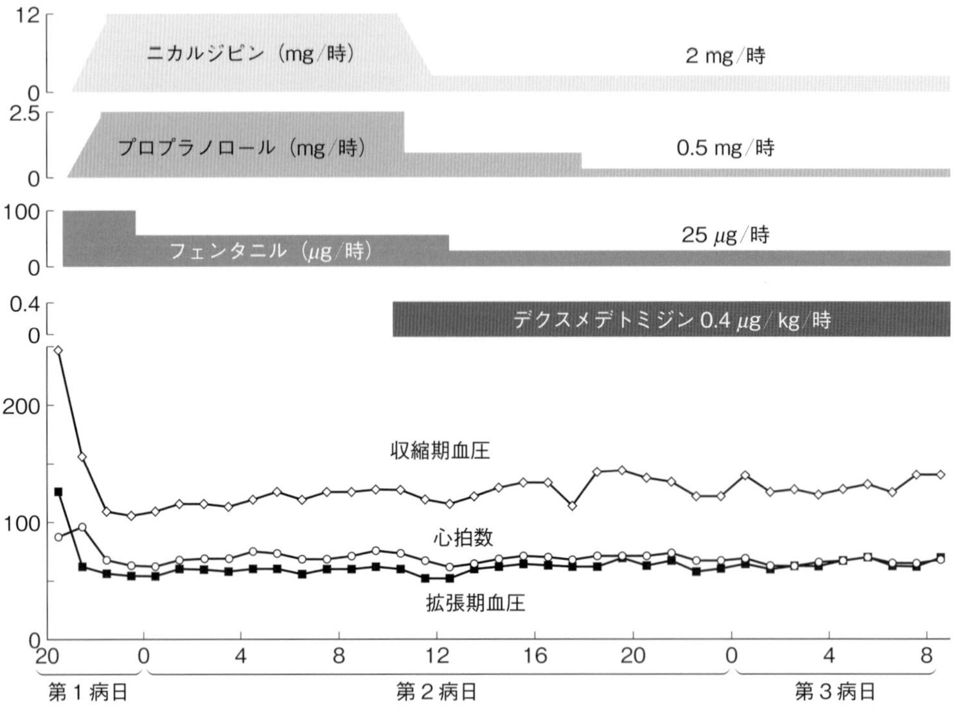

図　急性B型大動脈解離症の保存的治療の1症例

血圧調節，疼痛管理にニカルジピン，プロプラノール，フェンタニルの大量投与を必要としたが，デクスメデトミジンを併用することによりそれらの薬物を大幅に減量することができた．

消化器機能を維持した鎮静

消化器の機能の維持は集中治療下の患者では大きな意義をもつ。経管栄養を早期より始めることが可能となり，生理的な栄養摂取が可能となるのみでなく，消化管上皮のバリア機能が回復し腸管内細菌の血液内移行を防ぐことができる。その結果，敗血症や菌血症の発症を防止でき，予後の改善に大きく貢献する。デクスメデトミジンは交感神経抑制作用および副交感神経亢進作用によって，胃内容の十二指腸への移行が維持される利点がある[6)]。また，デクスメデトミジンとの併用によりオピオイドの必要量が減少するので，オピオイドの消化器抑制作用も併せて軽減できる。オピオイド投与量を減量できることが早期の経管栄養を成功させるうえで重要である。フェンタニルを50 μg/時以上の量で持続静注すると，胃から十二指腸への移行が障害されることを多くの症例で経験する。デクスメデトミジンを併用して，フェンタニル投与量25 μg/時以下に制限することを推奨する。

シバリングの抑制・低体温療法の鎮静

健康被験者に通常使用量のデクスメデトミジン（血漿濃度 0.8 ng/ml）を投与すると，シバリングを起こす体温の閾値が 36℃から 34℃まで低下する[7]。急性炎症や全身麻酔からの覚醒時に，体温中枢のセットポイントに比べて実体温が低い場合に，シバリングが発現して交感神経過緊張や酸素消費量の増大を引き起こし，全身状態を不安定にさせるが，デクスメデトミジンはこのシバリングの発現を抑制する。低体温療法においてもデクスメデトミジンのシバリング抑制効果を利用することができる。メペリジンと同等の効果があるとされるので，低体温療法時の併用薬として投与を検討する価値がある[8]。

敗血症症例の鎮静

前述の MENDS 試験[4]のサブグループ解析で，敗血症症例の 28 日後死亡率がデクスメデトミジン投与群 16％，ロラゼパム投与群 41％と，デクスメデトミジン投与群で有意に低いことが報告[5]された。各群 30 症例程度の小規模試験であるので現段階では確定的なことはいえず，死亡率改善の機序も明らかではない。しかし，近年デクスメデトミジンの免疫系への作用が，ほかの鎮静薬と比較して敗血症症例に有利であることを示唆する研究が複数報告[9]〜[12]されている。自然免疫（innate immunity）は，マクロファージ，好中球，ナチュラルキラー（natural killer：NK）細胞，$\gamma\delta$T 細胞などが関与し，感染防御に重要な役割を果たすが，敗血症症例での自然免疫機能不全は二次感染を引き起こし，死亡率を上昇させる。プロポフォール，ミダゾラム，オピオイドをはじめとするほとんどすべての鎮静鎮痛薬は自然免疫を強く抑制するが，唯一デクスメデトミジンのみが末梢作用としてマクロファージの貪食能などの機能を活性化する[9]。敗血症急性期に，腫瘍壊死因子（tumor necrosis factor：TNF）-α，インターロイキン（interleukin：IL）-1β，IL-6 など，炎症性サイトカインの過剰な産生は生命予後を悪化させるが，デクスメデトミジンはミダゾラムやプロポフォールに比べてより強く炎症性サイトカインを抑制する[9][11]。デクスメデトミジンは中枢性交感神経抑制と副交感神経刺激により抗炎症作用を示すが，nuclear factor kappa-light-chain-enhancer of activated B cells（NF-κB）の発現も抑制する[12]。交感神経過緊張は，免疫細胞の機能不全やアポトーシスを引き起こす。デクスメデトミジンの強力な中枢性交感神経抑制作用は，免疫細胞を保護しながら過剰な炎症を抑制することによって生存率を改善する可能性がある。ノンレム（non-rapid eye movement：non-REM）睡眠の障害は，免疫機能不全を誘発する。オピオイドや $GABA_A$ 作動薬による鎮静はノンレム睡眠を減少させるが，デクスメデトミジンによる鎮静は自然睡眠に類似し，ノンレム睡眠を増加させる。デクスメデトミジンの質の高い鎮静には免疫機能を保護する効果があるかもしれない。

敗血症の予後改善効果が徐々に解き明かされており，デクスメデトミジンが敗血症治療に有効な鎮静薬であることを示す十分なエビデンスが得られることを期待する。

脳神経細胞を保護する鎮静

動物実験で，デクスメデトミジンは虚血による脳神経細胞傷害を軽減する[13)~15)]。ラット頸動脈を遮断して脳虚血とする実験系で，虚血前にデクスメデトミジンを投与すると神経傷害領域が小さくなり，神経学的後遺症も軽減した[13)14)]。また，ウサギにデクスメデトミジンを脳虚血後投与する系でも，神経傷害の軽減を認めた[15)]。デクスメデトミジンが虚血脳傷害を軽減する機序は明らかでないが，ノルアドレナリン過剰放出の抑制，グルタミン酸放出の抑制，Ca イオン流入の抑制，遅延型アポトーシスの抑制などが想定されている。臨床的評価は今後の課題であるが，デクスメデトミジン鎮静による虚血性脳神経傷害の予後改善効果が解明され，低体温療法との併用効果が検討されることが期待される。

麻酔薬や鎮静薬により脳細胞の発育が障害され，アポトーシスを起こすことが近年話題となっている。イソフルランなどの揮発性麻酔薬，ベンゾジアゼピンやプロポフォールなどの $GABA_A$ 受容体作動薬，ケタミンなどの N- メチル -D- アスパラギン酸（NMDA）受容体拮抗薬のいずれもが幼弱ラットやマウスで脳細胞のアポトーシスを誘導し，記憶力低下や行動障害を引き起こす。また，ケタミンは幼弱サルにおいても脳神経細胞のアポトーシスを誘導する。これらの動物実験結果から，3 歳以下のヒト幼児での麻酔薬や鎮静薬による脳発達障害が危惧されるが，臨床的には証明されていない。麻酔薬や鎮静薬による神経細胞のアポトーシスを抑制する物質として，キセノンとデクスメデトミジンが知られている[16)17)]。キセノンは医薬品ではないうえ，供給量も少なく高価であるので，実際的にはデクスメデトミジンがアポトーシス抑制効果を期待できる唯一の薬物である。乳幼児を長期に鎮静する際，第一選択薬がベンゾジアゼピンからデクスメデトミジンに交代する可能性もある。

■参考文献

1) Kress JP, Pohlman AS, O'Connor MF, et al. Daily interruption of sedative infusions in critically ill patients undergoing mechanical ventilation. N Engl J Med 2000；342：1471-7.
2) Ebert TJ, Hall JE, Barney JA, et al. The effects of increasing plasma concentrations of dexmedetomidine in humans. Anesthesiology 2000；93：382-94.
3) Riker RR, Shehabi Y, Bokesch PM, et al. Dexmedetomidine vs midazolam for sedation of critical ill patients：A randomized trial. JAMA 2009；301：489-99.
4) Pandharipande PP, Pun BT, Herr DL, et al. Effect of sedation with dexmedetomidine vs lorazepam on acute brain dysfunction in mechanically ventilated patients：The MENDS randomized controlled trial. JAMA 2007；298：2644-53.
5) Pandharipande PP, Sanders RD, Girard TD, et al. Effect of dexmedetomidine versus lorazepam on outcome in patients with sepsis：A priori-designed analysis of the MENDS randomized controlled trial. Crit Care 2010；14：R38.
6) Asai T, Mapleson WW, Power I. Differential effects of clonidine and dexmedetomidine on gastric emptying and gastrointestinal transit in the rat. Br J Anaesth 1997；78：301-7.

7) Talke P, Tayefeh F, Sessler DI, et al. Dexmedetomidine does not alter the sweating threshold, but comparably and linearly decreases the vasoconstriction and shivering thresholds. Anesthesiology 1997 : 87 ; 835-41.
8) Weant KA, Martin JE, Humphries RL, et al. Pharmacologic options for reducing the shivering response to therapeutic hypothermia. Pharmacotherapy 2010 ; 30 : 830-41.
9) Sanders RD, Hussell T, Maze M. Sedation and immunomodulation. Crit Care Clin 2009 ; 25 : 551-70.
10) Tasdogan M, Memis D, Sut N, et al. Results of a pilot study on the effects of propofol and dexmedetomidine on inflammatory responses and intraabdominal pressure in severe sepsis. J Clin Anesth 2009 ; 21 : 394-400.
11) Memis D, Hekimoglu S, Vatan I, et al. Effects of midazolam and dexmedetomidine on inflammatory responses and gastric intramucosal pH to sepsis in critically ill patients. Br J Anaesth 2007 ; 98 : 550-2.
12) Hofer S, Steppan J, Wagner T, et al. Central sympatholytics prolong survival in experimental sepsis. Crit Care 2009 ; 13 : R11.
13) Hoffman WE, Kochs E, Werner C, et al. Dexmedetomidine improves neurologic outcome from incomplete ischemia in the rat : Reversal by the α2-adrenergic antagonist atipamezole. Anesthesiology 1991 ; 75 : 328-32.
14) Sato K, Kimura T, Nishikawa T, et al. Neuroprotective effects of a combination of dexmedetomidine and hypothermia after incomplete cerebral ischemia in rats. Acta Anaesthesiol Scand 2010 ; 54 : 377-82.
15) Maier C, Steinberg GK, Sun GH et al. Neuroprotection by the α2-adrenergic agonist dexmedetomidine in a focal model of cerebral ischemia. Anesthesiology 1993 ; 79 : 306-12.
16) Sanders RD, Xu J, Shu Y, et al. Dexmedetomidine attenuates isoflurane-induced neurocognitive impairment in neonatal rats. Anesthesiology 2009 ; 110 : 1077-85.
17) Sanders RD, Sun P, Patel S, et al. Dexmedetomidine provides cortical neuroprotection : Impact on anesthetic-induced neuroapoptosis in the rat developing brain. Acta Anaesthesiol Scand 2010 ; 54 : 710-6.

（土井　松幸）

2 人工呼吸患者におけるデクスメデトミジンの鎮静・鎮痛薬としての有用性と留意点

はじめに

前項で紹介したデクスメデトミジンの特長を活かして人工呼吸患者を鎮静する際の，デクスメデトミジンの使用法と留意点を概説する。

目標鎮静レベル

人工呼吸患者を鎮静する際に，鎮静レベルを評価して目標を設定することが重要である。鎮静度評価スケールとして，Richmond agitation-sedation scale（RASS）[1]（表）が最も広く利用されている。以前はRASSで－4または－5と表現される（患者が刺激に反応しない）深い鎮静レベルがよく用いられたが，近年はRASS －1または－2のアイコンタクトが可能な浅い鎮静レベルを目標とすることが多くなった。深い鎮静レベルは患者管理が容易ではあるが，人工呼吸期間が延長したり，肺炎の合併頻度が増加し

表 Richmond agitation-sedation scale

＋4	闘争的	明らかに暴力的でスタッフに差し迫った危険
＋3	強い興奮	チューブ類を引っ張る，スタッフに攻撃的態度
＋2	興奮	頻回の無意味な体動，人工呼吸器に非同調
＋1	落ち着かない	不安そうだが体動は激しくない
0	覚醒し平穏	
－1	眠そう	完全覚醒ではないが，10秒以上アイコンタクト可
－2	軽度鎮静	短時間（10秒以下）アイコンタクト可
－3	中等度鎮静	呼名に開眼など反応するが，アイコンタクト不可
－4	深い鎮静	呼名に反応なし，痛みに体動で反応
－5	無反応	呼名にも痛みにも反応なし

（Sessler CN, Gosnell MS, Grap MJ, et al. The Richmond agitation-sedation scale：Validity and reliability in adult intensive care unit patients. Am J Respir Crit Care Med 2002；166：1338-44 より改変引用）

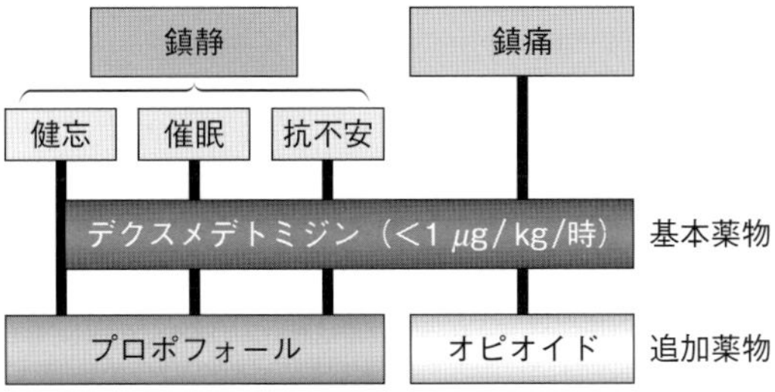

図 1　認知機能を維持する鎮静法

デクスメデトミジンを基本薬物として投与する．鎮痛作用が不足する場合は少量のオピオイドを追加投与し，強い催眠作用，健忘作用が必要なときはプロポフォールを追加投与して調節する．

たりすることが明らかになったためである。RASS −1または−2の浅い鎮静でも，患者が気管チューブなどの苦痛や集中治療環境下での不安を感じることなく，認知機能を維持した状態が理想である。この状態を実現するために，デクスメデトミジンは基本薬物として適している。

図 1 に認知機能を維持する鎮静法を紹介する。デクスメデトミジンを基本薬物とし，症例によっては 1 μg/kg/時程度まで増量して投与する。デクスメデトミジンのみでは鎮痛作用が不足する場合はオピオイドを併用するが，両者の鎮痛作用は相乗的に増強するので，フェンタニルの持続投与速度は 25 ～ 50 μg/時程度で十分である症例が多い。鎮静作用は催眠作用，抗不安作用，健忘作用の 3 要素に分けられるが，デクスメデトミジンは催眠作用，抗不安作用に比べて健忘作用が弱い。健忘作用が弱いことは認知機能の維持には有利であるが，健忘作用や強い催眠作用が必要な場合は，少量のプロポフォールの併用を推奨する。プロポフォールの投与を中断したり，調節したりすることで，認知機能を回復させたり催眠レベルを増減したりすることが可能となる。

Surviving Sepsis Campaign Guidelines 2008 では，深い鎮静レベルを放置することを避けるために，1 日 1 回鎮静薬投与を中断して投与量を再評価することを推奨している[2)]。この推奨の根拠となる研究では，ベンゾジアゼピンを鎮静薬として使用しているので，デクスメデトミジンに関しては明らかな指針はないが，多くの集中治療医がデクスメデトミジンは中断する必要がないとしている。RASS などを使用して鎮静レベルを適切に評価している施設では，デクスメデトミジンを中断して患者にストレスを加える危険性は避けたほうがよいと考えられる。

デクスメデトミジンの初期投与法

発売当初の添付文書には，初期負荷量 1.0 μg/kg を 10 分間（6.0 μg/kg/時）で投与した後，0.2 ～ 0.7 μg/kg/時で維持するよう投与法が指示されていた。2010 年 8 月に改訂された添付文書では，初期負荷投与なしに維持投与からの開始も可能と変更された。これらの投与法により実現する血漿デクスメデトミジン濃度の推移を，Dyck ら[3)]が求

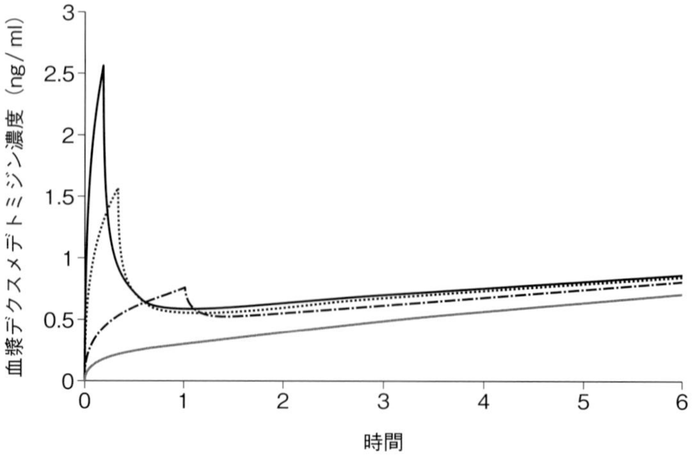

図2　初期負荷投与時の血漿デクスメデトミジン濃度の推移

1.0 μg/kg の初期負荷量を添付文書どおり 10 分間（実線）で投与，または 20 分間（点線）あるいは 60 分間（間隔の空いた点線）かけて投与した後，0.4 μg/kg/ 時で維持した場合の 6 時間までの血漿デクスメデトミジン濃度の予測値を示す．また初期負荷量を投与せず，初めから 0.4 μg/kg/ 時で持続投与した場合（アミ線）も併せて示す．

めた薬物動態指標を用いて 3 コンパートメントモデルで計算した結果を図 2 に示す。

初期負荷量は，覚醒している症例を速やかに鎮静状態に導くことを目的とする。したがって，全身麻酔から覚醒していない症例やほかの薬物で気管挿管されている症例にデクスメデトミジンの投与を開始するときには，初期負荷量を必要とする場合はまれである。添付文書にしたがって 6.0 μg/kg/時の速度で 10 分間の初期負荷投与を行った場合，血漿デクスメデトミジン濃度は 0 ～ 10 分間で 2.5 ng/ml まで急激に上昇する。このときに，末梢血管平滑筋の α_{2B} 受容体を刺激して，一過性に血圧が上昇する症例が多い。したがって，すでに鎮静状態にある患者に，初期負荷投与を行うことは避けたほうがよい。一方，初期負荷投与を行わず，初めから 0.4 μg/kg/時で持続投与を行うと，血漿デクスメデトミジン濃度が 0.5 ng/ml に達するのに約 3 時間を要し，この間に鎮静が浅くなる危険性がある。そこで初期負荷量 1.0 μg/kg を 3.0 μg/kg/時で 20 分間または 1.0 μg/kg/時で 60 分間かけて投与すると，血漿デクスメデトミジン濃度の急激な上昇を防ぎつつ，比較的短時間にデクスメデトミジン単独で鎮静に必要な濃度まで到達させることができる。すでに鎮静状態の症例には，初期負荷投与の代わりに 0.5 ～ 1.0 μg/kg/時程度のやや速めの速度で 1 時間ほど投与する方法を推奨する。また循環動態が不安定な症例では，維持投与速度で投与を開始し，血圧や心拍数の変動を確認しつつ慎重に投与速度を調節することを推奨する。

デクスメデトミジン長期投与

デクスメデトミジンの 24 時間の投与時間制限が，2010 年 8 月にわが国で世界に先駆けて撤廃された。それ以来，デクスメデトミジンの役割は，“人工呼吸器からの円滑な離脱”から“質の高い鎮静の実現，患者予後の向上”へと移っている。先項で概説したように，デクスメデトミジンを基本鎮静薬とすることで，認知機能が維持された質の高い鎮静が実現できる。また，交感神経緊張緩和，消化器機能維持，シバリング抑制などの利点があり，重症敗血症の予後向上や脳細胞保護作用も期待できる。

デクスメデトミジン長期投与は，初期負荷投与なしに0.4 μg/kg/時程度で持続投与を始め，投与開始直後は30分から1時間ごとに鎮静効果を評価して0.1 μg/kg/時刻みで投与速度を調節して維持投与速度を選定することが基本である。投与速度の上限は添付文書では0.7 μg/kg/時であるが，1.0 μg/kg/時程度まで必要とする症例もある。デクスメデトミジン単独で鎮痛効果が不十分の場合はフェンタニルを追加するが，フェンタニルは25 μg/時程度の少量で十分な鎮痛が得られることが多い。催眠作用が不足する場合は，少量のプロポフォール（20～40 mg/時）を併用し，適宜調節する。特に，RASS 2以上の興奮状態となった場合は，デクスメデトミジン単独で鎮静することは困難であるので，プロポフォールの単回投与で対応する。また，デクスメデトミジン単独で不穏状態が改善しない場合は，ハロペリドール静注，リスペリドン舌下または経管投与を追加して対応する。

鎮静薬を長期投与する際に問題となるのが，急性耐性と離脱症状の出現である。Shehabiら[4]は，デクスメデトミジンを中央値72時間，最長7日投与した20名では投与終了後の反発性循環変動はなかったと報告している。デクスメデトミジンを7日以上投与した自験症例35症例（中間値11日，最長78日）を集計したところ，デクスメデトミジン投与速度，併用したプロポフォール，フェンタニルの必要量や循環器系の副作用の発現頻度は投与時間に依存して変化せず，投与終了後の離脱症状も認められなかった[5]。現在のところ，デクスメデトミジン長期投与により，著しい急性耐性や離脱症状が発現した報告を認めておらず，投与期間延長に伴う問題はないと考える。

注意すべき循環作用

デクスメデトミジンは呼吸器系に関してはきわめて安全であるが，循環器系副作用には高頻度に遭遇する。デクスメデトミジンを使用する際には，予測できる循環器系の変化に対応できる態勢を整えた環境で投与することが肝要である。

デクスメデトミジンは延髄の自律神経中枢レベルで交感神経抑制と副交感神経亢進作用がある。また，ノルアドレナリンを神経伝達物質とするシナプスにおいてシナプス前と後のα_2受容体に作用し，前者はネガティブフィードバックによりノルアドレナリン放出が減少するので，結果としてα_2受容体刺激，α_1とβ受容体抑制の作用が現れる。β受容体遮断薬の周術期投与により心合併症の発生頻度が減少するのと同様に，冠動脈疾患をもつ手術症例にα_2受容体作動薬を周術期投与することにより，死亡率や心筋虚血の発生率がいずれも有意に減少する[6]。デクスメデトミジンは集団で評価した場合，患者の予後を改善するが，その副作用が前面に現れる症例もある。臨床では最小投与速度時の低い血中濃度でも，デクスメデトミジンは交感神経をほぼ完全に抑制する[7]。交感神経緊張状態では，維持投与速度で開始しても，デクスメデトミジンは急激な心拍数減少や血圧低下を引き起こすので，注意が必要である。

1 心刺激伝導系の抑制

デクスメデトミジンは刺激伝導系に対してβ受容体遮断薬と同様に作用する。デクスメデトミジンの心拍数減少作用は，ミダゾラムやプロポフォールよりも明らかに強い[8]。集中治療下の症例では，オピオイド，ジギタリス，Ca拮抗薬，抗不整脈薬など刺激伝導系抑制作用をもつ薬物が併用される場合が多く，相乗的に重度の徐脈や房室ブロックとなる危険性がある。洞性徐脈は，デクスメデトミジンの副作用として最も高頻度に遭遇する。被験者群の平均値をとれば用量依存性に心拍数が減少する結果が得られているが，症例によっては低用量でも高度徐脈が発現する。徐脈は必ずしもデクスメデトミジンの過剰投与によるものでなく，通常使用量でも現れる。軽度の徐脈はカテコールアミンの投与で対応可能であるが，高度徐脈では心臓ペーシングができる症例以外は，他の鎮静薬に変更することを考慮する。いずれにせよ，すべての症例で心拍数の監視が必要である。

デクスメデトミジンは房室伝導も強く抑制するので，房室伝導障害がある症例では増悪する可能性を予測し，他の鎮静薬への変更も考慮する。心臓外科Bentall手術後の人工呼吸中に房室伝導障害が増悪し，心停止に至った症例を図3に示す。AOOモード（75拍/分）でペーシングを行っていた。デクスメデトミジン投与前のPR間隔は240 msで，軽度延長していた。デクスメデトミジン0.3 μg/kg/時を投与したところ，6時間後にはPR間隔は400 msに著しく延長して完全房室ブロックに至った。ただちに心室ペーシングに変更して対応できたが，当初より両室ペーシングに設定しておくべきであった。また，心房細動では房室伝導により心拍数が規定されるので，デクスメデトミジンにより徐脈となることを予測して対応する必要がある。

2 血圧の変動

デクスメデトミジンの血圧への影響は単純ではない。前述のように，基本的には交感神経抑制と副交感神経亢進作用により用量依存性に血管を拡張させて，血圧は低下する傾向にある。ただし，末梢血管はα_{2B}受容体の刺激により収縮する。デクスメデトミジンは，α_{2A}受容体とα_{2B}受容体との選択性がなく，両者に作用するので，血管が収縮するか拡張するかは状況により一定でない。初期負荷投与時や単回投与直後など中枢神経濃度の上昇に先行して血中濃度が急激に上昇した場合は，一過性の血圧上昇が認められる。また，プロポフォール麻酔下で交感神経の緊張がすでに著しく低下した状態や，交感神経心臓枝が障害された糖尿病患者では，デクスメデトミジンによる中枢性交感神経抑制作用よりも，α_{2B}受容体刺激による末梢血管収縮が顕在化し，用量依存性に血圧が上昇する。健康被験者で血中濃度を治療域の10倍程度に上昇させた場合，平均血圧は

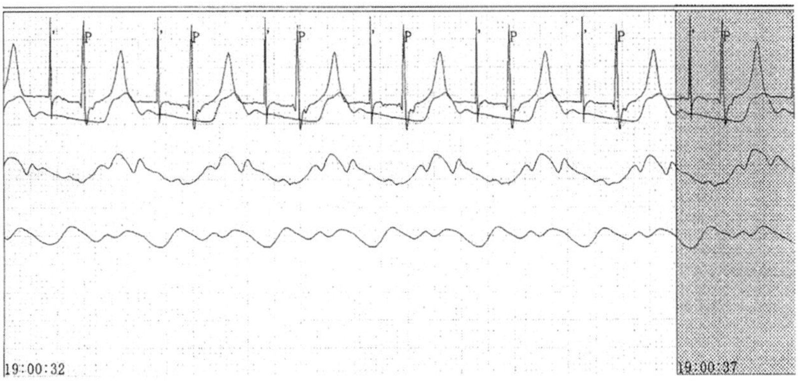

(a) デクスメデトミジン投与前
AOO（75 拍/分）でペーシング．PR 間隔 240 ms.

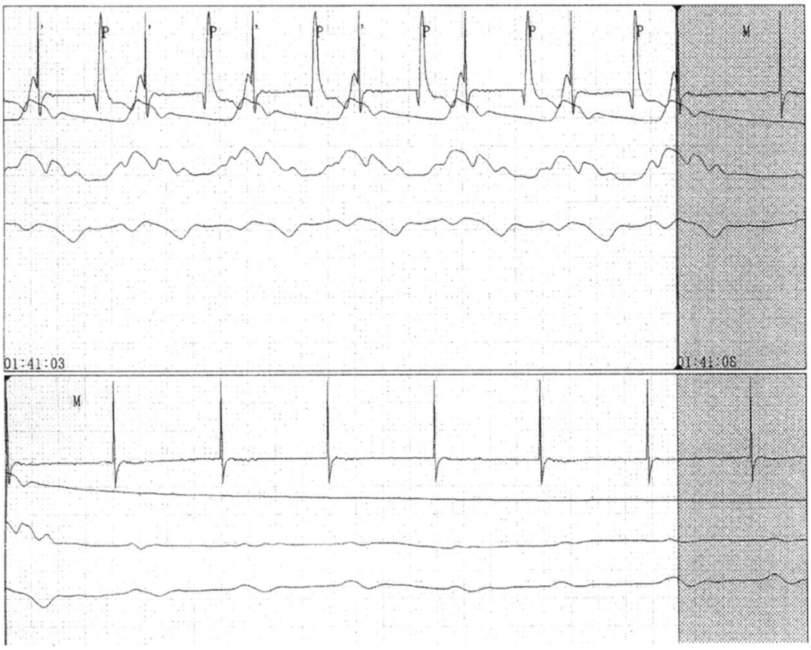

(b) デクスメデトミジン投与 6 時間経過
PR 間隔は 400 ms に延長した．上段右端の時点で房室伝導が完全に停止した．下段ではペーシング刺激で心房が収縮し，CVP の圧変動が認められるが ABP の圧は不動であった．

図 3　デクスメデトミジン投与により房室ブロックが増悪し，心停止に至った症例

PR 間隔は 400 ms に延長した．上段右端の時点で房室伝導が完全に停止した．下段ではペーシング刺激で心房が収縮し，CVP の圧変動が認められるが ABP の圧は不動であった．
ECG：心電図，ABP：動脈圧，PAP：肺動脈圧，CVP：中心静脈圧．

投与前より 20％ほど上昇して頭打ちとなる[7]。また，過誤でデクスメデトミジンを通常の 60 倍の速度で投与した症例でも，循環動態の変動は軽微であった[9]とされるので，緩徐に血中濃度を上昇させた場合には，血圧上昇は大きな問題とならない。ただし，支配神経が切断された移植臓器や皮弁などの組織，グラフト血管などがデクスメデトミジンのα_{2B}受容体を介した作用によってどのように血流が変動するのか不明であるので，今後の研究が必要である。

血圧低下は高頻度に発生する副作用である。循環血液量不足状態や交感神経緊張により循環を維持している症例では，デクスメデトミジンやプロポフォールは，血圧低下の副作用により目的の鎮静深度を達成できないことがある。前述のように，両者を併用することにより血圧低下作用を軽減することができるが，それでも血圧が維持できない場合はミダゾラムに変更することが望ましい。

3 冠動脈収縮

α_2受容体作動薬の投与により，冠血管抵抗が上昇し，冠血流が減少する[10)11)]が，心仕事量も軽減するため心筋の酸素受給バランスは崩れず，α_2受容体作動薬は冠疾患患者の周術期予後を改善する[6)]。ラット摘出心臓を用いた虚血再灌流モデルでは，前投与したデクスメデトミジンは心筋梗塞体積を減少させ，心筋保護効果を示した[11)]。しかし，欧米に比べてわが国に多い冠攣縮性狭心症の症例では，デクスメデトミジンは冠攣縮を誘発するので，投与すべきでない[12)]。デクスメデトミジンを冠攣縮性狭心症の患者に投与すると，交感神経抑制，副交感神経亢進により冠動脈が著しく収縮する。また，デクスメデトミジンは直接作用として冠動脈のα_{2B}受容体を介して収縮させるので，十分な注意が必要である。

■参考文献

1) Sessler CN, Gosnell MS, Grap MJ, et al. The Richmond agitation–sedation scale：Validity and reliability in adult intensive care unit patients. Am J Respir Crit Care Med 2002；166：1338-44.
2) Dellinger RP, Levy MM, Carlet JM, et al. Surviving Sepsis Campaign：International guidelines for management of severe sepsis and septic shock：2008. Crit Care Med 2008；36：296-327.
3) Dyck JB, Maze M, Haack C, et al. The pharmacokinetics and hemodynamic effects of intravenous and intramuscular dexmedetomidine hydrochloride in adult human volunteers. Anesthesiology 1993；78：813-20.
4) Shehabi Y, Ruettimann U, Adamson H, et al. Dexmedetomidine infusion for more than 24 hours in critically ill patients：Sedative and cardiovascular effects. Intensive Care Med 2004；30：2188-96.
5) Kobayashi A, Doi M, Aoki Y, et al. Evaluation of dexmedetomidine for long-term sedation in critical care. Intensive Care Med 2011；37：S278.
6) Wijeysundera DN, Naik JS, Beattie WS. Alpha-2 adrenergic agonists to prevent perioperative cardiovascular complications：A meta-analysis. Am J Med 2003；114：742-52.
7) Ebert TJ, Hall JE, Barney JA, et al. The effects of increasing plasma concentrations of dexmedetomidine in humans. Anesthesiology 2000；93：382-94.
8) Venn RM, Grounds RM. Comparison between dexmedetomidine and propofol for sedation in the intensive care unit：Patient and clinician perceptions. Br J Anaesth 2001；87：684-90.

9) Jorden VSB, Pousman RM, Sanford MM, et al. Dexmedetomidine overdose in the perioperative setting. Ann Pharmacother 2004；38：803-7.
10) Snapir A, Posti J, Kentala E, et al. Effects of low and high plasma concentrations of dexmedetomidine on myocardial perfusion and cardiac function in healthy male subjects. Anesthesiology 2006；105：902-10.
11) Okada H, Kurita T, Mochizuki T, et al. The cardioprotective effect of dexmedetomidine on global ischemia in isolated rat hearts. Resuscitation 2007；74：538-45.
12) 高田浩太郎，土井松幸，佐藤重仁．塩酸デクスメデトミジンが冠動脈攣縮性狭心症発作を誘発した一症例．J Anesth 2006；20 Suppl：201.

（土井　松幸）

3 心臓大血管手術後管理における デクスメデトミジンの有用性と問題点

はじめに

心臓大血管手術後患者の管理には，一般的な手術後症例の場合に加えていくつかの留意点がある（表）。術後管理でこれらの制約や特殊性を克服する際のデクスメデトミジンの有用性と問題点について概説する。

循環動態の安定化と早期覚醒を両立

心臓大血管手術症例では，術前から心機能低下が存在することが多く，手術時の外科操作や体外循環によっても心収縮力が低下し，刺激伝導系の障害が引き起こされているので，循環器系の予備力に乏しく，前負荷および後負荷の至適範囲がきわめて狭い。したがって，循環動態が変動しないよう循環作動薬を調節しながら催眠作用，鎮痛作用を緩やかに低減させ，その間，人工呼吸器で換気を補助する管理が一般的であった。しかし近年，手術中の中枢神経合併症を早期に発見し，術後人工呼吸時間や集中治療室（intensive care unit：ICU）滞在時間を短縮するために，効果の消失が速い麻酔法を選択する傾向にある。急激な麻酔効果の減弱は，自律神経バランスを交感神経緊張状態に

表　心臓大血管外科手術後症例の留意点

表　心臓大血管外科手術後症例の留意点
・循環動態が不安定で至適範囲が狭い
・術前からの心機能低下がある
・体外循環や手術による心機能低下，刺激伝導系障害がある
・不整脈が出現しやすい
・早期の意識回復や認知機能回復が望まれる
・体温セットポイントが上昇し，シバリングを起こしやすい
・術後痛が強い術式がある
・オピオイド（μ 受容体作動薬）の使用を制限する症例がある
・気管切開術の制限がある

急速に変動させる結果となる。また，催眠作用や鎮痛作用の急激な消失は，患者に不安を感じさせながら覚醒させ，ときに不穏状態を引き起こす。

デクスメデトミジンは，強い交感神経抑制作用と抗不安作用と認知機能を維持した催眠作用を併せもつので，心臓外科手術後に麻酔から円滑かつ速やかに覚醒させるのに役に立つ。これを支持する複数の報告がある。デクスメデトミジンで鎮静した心臓外科手術症例では，モルヒネ[1]，プロポフォールやミダゾラム[2]に比べて譫妄の発生率が低かった。全米 250 病院の手術患者データベースからの検索では，心臓外科手術後にプロポフォールとミダゾラムによる一般的な鎮静法にデクスメデトミジンを併用することによって人工呼吸時間，ICU 滞在日数，在院日数が短縮し，死亡率が減少する[3]。北米 25 施設の 295 名の冠動脈バイパス術症例の術後鎮静をデクスメデトミジンとプロポフォールで比較した研究[4]では，デクスメデトミジン投与症例のほうが平均血圧と心拍数が低く，心室性期外収縮の頻度と β 受容体遮断薬の使用率が低い。上室性期外収縮に関しても，デクスメデトミジンには上室性頻拍症や心房粗動の治療効果が認められる[5]。

心臓外科手術の麻酔終了時に，プロポフォールなどの麻酔薬とデクスメデトミジンを緩徐に置き換えていくと良好な麻酔覚醒状態が得られる症例が多い。ただし，大量のカテコールアミン投与や強い交感神経緊張状態によって血圧が維持されている症例では，デクスメデトミジンによって循環動態が破綻するので使用を控えたほうがよい。また，心臓外科手術によって機能低下した刺激伝導系に対しては，デクスメデトミジンによる抑制効果が強く発現するので，心室ペーシングが稼働することを投与前に確認しておくことが必要である。

シバリングの防止

心臓大血管手術後では，手術操作や人工心肺回路によってさまざまな炎症性メディエータが活性化され，体温中枢のセットポイントが上昇している。そのうえ，多くの症例が低体温の状態で手術を終了するので，セットポイントとの較差が大きく，麻酔効果が減弱すると，シバリングが起きることとなる。シバリングは，酸素消費量を著しく増加させ，交感神経を亢進させるので，循環器系に大きな負担を与える。中心体温が十分に高く復温できるまでプロポフォールなどによる麻酔を継続してもよいが，意識の確認や人工呼吸器からの離脱が遅くなる。デクスメデトミジンは通常投与量で，シバリング閾値体温を低下させ[6]，手術症例のシバリング発現を抑制できる[7]。手術後に低体温となった症例を管理するうえで，デクスメデトミジンは良い適応となる。

疼痛管理

心臓大血管手術後の創痛については，胸骨切開の術式に比べて肋間開胸手術や開腹手術では強く，積極的な鎮痛法が望ましい。また胸部下行大動脈手術では，術中の脊髄虚血の危険があり，神経障害を増悪させる可能性があるオピオイドμ受容体作動薬の使用を控える考え方もある。μ受容体作動薬なしで強い創痛を管理する際に，デクスメデトミジンが大いに役に立つ。デクスメデトミジンは鎮痛作用をもつので，ほかの鎮痛薬を少量併用すると両者の相互作用で必要な鎮痛効果を得ることが期待できる。デクスメデトミジンを基本鎮静薬として投与することで，オピオイドによる鎮痛が不要にはならないものの必要量を削減できる[4)8)]。オピオイド投与量が節減できると，虚血時の脊髄保護のみならず，消化管機能や免疫機能を改善する効果が期待できる。

気道管理の選択肢拡大

胸骨切開を行った手術，特に大動脈弓の手術後は縦隔炎併発の危険が大きいため，気管切開術を躊躇する期間が長い。そのような症例が呼吸不全を呈したとき，経口気管挿管による人工呼吸器管理が長期化し，呼吸器離脱基準を満たす前に非侵襲的陽圧人工呼吸（noninvasive positive pressure ventilation：NPPV）施行を前提に気管チューブを抜去することも多い。マスクによるNPPV施行時には鎮静は必須ではないが，長期になる場合，夜間の睡眠を確保することは譫妄の予防に重要である。NPPV施行時には，上気道の開通と気道反射の維持が必須であるので，プロポフォールやミダゾラムのように舌根沈下や気道反射抑制作用がある鎮静薬の使用は禁忌である。デクスメデトミジンは，舌根沈下や気道反射抑制作用が弱く，認知機能を維持した催眠効果と抗不安作用を併せもつので，NPPV施行中の鎮静薬として適している[9)]。デクスメデトミジンは心臓大血管手術後の気道管理の選択肢拡大に有用である。

まとめ

デクスメデトミジン単独ですべての集中治療症例の長期鎮静を行うことは不可能であるが，デクスメデトミジンを基本鎮静薬として少量のフェンタニルやプロポフォールなどを追加薬物とする鎮静プロトコルが広く受け入れられ，質の高い鎮静の実現と患者の予後向上に貢献できることを期待する。

■参考文献

1) Shehabi Y, Grant P, Wolfenden H, et al. Prevalence of delirium with dexmedetomidine compared with morphine based therapy after cardiac surgery：A randomized controlled trial (DEXmedetomidine COmpared to Morphine—DEXCOM Study). Anesthesiology 2009；111：1075-84.

2) Maldonado JR, Wysong A, van der Starre PJ, et al. Dexmedetomidine and the reduction of postoperative delirium after cardiac surgery. Psychosomatics 2009；50：206-17.

3) Dasta JF, Jacobi J, Sesti AM, et al. Addition of dexmedetomidine to standard sedation regimens after cardiac surgery：An outcomes analysis. Pharmacotherapy 2006；26：798-805.

4) Herr DL, Sum-Ping ST, England M. ICU sedation after coronary artery bypass graft surgery：Dexmedetomidine-based versus propofol-based sedation regimens. J Cardiothorac Vasc Anesth 2003；17：576-84.
5) Chrysostomou C, Beerman L, Shiderly D, et al. Dexmedetomidine：A novel drug for the treatment of atrial and junctional tachyarrhythmias during the perioperative period for congenital cardiac surgery：A preliminary study. Anesth Analg 2008；107：1514-22.
6) Talke P, Tayefeh F, Sessler DI, et al. Dexmedetomidine does not alter the sweating threshold, but comparably and linearly decreases the vasoconstriction and shivering thresholds. Anesthesiology 1997：87；835-41.
7) Elvan EG, Oç B, Uzun S, et al. Dexmedetomidine and postoperative shivering in patients undergoing elective abdominal hysterectomy. Eur J Anaesthesiol 2008；25：357-64.
8) Barletta JF, Miedema SL, Wiseman D, et al. Impact of dexmedetomidine on analgesic requirements in patients after cardiac surgery in a fast-track recovery room setting. Pharmacotherapy 2009；29：1427-32.
9) Akada S, Takeda S, Yoshida Y, et al. The efficacy of dexmedetomidine in patients with noninvasive ventilation：A preliminary study. Anesth Analg 2008；107：167-70.

（土井　松幸）

XI

危機的病態における有用性と留意点

1 低酸素症・高二酸化炭素症における作用

はじめに

一般に α_2 受容体作動薬は，二酸化炭素に対する喚起応答を低下させることなく，安全に使用できるとされている。しかし，症例によっては，また併用薬物によっては，α_2 受容体作動薬による喚起応答の抑制が顕在化し，低酸素症や高二酸化炭素症を来すことがある。一方，低酸素症や高二酸化炭素症に伴う循環変動や血漿カテコールアミン反応は交感神経遮断状態で抑制される。このため，特に α_2 受容体作動薬の大量投与下では，低酸素症や高二酸化炭素症に対する生体の合目的的な循環および内分泌反応が傷害される懸念がある。

α_2 受容体作動薬によって誘発される低酸素症・高二酸化炭素症

無麻酔下ヒツジの実験では，クロニジン 300 ～ 750 μg（≈ 1 ～ 17 μg/kg）の静注後に軽度な動脈血酸素分圧の低下が認められた[1]。クロニジン静注後に見られる低酸素血症は，クロニジンによって血小板の α_2 受容体が刺激され，一過性に凝集してできた微小肺塞栓が原因であると Eisenach ら[2)3)]は推定した。しかし，周術期のクロニジン投与は血小板の反応性には影響しないため，臨床的には問題ないとされている[4]。

健康成人において，経口クロニジン 3.5 ～ 5 μg/kg の投与が分時換気量，1 回換気量，呼吸回数，二酸化炭素ガスに対する換気応答[5)～7)]に及ぼす影響はほとんどなく，麻薬（モルヒネ，アルフェンタニル）による呼吸抑制も増強しない[6)7)]。一方，静注クロニジン 3 μg/kg 後に二酸化炭素に対する換気応答は低下し[8]，経口投与でも酸素飽和度低下を伴う上気道閉塞を来すことがある[5]。また，腰部硬膜外クロニジン約 5 μg/kg 投与後にも，二酸化炭素に対する換気応答が抑制され[9]，酸素飽和度低下を伴う上気道閉塞や無呼吸を来す症例[10]があることに留意する必要がある。

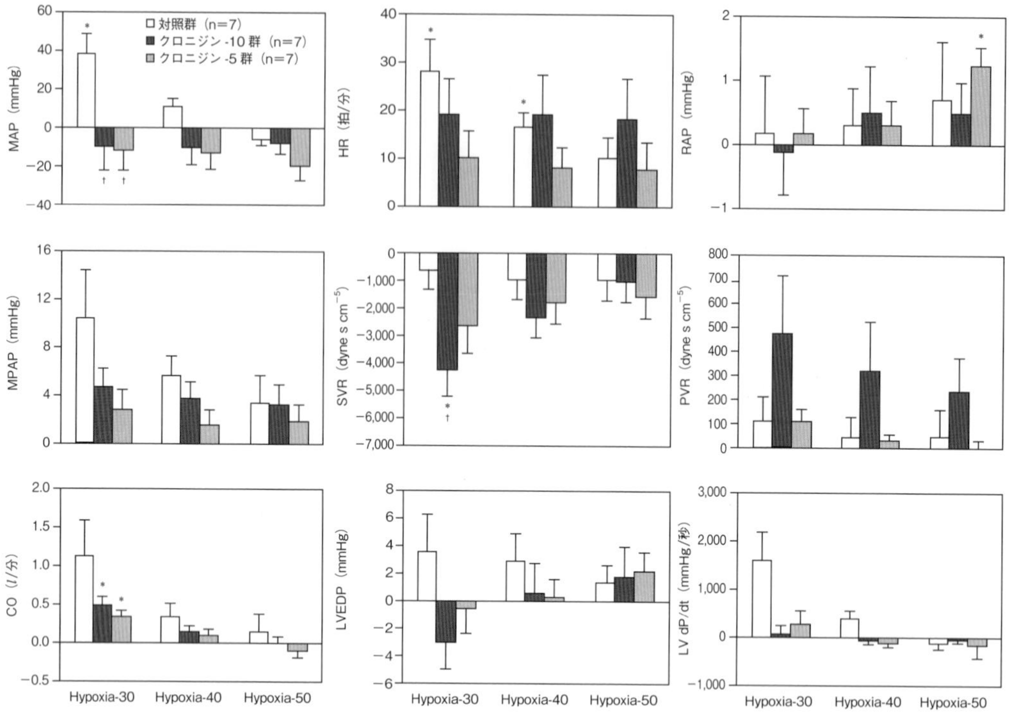

図 1　対照群，クロニジン -10 群およびクロニジン -5 群における低酸素症時の低酸素症前値からの循環変化値（平均±標準誤差）

対照群：生食 1 ml/kg 静注後，0.1 ml/kg/分で持続静注．

クロニジン -10 群：10 μg/kg 静注後，1 μg/kg/分で持続静注，クロニジン -5 群：5 μg/kg 静注後 0.5 μg/kg/分で持続静注，Hypoxia-30：動脈血酸素分圧 30 mmHg，Hypoxia-40：動脈血酸素分圧 40 mmHg，Hypoxia-50：動脈血酸素分圧 50 mmHg．

MAP：平均体血圧，HR：心拍数，RAP：右心房圧，MPAP：平均肺動脈圧，SVR：体血管抵抗，PVR：肺血管抵抗，CO：心拍出量，LVEDP：左室拡張終期圧，LV dP/dt：左室圧一次微分最高値．

＊：$P < 0.05$ vs. 低酸素前値，†：$P < 0.05$ vs. 対照群．

（Nishikawa T, Naito H. Clonidine modulation of hemodynamic and catecholamine responses associated with hypoxia or hypercapnia in dogs. Anesthesiology 1996；84：672-85 より改変引用）

α_2 受容体作動薬投与下における低酸素症・高二酸化炭素症の影響

低酸素症後に再酸素化による心筋傷害に及ぼすデクスメデトミジンの影響を調べた *in vitro* の実験[11]では，低酸素前にデクスメデトミジン 10 ～ 100 nM を投与しておくと再酸素化後の左室心筋収縮力の回復が良好であった結果が得られている。このデクスメデトミジンによる作用はヨヒンビンで拮抗されたため，α_2 受容体の刺激によってもたらされる心筋保護効果であることが示された。

雑種犬を用いて，大量クロニジンの全身投与下の低酸素症と高二酸化炭素症の影響を血行動態と内分泌の変動から検討した実験結果によれば，大量クロニジンの全身投与（5 ～ 10 μg/kg 静注後，0.5 ～ 1 μg/kg/分で持続静注）によって，低酸素症や高二酸化炭素症に伴う循環パラメータ（体血圧，心拍数，肺動脈圧，右心房圧，心拍出量，体血

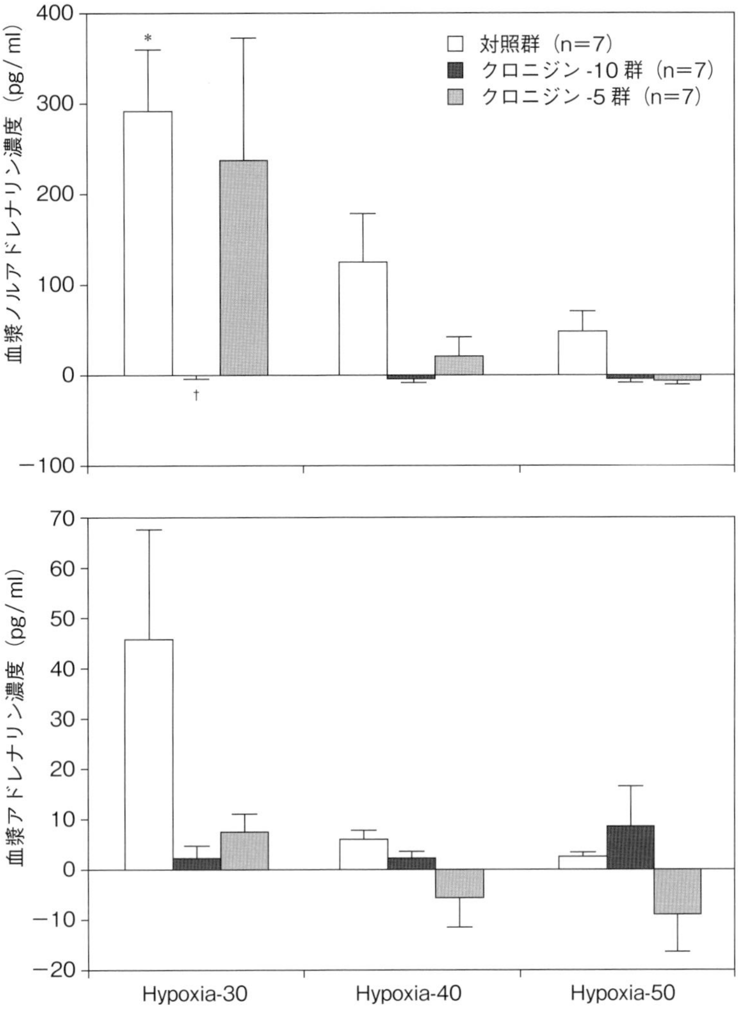

図 2　対照群，クロニジン-10 群およびクロニジン-5 群における低酸素症時の低酸素症前値からの血漿カテコールアミン濃度変化値（平均±標準誤差）

対照群：生食 1 ml/kg 静注後，0.1 ml/kg/分で持続静注.

クロニジン-10 群：10 μg/kg 静注後 1 μg/kg/分で持続静注，クロニジン-5 群：5 μg/kg 静注後 0.5 μg/kg/分で持続静注，Hypoxia-30：動脈血酸素分圧 30 mmHg，Hypoxia-40：動脈血酸素分圧 40 mmHg，Hypoxia-50：動脈血酸素分圧 50 mmHg.

＊：P＜0.05 vs. 低酸素前値，†：P＜0.05 vs. 対照群.

（Nishikawa T, Naito H. Clonidine modulation of hemodynamic and catecholamine responses associated with hypoxia or hypercapnia in dogs. Anesthesiology 1996；84：672-85 より改変引用）

管抵抗，肺血管抵抗，左室拡張終期圧，左室収縮力）の変動および血漿カテコールアミン（ノルアドレナリン，アドレナリン）濃度上昇などの内分泌変化が修飾され，あるいは消失してしまう（図 1 ～図 4）。大量 α_2 受容体作動薬の投与下では，低酸素症や高二酸化炭素症に伴う生体の代償機転が阻害され，監視している循環変動の方向性とその程

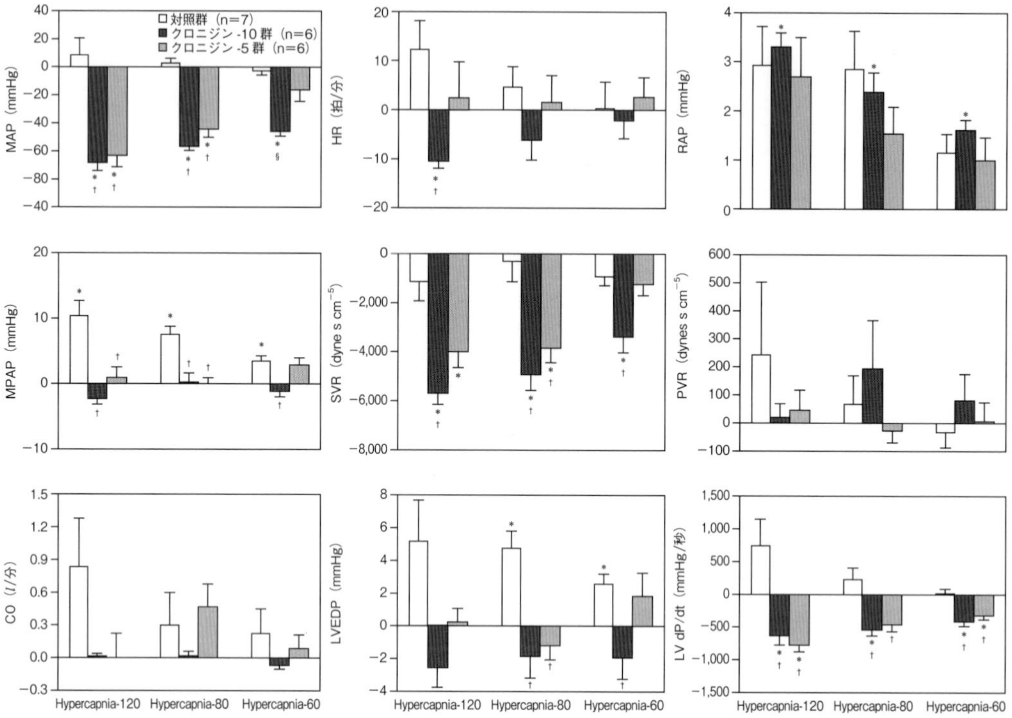

図3　対照群，クロニジン-10群およびクロニジン-5群における高二酸化炭素症時の高二酸化炭素症前値からの循環変化値（平均±標準誤差）

対照群：生食1 ml/kg静注後，0.1 ml/kg/分で持続静注．

クロニジン-10群：10 μg/kg静注後1 μg/kg/分で持続静注，クロニジン-5群：5 μg/kg静注後0.5 μg/kg/分で持続静注，Hypercapnia-120：動脈血二酸化炭素ガス分圧120 mmHg，Hypercapnia-80：動脈血二酸化炭素分圧80 mmHg，Hypercapnia-60：動脈血二酸化炭素分圧60 mmHg.

MAP：平均体血圧，HR：心拍数，RAP：右心房圧，MPAP：平均肺動脈圧，SVR：体血管抵抗，PVR：肺血管抵抗，CO：心拍出量，LVEDP：左室拡張終期圧，LV dP/dt：左室圧一次微分最高値.

＊：$P < 0.05$ vs. 高二酸化炭素症前値，†：$P < 0.05$ vs. 対照群，§：$P < 0.05$ vs. クロニジン-5群.

（Nishikawa T, Naito H. Clonidine modulation of hemodynamic and catecholamine responses associated with hypoxia or hypercapnia in dogs. Anesthesiology 1996；84：672-85より改変引用）

度がまったく変わってしまっている可能性があることに留意する必要がある[12]。臨床ではプロポフォール麻酔下の患者において，経口クロニジン前投薬5 μg/kgによって，軽度高二酸化炭素症（Pa_{CO_2}約55 mmHg）における血圧上昇，心拍数や心係数増加，血漿ノルアドレナリン濃度上昇などの循環および内分泌反応が抑制される[13]ことが観察されている。

■参考文献

1）Eisenach JC, Dewan DM, Rose JC. Epidural clonidine produces anticiception, but not hypotension, in sheep. Anesthesiology 1987；66：496-501.

2）Eisenach JC. Intravenous clonidine produces hypoxemia by a peripheral alpha-2 adrenergic mechanism. J Pharmacol Exp Ther 1988；244：247-52.

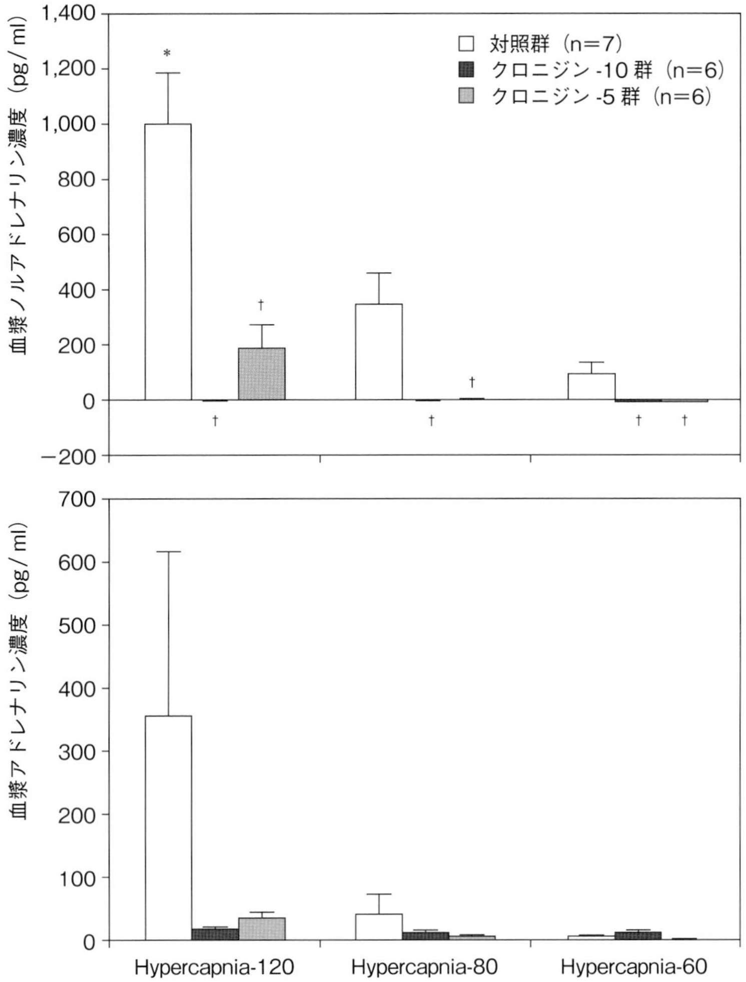

図4　対照群，クロニジン -10 群，およびクロニジン -5 群における高二酸化炭素症時の高二酸化炭素症前値からの血漿カテコールアミン濃度変化値（平均±標準誤差）

対照群：生食 1 ml/kg 静注後，0.1 ml/kg/分で持続静注.

クロニジン -10 群：10 μg/kg 静注後 1 μg/kg/分で持続静注，クロニジン -5 群：5 μg/kg 静注後 0.5 μg/kg/分で持続静注，Hypercapnia-120：動脈血二酸化炭素分圧 120 mmHg，Hypercapnia-80：動脈血二酸化炭素分圧 80 mmHg，Hypercapnia-60：動脈血二酸化炭素分圧 60 mmHg.

＊：$P < 0.05$ vs. 高二酸化炭素症前値，†：$P < 0.05$ vs. 対照群.

（Nishikawa T, Naito H. Clonidine modulation of hemodynamic and catecholamine responses associated with hypoxia or hypercapnia in dogs. Anesthesiology 1996；84：672-85 より改変引用）

3) Castro MI, Eisenach JC. Pharmacokinetics and dynamics of intravenous, intrathecal, and epidural clonidine in sheep. Anesthesiology 1989；71：418-25.

4) Rosenfeld BA, Faraday N, Campbell D, et al. Perioperative platelet reactivity and the effects of clonidine. Anesthesiology 1993；79：255-61.

5) Benhamou D, Veillette Y, Natrick P, et al. Ventilatory effects of premedication with clonidine. Anesth Analg 1991 ; 73 : 799-803.
6) Jarvis DA, Duncan SR, Segal IS, et al. Ventilatory effects of clonidine alone and in the presence of alfentanil, in human volunteers. Anesthesiology 1992 ; 76 : 899-905.
7) Bailey PL, Sperry RJ, Johnson GK, et al. Respiratory effects of clonidine alone and combined with morphine, in humans. Anesthesiology 1991 ; 74 : 43-8.
8) Ooi R, Pattison J, Feldman SA. The effects of intravenous clonidine on ventilation. Anaesthesia 1991 ; 46 : 632-3.
9) Penon C, Ecoffey C, Cohen SE. Ventilatory response to carbon dioxide after epidural clonidine injection. Anesth Analg 1991 ; 72 : 761-4.
10) Narchi P, Benhamou D, Hamza J, et al. Ventilatory effects of epidural clonidine during the first 3 hours after cesarean section. Acta Anaesthesiol Scand 1992 ; 36 : 791-5.
11) Guo H, Takahashi S, Cho S, et al. The effects of dexmedetomidine on left ventricular function during hypoxia and reoxygenation in isolated rat hearts. Anesth Analg 2005 ; 100 : 629-35.
12) Nishikawa T, Naito H. Clonidine modulation of hemodynamic and catecholamine responses associated with hypoxia or hypercapnia in dogs. Anesthesiology 1996 ; 84 : 672-85.
13) Uchida M, Iida H, Osawa Y, et al. Clonidine attenuates the hemodynamic responses to hypercapnia during propofol anesthesia. Can J Anesth 2004 ; 51 : 188-9.

（西川　俊昭）

2 頭蓋内圧亢進症における作用

頭蓋内圧亢進症を伴う頭蓋内病変は，カテコールアミン心筋症などの心臓機能障害や肺水腫などを来す。臨床的には不整脈や心筋虚血を示す心電図異常，血漿カテコールアミン濃度の著明な上昇，および循環虚脱など，また組織学的には心筋内出血や心筋壊死などが認められる。これらの病態では，過度な交感神経活動の亢進が主因とされている。

同様に，くも膜下出血患者では脳血管攣縮や全身合併症を伴うことがあるが，これらの病態背景には血中カテコールアミン濃度の上昇がある。そこでLambertら[1]は，くも膜下出血患者において血漿ノルアドレナリン抑制作用を有するクロニジンを持続静注（平均5.8 μg/kg/24時間）し，その効果を臨床的に検討した。その結果，この速度でのクロニジン投与では，血漿ノルアドレナリン濃度を減少させることはできなかったとしている。クロニジンの投与量が少なかったのか，あるいはクロニジンのα_2受容体選択性がデクスメデトミジンより低いためであった可能性がある。

これらの背景をふまえ，クロニジンよりα_2受容体選択性の高いデクスメデトミジンは強力な中枢性交感神経抑制作用を有する[2]ことから，Hallら[3]はラット頭蓋内圧亢進モデル（前側頭硬膜外腔バルーンの拡張によって，頭蓋内圧を平均6 mmHgから232 mmHgまで急上昇させる）において，大槽内デクスメデトミジン（10 μg）が頭蓋内圧亢進に伴う心臓機能障害を防止できるかを実験的に検討している。大槽内デクスメデトミジンの投与によって，頭蓋内亢進後の血圧上昇は抑制，心拍数の増加は消失し，左室内圧，左室拡張終期圧，左室拡張期圧，左室dP/dt_{max}，心拍数×動脈収縮期圧（rate-pressure product：RPP），dP/dt_{min}などの変動，および血漿カテコールアミン濃度上昇が抑制された。すなわち，デクスメデトミジンは頭蓋内圧亢進に伴う血漿カテコールアミン上昇を抑制するばかりではなく，心機能障害を軽減する効果を有することが示されている。また，類似の実験モデルにて，頭蓋内亢進前のデクスメデトミジン静脈内投与（80 μg/kg静注後，6 μg/kg/分で10分間持続静注）によって，体循環の改善とともに肺血管透過性亢進が抑制され，中枢性肺水腫が軽減される[4]（図1～図4）。

深昏睡・人工呼吸中の重症頭部外傷患者6名において，クロニジン1 μg/kg静注が脳循環に及ぼす影響を検討した結果によれば，平均血圧と脳血管抵抗はクロニジン投与後に低下したが，脳圧，脳血流量および脳動静脈酸素含量較差は不変であったことから，重症頭部外傷患者ではクロニジンの脳循環に及ぼす影響はわずかであると結論している[5]。臨床現場において，重度脳病変患者を対象としたα_2受容体作動薬のさらなる検証と今後の展望が期待される。

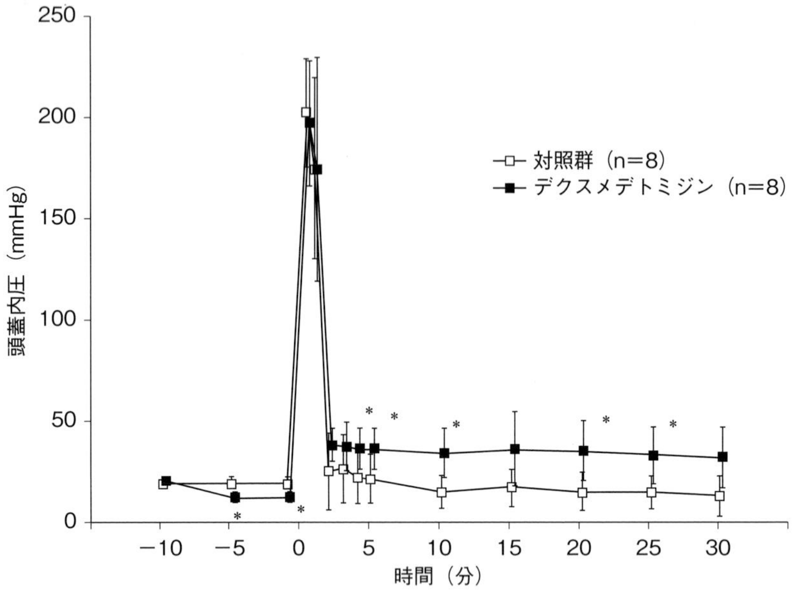

図 1　生食（対照群）またはデクスメデトミジン（頭蓋内圧上昇 10 分前に 80 μg/kg 静注後，6 μg/kg/分で 10 分間持続静注）の前処置後，ラット前頭側頭部硬膜下バルーン拡張（60 秒間）が頭蓋内圧に及ぼす影響（平均±標準偏差）

＊：P ＜ 0.05 vs. 対照群.

（Kumagai M, Horiguchi T, Nishikawa T, et al. Intravenous dexmedetomidine decreases lung permeability induced by intracranial hypertension in rats. Anesth Analg 2008；107：643-7 より改変引用）

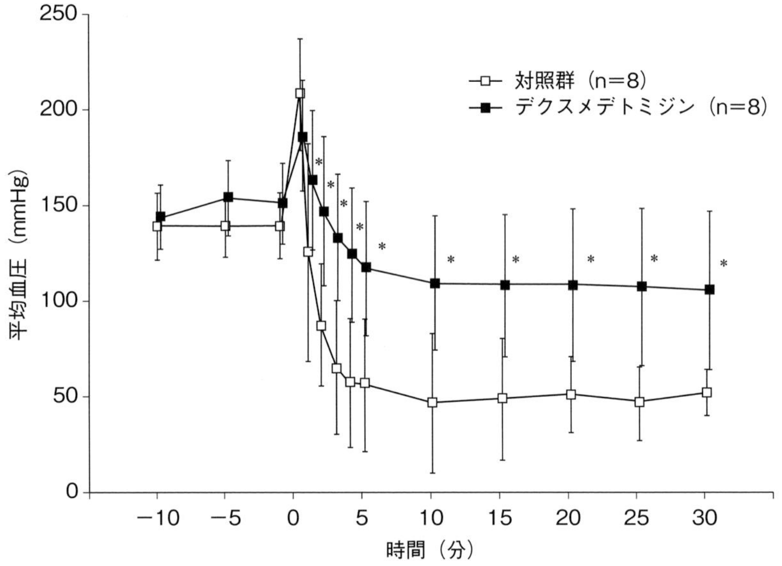

図 2　生食（対照群）またはデクスメデトミジン（頭蓋内圧上昇 10 分前に 80 μg/kg 静注後，6 μg/kg/分で 10 分間持続静注）の前処置後，ラット前頭側頭部硬膜下バルーン拡張（60 秒間）が平均血圧に及ぼす影響（平均±標準偏差）

デクスメデトミジン前処置群では頭蓋内圧正常化後の血圧低下が軽度である.

＊：P ＜ 0.05 vs. 対照群.

（Kumagai M, Horiguchi T, Nishikawa T, et al. Intravenous dexmedetomidine decreases lung permeability induced by intracranial hypertension in rats. Anesth Analg 2008；107：643-7 より改変引用）

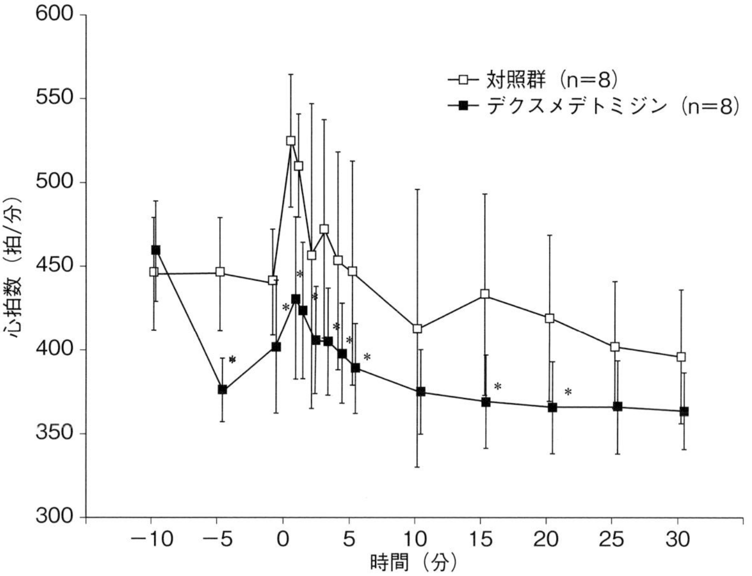

図３　生食（対照群）またはデクスメデトミジン（頭蓋内圧上昇 10 分前に 80 μg/kg 静注後，6 μg/kg/分で 10 分間持続静注）の前処置後，ラット前頭側頭部硬膜下バルーン拡張（60 秒間）が心拍数に及ぼす影響（平均±標準偏差）

デクスメデトミジン前処置群では頭蓋内圧亢進前から亢進中および正常化後の心拍数が低値である．

＊：P＜0.05 vs. 対照群．

（Kumagai M, Horiguchi T, Nishikawa T, et al. Intravenous dexmedetomidine decreases lung permeability induced by intracranial hypertension in rats. Anesth Analg 2008；107：643-7 より改変引用）

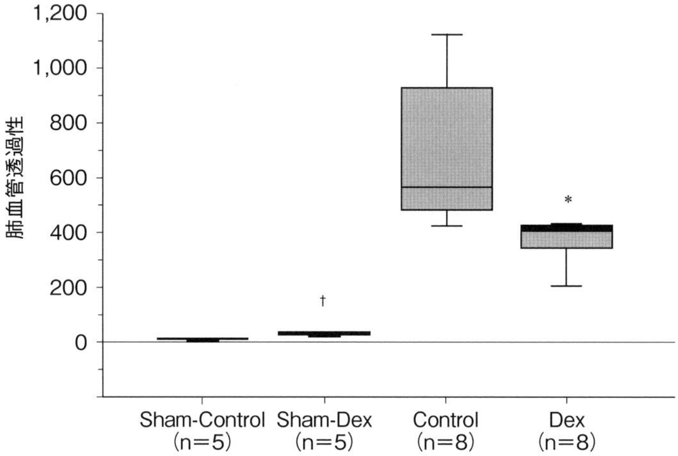

図４　生食（対照群，Control）またはデクスメデトミジン（頭蓋内圧上昇 10 分前に 80 μg/kg 静注後，6 μg/kg/分で 10 分間持続静注：Dex）の前処置後，ラット前頭側頭部硬膜下バルーン拡張（60 秒間）が肺血管透過性に及ぼす影響（ボックス内の水平線は中央値，ボックスは 25 および 75 パーセンタイル，垂直線は 10 および 90 パーセンタイルを示す）

Sham-Control（シャム・対照）群：頭蓋内圧亢進なし＋生食前処置，Sham-Dex（シャム・デクスメデトミジン）群：頭蓋内圧亢進なし＋デクスメデトミジン前処置．

デクスメデトミジン前処置群では肺血管透過性亢進が抑制され，中枢性肺水腫が軽減される．

＊：P＜0.05 vs. 対照群，†：P＜0.05 vs. シャム・対照群．

（Kumagai M, Horiguchi T, Nishikawa T, et al. Intravenous dexmedetomidine decreases lung permeability induced by intracranial hypertension in rats. Anesth Analg 2008；107：643-7 より改変引用）

■参考文献

1) Lambert G, Naredi S, Edén E, et al. Sympathetic nervnous activation following subarachnoid hemorrhage : Influence of intravenous clonidine. Acta Anaesthesiol Scand 2002 ; 46 : 160-5.
2) Shirasaka T, Qui D-L, Kanna H, et al. The effects of centrally administered dexmedetomidine on cardiovascular and sympathetic function in conscious rats. Anesth Analg 2007 ; 105 : 1722-8.
3) Hall SRR, Wang L, Milne B, et al. Central dexmedetomidine attenuates cardiac dysfunction in a rodent model of intracranial hypertension. Can J Anesth 2004 ; 51 : 1025-33.
4) Kumagai M, Horiguchi T, Nishikawa T, et al. Intravenous dexmedetomidine decreases lung permeability induced by intracranial hypertension in rats. Anesth Analg 2008 ; 107 : 643-7.
5) Asgeirsson B, Grände P-O, Nordström C-H, et al. Effects of hypotensive treatment with α_2-agonist and β_1-antagonist on cerebral haemodynamics in severely head injured patients. Acta Anaesthesiol Scand 1995 ; 39 : 347-51.

（西川　俊昭）

3 虚血性脳傷害の軽減効果

はじめに

虚血性脳傷害は，脳卒中や頭部外傷などに伴って発生し，世界的に死因の上位を占める病態である。さらに周術期においても内頸動脈内膜剝離術や胸部大動脈瘤手術など，虚血性脳傷害の危険性が高い手術がある。α_2 受容体作動薬には，動物実験レベルではあるが虚血性脳傷害に対する神経保護効果に関する多数の報告があり，臨床応用できれば脳虚血の危険性の高い手術の周術期管理に有用であると考えられる。

α_2 受容体作動薬の脳保護効果

1 *in vivo* 研究

1990 年，Werner ら[1)]がコリン作動性拮抗薬であるヘキサメトニウムがラット脳虚血モデルで神経傷害を軽減したことを報告した。この神経保護効果は，ノルアドレナリンとアドレナリンの静注により部分的に拮抗されたことから，交感神経刺激が虚血後脳傷害を増悪させるのではないかと推測された。Hoffman ら[2)]は，カテコールアミン放出を抑制する薬物に脳保護効果があるのではないかと考え，ラット一過性脳虚血モデルを用いてクロニジンの脳保護効果を検討したところ，クロニジン投与により虚血に伴う血中カテコールアミン放出が抑制され，脳傷害が軽減した。ついで Hoffman ら[3)]は，より α_2 受容体への親和性が高いデクスメデトミジン 10 および 100 μg/kg の虚血前腹腔内投与により，虚血後の血中カテコールアミン濃度上昇が抑制され，用量依存性に神経学的および組織学的障害が軽減し，さらに α_2 受容体拮抗薬であるアチパメゾールにより血中カテコールアミン濃度上昇抑制効果および脳保護効果が拮抗されることを示した（図1）。Kuhmonen ら[4)]のスナネズミ前脳虚血モデルを用いた研究でも，デクスメデトミジン 3 μg/kg の虚血前および虚血後投与，30 μg/kg の虚血後投与により海馬虚血細胞数が有意に減少した。さらに Sato ら[5)]は，ラット一過性前脳虚血モデルを用いてデクスメデトミジン 100 μg/kg の虚血前腹腔内投与が海馬 CA1 細胞傷害を軽減したが，低体温

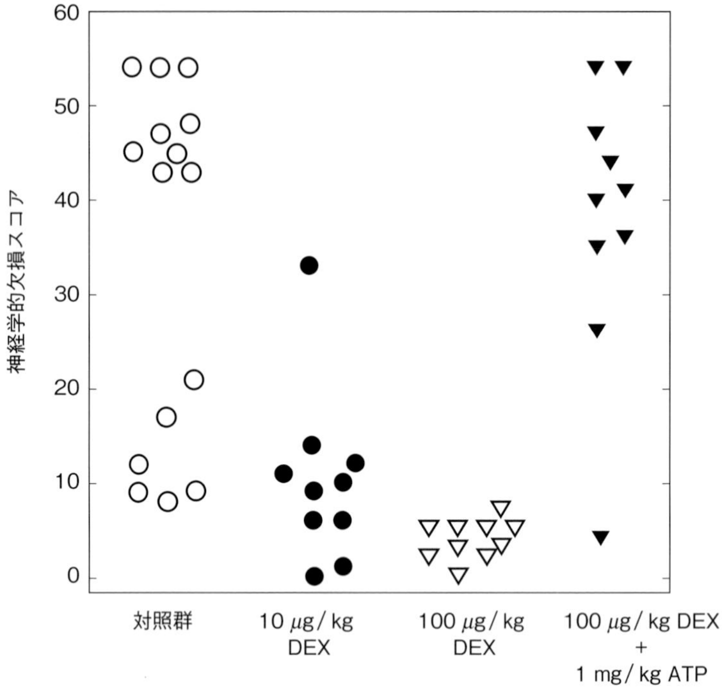

図1 ラット不完全脳虚血モデルにおけるデクスメデトミジンの脳保護効果

30分間の右側頸動脈閉塞＋低血圧による脳虚血後，3日間の神経学的スコアの合計を示す．虚血30分前のデクスメデトミジン10および100 μg/kg腹腔内投与により，神経学的欠損スコアが有意に低下（予後が改善）したが，この作用はアチパメゾールにより拮抗された．

DEX：デクスメデトミジン，ATP：アチパメゾール．

（Hoffman WE, Kochs E, Werner C, et al. Dexmedetomidine improves neurologic outcome from incomplete ischemia in the rat：Reversal by the α_2-adrenergic antagonist atipamezole. Anesthesiology 1991；75：328-32より改変引用）

療法を併用してもそれぞれの保護効果と同等の効果であったことを報告している。Kimuraら[6]の研究では，周術期の心筋虚血を減少させることが知られているα_2受容体作動薬であるミバゼロール20 μg/kgの虚血前投与が，ラット一過性前脳虚血モデルにおいて海馬CA1細胞の傷害を軽減した（図2）。以上のように，α_2受容体作動薬が虚血に対する神経保護効果を有することを示した*in vivo*の研究が数多くある。しかし一方で，デクスメデトミジンが脳虚血後の組織学的傷害を軽減しないという報告[7]もある。

局所脳虚血モデルにおいては，デクスメデトミジンが脳梗塞巣容積や障害領域を減少させるという報告[8)9)]をはじめ，脳保護効果を認めるという報告が多い。痙攣による神経細胞傷害と虚血性神経傷害には，共通点があると考えられている。Halonenら[10]の報告によると，カイニン酸により誘発された痙攣発作後の海馬神経細胞傷害が，デクスメデトミジンにより軽減され，α_2受容体拮抗薬であるアチパメゾールによりその効果が拮抗された。幼若動物においても，Yuanら[11]はクロニジンにより低酸素および片側頸動脈閉塞による新生ラットの脳梗塞巣容積が減少し，死亡率が低下することを報告して

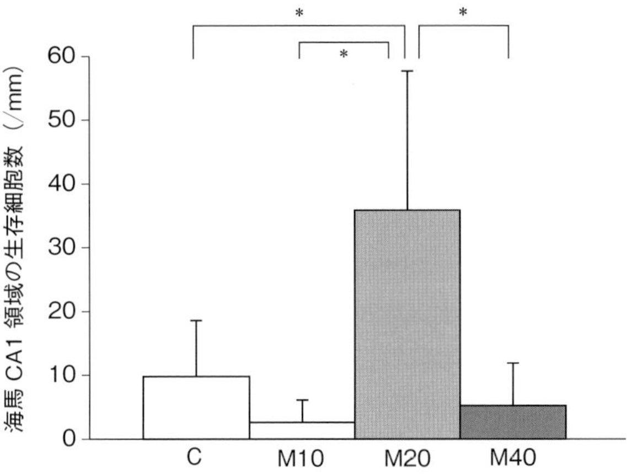

図 2　ラットー過性前脳虚血モデルにおけるミバゼロールの脳保護効果（各群 n＝10，平均±標準偏差）

両側頸動脈閉塞＋低血圧による 10 分間の脳虚血 7 日後の海馬 CA1 領域の生存細胞数を示す．C，M10，M20，M40：生理食塩液，ミバゼロール 10，20 および 40 μg/kg 虚血 30 分前皮下投与群．＊：ミバゼロール 20 μg/kg 群と他の 3 群との間に有意差を認めた．

（Kimura T, Sato M, Nishikawa T, et al. Neuroprotective effect of mivazerol, an alpha2-agonist, after transient forebrain ischemia in rats. Acta Anaesthesiol Scand 2005；49：1117-23 より改変引用）

いる。

2 *in vitro* 研究

in vitro でも，α_2 受容体作動薬の虚血に対する神経保護効果に関する報告がある。Laudenbach ら[12]の研究では，クロニジンとデクスメデトミジンは N-メチル-D-アスパラギン酸（N-methyl-D-aspartic acid：NMDA）による培養神経細胞傷害を軽減し，この効果はヨヒンビンにより拮抗された。また，Ma ら[13]はデクスメデトミジンが酸素-糖欠乏による培養グリア-神経細胞傷害を軽減したことを報告している。

α_2 受容体作動薬の脳保護効果の機序

虚血性脳傷害における α_2 受容体作動薬の神経保護効果の機序として，細胞外レベルと細胞内レベルに分けて考えることができる。

1 細胞外レベル（興奮性伝達物質の放出抑制）

虚血に対する中枢神経系の最初の反応の一つとして，海馬および線条体において大量のノルアドレナリン放出が起こることが知られている[14)~17)]。高濃度のノルアドレナリ

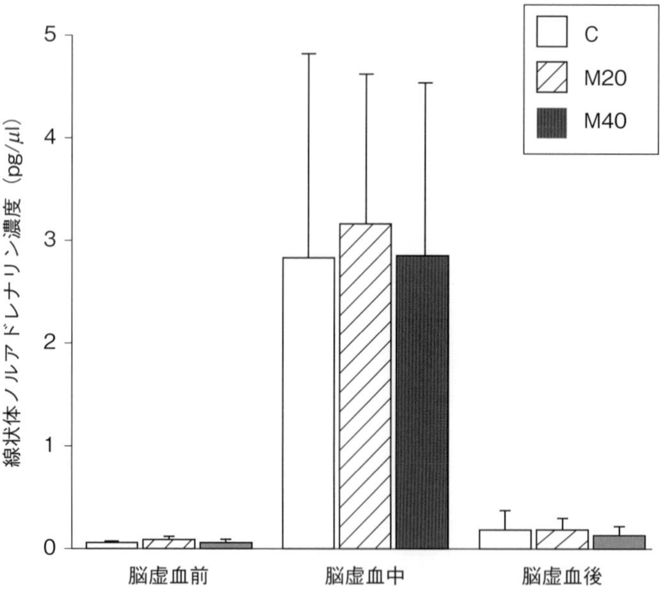

図3　ラット一過性前脳虚血モデルにおいてミバゼロールが脳内ノルアドレナリン濃度変化に及ぼす影響（各群 n = 10，平均±標準偏差）

両側頸動脈閉塞＋低血圧による 10 分間の脳虚血前，中，後の線条体ノルアドレナリン濃度を示す．C，M20，M40：生理食塩液，ミバゼロール 20 および 40 μg/kg 虚血 30 分前皮下投与群．虚血前，中，後とも線条体ノルアドレナリン濃度に群間差を認めなかった．

（Kimura T, Sato K, Nishikawa T, et al. Effect of mivazerol, a alpha2 agonist, on striatal norepinephrine concentration during transient forebrain ischemia in rats. Acta Anaesthesiol Scand 2008；52：997-1002 より改変引用）

ンは，脳の酸素需給バランスを乱し，さらにグルタミン酸などの興奮性アミノ酸に対する神経細胞の感受性を高め，虚血領域の脳の灌流を減少させると考えられている。Hoffmann ら[2)3)]は，クロニジンとデクスメデトミジンが虚血後神経傷害を軽減すると同時に，脳虚血後の血中アドレナリンとノルアドレナリン濃度上昇を抑制することを報告し，虚血に伴うカテコールアミン放出の抑制が α_2 受容体作動薬の脳保護効果の機序ではないかと考えた。しかし，脳内局所でのカテコールアミン放出に関しては，デクスメデトミジンが虚血後の線条体でのノルアドレナリン放出を抑制したという報告[18)]がある一方，Engelhard ら[19)]の研究では，デクスメデトミジンは虚血後の血漿中ノルアドレナリン濃度上昇を抑制したが，脳内では抑制しなかった。Kimura ら[20)]も，ミバゼロールが虚血後の脳内ノルアドレナリン濃度上昇を抑制しないことを報告しており（図3），α_2 受容体作動薬の脳保護効果の機序として，脳内のカテコールアミン放出抑制は関与しない可能性がある。

グルタミン酸などの興奮性アミノ酸が虚血後脳傷害に関与することは広く知られており，虚血後の興奮性アミノ酸の放出を抑制することにより，脳傷害を軽減できる可能性がある。海馬スライス標本において，デクスメデトミジンが低酸素刺激によるグルタミン酸放出を抑制した[21]。Huang ら[22]は，デクスメデトミジンが，グルタミン酸の前駆体であるグルタミンのアストロサイトにおける酸化を活性化することにより，グルタミン酸を減少させることを報告した。ウサギ全脳虚血モデルでデクスメデトミジンは興奮性アミノ酸の放出を減少させなかったという報告[23]もあり，α_2 受容体作動薬の脳保護効果発現において興奮性アミノ酸の放出抑制が関与するか否かの結論は出ていない。

2 細胞レベル

a. Ca^{2+}チャネルの阻害，G タンパク共役型内向き整流性 K^+チャネルの活性化

α_2 受容体作動薬は，膜電位依存性 Ca^{2+}チャネルを阻害し，Ca^{2+}流入を抑制する[24][25]。また，α_2 受容体作動薬は G タンパク共役型内向き整流性 K^+チャネルを活性化し，細胞膜電位を過分極させる[26]。これらのことから，α_2 受容体の活性化は神経細胞を過分極させ，さらに Ca^{2+}濃度上昇を抑制することでシナプス前からのグルタミン酸，アスパラギン酸，ノルアドレナリンの放出を抑制し[27]，結果として虚血性脳傷害に対する保護効果に関与する可能性がある。

b. アデニル酸シクラーゼ・グアニル酸シクラーゼの阻害

α_2 受容体作動薬は G タンパク質を活性化する。α_2 受容体は典型的には Gi タンパクと結合しており，アデニル酸シクラーゼを抑制し，K^+チャネルや電位依存性 Ca^{2+}チャネルの開口に影響する[28][29]。Zhang ら[30]は，クロニジンを虚血 24 時間前に投与した場合でも脳保護効果があったことを報告しており，クロニジンによる α_2 受容体の一時的な活性化が長時間の細胞内の変化を生じさせるのであろうと考察しているが，その詳細はいまだ不明である。さらに，α_2 受容体は脳内の cGMP を減少させることにより，一酸化窒素（nitric oxide：NO）–cGMP 経路を介して脳保護効果に関与している可能性が指摘されている[31]。

c. アストロサイトに対する作用

脳内には，神経細胞のほかにアストロサイトなどのグリア細胞が存在し，種々の伝達物質に対する受容体をもっている。虚血後のアストロサイトへの Ca^{2+}の流入が，脳組織の Ca^{2+}レベルの調節において重要な役割を果たしている[32]。過剰なグルタミン酸やその前駆体であるグルタミンはアストロサイトで酸化されるが，Huang ら[22]の研究によると，デクスメデトミジンはアストロサイトにおけるグルタミンの酸化を活性化することによりグルタミン酸を減少させる。

グリアフィラメント酸性タンパク質（glial fibrillary acidic protein：GFAP）は，アストロサイトの形態や運動を調節しており，脳虚血に伴いその発現が変化することが知られている。培養アストロサイトにおいて，イミダゾリン I2 部位の活性化が GFAP の mRNA 発現を増加させ[33]，I2 部位の刺激が大脳皮質の GFAP を増加させる[34]。イミダゾリン受容体のリガンドであるイダゾキサンが，I2 部位を介して虚血に対する脳保護

効果を現すことが示されている[35]ことから，GFAP と脳保護効果の関連に興味がもたれる。

アストロサイトがシナプス形成やシナプスの機能に関与することが示唆されている[36]。単一神経細胞を用いた研究では，デクスメデトミジンやクロニジンの脳保護効果が，シナプス前 α_2 受容体よりもむしろ細胞体や樹状突起の受容体を介することが示されている[12]。Ozog ら[37]は，α_2 受容体作動薬であるリルメニジンが細胞外液からアストロサイトへの Ca^{2+} の取り込みを増強することを報告しており，これがリルメニジンの脳保護効果と関連している可能性が示唆されている[37]。このように，α_2 受容体作動薬の神経保護効果には神経細胞とアストロサイトの両者が関与している可能性がある。

d. イミダゾリン受容体との関連

α_2 受容体作動薬の神経保護効果に関しては，α_2 受容体を介する以外にイミダゾリン受容体を介するという説もある。デクスメデトミジンやクロニジンはイミダゾリン環をもつ。大脳皮質の神経細胞にはイミダゾリン受容体は存在しない[38]が，アストロサイトには I2 サブタイプが発現する[39]。Gustafson ら[35][40]は，イミダゾリン受容体のリガンドであり同時に α_2 受容体拮抗薬でもあるイダゾキサンがラットの中大脳動脈閉塞後の梗塞巣を縮小させたことから，この効果はアストロサイトのイミダゾリン I2 受容体を介するものと推察している。Reis ら[41]は，α_2 受容体作動薬であると同時にイミダゾリン受容体作動薬でもあるリルメリジンに脳保護効果があり，その効果はアストロサイトへの Ca^{2+} の取り込みを増強することによって，神経細胞への Ca^{2+} の流入を減少させることによるものであると報告している。したがって，薬物によって異なるが，α_2 受容体作動薬の神経保護効果には α_2 受容体とイミダゾリン受容体の両方が関与している可能性がある。

e. α_2 受容体作動薬の脳保護効果の機序のまとめ

これらの報告から，Ma ら[42]は α_2 受容体作動薬の虚血に対する神経保護効果の機序を以下のように推察している。

シナプス前：

①膜電位依存性 Ca^{2+} チャネルを阻害し，Ca^{2+} 流入を抑制する。

② G タンパク共役型内向き整流性 K^+ チャネルを活性化し，細胞膜電位を過分極させる。

③細胞膜電位の過分極により，細胞内への Ca^{2+} 流入が減少する。

④細胞内 Ca^{2+} の減少により，ノルアドレナリンやグルタミン酸などの神経伝達物質の放出が抑制される。

シナプス部：

⑤ノルアドレナリン，グルタミン酸のシナプス伝達が減少する。

⑥アストロサイトによるグルタミン酸化の活性化により，グルタミン酸が減少する。

シナプス後：

⑦細胞膜電位過分極により神経発火の頻度が減少し，さらに NMDA 受容体の Mg^{2+}

阻害が増強することにより，細胞内への Ca^{2+} 流入が減少する。

これらの作用の総体として神経保護効果が発揮されるが，その主体は細胞内 Ca^{2+} 濃度の低下であると考えられる。

まとめ

α_2 受容体作動薬は，虚血性脳傷害を軽減する作用を有すると考えられる。しかし，臨床応用する前に，①詳細な機序と保護効果の持続時間，②副作用としての低血圧と徐脈への対策，という問題を解決すべきである。これらの問題が解決されれば，すでに臨床使用されている α_2 受容体作動薬は，周術期の脳虚血のリスクの高い患者において，有用な薬物となると考えられる。

■参考文献

1) Werner C, Hoffman WE, Thomas C, et al. Ganglionic blockade improves neurologic outcome from incomplete ischemia in rats：Partial reversal by exogeneous catecholamines. Anesthesiology 1990；73：923-9.
2) Hoffman WE, Cheng MA, Thomas C, et al. Clonidine decrease plasma catecholamines and improves outcome from incomplete ischemia in the rat. Anesth Analg 1991；73：460-4.
3) Hoffman WE, Kochs E, Werner C, et al. Dexmedetomidine improves neurologic outcome from incomplete ischemia in the rat：Reversal by the α_2-adrenergic antagonist atipamezole. Anesthesiology 1991；75：328-32.
4) Kuhmonen J, Pokorný J, Miettinen R, et al. Neuroprotective effects of dexmedetomidine in the gerbil hippocampus after transient global ischemia. Anesthesiology 1997；87：371-7.
5) Sato K, Kimura T, Nishikawa T, et al. Neuroprotective effects of combination of dexmedetomidine and hypothermia after incomplete cerebral ischemia in rats. Acta Anaesthesiol Scand 2010；54：377-82.
6) Kimura T, Sato M, Nishikawa T, et al. Neuroprotective effect of mivazerol, an alpha2-agonist, after transient forebrain ischemia in rats. Acta Anaesthesiol Scand 2005；49, 1117-23.
7) Karlsson BR, Loberg EM, Steen PA. Dexmedetomidine, a potent alpha2-agonist, does not affect neuronal damage following severe forebrain ischemia in the rat. Eur J Anaesthesiol 1995；12：281-5.
8) Jolkkonen J, Puurunen K, Koistinaho J, et al. Neuroprotection by the alpha2-adrenoceptor agonist, dexmedetomidine, in rat focal cerebral ischemia. Eur J Pharmacol 1999；372：31-6.
9) Maier C, Steinberg GK, Sun GH, et al. Neuroprotection by the alpha 2-adrenoceptor agonist dexmedetomidine in a focal model of cerebral ischemia. Anesthesiology 1993；79：306-12.
10) Halonen T, Kotti T, Tuunanen J, et al. Alpha 2-adrenoceptor agonist dexmedetomidine, protects against kainic acid-induced convulsions and neuronal damage. Brain Res 1995；693：217-24.
11) Yuan SZ, Runold M, Hagberg H, et al. Hypoxic-ischaemic brain damage in immature rats：Effects of adrenoceptor modulation. Eur J Pediatr Neurol 2001；5：29-35.

12) Laudenbach V, Mantz J, Lagercrantz H, et al. Effects of alpha2-adrenoceptor agonists on perinatal excitotoxic brain injury：Comparison of clonidine and dexmedetomidine. Anesthesiology 2002；96：134-41.

13) Ma D, Hossain M, Rajakumaraswamy N, et al. Dexmedetomidine produces its neuroprotective effect via the alpha2A-adrenoceptor subtype. Eur J Pharmacol 2004；502：78-97.

14) Globus MY, Busto R, Dietrich WD, et al. Intraischemic extracellular release of dopamine and glutamate is associated with striatal vulnerability to ischemia. Neurosci Lett 1988；91：36-40.

15) Globus MY, Busto R, Dietrich WD, et al. Direct evidence for acute and massive norepinephrine release in the hippocampus during transient ischemia. J Cereb Blood Flow Metab 1989；9：892-6.

16) Meyer JS, Welch KM, Okamoto S, et al. Disordered neurotransmitter function. Brain 1974；97：655-64.

17) Weinberger R, Nieves-Rosa J. Monoamine neurotransmitters in the evolution of infarction in ischemic striatum：Morphologic correlation. J Neural Trans 1988；71：133-42.

18) Matsumoto M, Zornow MH, Rabin BC, et al. The alpha2 adrenergic agonist, dexmedetomidine, selectively attenuates ischemia-induced increases in striatal norepinephrine concentrations. Brain Res 1993；627：325-9.

19) Engelhard K, Werner C, Kaspar S, et al. Effect of the alpha2-agonist dexmedetomidine on cerebral neurotransmitter concentrations during cerebral ischemia in rats. Anesthesiology 2002；96：450-7.

20) Kimura T, Sato K, Nishikawa T, et al. Effect of mivazerol, an alpha2 agonist, on striatal norepinephrine concentration during transient forebrain ischemia in rats. Acta Anaesthesiol Scand 2008；52：997-1002.

21) Talke P, Bickler PE. Effects of dexmetedomide on hypoxia-evoked glutamate release and glutamate receptor activity in hippocampal slices. Anesthesiology 1996；85：551-7.

22) Huang R, Chen Y, Yu AC, et al. Dexmedetomidine-induced stimulation of glutamine oxidation in astrocytes：A possible mechanism for its neuroprotective activity. J Cereb Blood Flow Metab 2000；20：895-8.

23) Kim HK, Zornow MH, Strnat MA, et al. Dexmedetomidine does not attenuate increases in excitatory amino acids after transient global ischemia in the rabbit. J Neurosurg Anesthesiol 1996；8：230-6.

24) Nacif-Coelho C, Correa-Sales C, Chang LL, et al. Perturbation of ion channel conductance alters the hypnotic response to the α_2-adrenergic agonist dexmedetomidine in the locus coerulerus of the rat. Anesthesiology 1994；81：1527-34.

25) Surprenant A, Horstman DA, Akbarali H, et al. A point mutation of alpha2-adrenoceptor that blocks coupling to potassium but not calcium currents. Science 1992；257：977-80.

26) Aghajanian GK, VanderMaelen CP. Alpha2-adrenoceptor-mediated hyperpolarization of locus coeruleus neurons：Intracellular studies *in vivo*. Science 1982；215：1394-6.

27) Lakhlani PP, Lovinger DM, Limbird LE. Genetic evidence for involvement of multiple effector systems in alpha2A-adrenergic receptor inhibition of stimulus-secretion coupling. Mol Pharmacol 1996；50：96-103.

28) Docherty JR. Subtypes of functional alpha1- and alpha2-adrenoceptors. Eur J Pharmacol 1998；361：1-15.

29) Hein L, Kobilka BK. Adrenergic receptor signal transduction and regulation. Neuropharmacology 1995；34：357-66.

30) Zhang Y. Clonidine preconditioning decreases brain infarct sizes and improves neurological outcome from transient forebrain ischemia in the rat. Neuroscience 2004；125：625-31.

31) Vulliemoz Y, Shen H, Virag L. α_2- adrenoceptor agonists decrease cyclic guanosine 3′,5′-monophosphate in the mouse brain. Anesthesiology 1996；85：544-50.
32) Siesjo BK, Bengtsson F. Calcium fluxes, calcium antagonists, and calcium-related pathology in brain ischemia, hypoglycemia, and spreading depression：A unifying hypothesis. J Cereb Blood Flow Metab 1989；9：127-40.
33) Reis DJ, Regunathan S, Wang H, et al. Imidazoline receptors in the nervous system. Fundam Clin Pharmacol 1992；6：23S-9.
34) Garcia-Sevilla JA, Sastre M, Escriba PV. Age-dependent increases of immunoreactive imidazoline receptors in the human brain：Possible association of a 29/30 kDa protein with the I2-imidazoline receptor identified by [3H]idazoxan. Neurosci Lett 1995；184：133-6.
35) Gustafson I, Miyauchi Y, Wieloch TW. Postischemic administration of idazoxan, an alpha-2 adrenergic receptor antagonist, decreases neuronal damage in the rat brain. J Cereb Blood Flow Metab 1989；9：171-4.
36) Oliet SH, Piet R, Poulain DA. Control of glutamate clearance and synaptic efficacy by glial coverage of neurons. Science 2001；292：923-6.
37) Ozog MA, Wilson JX, Dixon SJ, et al. Rilmenidine elevates cytosolic free calcium concentration in suspended cerebral astrocytes. J Neurochem 1998；71：1429-35.
38) Kamisaki Y, Ishikawa T, Takao Y, et al. Binding of [3H]p-aminoclonidine to two sites, alpha2-adrenoceptors and imidazoline binding sites：Distribution of imidazoline binding sites in rat brain. Brain Res 1990；514：15-21.
39) Wikberg JE, Uhlen S. Further characterization of the guinea pig cerebral cortex idazoxan receptor：Solubilization, distinction from the imidazole site, and demonstration of cirazoline as an idazoxan receptor-selective drug. J Neurochem 1990；55：192-203.
40) Gustafson I, Westerberg E, Wieloch T. Protection against ischemia-induced neuronal damage by the alpha2-adrenoceptor antagonist idazoxan：Influence of time of administration and possible mechanisms of action. J Cereb Blood Flow Metab 1990；10：885-94.
41) Reis DJ, Regunathan S, Golanov EV, et al. Protection of focal ischemic infarction by rilmenidine in the animal：Evidence that interactions with central imidazoline receptors may be neuroprotective. Am J Cardiol 1994；74：25A-30.
42) Ma D, Rajakumaraswamy N, Maze M. Alpha2-adrenoceptor agonists：Shedding light on neuroprotection? Br Med Bulletin 2004；71：77-92.

（木村　哲）

4 敗血症における デクスメデトミジンの効果

はじめに

重症敗血症において，循環・呼吸状態が不安定になり，人工呼吸管理を必要とする場合は少なくない。人工呼吸管理では，少なからず鎮静，鎮痛を行う必要があるが，鎮静薬，鎮痛薬が敗血症においてどのような影響を及ぼすかは明らかにされていない。

本項では，敗血症における鎮静，鎮痛の必要性から，鎮静薬の中でも α_2 受容体作動薬であるデクスメデトミジンの敗血症への影響に関して解説する。

敗血症における鎮静・鎮痛の必要性

敗血症（sepsis）は感染症による全身性炎症反応症候群（systemic inflammatory response syndrome：SIRS）と定義されさまざまな治療が行われているが，これまで必ずしも良好な結果が得られてはいない。敗血症では，初期から交感神経の緊張によりドパミン，ノルアドレナリン，アドレナリンなどのカテコールアミン放出が高まっている。このような状態において，副腎皮質からのコルチゾールの分泌も高まり，細胞保護に作用すると考えられているグルココルチコイド受容体が減少し，細胞の恒常性が破綻することが知られている[1)]。また，交感神経緊張は持続するものではなく，やがて内因性カテコールアミンの放出が減少し，ショック状態を呈する。このような交感神経緊張を早期より回避し，交感神経と副交感神経のバランスを保たせるためにも鎮静・鎮痛を的確にかつ早期に行う必要がある。

最近の研究では，交感神経と副交感神経のバランスは免疫関係にも影響を与えていることが判明した[2)3)]。単球，マクロファージ，リンパ球，好酸球，肥満細胞にも存在しているアドレナリン作動性 β 受容体は，刺激され，いったん単球やT細胞を活性化し，腫瘍壊死因子（tumor necrosis factor：TNF）-α やインターロイキン（interleukin：IL）-1β といった炎症性サイトカインや一酸化窒素（nitric oxide：NO）合成酵素およびプロスタグランジンの産生を高める。この活性化により細胞の防御能を高めることは可能であるが，活性化は一時的にすぎず，その後は低下しかえって悪影響を及ぼすことがいわれている[3)]。このことが，敗血症における β 受容体作動薬使用を控える理由になっている。

一方，副交感神経を刺激することにより，敗血症の炎症活性を抑制すること[4]や，単球，マクロファージの活性を低下させることが知られている[5]。

以上より，敗血症状態において認められる過度の交感神経緊張は，早期に緩和する必要があり，そのためにも鎮痛，鎮静を行うことが重要である。

敗血症に対するデクスメデトミジンの効果（基礎実験）

局所の細胞に存在する α_2 受容体を刺激することにより，局所においては炎症反応を惹起させることが知られている[6)7]。しかし，この反応は局所だけであり，中枢においては，逆に副交感神経の緊張を高めることになる[8]。それゆえ，α_2 受容体作動薬は，全身において副交感神経を緊張させ，抗炎症効果を発揮するといわれている。

デクスメデトミジンは α_2 受容体作動薬の一つであり，α_2 受容体作動薬が基礎実験において抗炎症効果を発揮することが知られている。*in vitro* において，デクスメデトミジンでは報告が少ないが，同じ α_2 受容体作動薬の一つであるクロニジンでは研究がなされている。マクロファージ，好中球，リンパ球においてリポ多糖（lipopolysaccharide：LPS）投与による刺激に対して，マクロファージでは，貪食能の亢進，NO 産生の上昇を認め[9)10]，早期の TNF-α 産生亢進，IL-12 産生亢進が確認されている[11]。リンパ球では，リンパ球の集積抑制，インターフェロン（interferon：IFN)-γ，IL-4 産生抑制を認めている[12)~14]。しかし，好中球では影響を及ぼさないとの報告もある[15]。*in vivo* においては，デクスメデトミジンに関する検討がなされている（表 1）。ラットを用いた LPS 静脈内投与による敗血症性ショックモデルにおいて，デクスメデトミジンは生存率を改善し，抗炎症効果を発揮することが知られている[16)17]。肝臓組織を用いた検討では，デクスメデトミジンは肝臓のうっ血，炎症所見を軽減することが報告[18]されている。さらに，盲腸結紮穿孔による敗血症性ショックモデルにおいて，生存率の改善，IL-6 の産生抑制，アポトーシスの軽減も確認されている[19)20]。そのほか敗血症モデルだけでなく，人工呼吸関連肺炎モデルに対してデクスメデトミジンを大量に投与すると炎症反応を抑制することができ，肺炎を軽減することができると報告[21]されている。

以上より，基礎実験の結果では，敗血症に対してデクスメデトミジン投与は有用であり，臨床においても有用性を発揮する可能性があると示唆される。

臨床における敗血症に対するデクスメデトミジンの効果

臨床におけるデクスメデトミジンの抗炎症効果に関しては，敗血症患者で検討した報告がある。腹部手術後に集中治療室（intensive care unit：ICU）に入室した患者に対してデクスメデトミジンを投与すると，プロポフォールと比較して成長ホルモンは有意に上昇し，IL-6 産生は有意に抑制された[22]。敗血症患者を対象とした臨床研究の成果を表 2 にまとめた。Memis ら[23]は，敗血症患者の鎮静においてデクスメデトミジンとプロ

表1　敗血症モデルにおける α_2 受容体作動薬の効果

著者（年）	動物種	方法	比較薬物	効果
Taniguchi (2004)	SD ラット	LPS iv	生食	生存率の改善，循環動態の安定，アシドーシスの改善，炎症性サイトカイン（TNF-α，IL-6）の産生抑制，好中球の浸潤抑制
Taniguchi (2008)	SD ラット	LPS iv	生食	用量依存性の抗炎症効果（アシドーシス・炎症性サイトカインの抑制）
Sezer (2010)	Wistar ラット	LPS iv	生食	肝臓うっ血の軽減と細胞浸潤の抑制
Hofer (2009)	マウス	CLP	生食 クロニジン	生存率の改善 クロニジンで mIL-beta，mIL-6，mTNF-α の産生抑制，NF-kappaB の産生抑制
Qiao (2009)	SD ラット	CLP	生食 ミダゾラム	生存率の改善，炎症性サイトカイン（TNF-α，IL-6）の産生抑制 アポトーシスの抑制
Yang (2008)	SD ラット	LPS iv	生食	デクスメデトミジン大量投与で人工呼吸関連肺炎の抑制

SD：Sprauge-Dawley，LPS：lipopolysaccharide，CLP：cecal ligation and puncture，TNF：tumor necrosis factor，IL：interleukin，iv：静注．

表2　敗血症患者におけるデクスメデトミジンの効果

著者（年）	研究方法	症例数	比較薬物	効果
Memis (2007)	前向き 無作為化	40 （各群 20）	ミダゾラム	炎症性サイトカイン（TNF-α，IL-1β，IL-6）の産生抑制 生存率，胃内 pH の変化で群間差はなし
Kadoi (2008)	前向き 無作為化	20 （各群 10）	プロポフォール	脳血管の CO_2 反応の抑制
Tasdogan (2009)	前向き 無作為化	40 （各群 20）	プロポフォール	炎症性サイトカイン（TNF-α，IL-1β，IL-6）の抑制，腹腔内圧の減少
Pandharipande (2010)	前向き 無作為化 二重盲検法	63 （D 群 31，L 群 32）	ロラゼパム	生存率の改善，譫妄になるまでの期間の延長 人工呼吸器装着までの期間の延長，ICU 滞在日数で群間差なし

TNF：tumor necrosis factor，IL：interleukin．

ポフォールとを比較検討し，生存率や胃内 pH の変動に関して差を認めなかったものの，デクスメデトミジンが炎症性サイトカインの上昇を有意に抑制したことを認めている。また，脳血管における CO_2 反応性を指標とした検討では，敗血症患者においてデクスメデトミジンによる鎮静がプロポフォールの鎮静より CO_2 反応性が低く，敗血症患者に対してデクスメデトミジンが有用であることを示している[24)]。さらに，Tasdoganら[25)]は，重症敗血症患者においてデクスメデトミジンによる鎮静とプロポフォールによる鎮静とを比較して，デクスメデトミジンのほうがプロポフォールより炎症性サイトカインの産生抑制ならびに腹腔内圧上昇の抑制を認めたことを報告している。無作為盲検法による maximizing efficacy of targeted sedation and reducing neurological dysfunction (MENDS) 研究では，ICU に入室した患者を対象に，鎮静薬としてデクスメデトミジンとロラゼパムとを投与し，その効果に関して比較検討された[26)]。この研究のサブ解析の結果，敗血症患者に対してデクスメデトミジンによる鎮静によって，ロラゼパムによる鎮静より生存率が改善し，譫妄に至る日数を延長させ，また人工呼吸を必要とするまでの日数も延長することが明らかになった。

このように，臨床検討においても敗血症患者に対するデクスメデトミジンの有用性が明らかになりつつある。しかしながら，これらの結果は，欧米から発信された結果であり，本邦からの結果が待たれる。

問題点と今後の使用法

敗血症患者において鎮静薬としてデクスメデトミジンを使用するにあたり，①ショック時のデクスメデトミジン投与に関して，②鎮静薬としてデクスメデトミジン単独使用に関して，③デクスメデトミジンの投与量に関して，などといった問題点が挙げられる。α_2 受容体作動薬であるデクスメデトミジンは，その投与により心拍数と血圧の低下を認めることが明らかである。したがって，敗血症性ショック時のデクスメデトミジン投与の是非に関しては結論が出ていない。しかし，動物実験では予想した血圧低下を認めなかったり[16)17)]，昇圧薬を逆に減量できたとの報告[19)]もあり，今後の検討課題である。また，デクスメデトミジン単独で鎮静すれば，明らかに投与量を増加させる必要がある。デクスメデトミジンの大量投与は前述のように血圧低下を引き起こし，循環動態の安定とはいかなくなるおそれがある。デクスメデトミジンの用量に関して，敗血症にどう影響するかの報告も数少ない。われわれの動物を使った検討では，用量依存性に抗炎症効果を発揮するが，血圧は低下することが分かっている[17)]。臨床に関してはいまだ報告がなく，今後の検討課題である。

これらの問題点を克服するために，ほかの鎮静薬と併用投与するといった考えもある。動物実験では，ケタミンとの併用投与により，LPS を投与したラットの肺障害をより軽減させることが報告[27)]されている。また，実際には，心血管系疾患患者に対して鎮静と降圧を目的としてプロポフォールとの併用投与が行われており，敗血症患者に対しても有用性を示すことができそうである。

まとめ

このように，敗血症におけるデクスメデトミジンの有用性に関して，少しずつではあるが解明されてきている。動物実験などの基礎研究からは，敗血症モデルにおいてデクスメデトミジン投与による有用性が明らかになっているが，臨床での報告はいまだに少ない。臨床におけるさらなる検討を期待したい。

■参考文献

1) Kamiyama K, Matsuda N, Yamamoto S, et al. Modulation of glucocorticoid receptor expression, inflammation, and cell apoptosis in septic guinea-pig lungs using methylprednisolone. Am J Physiol Lung Cell Mol Physiol 2008；295：L998-L1006.

2) Kohm AP, Sanders VM. Norepinephrine and beta 2-adrenergic receptor stimulation regulate CD4＋ T and B lymphocyte function in vitro and in vivo. Pharmacol Rev 2001；53：487-525.

3) Tan KS, Nackley AG, Satterfield K, et al. Beta2 adrenergic receptor activation stimulates pro-inflammatory cytokine production in macrophages via PKA- and NF-kappaB-independent mechanisms. Cell Signal 2007；19：251-60.

4) Wang H, Liao H, Ochani M, et al. Cholinergic agonists inhibit HMGB1 release and improve survival in experimental sepsis. Nat Med 2004；10：1216-21.

5) Wang H, Yu M, Ochani M, et al. Nicotinic acetylcholine receptor alpha7 subunit is an essential regulator of inflammation. Nature 2003；421：384-8.

6) Spengler RN, Allen RM, Remick DG, et al. Stimulation of alpha-adrenergic receptor augments the production of macrophage-derived tumor necrosis factor. J Immunol 1990；145：1430-4.

7) Flierl MA, Rittirsch D, Nadeau BA, et al. Phagocyte-derived catecholamines enhance acute inflammatory injury. Nature 2007；449：721-5.

8) Tracey KJ. Physiology and immunology of cholinergic anti-inflammatory pathway. J Clin Invest 2007；117：289-96.

9) Weatherby KE, Zwilling BS, Lafuse WP. Resistance of macrophages to mycobacterium avium is induced by alpha2-adrenergic stimulation. Infect Immun 2003；71：22-9.

10) Miles BA, Lafuse WP, Zwilling BS. Binding of adrenergic receptors stimulates the anti-mycobacterial activity of murine peritoneal macrophages. J Neuroimmunol 1996；71：19-24.

11) Kang BY, Lee SW, Kim TS. Stimulation of interleukin-12 production in mouse macrophages via activation of p38 mitogen-activated protein kinase by alpha2-adrenoceptor agonists. Eur J Pharmacol 2003；467：223-31.

12) Ma D, Hossain M, Rajakumaraswamy N, et al. Dexmedetomidine produces its neuroprotective effect via the alpha2A-adrenoceptor subtype. Eur J Pharmacol 2004；502：87-97.

13) Cook-Mills JM, Cohen RL, Perlman RL , et al. Inhibition of lymphocyte activation by catecholamines：Evidence for a non-classical mechanism of catecholamine action. Immunology 1995；85：544-9.

14) von Dossow V, Baehr N, Moshirzadeh M, et al. Clonidine attenuated early proinflammatory response in T-cell subsets after cardiac surgery. Anesth Analg 2006；103：809-14.

15) Nishina K, Akamatsu H, Mikawa K, et al. The effects of clonidine and dexmedetomidine on human neutrophil functions. Anesth Analg 1999；88：452-8.

16) Taniguchi T, Kidani Y, Kanakura H, et al. Effects of dexmedetomidine on mortality and inflammatory responses to endotoxin-induced shock in rats. Crit Care Med 2004；32：1322-6.

17) Taniguchi T, Kurita A, Kobayashi K, et al. Dose and time-related effects of dexmedetomidine on mortality and inflammatory responses to endotoxin-induced shock in rats. J Anesth 2008；22：221-8.

18) Sezer A, Memis D, Usta U, et al. The effect of dexmedetomidine on liver histopathology in a rat sepsis model：An experimental pilot study. Turkish J Trauma Emerg Surg 2010；16：108-12.
19) Hofer S, Steppan J, Wagner T, et al. Central sympatholytics prolong survival in experimental sepsis. Crit Care 2009；13：R11.
20) Qiao H, Sanders RD, Ma D, et al. Sedation improves early outcome in severely septic Sprague Dawley rats. Crit Care 2009；13：R136.
21) Yang CL, Tsai PS, Huang CJ. Effects of dexmedetomidine on regulating pulmonary inflammation in a rat model of ventilator-induced lung injury. Acta Anaesthesiol Taiwan 2008；46：151-9.
22) Venn RM, Bryant A, Hall GM, et al. Effects of dexmedetomidine on adrenocortical function, and the cardiovascular, endocrine and inflammatory responses in post-operative patients needing sedation in the intensive care unit. Br J Anaesth 2001；86：650-6.
23) Memis D, Hekimoglu S, Vatan I, et al. Effects of midazolam and dexmedetomidine on inflammatory responses and gastric intramucosal pH to sepsis, in critically ill patients. Br J Anaesth 2007；98：550-2.
24) Kadoi Y, Saito S, Kawauchi C, et al. Comparative effects of propofol vs dexmedetomidine on cerebrovascular carbon dioxide reactivity in patients with septic shock. Br J Anaesth 2008；100：224-9.
25) Tasdogan M, Memis D, Sut N, et al. Results of a pilot study on the effects of propofol and dexmedetomidine on inflammatory responses and intraabdominal pressure in severe sepsis. J Clin Anesth 2009；21：394-400.
26) Pandharipande P, Sanders RD, Girard TD, et al. Effect of dexmedetomidine versus lorazepam on outcome in patients with sepsis：An a priori-designed analysis of the MENDS randomized controlled trial. Crit Care 2010；14：R38.
27) Yang CL, Chen CH, Tsai PS, et al. Protective effects of dexmedetomidine-ketamine combination against ventilator-induced lung injury in endotoxemia rats. J Surg Res 2011；167：e273-81.

（谷口　巧）

5 麻薬・アルコール中毒からの離脱における効用

実験的にはクロニジンのくも膜下投与は麻薬中毒の離脱症状に伴う痛覚過敏を防止する[1)]ことが知られているが，麻薬やアルコール中毒の離脱症状に対して，クロニジンの経口，静注または硬膜外投与が行われ，好結果が報告[2)~5)]されている。なお，米国の超急速麻薬解毒治療において離脱症状である胃腸障害に対するクロニジン静注の効果を検討した結果によれば，クロニジン 1,000 μg 以上静注した患者の下痢の出現頻度は，クロニジン静注量が 500 μg 以下であった患者に比べて約 1/3 ほどまでに減少したことが報告[6)]されている。また，クロニジンは麻薬耐性患者においても鎮痛効果を示し，クロニジン投与によって麻薬受容体の感受性が回復する[7)]など，α_2 受容体作動薬のさらなる臨床適用拡大が期待できる。ただし，危機的病的状況下での α_2 受容体作動薬投与の安全性に関して集積された臨床データはいまだ少なく，今後，さらに検討する必要がある。

■参考文献

1) Milne B, Cervenko FW, Jhamandas K, et al. Intrathecal clonidine：Analgesic and effect on opiate withdrawal in the rat. Anesthesiology 1985；62：34-8.
2) Gold MS, Pottash AC, Sweeney DR, et al. Opiate withdrawal using clonidine：A safe, effective, and rapid nonopiate treatment. JAMA 1980；243：343-6.
3) Ishizawa Y, Dohi S. Epidural clonidine for treatment of intractable abdominal pain in a patient with diabetes：Epidural clonidine for opioid withdrawal in a diabetes. Pain Res 1994；9：15-20.
4) Ip Yam PC, Forbes A, Kox WJ. Clonidine in the treatment of alcohol withdrawal in the intensive care unit. Br J Anaesth 1992；68：106-8.
5) Dobrydnjov I, Axelsson K, Berggren L, et al. Intrathecal and oral clonidine as prophylaxis for postoperative alcohol withdrawal syndrome：A randomized double-blinded study. Anesth Analg 2004；98：738-44.
6) Ma H, Tang J, White PF, et al. The effect of clonidine on gastrointestinal side effects associated with ultra-rapid opioid detoxification. Anesth Analg 2003；96：1409-12.
7) Coombs DW, Saunders RL, Lachnance D, et al. Intrathecal morphine tolerance：Use of intrathecal clonidine, DADLE, and intraventricular morphine. Anesthesiology 1985；62：358-63.

（西川　俊昭）

索引

和文

あ

い

う

え

お

か

き

く

け

こ

さ

し

英 文

数 字

ギリシャ文字

For Professional Anesthesiologists
麻酔・疼痛管理・集中治療領域における
α_2 受容体作動薬 <検印省略>

2012年9月1日　第1版第1刷発行

定価（本体9,200円＋税）

編集者　西　川　俊　昭
発行者　今　井　　　良
発行所　克誠堂出版株式会社
〒113-0033　東京都文京区本郷3-23-5-202
電話（03）3811-0995　振替00180-0-196804
URL　http://www.kokuseido.co.jp

ISBN 978-4-7719-0399-9 C3047 ¥9200E　　印刷　株式会社双文社印刷